***ACCESO GRATIS** a la Lectura en la Nube*

Para visualizar el libro electrónico en la nube de lectura envíe junto a su nombre y apellidos una fotografía del código de barras situado en la contraportada del libro y otra del ticket de compra a la dirección:

ebooktirant@tirant.com

En un máximo de 72 horas laborales le enviaremos el código de acceso con sus instrucciones.

Breviario de Nutrición clínica
Enfoques, conceptos y aplicaciones

Procedimiento de selección de originales, ver página web:
www.tirant.net/index.php/editorial/procedimiento-de-seleccion-de-originales

Dídimo Castillo Fernández

Breviario de Nutrición clínica

Enfoques, conceptos y aplicaciones

tirant humanidades
Ciudad de México, 2025

En caso de erratas y actualizaciones, la Editorial Tirant Humanidades publicará la pertinente corrección en la página web www.tirant.com/mex/.

© TIRANT HUMANIDADES
DISTRIBUYE: TIRANT LO BLANCH MÉXICO
Av. Tamaulipas 150, Oficina 502
Hipodromo, Cuauhtémoc, 06100, Ciudad de México
Telf.: +52 1 55 65502317
infomex@tirant.com
www.tirant.com/mex/
www.tirant.es
ISBN: 978-84-1183-539-8

Si tiene alguna queja o sugerencia, envíenos un mail a: atencioncliente@tirant.com. En caso de no ser atendida su sugerencia, por favor, lea en *www.tirant.net/index.php/empresa/politicas-de-empresa* nuestro Procedimiento de quejas.

Responsabilidad Social Corporativa:
http://www.tirant.net/Docs/RSCTirant.pdf

Índice

SEGUNDA PARTE
CASOS CLÍNICOS Y PRÁCTICOS

Introducción

La nutrición clínica. El paciente hospitalario

La nutrición supone el conjunto de procesos implicados en la ingesta de nutrientes necesaria para el desarrollo, la preservación y mantenimiento del organismo humano, ya sea en circunstancias normales, enfocada a la prevención y orientada a garantizar su adecuado funcionamiento; o en estado nutricional deficitario a falta de ingesta suficiente o dificultades de mala absorción o en los casos de exceso y desequilibrios alimentarios, contrarrestar los riesgos de malnutrición. La nutrición clínica refiere, en particular, al "paciente integrado" o paciente hospitalario, en riesgo o estado de desnutrición a causa de una inadecuada alimentación previo a su ingreso o relacionada con el deterioro, daño o trastornos asociados con las complicaciones propias del padecimiento de base, el estado de estrés, la agresividad del tratamiento o, no pocas veces, a causas de acciones u omisiones del equipo médico y del personal responsable de la atención y cuidado nutricional de dicho paciente en la unidad hospitalaria. A partir de las evidencias ampliamente conocidas sobre los riesgos e incidencia de la desnutrición en los pacientes hospitalarios, la nutrición clínica ha cobrado una importancia notoria no sólo como entidad responsable de la orientación y recomendaciones sobre la pertinencia y características de una intervención nutricional adecuada acompañada de estilos de vida saludables con enfoques preventivos; sino también —y cada vez más— como parte del tratamiento integral, considerando los cambios nutricionales y las alteraciones metabólicas relacionadas con el padecimiento crónico o agudo del paciente hospitalario. Una intervención nutricional inadecuada, excedida o insuficiente, o incompatible con los requerimientos particulares de un paciente, puede conllevar al desarrollo de enfermedades o complicaciones de la patología de base (Magni et al., 2017). No obstante, el conocimiento al respecto, la "generalización" y control de la nutrición hospitalaria sigue representando un reto pendiente en las instituciones hospitalarias.

La nutrición clínica exige asumir el análisis del estado nutricional del paciente como resultado de la interacción de múltiples factores y antecedentes personales patológicos y no patológicos, familiares, sociales y psicológicos que pueden incidir en su condición clínica particular. Su ámbito de acción es complejo, pero fundamental, como parte integral del tratamiento clínico del paciente hospitalario. De ahí la importancia, tanto de la valoración del estado nutricional del paciente, sirviéndose de herramientas diagnósticas como las encuestas dietéticas, medidas antropométricas y el análisis de indicadores bioquímicos, y la consiguiente intervención o tratamiento nutricional indicado en relación con la patología de base y el estado crónico o agudizado del paciente, las complicaciones y comorbilidades subyacentes, así como el cálculo de los requerimientos energéticos, además de las posibles interacciones fármaco-nutrientes y, particularmente, la decisión de la vía de administración o soporte nutricional adecuado, ya sea a través de la ingesta oral, cuando ésta no esté comprometida, no resulte alterada por las complicaciones propias del padecimiento o no esté contraindicada por razones específicas dada la condición clínica del paciente y lo permita la funcionalidad del tracto gastrointestinal, en caso, por ejemplo, de obstrucción intestinal completa, presencia de íleo paralítico, diarrea masiva o hemorragia digestiva aguda (Fernández de Aguilar, 2004; Gil, 2017) o, por el contrario, cuando ésta no sea posible se recurre a la nutrición artificial, ya sea por vía enteral, en la que el paciente recibe los nutrientes requeridos mediante una sonda o cánula directamente conectada al tracto gastrointestinal, colocada a través de la nariz o en el abdomen; o por vía parenteral, en la que los nutrientes son administrados directamente al torrente sanguíneo por vía intravenosa, que puede ser de tipo mixta o alternada, dependiendo de la condición clínica del paciente y de su evolución. En dichos casos, son indispensables las recomendaciones puntualizadas y calendarizadas, así como el seguimiento nutricional oportuno del paciente.

La desnutrición hospitalaria podría ser definida como la desnutrición asociada a enfermedades o patologías agravadas en pacientes hospitalizados, asociadas al padecimiento base y a la falta de estrategias nutricionales, a un adecuado diagnóstico, así como a un óptimo y oportuno tratamiento que permita solventar o aminorar la situación nutricional del paciente previa a su ingreso y/o la derivada de su padecimiento base, en la que confluyen diversos factores asociados a la duración de su estancia hospitalaria, como las morbilidades agregadas, los procedimientos quirúrgicos, efectos de intervenciones y administración de fármacos, mayor prescripción de antibióticos, cantidad de días con ventilador mecánico, las complicaciones infecciosas, y particularmente, las bajas e insuficientes ingestas dietarias, nutricionalmente inadecuadas, lo cual altera la función normal de los órganos y sistemas comprometidos, así como las respuestas del sistema inmune con consecuencias, por ejemplo, en la cicatrización de heridas; así como la depleción en el músculo esquelético, trastornos del aparato digestivo, dificultades respiratorias, desequilibrios electrolíticos, entre muchas otras alteraciones metabólicas; generalmente agravadas por el desconocimiento de su estado nutricional a su ingreso al hospital y a las prácticas clínicas en los hospitales, sujetas a los criterios empleados para su identificación y diagnóstico, con las implicaciones que conlleva la escasa atención al estado nutricional del paciente.

En particular, la desnutrición hospitalaria es un problema actual de alta prevalencia en las instituciones de salud, no siempre reconocido e identificado como tal; que tiene serias repercusiones en el aumento en la incidencia de discapacidad, la disminución de la calidad de vida y mayor morbilidad, el aumento de los riesgos de complicaciones ligadas al padecimiento base e incidencia de cuadros infecciosos, con consecuencias en la prolongación de la estancia hospitalaria, el retardo en las etapas de recuperación y rehabilitación postoperatorias, cuando existan; y derivado de ello, la demanda de mayores recursos humanos y materiales, el aumento en los costos de atención, la disminución de la sobrevivencia del paciente y el marcado aumento de la mortalidad. No obstante, a pesar de no tratarse de un problema nuevo, su prevalencia y los mecanismos fisiopatológicos que la ocasionan, no están lo suficientemente identificados y reconocidos, lo que dificulta su diagnóstico e intervención adecuada y temprana, convirtiendo la situación del paciente en un "círculo vicioso", que prolonga su estancia hospitalaria a la vez que empeora sus condiciones nutricionales, aumentando los riesgos de complicaciones del padecimiento de base, su evolución general y pronóstico.

La desnutrición hospitalaria es un problema que desde hace muchas décadas afecta a las instituciones de salud y a los pacientes que recurren a sus servicios a nivel mundial, pero mucho más acentuada en los países subdesarrollados, con mayor número de población en umbrales de pobreza y deficiencias nutricionales. A pesar de que se conocen sus rangos de afectación ligados a la duración del internamiento hospitalario, su estado clínico y la baja ingesta e inadecuación nutricia, su prevalencia "real" se desconoce o es imprecisa. Algunos estudios reportaron una incidencia de desnutrición hospitalaria de entre 35 y 70 por ciento o más en los pacientes hospitalizados. La Sociedad Española de Nutrición Parenteral y Enteral (SENPE), por ejemplo, documenta cómo ciertas prácticas hospitalarias afectan la nutrición del paciente, lo que determina niveles de desnutrición de entre 30 y más de 50 por ciento de los pacientes hospitalizados; por lo que se estima que aproximadamente uno de cada tres pacientes ingresados en el hospital padece desnutrición. No obstante, el rango de afectación —conforme a otros estudios y autores— se estima que puede ir de 7 a 72 por ciento de los pacientes hospitalizados; de ahí que se reconozca que "su verdadera prevalencia se desconoce o está subestimada" (Hurtado-Torres, 2013: 290; IMSS, 2013b: 8).

La medición y, en este sentido, el rango de prevalencia deriva en parte de la identificación de la desnutrición, la cual suele variar de acuerdo con "los criterios empleados para su definición y diagnóstico, así como del momento en que se identifique durante el curso de la hospitalización del paciente" (IMSS, 2013b). La prevalencia de la desnutrición hospitalaria está asociada al tipo de población afectada, pero es mayoritaria en pacientes ancianos y en pacientes con enfermedades crónico-degenerativas, neurológicas y oncológicas. Cabe considerar que según el "Informe del estudio DELPHI para determinar el grado de acuerdo en el manejo nutricional del paciente quirúrgico", avalado por la SENPE, suele tener mayores consecuencias en el paciente quirúrgico; en el estado nutricional tiene incidencia directa en la morbilidad y mortalidad, sumado al padecimiento base.

La desnutrición hospitalaria configura diversos tipos de desnutrición, definidos conforme a dos o tres escenarios metabólicos (Hurtado-Torres, 2013; Waitzberg et al., 2011):

- Desnutrición asociada al ayuno prolongado: resultado de la disminución de la ingesta diaria, con inadecuación de los requerimientos proteico-calóricos del paciente conforme a la condición física, edad y sexo; también conocida como "marasmo", la cual refiere a la "emaciación", adelgazamiento patológico o síndrome de emaciación que conlleva la pérdida involuntaria de más del 10 por ciento del peso corporal —particularmente de masa muscular— en por lo menos 30 días; está ligada a trastornos clínicos como: trastornos de conducta alimentaria o anorexia nerviosa, trastornos psíquicos como la depresión, problemas de deglución y masticación, entre otros. La desnutrición hospitalaria asociada al ayuno tiene como característica la respuesta metabólica adaptativa, tendiente a preservar las funciones corporales y vitales básicas a expensas de la pérdida de tejidos graso y proteico, el menor gasto energético en reposo, con la movilización del tejido adiposo y de proteínas, decisivas para el funcionamiento de órganos vitales como el corazón, los riñones, el cerebro, el hígado y los pulmones; sin que se presenten estados de edema, por ejemplo, condición que la distingue de la desnutrición asociada a procesos inflamatorios.
- Desnutrición asociada a procesos inflamatorios agudos o crónicos: la primera se manifiesta como desnutrición proteico-calórica o "kwashiorkor", en casos de inflamación aguda, y

la segunda se caracteriza por estados de caquexia, referente a procesos de inflamación crónicos, en los que, como se indica, la desnutrición está ligada a procesos inflamatorios propios del padecimiento o estado de estrés del paciente y la respuesta neuro humeral que desencadenan, con efectos sobre su metabolismo energético y su composición corporal. Una de las características distintivas es el efecto de mediadores inflamatorios o citocinas que, junto con otras respuestas metabólicas del organismo, conllevan la alteración de la homeostasis del metabolismo energético, alteración en la utilización de sustratos, incremento en la degradación de proteínas, aumento del estrés oxidativo, entre otros, con alteraciones en la composición corporal y las funciones de diversos órganos. La inflamación es un factor subyacente que incrementa el riesgo de malnutrición (Calleja, 2013). A diferencia del ayuno, la inflamación desencadena un aumento en el gasto energético, una mayor movilización de aminoácidos del tejido muscular utilizados para la síntesis de proteínas, necesarias para la reparación del tejido a causa del daño o lesión, así como la formación de células para el sistema inmunológico, y en la neoglucogénesis. La desnutrición ligada a procesos inflamatorios agudos puede darse, por ejemplo, en situaciones de sepsis, traumatismos diversos, quemaduras, fases postoperatorias complicadas, enfermedades inflamatorias intestinales, entre otras; en cambio, la desnutrición ligada a procesos inflamatorios crónicos suele manifestarse en casos de cáncer, caquexia cardiaca, enfermedad pulmonar obstructiva, lupus, VIH/SIDA, insuficiencia hepática y renal, entre otras.

- Desnutrición ligada a procesos agudos y crónicos: ésta podría implicar las situaciones crónicas agudizadas, caracterizadas por la larga duración, y la confluencia de dichos factores en estos padecimientos.

De acuerdo con Calleja (2013), algunas de las prácticas clínicas en los hospitales que suelen tener efectos sobre la nutrición del paciente son las siguientes:

- El ayuno, o ayuno prolongado, de pacientes durante el ingreso o estancia hospitalaria.
- La enfermedad de base o resultado del proceso inflamatorio propio del padecimiento, la anorexia asociada, el inadecuado aprovechamiento de los nutrientes, aumento de los requerimientos nutricionales y la dificultad para la ingesta.
- Las dietas inadecuadas o no adecuadas a los requerimientos del paciente o culturalmente no aceptada.
- La falta de sensibilización de los gestores y promotores sanitarios en las repercusiones de la nutrición sobre el estado clínico y general del paciente.

Conforme a las indicaciones de Arias Núñez (2014), la desnutrición hospitalaria guarda relación con los siguientes factores:

- La supresión en la toma o ingestión de alimentos, dada la frecuente realización de pruebas diagnósticas.
- El abuso en la indicación de la sueroterapia como recurso o soporte nutricional privilegiado.
- La inadecuación del soporte nutricional y/o el retraso de la implementación.
- La falta de control y registro de la ingesta real, oportuna y adecuada a las necesidades del paciente.
- Las comidas mal programadas, mal presentadas y no adecuadamente distribuidas.

La desnutrición hospitalaria responde a diversas causas imputables tanto a las instituciones como a las complicaciones "inherentes" de las patológicas y metabólicas ligadas a la atención inadecuada en los servicios de salud. Una de ellas deriva de la concepción que se suele tener de la desnutrición, considerada frecuentemente "como un estado secundario a la patología de base, lo que ha permitido no darle un diagnóstico, tratamiento, seguimiento oportuno y adecuado desde que el paciente ingresa" al hospital (IMSS, 2013b: 8-11). Según el IMSS (2013b), "todos los pacientes hospitalizados deben de ser sometidos a una evaluación nutricional integral", que aporte los datos acerca de los antecedentes y de las patologías de base, así como los cálculos de sus requerimientos nutricionales. La valoración nutricional debe, así, formar parte integral de toda evaluación clínica con el fin de identificar pacientes que requieren un soporte nutricional agresivo y temprano para disminuir los riesgos de morbimortalidad secundarios a la desnutrición preexistente en los pacientes hospitalizados.

La investigación clínica nutricional actual. Avances y limitaciones

La investigación en nutrición clínica ha ido conformando un ámbito problemático delimitado y propio en relación con otros campos de la investigación médica y de la salud, basado en un amplio consenso dentro de la comunidad de nutriólogos respecto de las características y particularidades del objeto de estudio de la disciplina, así como de los problemas conceptuales, metodológicos y técnicos que enfrenta la investigación en dicho campo. A pesar de los escollos que enfrenta, propios de todas las ciencias humanas y naturales en las que no siempre es posible la experimentación o debe ser relativizada, la investigación nutricional clínica sigue las pautas del método científico, con todas sus exigencias de validez teórica, planteamiento de problemas, formulación de hipótesis, propuesta de diseños —causales o no, experimentales o cuasiexperimentales— orientados a la producción de nuevos conocimientos comprobables y empíricamente reproducibles.

En nutrición humana la investigación se ha enfocado a la medición de fenómenos en cualquiera de las escalas de medida, ya sea en el sentido más simple, al clasificar u ordenar, o definir magnitudes y relaciones entre las variables consideradas (análisis estadístico multivariante) y la correspondiente prueba de hipótesis, particularmente etiológica —sobre la génesis y asociación causal en determinados padecimientos— o el efecto o eficacia de una determinada intervención nutricional; frecuentemente privilegiando los procedimientos metodológicos y técnicos que permiten la comparación de grupos (según criterios y variables de interés referentes al padecimiento en cuestión; los antecedentes clínicos, personales y familiares de los participantes, así como el entorno demográfico socioeconómico inmediato). La medición y definición de diseños de investigación, como en las demás ciencias, busca cumplir con los criterios de validez interna y externa, ya sea en estudios de carácter descriptivos, observacionales, cuasi experimentales o experimentales de análisis causal, con base en estudios de caso; pero mayoritariamente basados en el análisis clínico aleatorio y, muy recientemente, en la revisión sistemática que ofrecen las herramientas del metaanálisis. No obstante, el tipo de estudio considerado como el mejor, es "el más adecuado para responder a la pregunta de investigación formulada" (De la Torre y De Mateo, 2011: 249).

Medir, en uno u otro sentido, es el objetivo primario y último de toda investigación. La investigación nutricional en cuanto a este aspecto, incluye desde los estudios descriptivos —aquellos que tienen como objetivo la descripción o caracterización de una población o grupo específico, sin una población de referencia o grupo de comparación y control, que remiten a la descripción de una o más condición de interés— y, por consiguiente, sin hipótesis causales, sin tener el alcance y rigor de la investigación científica, pueden ser muy útiles en la caracterización y contextualización general de una problemática nutricional. Tal es el caso de los estudios planteados con base en el diseño de investigación de "series de casos". La otra línea de investigación, con carácter científico, corresponde a los estudios analíticos propiamente dichos, que tienen como objetivo analizar las relaciones existentes entre dos o más variables (análisis multivariantes), que en el caso de la investigación clínica privilegia los diseños experimentales o cuasiexperimentales, con un grupo control o de comparación y un grupo estático ($X - O_1 / O_2$) (Campbell y Stanley, 1993), ya que "son los que mejor se ajustan al objetivo de evaluar factores de riesgo para la salud" (Gordillo, Medina y Pierdant, 2012: 81). En cuanto a la unidad de análisis, los estudios clínicos pueden ser de tipo individual (casos de estudios de cohorte, casos-controles y transversales) o grupal (estudios transversales de prevalencia, estudios ecológicos, etcétera).

En la investigación clínica nutricional los procedimientos para la selección muestral y de pruebas estadísticas, la decisión sobre el o los factores incidentales, la incorporación de variables control, perturbadoras e intervinientes que eviten la existencia de errores sistemáticos y la introducción de factores de confusión, así como de las pruebas estadísticas y manejo de técnicas para la sistematización e interpretación de resultados; generalmente resultan más complejos que en la práctica común de la investigación en otras áreas de las ciencias humanas, naturales y ciencias sociales. Mientras que en esta última la selección de la unidad de observación se suele realizar con base en el diseño de muestras (probabilísticas o no) tomando como base ciertos parámetros de una población, acotada en un espacio y tiempo concreto; en la investigación clínica médica y clínica nutricional, por razones imputables al objeto de investigación, se considera al ensayo clínico controlado aleatorio como el paradigma "metodológico" de dicha investigación (Gordillo et al., 2012; De la Torre y De Mateo, 2011). En medicina y en nutrición clínica humana, cuando se trata de poner a prueba de hipótesis etiológicas (diseño causal) o determinar la eficacia de una intervención nutricional o tratamiento, el paradigma de estudio con diseño experimental o cuasiexperimental es el ensayo clínico aleatorizado, ya que "es el más adecuado" (De la Torre y De Mateo, 2011: 249); se reconoce que "es el diseño apto para probar intervenciones con potencial para ayudar al paciente" (Gordillo et al., 2012: 83; Lazcano-Ponce et al., 2004).

De ahí que, según Gordillo et al. (2012: 83):

> Su característica fundamental reside en que los participantes son asignados en forma aleatoria al grupo intervención o al grupo control. [...] La suposición de beneficio debe estar fundamentada con solidez en investigaciones de laboratorio y, de manera eventual, en evidencias observacionales.

A lo que agregan que:

> La distribución aleatoria dentro de los límites de posibles casualidades asegura que los grupos intervención y control serán comparables al inicio de la investigación y, por ende, que todas las diferencias que se verifiquen al final del estudio obedecerán a la maniobra experimental de intervención [trátese del tratamiento nutricional en este caso] y no a ignoradas disimilitudes entre los grupos (Gordillo et al., 2012: 83).

En dichos casos, la aleatorización de la asignación del tratamiento es fundamental para minimizar los sesgos de selección del grupo, errores sistemáticos y confusión. De ahí que la selección de participantes idóneos deba ser estrictamente cuidada, siguiendo los criterios de elegibilidad que los haga merecedores del cuidado o situación a probar.

En la investigación humana y social, con base en muestras probabilísticas, son centrales los conceptos de estimación y prueba de hipótesis; la primera se refiere a la inferencia de un parámetro de la población a partir del correspondiente estadístico de una muestra; y la segunda, al procedimiento estadístico que permite "testear" el grado de rechazo (o aceptación) de una afirmación o supuesto acerca de una población con base en las evidencias o datos proporcionados por la muestra, dado cierto nivel de confianza (β o $1-\alpha$) y un correspondiente nivel de significancia estadística (α o $1-\beta$), normalmente de $p < 0.05$ o $p < 0.01$ de la muestra considerada. No obstante, esto que es crucial en la investigación social en general, no equivale ni puede sustituir al concepto de significación clínica, referida a la importancia, práctica, "real" o efectiva de la diferencia de efecto de la aplicación o no de un tratamiento a un grupo de pacientes; la cual estadísticamente puede ser afectada por el tamaño de la muestra del estudio. El hecho de que un determinado tratamiento sea estadísticamente mejor que otro (que las diferencias sean estadísticamente significativas) no necesariamente implica que dichas diferencias sean clínicamente importantes o significativas entre los grupos o un paciente en particular.

En términos de la obtención de información de referencia, en las últimas dos décadas ha cobrado enorme importancia un nuevo enfoque de atención médica y nutricional, conocido como el enfoque de atención clínico "basado en evidencias", apoyado en herramientas estadísticas de metaanálisis, útiles en la sistematización, concentración de estudios clínicos relevantes y de fácil manejo (De la Torre y De Mateo, 2011). El modelo, también conocido como NCPM (por sus siglas en inglés, *The Nutrition Care Process and Model*) se basa en el pensamiento crítico que busca sustentarse en argumentos científicos más sólidos. Contiene cuatro fases elementales: asesoría nutricional, diagnóstico nutricional, intervención nutricional y monitoreo y evaluación nutricional. El modelo provee un marco de referencia sólido para tomar mejores decisiones en cuanto al diagnóstico y atención nutricional de los pacientes; así, permite un progreso en la atención nutricional, al representar un cambio de un modelo basado en la experiencia a un modelo basado en la evidencia, con un lenguaje estandarizado que permite, además, la intervención de los profesionales de la salud que sean necesarios, motivando conexiones interdisciplinarias. El modelo de atención tiene como referente y fuente de información amplias bases de datos para analizar y comparar información con estándares o puntos de referencia y así poder ajustar o mejorar el desempeño de la intervención del profesional de la nutrición. Las mismas bases de datos pueden también ser usadas para realizar, por ejemplo, análisis estadísticos o investigaciones que permitan determinar las estrategias de intervención y efectividad de un tratamiento (Manterola y Zavando, 2009).

Este modelo permite la toma de decisiones más adecuadas, ya que se basa en información más abundante pero precisa, que combina la experiencia clínica de los profesionales de la medicina y de la nutrición con otras fuentes de información primaria y secundaria. El modelo tiene un potencial destacable, al permitir que la intervención del nutriólogo clínico enriquezca la labor de los profesionales de la salud, al buscar complementar su participación desde una perspectiva interdisciplinaria, como clínico y, a la vez, como investigador. El modelo tiene una enorme importancia recíproca, al aportar información a la práctica clínica e intervención, y a la inversa, servir de fuente de datos confiables para la promoción y desarrollo de la investigación nutricional. La investigación nutricional, como toda investigación o quizá más, es proclive a los sesgos, de no especificarse claramente los controles de diseño y la influencia que eventualmente podrían tener la incidencia de otros factores como los cambios en las condiciones ambientales, los factores demográficos, así como la duración de la experimentación. Una de las limitaciones y consecuencias reconocidas, de no cumplirse con las exigencias indicadas, conduce frecuentemente a incurrir en deducciones e imputaciones espurias, como la llamada falacia ecológica, en la que erróneamente se infieren las características, condiciones particulares de un individuo y/o asociaciones observadas (por ejemplo, malos hábitos dietéticos y consecuencias sobre la diabetes mellitus tipo 2) a partir de las evidencias agregadas del grupo o población a la que pertenece (De la Torre y De Mateo, 2011: 250).

Las complejidades, limitaciones u obstáculos en el proceso de investigación clínica y hospitalaria son de diversos órdenes pero, en cierto modo, más notorias en la investigación nutricional, dadas las dificultades introducidas por la confluencia de factores y las limitaciones para definir y optar por diseños de investigación que permitan medir en condiciones lo suficientemente controladas la magnitud, extensión y, sobre todo, las ramificaciones causales implicadas entre los factores nutricionales y los riesgos de un padecimiento, o ante su existencia en pacientes hospitalarios (Santana, 2011). A partir de ello, cabría enfatizar que existen razones suficientes para considerar la investigación nutricional como un campo excepcional, debido a las exigencias metodológicas y técnicas que enfrenta, remarcadas además por el carácter y las exigencias interdisciplinarias del objeto de estudio, vinculado tanto a factores de orden clínico propios de la patología y el estado clínico del paciente, como a factores personales (genéticos y modo de vida), sociales (condición socioeconómica), socio-demográficos (sexo, edad, etc.) y de contexto, entre otros.

Algunas de las limitaciones más importantes que enfrenta la investigación en nutrición clínica, que la hacen más compleja que la investigación médica convencional, son las siguientes:

- La interacción fármaco-nutriente y el "efecto combinado" de ambos, en circunstancias en las que los efectos relativamente débiles de los nutrientes son fácilmente enmascarados u oscurecidos por los fármacos y otros tratamientos administrados de forma concomitante; con los consecuentes efectos perturbadores y contaminantes o variables de confusión, sumadas a las demás variables de orden metabólicas, genéticas y ambientales que inciden en la co-determinación de resultados.
- Aun cuando fuera posible operar con los debidos controles, aislando adecuadamente los efectos de la(s) variable(s) incidental(es), por el propio carácter de "lento impacto", el efecto del nutriente sobre la fisiopatología de la enfermedad o padecimiento del paciente sólo podría demostrarse con un seguimiento en el tiempo lo suficientemente prolongado y con muestras o poblaciones idóneas de controles, lo que no suele suceder en la práctica clínica habitual; lo que en cierto modo redunda en un círculo vicioso: el no poder darse un seguimiento adecuado al tratamiento nutricional, conlleva "la imposibilidad de aislar el efecto causal de la variable nutricional en el desenlace respecto de otra intervención o tratamiento" (De la Torre y De Mateo, 2011: 250).
- Finalmente, una limitación que permea todo el proceso de la investigación nutricional es de tipo ético; lo que en un estudio causa-efecto, no permite las posibilidades de asignación aleatoria a la exposición o factor de riesgo (administración o contraindicación de un nutriente) a los grupos de estudio ni controlar arbitraria o voluntariamente determinadas dosis y combinaciones de nutrientes como parte del tratamiento.

De lo anterior, se concluye en reconocer los importantes avances y posibilidades de desarrollo de la investigación nutricional clínica, pero a la vez conviene remarcar su dependencia directa o indirecta con los demás campos de la investigación médica, así como de la investigación social y demográfica y, sobre todo, la importancia que conllevaría asumirla no sólo desde el punto de vista clínico, sino también desde perspectivas y enfoques interdisciplinarios, como parte central del sistema complejo de las ciencias naturales, humanas y sociales.

El futuro de la ciencia de la nutrición. Nuevos enfoques nutricionales y desafíos emergentes

La ciencia de la nutrición es relativamente joven; no obstante, ha tenido una evolución relativamente rápida. Apenas en la primera mitad del siglo pasado, con el descubrimiento y posterior aislamiento de las primeras vitaminas, así como la síntesis de diversos micronutrientes reconocidos como esenciales, tuvo lugar el descubrimiento de enfermedades asociadas a deficiencias nutricionales individuales. La investigación que vinculó a la nutrición con enfermedades crónicas no transmisibles y complejas —como la obesidad, enfermedades cardiovasculares, la diabetes y diversas modalidades de cáncer, entre otras— es muy reciente, en gran medida de las dos o tres últimas décadas, particularmente posteriores a 2000 (Dariush, Rosenbergy Uauy, 2018; Fernández de Aguilar, 2004).

La nutrición clínica como práctica hospitalaria basada en evidencias ha avanzado sustancialmente, acorde con el desarrollo de las investigaciones realizadas en la propia disciplina y en otras relacionadas (Magni et al., 2017), lo que ha llevado a la modificación de muchos de los supuestos y conceptos originalmente formulados desde *enfoques reduccionistas*, dando lugar a nuevas orientaciones o paradigmas nutricionales de carácter multifacéticos, con consecuencias sobre el proceso general de atención, desde la conceptualización, el diagnóstico y la valoración e intervención nutricional, con las consecuentes implicaciones en las estrategias de atención y la definición de las políticas de nutrición actuales. Las evidencias sobre los efectos multifacéticos de determinados nutrientes, así como los métodos de procesamiento y los patrones alimenticios están dando lugar a nuevas prioridades en la investigación en la ciencia de la nutrición y reorientando los enfoques terapéuticos en la nutrición clínica hospitalaria y ambulatoria; por ejemplo, en los enfoques dominantes sobre la composición dietética óptima enfocada a la reducción del sobrepeso y la obesidad, la interacción entre prebióticos —un tipo especial de fibra alimentaria que estimulan el crecimiento de una clase de bacterias del colon— y los probióticos —microorganismos vivos suplementados que permanecen activos en el intestino, que en cantidad suficiente resultan benéficos para alterar la microbiota intestinal—, los efectos favorables de alimentos fermentados sobre dicha microbiota, los efectos de ácidos grasos, entre otros, en la nutrición personalizada (Dariush et al., 2018).

De ahí que, sobre lo primero, siguiendo a estos autores, las recomendaciones dietéticas para tratar la obesidad sean objeto de controversia; ya que mientras algunos especialistas continúan apoyando un concepto básico de 'desequilibrio energético' de la obesidad, en el que "las calorías de diferentes alimentos se consideran iguales", se han encontrado crecientes evidencias que sugieren que, particularmente durante periodos largos, "la composición de la dieta puede ser un enfoque más relevante que las calorías debido a las diversas influencias de los diferentes alimentos en las rutas superpuestas para el control del peso, tales como la saciedad, la recompensa cerebral, las respuestas glucémicas, la microbioma y la función del hígado" (Dariush et al., 2018). Otras evidencias, quizá no de la misma relevancia pero igualmente sugerentes, a modo de ejemplo, son las que contraviniendo ciertos supuestos de los modelos clínicos tradicionales, en el sentido de que no son las dietas ricas en grasas, sino las dietas altas en azúcares las que se asocian con los mayores riesgos de enfermedades cardiovasculares (Dehghan, Mente, Zhang et al., 2017), lo que le otorga mayores beneficios a las dietas cetogénicas y otras dietas ricas en grasas en dichas situaciones.

Los pronósticos sobre las tendencias inmediatas y a futuro de la investigación nutricional vinculada a nutrición clínica especializada planean por lo menos dos escenarios: el primero, que mantiene en el centro de preocupación los problemas del metabolismo energético, la obesidad y las comorbilidades asociadas a ella, y la segunda, potenciada por la emergencia de los propios desarrollos de la investigación nutricional, enfocada por lo menos sobre dos líneas o vertientes prioritarias de la investigación: la primera en relación con la microbiótica y microbioma y la segunda, la genómica, dado el desciframiento del genoma humano y el mayor conocimiento sobre la relación con el metabolismo, y la epigenética, dada la relación de la expresión génica con el desencadenamiento o represión de determinadas enfermedades. Éstas podrían ser consideradas algunas de las áreas de preocupación "más candentes" y urgentes de la investigación actual (Hackman, Aggarwal, Applebaum et al., 2014).

La obesidad seguirá representando la preocupación más acuciante de la investigación nutricional, debido a su relación con enfermedades como el síndrome metabólico, la diabetes tipo 2, enfermedades cardiovasculares, la hipertensión arterial y la insuficiencia renal, entre otras enfermedades crónicas degenerativas, determinada por las condiciones de vulnerabilidad y riesgo del paciente obeso; pero además, por todo lo que ello implica en términos de costo de atención hospitalaria, particularmente en los casos de diabetes en estado avanzado no controlado y requerimientos de tratamiento con diálisis peritoneal o hemodiálisis. Se sabe que el problema de la obesidad es de origen multidimensional, pero que, en sentido general, deriva de los desequilibrios entre la ingesta y el gasto energético medio de la persona. En particular, la obesidad mórbida suele deteriorar la función endotelial vascular, afectar la regulación normal de la glucosa e incidir en el aumento de la inflamación sistémica. De ahí que, siguiendo a Hackman et al. (2014), resulten prioritarios los esfuerzos de la investigación enfocados sobre la relación entre el metabolismo energético, la función mitocondrial y la disponibilidad y flujo de energía en el organismo; toda vez que se ha relacionado la disfunción mitocondrial con estados de enfermedades agudas graves como la sepsis. Las estrategias nutricionales enfocadas a la reducción de la inflamación asociada con el padecimiento de enfermedades crónicas degenerativas como el cáncer, enfermedades vasculares y, particularmente, la diabetes podría tener efectos favorables sobre los procesos de apoptosis celular y el envejecimiento de las personas.

La investigación nutricional orientada a un mayor conocimiento sobre la microbiota y el microbioma humano, y la disbiosis o desequilibrio homeostático entre dicha microbiota y potenciales microorganismos huéspedes implicados en el desarrollo de diversas enfermedades, incluidas la obesidad y la diabetes, cobra una importancia singular. Los seres humanos disponemos de alrededor de tres veces más microorganismos que células propias de nuestro organismo, unos 100 billones de microorganismos, lo que equivale a alrededor de dos kilogramos de nuestro peso corporal (National Geographic, 2017). La llamada "microbiota" constituye esa gran cantidad de microorganismos o comunidades microbianas —bacterias, hongos y levaduras— localizadas particularmente en la piel y en las mucosas que recubren las cavidades del organismo que tienen conexión con el exterior, como el tracto digestivo —la mayor cantidad de dichas bacterias localizadas en el intestino grueso, en el colon—, en la vagina, en las vías respiratorias superiores y otras cavidades del cuerpo; la cual es adquirida desde el momento del nacimiento, y convive simbiótica y mutualistamente con la persona cumpliendo funciones de protección frente a posibles agresiones o daños de agentes patógenos, el desarrollo del sistema defensivo inmunitario, así como digestivas, como componente de la dieta, importantes en el suministro de vitaminas y diversos nutrimentos esenciales. El "microbioma" refiere al total de los genes de la microbiota. De ahí que, si bien nuestra identidad "biológica" venga marcada por nuestro genoma o genotipo, también lo esté por el microbioma, determinado por la exposición y colonización temprana del neonato por dichos microorganismos, sobre la que influye particularmente el tipo de parto —natural o por cesárea— como se nace, así como el tipo y duración de lactancia, además del contexto o entorno social y geográfico en el que nace y crece, el uso o no de antibióticos y los cambios súbitos de estilo de vida.

Las estrategias de prevención, tratamiento, control e incluso la cura de determinadas enfermedades a futuro, podrían enfocarse en la mejora del conocimiento sobre el tipo prevaleciente de microbioma en determinadas poblaciones, así como en los efectos de la nutrición temprana y actual, la suplementación dietética y la actividad física sobre el tipo y cantidad de la microbiota en las distintas poblaciones del organismo y sus interrelaciones, y los posibles efectos detonantes de determinadas enfermedades. Así, por ejemplo, "mejorar la comprensión sobre cómo los cambios en el microbioma intestinal podrían afectar a las poblaciones en otras partes del cuerpo" (Hackman et al., 2014). En el mismo sentido, profundizar en la manera en que el microbioma establecido en el desarrollo temprano del recién nacido y su desarrollo inmediatamente posterior puede o no incidir en el riesgo o no de contraer determinadas enfermedades durante la vida adulta. Se sabe, por ejemplo, que la leche humana, a diferencia de la de vaca u otros mamíferos, contiene ciertos hidratos de carbono conocidos como oligosacáridos —componentes principales del sistema inmunológico innato—, que aseguran la protección de la madre a su hijo de agentes patógenos durante la lactancia; no presente en los intestinos de los sometidos con lactancia artificial, con mayores riesgos y predispuestos a determinadas enfermedades, con posibles consecuencias en la vida adulta. De ahí que, en particular, un mayor conocimiento sobre la microbiótica intestinal podría ofrecer elementos para la formulación individualizada de programas de atención a la obesidad, la regulación del sistema inmune y los riesgos de diversas enfermedades y trastornos gastrointestinales, incluido el cáncer, enfermedades neurodegenerativas y el proceso de envejecimiento de la misma manera o similar a los determinados por los cambios y alteraciones del genoma humano (Hackman et al., 2014; National Geographic, 2017).

Otros de los desafíos cruciales en líneas paralelas y coincidentes con los anteriores, son los avances acelerados recientes del conocimiento sobre el genoma humano, la genómica nutricional —en sentido general, definida como la ciencia del estudio de la relación entre el genoma humano, la nutrición y la salud—, y como parte de ella, la nutrigenética —enfocada al estudio de los efectos de las variaciones genéticas del individuo en respuesta a modificaciones en la nutrición o ingesta; es decir, refiere concretamente a la manera en que nuestro organismo responde a determinados nutrientes en función de nuestro perfil genético particular—, la nutrigenómica —enfocada a los efectos que tienen o pueden tener determinados nutrientes sobre el genoma o sobre la expresión génica, el proteoma o proteínas totales codificadas por un genoma, y el metaboloma, genes, proteínas y metabolitos del organismo (Besante, 2019; y, ligado a ello, los desarrollos de la epigenética, concepto derivado de la palabra de origen griego y significa por encima (*epi*), por encima del genoma, la que alude a cambios reproducibles, transmisibles o hereditarios a causa de la activación y desactivación de los genes sin que medie cambio alguno en la estructura de secuencia del genoma o el ácido desoxirribonucleico (ADN) subyacente del organismo. Si bien todas las células del cuerpo contienen el mismo ADN, la diferenciación de los órganos y las distintas partes del organismo responden al hecho de que las células utilizan el material genético también de manera diferente: los genes se activan o apagan, generando dicha diferenciación. La epigenética describe los procesos celulares que hacen que un determinado gen sea transcrito o activado y traducido a su correspondiente proteína. Incluye todos los procesos que alteran los patrones de expresión génica. De manera simplificada, podría decirse que mientras la genética refiere "a lo que somos", la epigenética corresponde al ámbito de "lo que hacemos". Así, por ejemplo, la acetilación o la adición de grupos metilos a las histonas o proteínas de base del ADN pueden fomentar la transcripción o, por el contrario, la adición de grupos metilos o metilación, pueden frenar la transcripción de dichos genes (Florean, 2014; Martínez, 2015), con consecuencias disímiles en el desarrollo o no de un determinado padecimiento.

La alteración o modificación epigenética se da como respuesta a estímulos externos diversos, siendo dos de los más importantes la dieta o ingesta alimentaria y los estilos de vida. De ahí la importancia particular de la investigación enfocada al conocimiento acerca de los efectos de la nutrición sobre la expresión génica, tanto del genoma humano como del microbioma, en la determinación, activación, inhibición, retardo o control de determinadas enfermedades. En este sentido, no sólo cobran singular importancia los posibles efectos de determinados macros y micronutrientes, así como los estilos de vida en la regulación de la expresión génica, sino también, dadas las modificaciones epigenéticas, sus efectos transgeneracionales (Hackman et al., 2014; Martínez, 2015; Mataix y Martínez, 2008; Besante, 2019). La dieta puede influir en el genoma o cambiar el epigenoma que subyace a muchas enfermedades, incluso desde etapas previas al nacimiento, perinatales o neonatales muy tempranas, que cobran expresión en la vida adulta. Diversos estudios en modelos experimentales de animales e indirectos en humanos han mostrado cambios fenotípicos como la obesidad, el crecimiento, el padecimiento de enfermedades cardiovasculares, entre otras, asociados a modificaciones epigenéticas tempranas. Así, por ejemplo, existen evidencias que asocian la baja estatura de una persona, resultante de alteraciones en los mecanismos de programación fetal o el proceso de adaptación por el que la nutrición u otros factores ambientales pueden alterar las vías normales de desarrollo durante el periodo de crecimiento prenatal, induciendo cambios en el metabolismo postnatal y la susceptibilidad a determinada enfermedad crónica en la etapa adulta, que además, sin que representan cambios en la estructura del genoma, pueden transmitirse de una generación a otra (Hackman et al., 2014).

Otros estudios se han enfocado en el impacto de la nutrición sobre determinados procesos epigenéticos en la pubertad y en etapas adultas; por ejemplo, sobre el hecho de cómo una ingesta con altos contenidos de grasa, azúcares o situaciones de sobrepeso corporal prolongado se asocian con cambios en los perfiles de metilación del ADN, afectando las regiones LEP, POMC, FASN y NDUF6 de los genes, comprometiendo la homeostasis de energía y su incidencia de obesidad (Martínez, 2015; Florean, 2014; Hackman et al., 2014), entre muchas otras, no sólo dependientes de la ingesta alimentaria y de la secuencia innata de ADN, sino también de cambios epigenéticos heredados y sus efectos en la expresión génica, que, como tales, tienen la particularidad de ser heredados. Una de las preguntas abiertas más importante a encarar en el corto, mediano y largo plazo, es la que vincula diversas enfermedades, particularmente crónicas, con sus raíces en el útero "y en el desarrollo temprano y cómo la nutrición podría cambiar sus posibles trayectorias negativas" (Hackman et al., 2014).

No obstante, lo expuesto en relación con la agenda de investigación previsible y sus escenarios potencialmente favorables, las complejidades que entrañan los problemas de diseño y control de la incidencia efectiva de un determinado nutriente sobre las condiciones patológicas seguirán marcando amplios ámbitos de incertidumbre e incluso de imprecisión en la validación empírica de su impacto. De por sí, suele ser limitada la capacidad actual para evaluar la ingesta habitual de un nutriente, lo es aún mayor cuando se trata de medir la incidencia de un componente bioactivo, dado que muchos tienen una "ingesta umbral"; pero también su formulación, sintética o suplementada o natural, la dosis y duración de la administración y/o la condición crónica o aguda del padecimiento, puede influir de forma diferencial en su biodisponibilidad (Weaver y Miller, 2017). Así, por ejemplo, el ácido fólico sintético resulta mucho más biodisponible que los folatos naturales asequibles en los alimentos; o la biodisponibilidad de la vitamina B12, además de variar según las fuentes naturales, disminuye con el aumento de la dosis debido a los límites fisiológicos de absorción, o, como se sabe, mientras que las proteínas de suero mejoran la absorción de calcio en estado agudo, no así en estado crónico; lo mismo que ocurre con cierto nutrimentos antioxidante como la vitamina C en relación con la absorción de hierro, la cual aumenta su adsorción en condición aguda, pero no crónica. O, finalmente, el impacto de ciertas frutas o verduras ricas en alfa-tocoferol o vitamina E y/o betacarotenos, altos en vitamina A, asociado su consumo durante mucho tiempo con menores riesgos de contraer determinados tipos de cáncer; en dosis altas y prolongadas han mostrado efectos inversos de aumento de la incidencia de diversos tipos de dicha patología.

De ello, en uno u otro sentido, se desprende el escenario de complejidad de la investigación nutricional, resultado incluso del desarrollo y avance de la investigación reciente, que en términos de los desafíos sobre los procesos de atención nutricional advierte sobre la importancia de la nutrición clínica personalizada, basada en una mayor comprensión de los antecedentes genéticos propios del paciente e, incluso, familiares, y su microbiota, en relación con su dieta y sus eventuales alteraciones, promoviendo esquemas de atención y cuidado generalizados en el paciente hospitalario; dejando pendientes interrogantes que corresponden al ámbito propio de la investigación, que advierten sobre la necesidad de un cambio de enfoque y abordaje de los procesos nutricionales, teniendo en cuenta que "la ciencia independiente por un único investigador principal ha terminado" (Hackman et al., 2014; Mataix y Martínez, 2008), y que, ante la complejidad de los desafíos emergentes corresponde enfatizar en los estudios con enfoques interdisciplinarios como la opción más pertinente en un futuro inmediato y en el largo plazo.

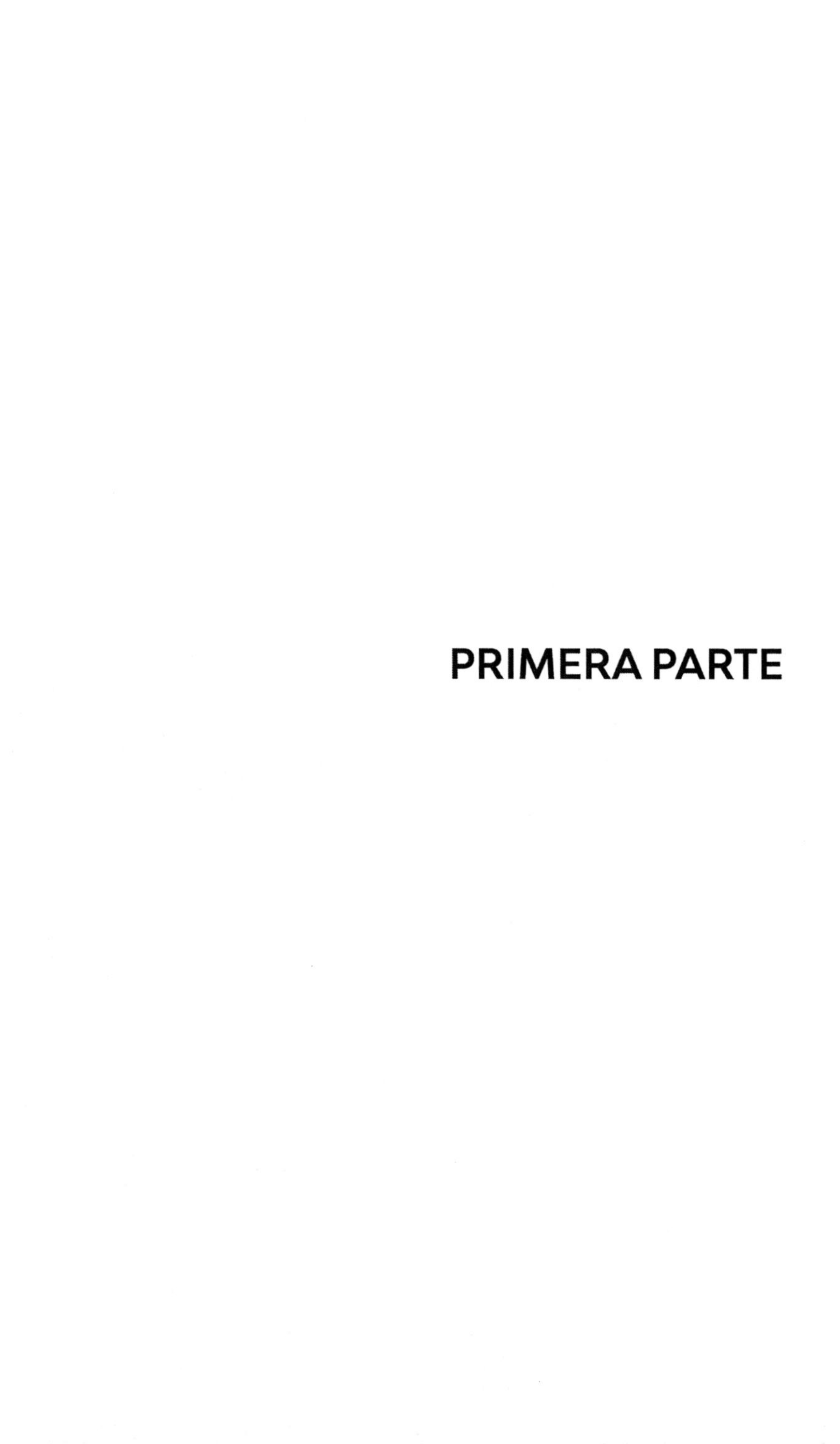

PRIMERA PARTE

Fisiopatología de la enfermedad e importancia de la nutrición

Historia natural de la enfermedad

La llamada historia natural de la enfermedad corresponde a la evolución o proceso de un estado de salud a otro patológico o de enfermedad; o sea, la secuencia ordenada de acontecimientos que van desde el inicio de un padecimiento, aun antes de ser reconocido, a la enfermedad en su fase aguda o crónica, hasta la curación o la muerte del paciente. Se le denomina "natural" porque describe la evolución o desarrollo general y "normal" de la enfermedad en todas sus etapas y componentes patológicos, de no ser "interrumpida" o controlada por la intervención médica. Detalla, así, el curso propio o trayectoria de toda enfermedad desde su inicio hasta su solución o desenlace. Esa secuencia de acontecimientos que ocurren en el organismo de un individuo, desde su estado de salud, sus primeros desajustes o desequilibrios, incluso no perceptibles, hasta el desarrollo de la enfermedad y su desenlace, configuran la llamada "historia natural de la enfermedad".

Este proceso fue muy útil durante la etapa inicial de desarrollo de los conocimientos médicos, particularmente en el siglo XIX y comienzos del XX, cuando a falta de información suficiente para el diagnóstico e intervención médica adecuada, era posible seguir y observar el curso "natural" de determinadas enfermedades. Ese conocimiento médico es básico actualmente, sobre todo en la identificación de la etiología, o causas, y diagnóstico de determinadas enfermedades. La comprensión del curso o etapas de una enfermedad es fundamental para su prevención y detención tempranas. Este procedimiento también es particularmente importante en el reconocimiento de "nuevas" enfermedades, o en los casos en los que hay menores avances. Este paradigma o modelo, que describe el proceso evolutivo que experimenta un padecimiento, patología o enfermedad, fue inicialmente planteado a mediados de la década de 1960 por Leavell y Clark, asumiendo como punto de partida la interacción del individuo con su ambiente y el equilibrio o pérdida de éste entre tres elementos: el *huésped*, la persona o ser vivo que en determinadas circunstancia permite o facilita el alojamiento de un agente infeccioso o detonante de una enfermedad; el *agente*, factor biológico, químico o físico, causante de la enfermedad, y el *medio ambiente* o circunstancias externas que propician, promueven o facilitan el "enlace" entre el agente y el huésped y el consiguiente desarrollo de una enfermedad.

Etapas del modelo

El modelo describe dos etapas:

1. *Periodo prepatogénico*: corresponde al momento previo al inicio de la enfermedad, en el que el individuo está sano, y, por consiguiente, hay equilibrio entre el huésped, el agente y su medio ambiente. No obstante, por determinados "desajustes" o perturbaciones en el equilibrio de estos tres factores, es la fase en el que se inicia la patología o enfermedad, en ese momento aún sin la presencia de síntomas o signos por parte del paciente ni manifestaciones clínicas observables.

2. *Período patogénico*: como lo indica su designación, se inician cambios a niveles internos (celulares y orgánicos) y externos (tisulares, por ejemplo) de la persona, se produce por un desequilibrio entre el huésped, el agente y el medio ambiente; el individuo ya está enfermo. La primera etapa, o etapa de "subclínica", es el periodo en el que, por un lado, se inicia la incubación o latencia, reproducción y/o expansión del agente patógeno y, por el otro, se desencadenan los mecanismos de defensa y respuesta inmune del organismo, ya sea de forma inespecífica o específicas dependiendo del padecimiento. La etapa posterior, o etapa "clínica", pasado el periodo de latencia y cambios tisulares también conocida como de "horizonte clínico", expresa o pone de manifiesto los signos y síntomas inespecíficos y/o específicos de la

anomalía o patología, la cual puede evolucionar hacia complicaciones, daños crónicos, dejar secuelas temporales o definitivas e, incluso, desencadenar en la muerte.

Factores de la enfermedad. La tríada ecológica

La enfermedad resulta de la interacción, desajustes y desequilibrios en la denominada "tríada ecológica", entre el agente potencial biológico (bacterias, hongos, virus, etc.), no biológicos (contacto o ingestión de sustancias químicas) o físicos (pudiera ser la exposición a radiaciones, calor, etc.), cabe entre estos últimos considerar a los factores nutricionales; los factores medioambientales, que pueden ser físicos (clima, geografía, altura, contaminación, etc.), socioeconómicos (situación social o condiciones de vida de la persona en cuanto a ingresos, habitación, hacinamiento, etc.) o biológicos (interacción con animales, etc.); y el huésped, la persona expuesta, en relación con su edad, sexo, ocupación, estado civil, nivel socioeconómico, raza o etnia y, algo muy importante, sus características hereditarias, así como sus hábitos y costumbres, entre los que tienen particular importancia los patrones alimentarios. Toda enfermedad que aparece en el ser humano es el resultado de un proceso dinámico, evitable o no, en el que confluyen dichos factores.

Niveles de prevención y la importancia de la nutrición

La interrupción del desarrollo o secuencia de acontecimientos que configuran la historia natural de la enfermedad, y que conducen al deterioro súbito (agudo) o progresivo (crónico) de la salud de la persona, puede lograrse mediante el diagnóstico y la intervención oportuna, imponiendo barreras a dicho proceso en el nivel de avance de la anomalía que corresponda, lo que se denomina niveles de prevención. En otras palabras, la prevención intenta interrumpir la cadena de sucesos que conforman la historia natural de la enfermedad, al evitar, anticipar, atenuar o reducir su progreso y el consiguiente mayor deterioro de la salud erradicando la enfermedad.

Prevención primaria

Corresponde al periodo prepatogénico, o sea previo al inicio o momento de la génesis de la enfermedad, consistente en la eliminación y reducción de los factores de riesgo presentes en el entorno o ambiente inmediato al que se expone la persona. En este nivel, lo que se intenta es preservar la salud de la persona a través de la promoción de determinadas acciones. Incluye el fomento de la salud y acciones de protección específicas, que contemplan medidas económicas, educativas y sociales, así como actividades específicas; por ejemplo, relacionadas con la examinación periódica o rutinaria, la higiene en general, el saneamiento del ambiente, el acceso a agua potable, la recolección y/o tratamiento adecuado de basura, entre otras. En este nivel juega un papel de primera importancia la adopción y mantenimiento de regímenes alimentarios adecuados.

Cabe considerar que, en este nivel, no es lo mismo la prevención que la promoción de la salud; la primera intenta evitar las enfermedades y preservar la salud y la segunda se encarga de facilitar los mecanismos y acciones conducentes a su mantenimiento y al aseguramiento del bienestar de la persona.

Prevención secundaria

Atañe al periodo patogénico (inicial) y tiene como primer objetivo lograr un diagnóstico precoz y un tratamiento inmediato, oportuno y adecuado, así como limitar los daños y reducir en lo posible la incapacidad y las secuelas que el proceso de la enfermedad pueda causar. Este tipo de prevención se aplica cuando la prevención primaria ha sido inadecuada, deficiente o, simplemente, ha fracasado. Corresponde con el periodo de incubación o latencia de la enfermedad. Está enfocada a la curación propiamente dicha, antes de que la anomalía pueda trascender y causar daños irreversibles. De ahí que incluya acciones terapéuticas y tratamientos medicamentosos, a fin de aminorar las consecuencias de la enfermedad y, eventualmente, la intervención quirúrgica, u otras formas de intervención, incluyendo el control dietético del paciente.

Prevención secundaria

Concierne también al periodo patogénico y, en cierto modo, es resultado del fracaso de las fases de prevención anteriores. Se caracteriza por la existencia de secuelas incapacitadoras y/o discapacitadoras del paciente y la aplicación de un tratamiento, generalmente prolongado y específico, enfocado a su recuperación y rehabilitación total o parcial, teniendo en cuenta sus capacidades y potencialidades particulares.

Síndrome General de Adaptación

El Síndrome General de Adaptación (SGD) corresponde a ese cuadro clínico asociado al estrés, generalmente persistente, y a la reacción o respuesta fisiológica del organismo ante el factor externo, positivo o negativo (pero generalmente, negativo) causante del estímulo estresante, con el que el organismo intenta responder, adaptarse o restablecer la homeostasis.Ciertamente, el organismo necesita del estrés para protegerse, pero un exceso de éste que rebase los niveles fisiológicamente óptimos o necesarios resulta dañino, sobre todo cuando es prolongado. El nutriólogo, si dispone de los conocimientos clínicos básicos, podría reconocer si el paciente enfrenta alguna de sus fases, particularmente la segunda o tercera en las que el estrés repercute sobre la salud de la persona.

La primera fase, reconocida como lucha o huida, caracterizada por la activación del organismo de los mecanismos de respuesta, recuperación y restablecimiento de la homeostasis, es en cierto modo normal, siempre y cuando no sea prolongada. La segunda, la etapa de resistencia, en la que se rebasan los niveles de alarma y el organismo pierde capacidad para responder al estado de estrés, generalmente provocado por emociones negativas, y la tercera etapa de agotamiento, en la que se excede la capacidad de respuesta del organismo, caracterizada por el agotamiento crónico del paciente, son las realmente preocupantes y, consecuentemente, sobre las que el nutriólogo deberá poner atención en su diagnóstico, evaluación y recomendaciones alimentarias. En la etapa preinicial o inicial un cierto nivel de estrés podría ser incluso normal o funcional, necesario, dado que incita y moviliza los recursos internos del organismo para mantener el equilibrio; no así en periodos prolongados o estados propiamente crónicos de estrés en el que el organismo pierde la capacidad de respuesta y resistencia, y lo enfrenta a estados de debilitamiento endémicos o, incluso, a la muerte.

Si tenemos en cuenta que gran parte de nuestro sistema nervioso responde a reacciones químicas y bioquímicas generadas por nuestro propio organismo (hormonas, encimas, etc., vinculadas a la síntesis de determinadas proteínas), un cambio en el régimen alimentario adecuadamente orientado podría ser muy favorable en la primera fase como preventivo, y en la segunda y tercera como reestabilizador de los desajustes homeostáticos. En la fase tres, también sería muy provechosa una alimentación con las calorías suficientes para contrarrestar el debilitamiento.

El ritmo de vida actual y desarrollo de obesidad

El organismo necesita del estrés para protegerse y asegurar la homeostasis; no todos los niveles de estrés emocional resultan necesariamente nocivos para la salud; pero sí lo es un exceso de éste en situaciones crónicas, que rebase los umbrales fisiológicamente óptimos o necesarios para el organismo, sobre todo cuando es prolongado. El estrés, como gran parte de las reacciones fisiológicas que aseguran la homeostasis, resulta de la intervención de los sistemas nervioso simpático, inmune y endócrino. En etapa incipiente, preinicial o inicial resulta funcional y, en cierto modo, necesario, dado que incita y moviliza los recursos internos del organismo para mantener su equilibrio y homeostasis; no así, el estrés crónico —fase dos y tres del Síndrome General de Adaptación (SGD)—, en los que el organismo pierde la capacidad de respuesta y resistencia y lo enfrenta en estados de debilitamiento "endémicos" y alteraciones físicas y funcionales como el sobrepeso y la obesidad.

La relación entre el estrés emocional crónico ya sea por exceso de trabajo, situación económica u otras razones atribuibles al entorno personal, familiar o social de la persona, y la obesidad, es clínicamente bastante conocida. La obesidad, independientemente de sus causas, está asociada a situaciones de estrés y desequilibrio hormonal. El estrés crónico desencadena la estimulación o activación del eje hipotálamo-hipófisis-suprarrenal generando la liberación de diversas hormonas y efectos sobre la persona. La exposición a un fuerte estrés —generalmente, en las fases dos y tres del SGD— estimula a las glándulas suprarrenales —ubicadas en la parte superior de los riñones— a desencadenar la liberación de ciertas hormonas catecolaminas —incluyendo la adrenalina y la no adrenalina—, a lo que el sistema nervioso simpático —responsable de funciones vitales como el control de la respiración, el ritmo cardíaco, la presión arterial y la digestión, entre otras— responde preparando al organismo para enfrentar la situación o "huida", según conceptos del SGD, acelerando dichas capacidades fisiológicas, pero inhibiendo las no esenciales para la sobrevivencia inmediata como la digestión, con sus consecuentes efectos sobre el metabolismo del paciente.

El estrés crónico estimula la corteza suprarrenal para la liberación de la hormona cortisol, la cual es fundamental en el funcionamiento físico, mental y emocional del paciente; es la responsable de liberar los lípidos y glucosa del tejido adiposo al sistema sanguíneo y actuar en la producción de energía; en este sentido, implicada en la acumulación de grasa corporal. El aumento de su secreción activa algunas vías hormonales e inhibe otras. Entre ellas, el cortisol inhibe la función de la insulina en el traslado de la glucosa a través del torrente sanguíneo hacia las células, así como su secreción por las células beta del páncreas y la síntesis en el hígado, lo que determina el almacenamiento de grasas y glucosa disponible como fuente de energía para los tejidos que lo requieran, fomentado el sobrepeso y la obesidad.

El cortisol, además, tiene consecuencias inhibidoras sobre la tirotropina o TSH (del inglés Thyroid-Stimulating Hormone), denominada también hormona estimulante de la tiroides u hormona tirotrópica, responsable de la estimulación de la tiroxina y triyodotironina, hormonas que tienen funciones aceleradoras del metabolismo en general (con aumento de la respiración, la termogénesis o producción de calor corporal, frecuencia cardíaca y motilidad intestinal). Su inhibición a causa del aumento del cortisol, dado el estado de estrés crónico, es la acumulación de grasa corporal y la consiguiente obesidad. Los efectos directos e indirectos de los niveles elevados de cortisol, a causa del estrés crónico, además de las consecuencias directas sobre el sobrepeso y la obesidad, también repercute sobre las hormonas reproductivas, como el estrógeno, la progesterona y la testosterona y con otras hormonas relacionadas con el crecimiento.

La estrategia que debería utilizar el profesional de la nutrición con un paciente que presenta obesidad y estrés crónico sería, en primera instancia, tratar de conocer las causales o factores que conscientes o no por parte del paciente afectan el estado emocional. El nutriólogo, en estos casos, no debe descartar el apoyo interdisciplinario, canalizando al paciente a terapia psicológica o de medicina especializada, y orientarlo en ese sentido. En segunda instancia, aplicaría un plan nutricional hipocalórico, adecuadamente balanceado en hidratos de carbono y proteínas, y bajo en glucosa y lípidos, con control sobre la administración de la ingesta en varias porciones pequeñas al día; acompañado de un programa de actividad física aeróbica permanente por el tiempo que sea necesario y sugerir al paciente cambios en el modo de vida que pudieran tener consecuencias favorables sobre la reducción de su estado de estrés.

Nutrigenética y nutrigenómica

Nutrigenética: la estructura y función molecular y celular

En los últimos años, ha cobrado importancia un cambio de paradigma en los conceptos y orientaciones de las ciencias de la nutrición y afines; al pasar de un enfoque centrado en la ingesta y la relación general de ésta con el desarrollo de determinadas enfermedades, a otro más integral y particularizado, que considera la relación entre la dieta, el mantenimiento generalmente prolongado de un determinado régimen alimentario y sus efectos en la expresión genética de cada individuo, favoreciendo o no la expresión de ciertos genes promotores de salud y la represión de otros, mutantes, responsables de la aparición de determinadas enfermedades. La nutrigenética es la ciencia que se ocupa de dicha relación, entre los componentes y calidad de la dieta alimentaria y la expresión de los genes (consistente en la producción de proteínas funcionales específicas) y sus efectos, favorables o no, sobre los procesos homeostáticos de cada individuo.

El supuesto general es que el estado de salud-enfermedad de un individuo depende del equilibrio entre sus características genéticas, variaciones y factores ambientales; entre ellos, los nutrientes son unos de los más importantes en cuanto que estimulan o reprimen la expresión de determinados genes causantes o inhibidores de ciertas enfermedades (Jiménez-Sala y Cantú Martínez, 2002). Por ejemplo, desde este punto de vista y de la biología molecular, existen indicios de que determinadas condiciones de exposición medioambientales, como pudieran ser alimentos producidos y tratados con ciertas sustancias químicas y su ingesta prolongada podrían tener consecuencias inhibidoras sobre el gen p53 y la aparición de determinados tipos de cáncer (Armstrong, 2014). O, por ejemplo, si bien se asume que la obesidad tiende a ser altamente dependiente de factores ambientales, estudios recientes han mostrado la predisposición de la enfermedad, particularmente en edades muy tempranas, con la alteración genética por mutación en el gen de leptina, elemento o parte de la vía de la leptina-melanocortina, importante en la regulación del peso corporal (Tejero, 2008).

De ahí que, sin necesidad de abandonar los enfoques de valoración y atención tradicionales, centrados en la "ingesta", en su calidad y en la consideración de factores externos, particularmente medio ambientales y sociales, cobran importancia los enfoques nutrimentales individualizados, en relación con las características y/o constitución genética particular de los individuos, con alguna propensión o no, y los posibles efectos sobre los mecanismos que regulan la expresión genética, así como sus probables variaciones, alteraciones "mutantes" y sus consecuencias ante determinados regímenes alimentarios.

Integración de los fundamentos teóricos moleculares

Concepto y función del ADN

El ácido desoxirribonucleico o ADN es la molécula que rige los procesos vitales de todo organismo; su estructura o modelo fue descubierto por Crick, Watson y Wilkins en la década de 1950, quienes descubrieron que presentaba la forma de una escalera retorcida. La designación de "nucleico" refiere a que se encuentra en el núcleo de una célula viva. La función del ADN tiene la particularidad de dictar la transmisión de las características de padres a hijos y, en ese sentido, regir los procesos de reproducción. Dentro de la célula viva, puede generar copias exactas de sí misma y enviar copias a otras células.

Estructuras del núcleo de la célula

La estructura del núcleo de la célula: nucleolo, cromatina, cromosomas y genes, es única, esférica u ovalada, ubicada en el centro de la célula, la cual contiene un subnúcleo pequeño denominado nucleolo y muchas otras estructuras granuladas denominadas cromatinas. Durante el proceso de reproducción de la célula, los gránulos de cromatina se unen por pares conformando estructuras filiformes denominadas cromosomas. Las células de cada organismo, dependiendo de la especie, contiene un tipo característico y número específico de cromosomas; por ejemplo, las células del ser humano tienen 46 cromosomas, estructurados en 23 pares. Los cromosomas son las estructuras que contienen el material hereditario de todos los organismos; esas unidades hereditarias son los genes, los cuales tienen una posición particular en un cromosoma. La posición es el locus de ungen.

Estructura y función del citoplasma

El citoplasma (mitocondrias y ribosomas) contiene innumerables estructuras pequeñas en suspensión acuosa con presencia de carbohidratos, grasas, proteínas, minerales, vitaminas, entre otras, con funciones particulares. Sobresale en su estructura innumerables pequeñas estructuras "arriñonadas" denominadas mitocondrias, consideradas como "plantas de energía", dadas sus capacidades de extraer energía de las moléculas de nutrientes que ingresan al citoplasma, a través de la membrana celular. Los ribosomas son otras de las estructuras de citoplasma que tienen la función de ser productoras de proteínas.

Unidades estructurales del ADN

El ADN es la única célula del organismo que contiene toda la información hereditaria para guiar todos los procesos de desarrollo y reproducción de un individuo. La estructura o forma de escalera retorcida del ADN es similar en todos los organismos, trátese de un virus o el organismo humano. El ADN es una de las moléculas más grande conocidas, pero constituida de unidades submoleculares mucho más pequeñas. Las unidades estructurales del ADN son: azúcares, fosfatos y bases. Contiene seis tipos de unidades submoleculares: una molécula de azúcar, denominada desoxirribosa (representada por la "D" en la designación de ADN), un radical fosfato (un átomo de fósforo y cuatro de oxígeno), más las otras cuatro unidades denominadas purinas y pirimidinas, más anillos de carbono y nitrógeno, conocidas como bases, denominadas adenina (A), guanina (G), timina (T) y citosinas. La disposición de cada una de estas subestructuras en la molécula de ADN es precisa: cada peldaño de "la escalera" contiene un par de bases, que pueden ser: A y T o C y G, o viceversa. No admite otra combinación, ya que no encajarían o no se acoplarían adecuadamente, resultando muy largas o muy cortas. Cada pareja de bases está unida en los peldaños transversales por los llamados puentes de hidrógenos: dos en el par A-T y tres en el par C-G. Los "larga les", lados o tiras de la escalera quedan conformados por submoléculas o unidades de Desoxirribosa (D) y Fosfato (P) alternadas. El orden de las bases en una tira determina su orden en la otra.

Mecanismo general de replicación o duplicación del ADN

El ADN es la única célula del organismo que contiene toda la información hereditaria para guiar los procesos de desarrollo y reproducción de un individuo. Se distingue por su capacidad para duplicarse o autoduplicarse. De una molécula "madre" u originaria se puede construir otra. La duplicación del ADN se realiza mediante un proceso que implica que la "escalera retorcida" se escinde, abre o separa a lo largo por la mitad, rompiendo los puentes de hidrógeno, "generando una nueva mitad" o cada mitad una escalera completa. El proceso de duplicación se inicia con el estiramiento, enderezamiento o pérdida de retorcimiento de la escalera y la ruptura ordenada de los puentes de hidrógeno, que mantienen juntos los pares de las bases, empezando por uno de los extremos de la escalera. Los miembros de cada par de bases (separadas) quedan expuestos al citoplasma, que contiene en suspensión y aporta los componentes para la reconstrucción del lado faltante de la escalera, y la conformación de la nueva molécula de ADN, siguiendo la misma lógica de apareamiento entre las bases.

Pasos:

La escalera de ADN, o doble cadena de nucleótidos, sedesenreda, abre y separa por la mitad de cada par de bases	→	Cada base de cada media escalera adquiere una nueva pareja molecular del citoplasma	→	Cada media cadena organiza su otra mitad, igual a la inicial, con lo que quedan dos escaleras iguales.

Concluidos los procesos de escisión y apareamiento, quedan dos moléculas de ADN donde antes sólo había una, cada nueva mitad dio lugar a otra igual a la anterior. Es un proceso semiconservador o semiconservativo, dado que cada nueva molécula de ADN conserva siempre una mitad original. La replicación del ADN ocurre casi al final de la interfase del ciclo de división celular.

Ciclo celular

El ciclo celular, y por consiguiente la vida de una célula, consta de dos fases o etapas diferenciadas: *interfase y división celular*. La primera es la etapa o fase más larga de vida celular en la que tiene lugar el crecimiento de la célula y el desarrollo normal de actividades metabólicas. La segunda es relativamente corta y rápida. Al igual que la molécula de ADN, que contiene dos cadenas enroscadas, que cuando se duplican, se desenrollan y cada una construye una cadena nueva para sí, los cromosomas también contienen dos cadenas que se separan y cada una sirve de molde para la creación de la cadena faltante. Antes de que la célula se divida cada cromosoma se duplica y se conforma como un par de barras cortas, una junto a la otra. Cuando la célula se divide, los pares de cromosomas se separan y uno de cada par va a formar parte de la nueva célula; con lo que cada nueva célula contiene copia de todos los cromosomas originales. La duplicación y segregación de los cromosomas ocurre a través de un ciclo ordenado y relativamente rápido.

Ciclo celular

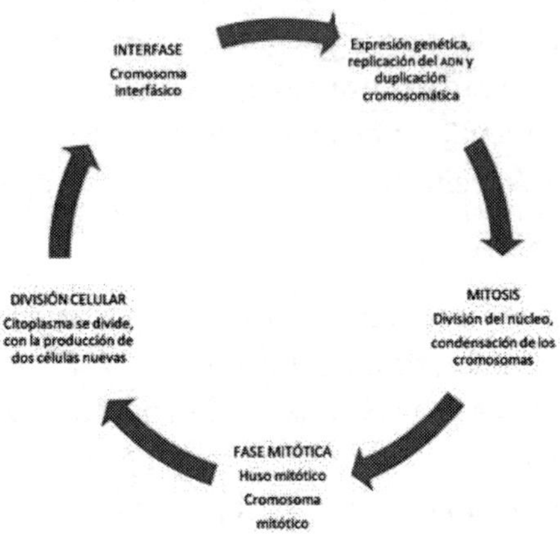

Fuente: Albert et al. (2016).

Síntesis de proteínas, ARN, ARN mensajero y ARN de transferencia

El ADN rige la producción de moléculas, entre ellas las proteínas, las moléculas más importantes de la estructura celular. La membrana celular, el citoplasma y el núcleo celular están esencialmente compuestos de proteínas. Las enzimas también son proteínas. Las proteínas son moléculas relativamente grandes y muy complejas, esenciales para la vida. Gran parte de las actividades y reacciones químicas del organismo son coordinadas y controladas por proteínas específicas; por ejemplo, las hormonas. La tiroxina, la hormona producida por la tiroides, controla el ritmo y los procesos de oxidación del organismo. Los anticuerpos también son proteínas. La hemoglobina es una proteína que se encarga de la oxigenación de la sangre. Otro ejemplo es la insulina, una proteína responsable del control del metabolismo del azúcar en la sangre. Cada tipo de proteína desempeña un papel particular.

Las proteínas están conformadas por cadenas de aminoácidos. En ellas puede haber hasta 20 tipos de aminoácidos, los cuales se pueden combinar de distintas maneras, dando casi un número infinito de posibilidades. Los aminoácidos, en general, tienen estructuras atómicas similares, conformados por dos átomos de Carbono (C) y uno de Nitrógeno (N), formando largas cadenas enlazadas o "colas con cabezas". La disposición de los aminoácidos en dicha cadena da lugar a una proteína diferente.

La producción de proteínas es controlada por el ADN, a partir de un proceso complejo. Esta producción se realiza fuera del núcleo, es decir, en el citoplasma, específicamente en los ribosomas. Sin embargo, se podría decir que los "planos" de las proteínas que contiene el ADN están en los cromosomas, pero éstos nunca salen del núcleo. Los componentes, concretamente los aminoácidos que necesitan los ribosomas para la síntesis de las proteínas provienen de los alimentos consumidos por el individuo. El proceso se realiza sirviéndose del ARN mensajero, un tipo de ARN (ácido ribonucleico) que permite el vínculo entre el ADN y el ribosoma, sin necesidad de que el ADN pase al citoplasma. El ADN controla el proceso desde el núcleo a través de ARN mensajero. Las moléculas de ADN envían mensajes precisos a los ribosomas sobre los tipos y cantidades de proteínas requeridas.

Proceso de traducción y modificaciones postraduccionales

El ADN en una célula sólo está presente en el núcleo; mientras que una parte importante del ARN también reside en los ribosomas del citoplasma. El núcleo transmite ARN al citoplasma. Todas las células del organismo contienen ARN, pero se encuentra en mayores cantidades en las células en desarrollo que en las células "maduras", la cuales no experimentan procesos rápidos de crecimiento. El crecimiento implica incremento en las cantidades de proteínas. Ejemplo de ello son las células del páncreas y el hígado.

ADN y ARN mensajero y producción de proteínas

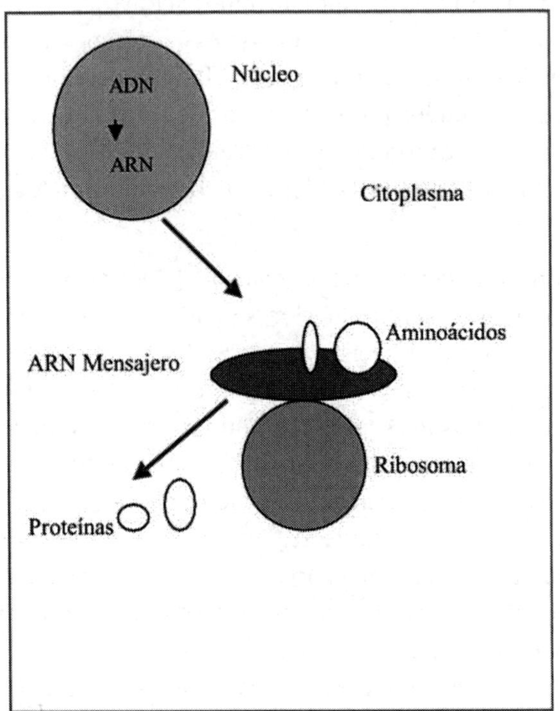

Fuente: Frankel, 1989.

El ARN, o ácido ribonucleico, al igual que el ADN, está compuesto de seis unidades submoleculares, pero en lugar de tener la estructura de una escalera retorcida, con dos "largueros" o tiras enlazadas por peldaños, contiene sólo la mitad de la escala, una única tira. La única tira que configura la estructura de la molécula de ARN contiene unidades alternas de ribosa (azúcar, conformada por un átomo de oxígeno más que la desoxirribosa del ADN) (R) y fosfato (P). El aspecto de la estructura del RNA es el de una molécula de ADN partida a lo largo por la mitad. El ARN, como el ADN, contiene cuatro bases; tres de ellas, similares al ADN: Adenina (A), Guanina (G) y Citocina (C), y una cuarta, distinta: *Uracilo,* en lugar de timina (T). La información genética para la producción o síntesis de proteína, como se indicó, es transferida del ADN al ARN, a través de un proceso parecido a la duplicación (a la inversa) del ADN. En este caso, las bases A, C, G y T de la media tira de ADN se acopla o aparea con la tira única del ARN, U, G, C y A, configurando el ARN mensajero, y es éste el responsable de llevar el mensaje del ADN al ribosoma. Cada ARN mensajero lleva impresa una copia de instrucciones (la tira adherida) precisas sobre el tipo de proteína específico que debe producir a partir de los aminoácidos contenidos en el citoplasma. La molécula de ARN mensajero sí puede pasar al citoplasma y ligarse al ribosoma, llevando dicha información.

El ADN crea, además, otro tipo de ARN, denominado ARN de transferencia, el cual tiene como función expresa la de que el ribosoma se apropie de los aminoácidos necesarios desplegados en el citoplasma y lo enlace al ARN mensajero y lo integre al molde ribosomático. Existen, por lo menos, 20 tipos de ARN de transferencia, una para cada aminoácido en el organismo humano. El proceso que da lugar a "protopéptidos" que requieren sufrir modificaciones para su activación funcional, es denominado como *traducción*, y la modificación respectiva que activa dicha función corresponde a las *modificaciones postraduccionales*.

La modificación postraduccional de una proteína, como podría ser una enzima o, en este caso, a modo de ejemplo, la modificación en la glucólisis vinculada con el metabolismo de la insulina producida por el páncreas, durante la fase posprandial o estado inducido por la ingesta de alimentos, correspondería al cambio en la estructura o cadena polipeptídica de aminoácidos con posterioridad a su síntesis realizada por los ribosomas y, por consiguiente, a su expresión genética; siendo afectada por la fosforilación (adición de un grupo fosfato), lo que podría tener consecuencias directas sobre el metabolismo de la glucosa y los mecanismos básicos de transporte de energía desde los lugares de producción hasta su "consumo" muscular, con efectos sobre los niveles de glucosa en la sangre e inducir la generación de diabetes en la persona.

Epigenética, nutrigenómica y estilos de vida

La epigenética se refiere a los cambios heredables en el ADN e histonas que no implican alteraciones en la secuencia de nucleótidos y modifican la estructura y condensación de la cromatina, por lo que afectan la expresión génica y el fenotipo. Las modificaciones epigenéticas son metilación del ADN y modificaciones de histonas. Muchas modificaciones epigenéticas parecen estar influidas por factores ambientales. En este sentido, la plasticidad del genoma permitiría una mejor adaptación al medio. Los principales mecanismos epigenéticos que regulan la expresión de los genes son:

- La metilación del ADN en citosinas seguidas por guaninas (dinucleótidos CpGs). Estos dinucleótidos son abundantes en las regiones promotoras de muchos genes, y su hipermetilación suele acompañarse de una disminución de la expresión génica.
- Diversas modificaciones covalentes en aminoácidos terminales de las histonas, incluyendo, entre otras, acetilación y metilación, que son moduladas por enzimas como las acetiltransferasas (HATs), metiltransferasas (HMTs), y desacetilasas (HDACs). Estas modificaciones postranscripcionales parecen afectar a la expresión génica a través de alteraciones en el grado de compactación o dificultando el acceso de los factores de transcripción al ADN.
- Los RNAs no codificantes, entre los que destacan los micro RNAs (miRNAs), que regulan postranscripcionalmente la expresión de genes mediante su emparejamiento con la región no traducida 3 del ARN mensajero y la consiguiente degradación de los transcritos.

La metilación del ADN es uno de los mecanismos epigenéticos implicados en la regulación de la expresión génica en los mamíferos es vital en el desarrollo embrionario y tiene un papel crítico en el silenciamiento de genes específicos durante la diferenciación celular. Participa en la represión de los elementos genéticos móviles, como secuencias virales y transposones, siendo un mecanismo de defensa, aunque podría participar también en el proceso evolutivo. La metilación del ADN es importante en diversos procesos, como mantener la estabilidad del genoma, la inactivación del cromosoma X y la impronta genómica, entre otros. En los últimos años ha habido grandes avances en el conocimiento de cómo la metilación del ADN afecta diversos procesos como la regulación transcripcional, la estructura de la cromatina, la estabilidad del genoma y el proceso neoplásico.

Las alteraciones en la metilación del ADN se asocian con diferentes patologías y principalmente con el proceso de transformación celular. En este sentido, diversas evidencias han demostrado la importancia de los mecanismos epigenéticos en la regulación transcripcional de genes supresores de tumores y oncogenes. Cambios en el estado de metilación de genes que participan en la reparación del ADN, regulación del ciclo celular, crecimiento celular y adhesión célula-célula promueven junto con la inestabilidad intrínseca de la 5-mC, para incrementar la tasa de mutación, el proceso neoplásico. La obesidad y la diabetes tipo 2 también son resultado de las interacciones entre la nutrición y el acervo genético. Sin embargo, hasta el momento se ha avanzado poco en el conocimiento de los genes específicos que contribuyen a ambas enfermedades, así como su interacción con los factores ambientales, entre ellos la dieta. En todo caso, se han identificado varias mutaciones que son responsables de formas muy raras, monogénicas, de obesidad.

Las condiciones ambientales, el estilo de vida y la nutrición contribuyen a la promoción o inhibición de enfermedades como el cáncer, la obesidad o la diabetes tipo 2. La inflamación producida por la obesidad, la resistencia a la insulina, la diabetes Mellitus tipo 2, así como las enfermedades cardiovasculares también producen modificaciones epigenéticas capaces de cambiar la expresión génica, por ende, el fenómeno epigenético es considerado hoy como el mecanismo más importante en la etiología del cáncer. La nutrición a través de los componentes bioactivos de los alimentos afecta directamente las enzimas involucradas en los mecanismos epigenéticos; los folatos, la vitamina B12, la metionina, la colina y la betaína pueden modificar la metilación del ADN; otras vitaminas hidrosolubles como la biotina, niacina o ácido pantoténico juegan también un rol importante. El daño celular no sólo proviene de factores externos como la contaminación o los rayos UV, nuestro propio metabolismo genera a través de las enzimas hepáticas de Fase I, compuestos de desecho dañinos como los radicales de oxígeno reactivo (ROS), los hidroxilos o los peróxidos de hidrógeno; sin embargo, las enzimas de Fase II a través de una conjugación de reacciones eliminan los ROS, y solubilizan los intermediarios biotransformados siendo eliminados renal o biliarmente. En la dieta se encuentran compuestos que bloquean o que promueven sustancias causantes de cáncer. Los vegetales contienen elementos protectores como folatos, selenio, licopeno, compuestos sulforafanos, alil-sulfuros, las isaflavonas e índoles. Las carnes rojas, los embutidos y curados, los alimentos procesados, las bebidas azucaradas, el alcohol y la sal contienen elementos promotores de la oncogénesis.

La modulación selectiva de los fenómenos epigenéticos, particularmente la metilación del ADN podría tener implicaciones de importancia clínica, en el diagnóstico, la prevención y el tratamiento del cáncer. El conocimiento de los patrones de metilación en las diferentes regiones del genoma nos permitirá establecer en forma precisa la aparición de cambios asociados con el estado de malignidad de diversos tumores. Asimismo, debido a que los cambios epigenéticos son reversibles, el diseño de estrategias terapéuticas encaminadas a corregir las alteraciones en la metilación del ADN y en el código de las histonas, principalmente mediante el uso de inhibidores de las DNMT y las HDAC, parece ser una ruta promisoria para mejorar el manejo y pronóstico de los pacientes con padecimientos que involucran alteraciones en los patrones de metilación del ADN y primordialmente en aquellos con cáncer.

Algunos de los principales puntos de interés que se irán dilucidando en los próximos años son: la caracterización de los individuos que, a una edad temprana, presentan cambios en los perfiles de metilación de genes específicos (biomarcadores epigenéticos), lo que podría ayudar a predecir su susceptibilidad a desarrollar obesidad o diabetes y prevenir futuras complicaciones; el desarrollo y puesta a punto de nuevas herramientas terapéuticas basadas en fármacos o en compuestos presentes en los alimentos que actúen a nivel epigenético, así como las marcas epigenéticas que también podrían tener utilidad como marcadores de pronóstico de la pérdida de peso y en la personalización del tratamiento de la diabetes y de las comorbilidades asociadas a la obesidad.

Aunque la epigenética parece, hoy en día, el candidato perfecto que permite unir los factores ambientales con el desarrollo de problemas metabólicos, incluso años después de haberse producido la exposición a dichos factores, su estudio se enfrenta a una enorme dificultad. Dado que la magnitud del cambio producido por los factores dietéticos y ambientales es pequeña y acumulativa, a que hay muchos factores involucrados, y a que existen múltiples interacciones entre ellos y con la edad, se antoja enormemente difícil desentrañar la importancia individual que tiene cada uno de dichos factores. La mayor dificultad no va a residir en la capacidad para cuantificar las numerosas marcas epigenéticas, ya que las técnicas de micro y de secuenciación van a permitir medir millones de ellas de manera sencilla. La mayor dificultad la vamos a encontrar al momento de identificar todos los factores que son capaces de modificar las marcas epigenéticas, así como determinar su importancia real cuando actúan de manera sinérgica o antagónica con cada uno de los demás factores. En este momento no disponemos de herramientas fiables que nos permitan cuantificar, ni siquiera de manera aproximada, todos los factores que afectan a los procesos epigenéticos a los que una persona ha estado expuesta a lo largo de su vida. Así, un tratamiento nutricio individualizado basado en el bagaje genético es posible y necesario, pero aún presenta deficiencias.

Los retos que se presentan a los profesionales de la salud ante las consecuencias de los ritmos de vida sobre la nutrición son inmensos. En primer lugar, los ritmos y estilos de vida presentan variaciones importantes en función de la posición económica, social, psicológica, geográfica, fisiológica, etc., de los sujetos individuales y comunitarios, lo que plantea la necesidad de generar equipos de trabajo multidisciplinarios que permitan abordar la problemática en su complejidad (por ejemplo, con sociólogos, antropólogos, psicólogos, biólogos, etc.). Es necesaria la educación nutricional de los individuos y poblaciones y la intervención a nivel de políticas públicas, que la conciencia de la gravedad de las consecuencias de una alimentación deficiente llegue a los individuos, pero también al gobierno y a los empresarios, que por "activar" la economía, generan problemas de salud muy importantes que tienen elevados costes económicos y humanos.

Intolerancia a la lactosa

La lactosa es el único azúcar en la leche de los mamíferos, y es hidrolizada en el intestino delgado bajo la acción de la enzima lactasa; sin embargo, en los primeros años de vida los niveles de lactasa en el organismo disminuyen considerablemente, lo que se traduce muchas veces en intolerancia total o parcial a la lactosa, pues el intestino se vuelve incapaz para digerirla y transformarla en glucosa y galactosa. La hipolactasia o pérdida de lactasa, además de la común disminución después del destete, puede ser una pérdida completa congénita, aunque estos casos son muy raros, o a un daño intestinal secundario, como el provocado por rotavirus, Giardia o desequilibrio hormonal. La adscripción étnica es un factor determinante para la disminución de los niveles de lactasa.

Las pruebas para la determinación de la hipolactasia no son totalmente confiables, ya que pueden arrojar un resultado negativo, aun cuando exista la intolerancia; a la fecha no existen pruebas a nivel epigenético para determinar cuál es el gen o tipo de mutación que ocasiona este padecimiento. Los síntomas que se presentan ante la intolerancia a la lactosa son variados y en muchas ocasiones son confundidos con diversas enfermedades. Estos síntomas pueden incluir eccema, asma, osteoartritis, problemas de concentración y memoria, fatiga, dolor de cabeza, dolores musculares y de articulaciones, dolor abdominal, borborigmos, diarrea, flatulencias, entre otros.

Aunque la leche es una fuente importante de calcio, vitamina B2, B5 y B12, no es obligatorio incluirla en la dieta, toda vez que dichos nutrientes pueden obtenerse de otras fuentes. El queso confeccionado mediante un proceso de fermentación natural que consume la lactosa es seguro —en teoría— para un individuo intolerante a la lactosa. Se puede reducir la cantidad de lactosa en los productos con B galactosidasa, o comprar productos bajos en lactosa. Un problema grave es la falta de regulación estricta en la etiquetación de alimentos procesados toda vez que muchos contienen cantidades de lactosa sin que se haga mención de ello, por ejemplo, panes y galletas, carnes, bebidas, etc. Un elemento que es importante tomar en cuenta es la calidad de las leches comerciales que varía enormemente con las leches frescas. La leche de vaca, aunque es una fuente importante de calcio, magnesio, selenio, riboflavina (vitamina B2), vitamina B12 y ácido pantoténico (vitamina B5), no es esencial para los humanos, puesto que estos nutrientes pueden encontrarse en otras fuentes. Asimismo, no es una fuente importante de hierro. Su consumo en los primeros años de vida no resulta del todo recomendable, pues no contiene suficiente hierro ni ácido fólico; además, el consumo de leche fresca de vaca, sin hervir, está asociado con la pérdida de sangre fecal y niveles inferiores de hierro en lactantes. Una vez terminado el periodo lactante, la leche de vaca puede ser importante en el correcto desarrollo del niño, ayudando al crecimiento de huesos, el aceleramiento del metabolismo de las células, desarrollo muscular, etcétera.

En la adolescencia, además de la leche, se debe complementar la ingesta con alimentos ricos en hierro para que no se genere un cuadro de anemia. La leche ayudará en el desarrollo del sistema óseo y muscular, además de proporcionar grasas que, junto con las proteínas, impactarán positivamente la función de las hormonas. El consumo de calcio también se ha asociado con la disminución de síntomas del síndrome premenstrual. En la adultez el consumo de lácteos no es recomendable debido a la formación de tóxicos acetaldehídos en el torrente sanguíneo, lo cual tiene consecuencias negativas en el sistema nervioso, cardiovascular e inmunológico. No obstante, durante el embarazo, el consumo de leche puede ser muy importante debido a su alto contenido de galactosa y glucosa; de igual manera, reduce el riesgo de desarrollar preeclampsia. En cierto modo, fisiológicamente no somos aptos para el consumo de lácteos; su consumo se debe más a cuestiones culturales que nutricionales, dado que el calcio y los nutrientes que proporcionan pueden ser obtenidos de otros alimentos. Además, la calidad de algunas leches comerciales no es óptima. De hecho, siguiendo las directrices de la Organización Mundial de la Salud (OMS) sobre la lactancia materna, la mayoría de las políticas nacionales recomiendan que los lactantes se alimenten únicamente de leche materna durante sus primeros seis meses de vida. En la vejez, aunque puede ser una fuente de calcio, éste puede obtenerse en otros alimentos y/o suplementos. El consumo de leche, debido a los requerimientos de calcio, se asocia con la obesidad y enfermedades cardiovasculares.

Galactosemia clásica

La galactosemia clásica es una enfermedad metabólica asociada a la incapacidad del organismo para sintetizar la galactosa debido a la alteración o deficiencias de una de las tres enzimas responsables de dicha actividad: la galactosa-1-fosfato (responsable de la galactosemia clásica), la galactosquinasa (la forma menos severa de las galactosemias, ya que no provoca daños hepáticos ni neurológico, y que se puede sobrellevar con regímenes nutricionales estrictos) y la galactosa-4-fosfato epimerasa, que puede causar diversos trastornos clínicos en el hígado, riñones y sistema nervioso central, entre otros, con anomalías como retardo en el crecimiento, rechazo al alimento (conocido como "resistencia a la lactosa"), vómitos, diarrea, ictericia o amarillentes de la piel y mucosas (resultado de un aumento de bilirrubina en la sangre), hepatomegalia (aumento patológico del tamaño del hígado), hiperbilirrubilemia (resultado de la degradación de la hemoglobina por el bazo), transaminasemia, insuficiencia hepática, anemia y cataratas, entre otras.

Causa de la enfermedad

La galactosemia resulta de la incapacidad para la metabolización de la galactosa —un monosacárido resultante de la hidrólisis de la lactosa contenida en la leche animal y sus derivados— en glucosa. El mecanismo metabólico sigue la siguiente vía metabólica: la lactosa es degradada por la galactosa, que luego, con la activación de la encima galactosa-1-fosfato, en el caso de la galactosemia clásica, es convertida en glucosa, que luego es sintetizada por el hígado. Una cantidad excesiva de galactosa en la sangre, dada la deficiencia de alguna de las tres enzimas responsable de su síntesis, conllevaría trastornos metabólicos asociados a la galactosemia. En otros términos, cuando específicamente el individuo no sintetiza la enzima GALT, por lo que no puede degradar la glucosa, se genera la galactosemia clásica. Esta deficiencia de GALT impide la fosforilación de la galactosa, lo que supone un incremento de galactosa en la sangre, y la consiguiente producción de galactonato y galacticol; el primero, asociado a la producción de energía, que al parecer no interviene en la enfermedad; y el segundo, responsable de edemas en las fibras del cristalino (Baldellou et al., 2009: 155), lo que explica la patogénesis de cataratas en pacientes afectados con galactosemia clásica.

Tipo de enfermedad

La galactosemia es una enfermedad hereditaria autosómica recesiva causante de una deficiencia enzimática: galactosa-1-fosfato (GALT), galactosaquinasa o galactosa-4-fosfato epimerasa, caracterizadas por su incapacidad o reducida capacidad para convertir la galactosa de la dieta en glucosa, con consecuencias inflamatorias y lesivas en el hígado, los riñones y el sistema nervioso central. La causa de la enfermedad es la mutación de un gen de carácter autosómico recesivo, a consecuencia de que la persona hereda un gen defectuoso de cada progenitor, siguiendo el patrón genético mendeliano, en el que la unión de dos portadores (es decir, un alelo, por lo que no padecen la enfermedad), transfieren el gen anormal a 25 por ciento de sus descendientes.

Causas fisiopatológicas de la diarrea, la hepatomegalia, el aumento de las enzimas transaminasas y bilirrubina, la opacificación del cristalino y convulsiones

En condiciones normales la galactosa es absorbida en el intestino delgado y transformada en glucosa en el hígado. De ahí, las consecuencias fisiopatológicas sobre el hígado: la hepatomegalia —o aumento de tamaño del hígado, ante la incapacidad de cumplir adecuadamente su función—, así como el incremento de las transaminasas y la bilirrubina (constituyente de la bilis, resultado la destrucción de hemoglobina por el bazo y de otros desechos metabólicos) ante la falta de la enzima galactosa-1-fosfato necesaria para la transformación de la galactosa en glucosa, y sus consecuencias de mala absorción en el intestino delgado causante de la diarrea. Asimismo, la producción de galacticol, resultado del mismo proceso, es responsable de la producción de edemas en las fibras del cristalino y el desarrollo de cataratas.

Tratamiento nutrimental

El tratamiento para este tipo de paciente implica en primera instancia eliminar o reducir al mínimo posible la ingesta de galactosa, incluso antes de disponer de un diagnóstico confirmativo. La principal fuente es la lactosa, un subproducto de la leche de todos los mamíferos, por consiguiente, presente en los derivados lácteos. En el caso del recién nacido lactante, debe suprimírsele la lactancia materna y optar por otras fuentes de proteínas naturales (por ejemplo, la leche de soya). La ingesta diaria de galactosa no debería exceder en tales casos más de 125 miligramos, muy por debajo de los 6 500 mg que normalmente consume una persona no afectada o, inclusive, optar por una dieta rigurosa de alrededor de 40 mg, dado que se desconoce la cantidad exacta que pueda ingerir una persona sin que resulte tóxica y comprometa algún daño al hígado, los riñones o el sistema nervioso central (Baldellou et al., 2009).

Inclusive, se debe ser cuidadoso en la selección de las frutas, legumbres y verduras, ya que existe galactosa ligadas con enlace β y α en muchas de ellas y, particularmente en algunas vísceras de animales (riñón, hígado, páncreas o bazo). Entre las frutas y verduras con niveles relativamente bajos de galactosa, tenemos entre ellas, con menos de 5 mg el aguacate, melón, uva, naranja, fresa, mango y el espárrago, remolacha, repollo, coliflor, apio, pepino, berenjena, col, rábano, espinaca, lechuga y maíz, entre 5 y 10 mg. La manzana, melón, plátano, pera, brócoli, zanahoria, cebolla, con más de 100 mg; la lenteja y con más de 400 mg los higos, pasas y garbanzos, entre otros (Baldellou et al., 2009 y Gobierno Federal, 2013). Conviene tener en cuenta también que, en busca de enriquecimiento y mejor gusto, muchos productos manufacturados, como las galletas, dulces, pastas, etc., se les añade derivados lácteos. Al respecto, llama la atención que el queso, al ser preparado por un proceso de fermentación natural, consume la lactosa, lo que, en este sentido, hace segura su inclusión en una dieta limitada en galactosa.

El nivel de incidencia de la galactosemia es de uno de cada 50 000 recién nacidos vivos. Su supervivencia está en función de obtener un diagnóstico a tiempo y recibir los tratamientos nutricionales adecuados, libres de lactosas —la fuente más importante de la galactosa— que, al no existir una regulación hormonal de su metabolismo, "sus niveles sanguíneos dependen fundamentalmente de la ingesta" (Baldellou et al., 2009: 155), que asegure el buen funcionamiento del organismo. En todos los casos, la dieta seleccionada debe ser restrictiva en lactosa y galactosa, eliminando principalmente la leche y todos sus derivados lácteos, así como vísceras, higos y pasas.

El hígado graso no alcohólico: aspectos epigenéticos que conlleva dicha condición y su tratamiento nutrimental

La epigenética corresponde a modificaciones en la expresión génica que no implica alteraciones o cambios en la secuencia del ADN, pero que son estables y heredables en la función genética y que, como tales, pueden originarse en el desarrollo fetal, en etapas de desarrollo posteriores, y pueden o no revertirse o reproducirse de una descendencia a otra y mantenerse por muchas generaciones. El mecanismo de regulación epigenética puede operar en dos sentidos: ya sea mediante la metilación, reprimiendo la expresión de un gen, el cual puede ser alterado, o desactivando su expresión génica. La expresión del gen se puede alterar a partir de dichas modificaciones epigenéticas, ya sea en las histonas o en el ADN. Se podría decir que la metilación y/o grado de metilación se asocia con el "silenciamiento" de la expresión de ciertos genes. Si se produjeran errores en dichas modificaciones, tales alteraciones podrían desencadenar en enfermedades.

Aunque aparentemente, aún no existe una total certeza sobre los mecanismos que hacen heredables las características epigenéticas, sí existe investigación abundante sobre sus consecuencias y, en particular, sobre la incidencia de los factores dietéticos macronutrimentales y micronutrimentales en los riesgos de diversas patologías metabólicas derivadas de dichas modificaciones epigenéticas. El código de ADN no cambia, pero la forma en que funciona sí es diferente. Los cambios en este sentido son dados por un estímulo externo ambiental (por ejemplo, el estilo de vida, los patrones nutricionales, entre otros) que incitan cambios genéticos internos, los cuales pueden mantenerse a lo largo de la evolución o desarrollo biológico del individuo o especie, produciendo asimilación genética al hacerse relativamente independiente a dichos factores o al mostrar resistencia a dichos cambios. El principio genético es el mismo que explica por qué siendo exactamente igual la estructura genética de las distintas células, órganos y tejido del organismo, se diferencie uno de otro en su desarrollo y función, por ejemplo, el desarrollo de la mano es muy distinta al de un pie o la cabeza. Otro ejemplo, cómo manteniendo complejidades genéticas similares en alrededor de 99 por ciento, se diferencie el ser humano de un chimpancé.

La esteatosis hepática o hígado graso no alcohólico consiste en una acumulación anómala de ciertas grasas —en particular de triglicéridos— en el interior de las células hepáticas. Normalmente, aunque no necesariamente, coincide con la combinación de varios factores como la obesidad o sobrepeso, la resistencia a la insulina y niveles altos de triglicéridos, o lo que se suele llamar: síndrome metabólico. Los desajustes internos y externos —estilos de vida y patrones nutrimentales inadecuados, pero no sólo éstos— hacen que la grasa se acumule en dichas células, saturando el proceso de síntesis de las grasas, con el consiguiente enlentecimiento del metabolismo y la excreción de la grasa. La enfermedad conocida como hígado graso no alcohólico (NAFLD) refiere a esa acumulación de grasa en las células del hígado que no son causadas por la ingesta excesiva de alcohol (Podrini et al., 2013 y Méndez-Sánchez et al., 2015).

Efectos de los patrones de metilación y acetilación en la patología de la esteatosis hepática o hígado graso no alcohólico

La influencia del entorno y ambiente sobre los genes puede determinar las características y el desarrollo de un individuo más allá de la información hereditaria contenida en el genoma o secuencia genética. El conjunto de esas "marcas" o "patrones de marcas" y su acción sobre la expresión génica corresponden a modificaciones epigenéticas. Los genes son secuencias de ADN. La epigenética implica modificaciones químicas o bioquímicas que se añaden o adhieren al ADN. El entorno o circunstancias ambientales como la alimentación, modos de vida y el estrés, entre otros, son factores que pueden producir cambios en el ADN y/o en las histonas —proteínas sobre las que se enrolla el ADN para ser condensación o empaquetado en los cromosomas—, silenciando o activando la expresión de ciertos genes. Los tres procesos que intervienen en las modificaciones de las histonas son los de acetilación, metilación y fosforilación, los cuales pueden acontecer de manera covalentes.

En términos generales, la acetilación corresponde a la adición de grupos acetilos (-COCH3) o, a nivel de ADN, la acetilación de la histona (lisina, en su extremo, con carga positiva) que con la intervención de las acetiltransferasas (HATs) permite activarse, adicionando al grupo acetilo un átomo de hidrógeno, con lo que neutraliza su carga y da lugar a la expansión o apertura de la estructura de cromatina, haciendo posible la transcripción genética. En el mismo sentido, la eliminación del grupo acetilo por histona, al condensar la estructura de ADN, impide la transcripción genética y, consiguientemente, el proceso de expresión génica, mediante el cual se transfiere la información contenida en la secuencia del ADN hacia la secuencia de proteína sirviéndose del ARN como intermediarios.

La metilación, por el contrario, corresponde al proceso mediante el cual se añade un grupo metilo al ADN. La enzima S-adenosil metionina es la enzima que intervine en la transferencia de grupos metilo. Las rutas metabólicas que sigue son la transmetilación, transulfuración y aminopropilación, consistente en reacciones anabólicas que se originan en todo el organismo, pero en la mayoría dicha enzima se produce y se consume en el hígado (Podrini et al., 2013; Rodríguez Dorantes et al., 2004). Sólo dos de los cuatros nucleótidos del ADN, la citocina y adenina, pueden ser metilados. La metilación del ADN en la posición 5 de la citocina —seguido de guanina— tiene efectos específicos en la reducción o reprimiendo de la transcripción y expresión génica. La metilación modifica la función del ADN, lo que asegura el desarrollo normal del individuo, ya que, entre otras de sus funciones, intervine en la inactivación del cromosoma X y evita la duplicación de la expresión génica en las mujeres, reprime las repeticiones en la expresión génica e interviene en los procesos de apoptosis y el desarrollo de enfermedades tumorales.

Ciertamente, no hay una causa clara para las enfermedades de insuficiencia hepáticas y del hígado graso no alcohólico. No obstante, esta patología suele asociarse con ciertos factores de riesgo, como el sobrepeso u obesidad, prediabetes (resistencia a la insulina) o diabetes tipo 2, así como colesterol y triglicéridos altos e hipertensión arterial. No obstante, del mismo modo que diversos factores epigenéticos de metilación de los genes PPARGG1A y HNF4A pueden estar asociados en la disfunción de las células Betas pancreáticas y en la patogénesis de la diabetes; algunos genes vinculados a las vías metabólicas relacionadas con la obesidad como COA1, FTO, FASP4, LPL, FASN, NDUFB6, NR3C1 y HNF4A, son algunos de los genes que sufren cambios en la metilación del ADN, con consecuencias sobre el complejo multienzimático ácido graso sintasa y la homeostasis energética del hígado.

Los factores patológicos detallados que influyen en la progresión de la enfermedad del hígado graso no alcohólico (NAFLD) siguen sin estar claros. Se propone que los factores genéticos y ambientales interactúen para determinar el fenotipo de la enfermedad. La epigenética podría explicar algunas relaciones entre los genes y las influencias externas. Algunas investigaciones han demostrado que la metilación del ADN hepático del generador de PPARGC1A se asocia significativamente con la resistencia periférica a la insulina. No obstante, la patología histológica del hígado graso no se asoció con las condiciones de metilación del promotor PPARGC1A o TFAM, siendo una de las primeras demostraciones de cambios epigenéticos en pacientes con la patología de hígado graso no alcohólico. La metilación del ADN indujo la expresión de genes diferenciales en dichos pacientes (Podrini et al., 2013).

El desarrollo y progresión del hígado graso no alcohólico es, en efecto, multifactorial. Hay factores ambientales y genéticos que están interrelacionados, y ahora se sabe que los factores epigenéticos podrían explicar algunas de las asociaciones entre los genes y el medio ambiente. Se ha demostrado que la metilación del ADN humano y la presencia de miRNAs están implicadas en la progresión de la patología. Las modificaciones epigenéticas de las histonas están surgiendo como explicaciones de la enfermedad. La etiología compleja de estas enfermedades se ha atribuido a cambios epigenéticos en respuesta al medio ambiente. Además, hay evidencia de efectos epigenéticos transgeneracionales que incluyen alteraciones metabólicas y hepáticas. Otro factor clave que acompaña a la enfermedad es el estrés oxidativo (Podrini et al., 2013).

Un entorno adverso de la vida temprana puede aumentar la susceptibilidad a los trastornos metabólicos de la vida tardía. Algunos estudios han mostrado por ejemplo que los hígados de crías de ratas, nacidos de madres alimentadas con grasas saturadas, muestran un fenotipo graso que reflejan hígado graso (Podrini et al., 2013). En el mismo sentido, las personas descendientes de padres alimentados con alto contenido de grasas también son propensas a desarrollar obesidad y trastornos relacionados, lo que sugiere que la transmisión intergeneracional de características metabólicas como NAFLD puede persistir a través de cambios epigenéticos en determinadas regiones del genoma de gametos humano. La metilación del ADN está emergiendo como un regulador primario de la inflamación y se ha relacionado con varios biomarcadores vinculados con el sistema cardiovascular. En el hígado, la inactivación de SIRT1 disminuye la señalización de PPAR, induciendo esteatosis hepática (Podrini et al., 2013 y Méndez-Sánchez et al., 2015).

Tratamiento nutrimental

Se sabe que, en general, la nutrición y los patrones nutrimentales son factores que pueden originar modificaciones epigenéticas implicadas en los riesgos de contraer determinadas enfermedades metabólicas. Una dieta adecuada (o inadecuada) podría "inhibir" (o desencadenar) las marcas epigenéticas que, en este caso, determinan la expresión génica o genética causante del hígado graso no alcohólico. Cabría considerar, al respecto, que una dieta con los aportes nutrimentales adecuados contribuiría a mantener los niveles de metilación del ADN requeridos, y ayudaría a revertir las marcas epigenéticas de riesgos a contraer dicha patología, así como a prevenir los efectos derivados de los cambios de metilación asociados con la edad de los pacientes y/o los causados por otros factores ambientales (Milagro y Martínez, 2013 y Méndez-Sánchez et al., 2015).

De ahí que, uno de los principales factores nutricionales relacionados con la "regulación epigenética" a tener clínicamente en cuenta y tratar de controlar, corresponda a nutrimentos o grupos alimentarios donantes de metilo; por ejemplo, alimentos ricos en folatos o ácido fólico o vitamina B9 (esenciales para la fabricación de ADN, soporte de la información genética propia de cada individuo). Éstos son aportados por la alimentación, particularmente por las vísceras (hígado y riñones), leche, huevo, legumbres (lentejas, frijoles, habas, etc.), verduras (espinacas, col, lechuga), levadura y ciertos cereales y panes integrales, frutos secos, aguacate, así como ciertas frutas (plátanos, melón, entre otros) y cítricos (jugo de naranja).

El folato es necesario en la elaboración de glóbulos rojos; su insuficiencia puede causar anemia (o disminución del número de glóbulos rojos por debajo de lo normal), enfermedades del corazón y los vasos sanguíneos, así como defectos en el cerebro y la médula espinal, sobre todo en la formación del feto durante la etapa de embarazo de la mujer). El alcohol, así como los barbitúricos (o drogas medicamentosas o no) y muchos de los antiácidos usados para el control de gastritis (ej. el omeprazol, el pantoprazol, etc.) son algunas de las sustancias que comprometen la asimilación del ácido fólico por el organismo; mientras que la vitamina C contribuye positivamente a su metabolismo.

Otras fuentes alimenticias ricas en metilo son las vitaminas B2, B6 y B12, además de otros aminoácidos como la metionina natural, un antioxidante y fuente importante de azufre, presente en alimentos como la carne vacuna, pescado, carne de cerdo, huevo (particularmente presente en la clara), quesos (cottage, queso crema, parmesano, etc.), frijol blanco, soya asada, etc., así como en colina, un nutriente esencial (que, como tal, tampoco puede ser sintetizado por el organismo, pero que es necesario para su funcionamiento normal, particularmente indispensable en la síntesis y liberación de la acetilcolina, necesaria para el funcionamiento del sistema nervioso central), presente en alimentos de origen animal como el hígado vacuno, huevo, bacalao, pollo y en otros de origen vegetal como coliflor, espinaca, col, brócoli, repollo, germen de trigo, porotos, arroz integral, cacahuates y almendras, indispensables en la prevención del hígado graso; y la biotina, otra vitamina fundamental que debemos aportar a la ingesta, importante en el metabolismo de las grasas, hidratos de carbono y aminoácidos, presente en alimentos de origen animal o vegetal, especialmente en la yema de huevo, hígado y vísceras, así como en levadura de cerveza, hongo, particularmente en las setas, en los frutos secos, nueces, cereales integrales, arroz, harinas, avena y trigo, en frutas como la manzana y aguacate.

Dichos nutrimentos son esenciales en los procesos de metilación del ADN y las histonas (proteínas responsables de la condensación y "empaquetamiento" del ADN en los cromosomas: H1, H2A, H2B, H3 y H4), sujetas a modificaciones postraduccionales, mediante los procesos de metilación, acetilación o fosforilación, que permite su unión al ADN, dependiendo del tipo de tejido y etapa del ciclo celular. Las terapias antioxidantes con vitamina D o vitamina E tienen un papel terapéutico potencial para combatir el hígado graso no alcohólico. La deficiencia de vitamina D exacerbó la patología y la inflamación. Las uvas rojas parecen efectivas en la reducción de la acumulación de lípidos hepáticos. No obstante, es difícil recomendar una dieta específica toda vez que aún se desconoce si, efectivamente, un aumento en la ingesta de antioxidantes reduce el riesgo del desarrollo de hígado graso no alcohólico (Méndez-Sánchez et al., 2015).

Los patrones nutricionales modifican nuestra expresión génica. En cierto modo, "somos lo que comemos". De lo anterior, se deduce que una dieta deficiente en metilo tiene consecuencias directas sobre el desarrollo de esteatosis hepática o hígado graso no alcohólico y que ésta pueda desencadenar en cirrosis, una enfermedad crónica e irreversible consistente en la formación de nódulos y fibrosis del tejido hepático, con pérdida de su funcionalidad, con los consecuentes riesgos de desarrollo de hepatocarcinomas o cáncer de hígado. Por el contrario, una dieta rica en los macro y micro nutrimentos indicados podría evitar, revertir la esteatosis, discreta o aguda, mediante los cambios en la metilación de los genes asociados con los procesos "ácido graso sintasa" y biosíntesis de ácidos grasos, particularmente los triglicéridos, y la aparición de dicha patología.

El cuidado nutricional en el paciente hospitalario

La desnutrición hospitalaria

Los resultados de los distintos estudios, investigaciones y evaluaciones presentados resaltan por los altos porcentajes de la población hospitalizada con algún nivel o grado de desnutrición, lo que eleva las complicaciones de atención e incrementa la morbilidad y mortalidad de dichos pacientes; suele, además, aumentar la estancia hospitalaria y, consecuentemente, los costo de servicio hospitalario, e introduce un llamado de atención sobre la importancia del nutriólogo y el tratamiento nutricional en la estructura y esquemas de atención hospitalaria.

La investigación al respecto es abundante en datos que asocian la problemática con las características sociodemográficas de los pacientes (como la edad), la duración de la estancia hospitalaria, los tipos de padecimientos (en casos de enfermedades digestivas, presencia o no de neoplasias, enfermedades respiratorias, enfermedades del tracto digestivo y/o problemas de absorción intestinal, etc.) y regímenes alimentarios —consumo energético y proteico— durante la estancia hospitalaria. La conclusión general es la de que la "desnutrición es común en pacientes hospitalizados". Los factores son muchos: estructurales, vinculados a los esquemas de atención protocolizados y a las limitaciones de recursos humanos y financiero de los hospitales; otras, vinculadas a las enfermedades y su avance, a los antecedentes y estado crítico nutricional con que llega el paciente; a los efectos de los tratamientos y terapias aplicadas, a los ayunos prolongados, a la calidad inadecuada y suficiente de la ingesta no acorde con sus requerimientos nutricionales energéticos y proteicos e, inclusive, a los hábitos y gustos de los pacientes, que terminan por rechazar la alimentación ofrecida muy distinta a la acostumbrada.

La desnutrición o el riesgo nutricional implica muchos factores, a veces coincidentes, lo que complejiza la valoración y el tratamiento. La evaluación nutricional es importante desde el momento de la hospitalización. El trabajo multidisciplinario, en coordinación con el médico, es fundamental, pero implica contar con las estructuras organizacionales que lo aseguren, con el personal especializado e idóneo para dichas valoraciones, diagnóstico y tratamientos nutricionales particularizados, así como con los instrumentos de tamizaje o cribaje adecuados y actualizados. La valoración del nutriólogo, antes —sobre los antecedentes, el contexto, etc.—, durante la hospitalización y, si fuera posible, el seguimiento posterior, es fundamental, ya que podría evitar recaídas.

El protocolo Eras. La nutrición enteral temprana

El protocolo ERAS (Enhanced Recovery After Surgery) es un programa de rehabilitación de carácter multimodal o múltiples actuaciones, desarrollado en la década de 1990 por un grupo de investigadores, entre ellos, los doctores Conor P. Delaney, estadounidense, y Henrik Kehlet, de origen danés, con el que se intenta reducir el impacto del estrés quirúrgico y farmacológico en el paciente, y garantizar su rápida recuperación aminorando las complicaciones postoperatorias. El protocolo revisa y modifica las prácticas tradicionales desde un enfoque interdisciplinario —con la intervención conjunta y estructurada de profesiones sanitarios, incluyendo al nutriólogo—, considerando los aspectos clave y específicos de los diversos tipos de cirugías electivas, a fin de facilitar la recuperación postoperatoria del paciente.

Hasta muy reciente, prevalecía el concepto de "ayuno preoperatorio", surgido a mediados del siglo XX, como un recurso clínico necesario ante las supuestas afecciones de brocoaspiración resultado del paso de sustancias desde la faringe a la tráquea, así como las manifestaciones de vómitos asociadas al cloroformo presentadas por el paciente quirúrgico. El protocolo ERAS modificó estos conceptos y prácticas médicas en el cuidado perioperatorio —desde el momento que se decide realizar la intervención quirúrgica hasta la recuperación y reincorporación a la vida normal— de los pacientes intervenidos de cirugías electivas, particularmente en cuanto a la aplicación de una serie de medidas, entre las que destacan: la información y asesoramiento ofrecida al paciente y su participación activa durante todo el proceso, como parte esencial del proceso de recuperación.

Mapa del metabolismo. Fase catabólica del ayuno

En cuanto a la intervención y preparación nutricional del paciente, mientras que para la concepción tradicional el ayuno pre y postoperatorio se fundamenta en la necesidad de esperar la recuperación de las funciones fisiológicas alteradas por el estrés o agresión quirúrgica y farmacológica con base en las reservas orgánicas, aminorando la movilidad y actividad del paciente, para el protocolo ERAS se trata de lo contrario: evitar el ayuno preoperatorio y reducir con ello el impacto del estrés quirúrgico y, con base en esto, acelerar la recuperación, disminuyendo las posibles complicaciones, el riesgo de infecciones, la reducción del tiempo de hospitalización y, consecuentemente, los costos de hospitalización tanto para el paciente como para la institución hospitalaria. El modelo reduce al mínimo los tiempos de realimentación. El supuesto, corroborado por la investigación, es que el retraso en la alimentación retarda la recuperación.

La alimentación enteral temprana en el paciente hospitalizado reduce los riesgos desencadenadores de los procesos de gluconeogénesis, dado que el ayuno preoperatorio —prolongado en la fase postoperatoria—induciría un estado de resistencia a la insulina, además de disfunción mitocondrial, estrés metabólico y catabolismo proteico, entre otras, con consecuencias sobre el desarrollo de desnutrición asociada con una mayor morbilidad, aumento de las complicaciones y retardo en la recuperación del paciente. El protocolo ERAS trata de subsanarlo, al reenfocar las prácticas y estrategias, a partir del cribado y evaluación nutricional del paciente, la disminución del periodo de ayuno preoperatorio, con la ingesta de alimentos sólidos hasta seis horas antes y de líquidos hasta dos horas antes de la intervención quirúrgica, y el establecimiento precoz de la nutrición oral postquirúrgica y la movilización activa del paciente. A los pacientes no diabéticos programados para ser intervenidos de una cirugía mayor abdominal electiva, se les recomienda la administración de 200 a 400 ml de bebidas carbonatadas con al menos 50 g de glucosa, hasta dos horas antes de la intervención quirúrgica.

Con esta estrategia, contrario a lo supuesto por el método tradicional de ayuno prolongado, no se suelen observar mayores episodios de vómitos o manifestaciones de broncoaspiración; por el contrario, se reducen la ansiedad, el hambre y la sed del paciente, con la particular ventaja de que se disminuye la insulino resistencia y la pérdida de nitrógeno y masa muscular, así como los riesgos de desnutrición intrahospitalar.

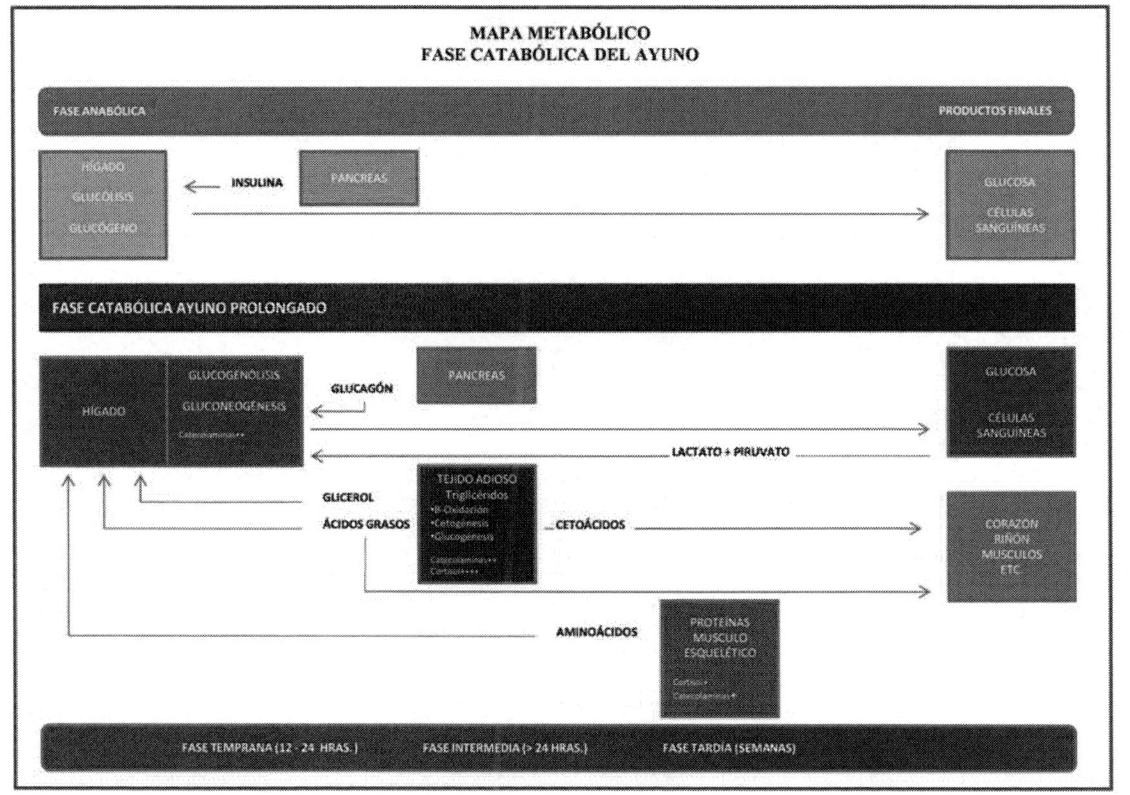
MAPA METABÓLICO
FASE CATABÓLICA DEL AYUNO
FASE ANABÓLICA
PRODUCTOS FINALES
HÍGADO
GLUCÓLISIS
GLUCÓGENO
INSULINA
PANCREAS
GLUCOSA
CÉLULAS SANGUÍNEAS
FASE CATABÓLICA AYUNO PROLONGADO
HÍGADO
GLUCOGENÓLISIS
GLUCONEOGÉNESIS
GLUCAGÓN
PANCREAS
GLUCOSA
CÉLULAS SANGUÍNEAS
LACTATO + PIRUVATO
GLICEROL
ÁCIDOS GRASOS
TEJIDO ADIOSO
Triglicéridos
•B-Oxidación
•Cetogénesis
•Glucogénesis
CETOÁCIDOS
CORAZÓN
RIÑÓN
MUSCULOS
ETC
AMINOÁCIDOS
PROTEÍNAS
MUSCULO
ESQUELÉTICO
FASE TEMPRANA (12 - 24 HRAS.)
FASE INTERMEDIA (> 24 HRAS.)
FASE TARDÍA (SEMANAS)

METABOLISMO DEL AYUNO			
Fases metabólicas	**Fase catabólica** **Estado de ayuno prolongado**		**Fase anabólica** **(estabilización)**
Glucólisis	Fase temprana		Cambios metabólicos postprandial · Hiperglucemia · Hipertrigliceridemia · Aumento de ácidos grasos Cambios enzimáticos: · Aumento de la síntesis y secreción de insulina. · Disminución del glucagón Disminución de la producción de glucosa hepática al disminuir la glucogenólisis y la glucogénesis. Incremento de la metabolización periférica de glucosa en el músculo esquelético y tejido adiposo.
Ruta metabólica de la glucosa. Transforma una molécula de glucosa en dos moléculas de piruvato, generación de energía ATP y transferencia de átomos de hidrógeno (NADP+H+). En el hígado la beta-oxidación de ácidos grasos aportan la mayor parte de ATP.	Glucogenólisis Aumenta la glucogenólisis. El glucógeno presente en el hígado se transforma en glucosa que pasa a la sangre. La glucogenólisis hepática pasa a serla vía principal que mantiene la glucemia. Catecolaminas ++	Gluconeogénesis Aumenta la gluconeogénesis. La síntesis de glucosa se realiza a partir de precursores diferentes a hidratos de carbono, como el lactato –presente en el músculo esquelético– y aminoácidos resultados de la degradación de proteínas. Catecolaminas ++	

Lipólisis Ruta metabólica de los lípidos, también denominada adipólisis, consistente en el proceso por el cual el organismo destruye los lípidos en ácidos grasos y glicerol para cubrir las necesidades energéticas.		Fase intermedia Lipólisis Aumenta la lipólisis (adipositos). · Proceso de B-oxidación de ácidos grasos libres del tejido periférico. · Liberación de glicerol necesario para gluconeogénesis. · Cetogénesis o aumento de la síntesis de cuerpos cetónicos resultado del catabolismo de los ácidos grasos. El páncreas no aporta insulina, libera glucagón. Se detienen los procesos anabólicos y sólo se mantienen las funciones de órganos vitales. Catecolaminas ++ Cortisol ++++	
Proteólisis El metabolismo de las proteínas refiere a los diversos procesos bioquímicos de síntesis de proteínas y aminoácidos y su degradación resultada del catabolismo proteico.		Fase tardía Proteólisis Aumento de la degradación de proteínas mediante la degradación intracelular. · Degeneración o aumento del catabolismo muscular. · Aumento de la síntesis de urea. · Rápida inmunosupresión sobre estrés. Cortisol + Catecolaminas +	
Duración	**12 horas**	**24 horas y más (semanas)**	**Finalización de ayuno**

Fuente: elaboración propia.

Malnutrición en pacientes hospitalizados con nutrición enteral. Evidencias recientes

Análisis del artículo de actualización

Artículo: De Jesús, Sibila Reck, Bruna Pessoa-Alvez, Anieli Golin, Mairin Schott, Leonardo Dachi, Andrea Marques y Elisángela Colpo (2018). Association ofanemia and malnutrition inhospitalized patients with exclusive enteral nutrition. *Nutrición Hospitalaria*, 35(4), 753-760. Brasil: SENPE.

El artículo recoge los resultados de un estudio interdisciplinario en pacientes hospitalarios en terapia de nutrición enteral exclusiva, que tuvo como objetivo conocer la asociación entre la presencia de anemia y malnutrición a partir de un conjunto amplio de indicadores o medidas antropométricas y marcadores bioquímicos, observados en pacientes adultos y ancianos de ambos sexos, con más de 72 horas de tratamiento enteral, siguiendo una metodología de tipo transversal y prospectiva, con control exhaustivo sobre la selección de la muestra y otros factores asociados a formas de nutrición oral o parenteral, así como de complicaciones (edemas, sepsis, por ejemplo).

Como sabemos, la atención nutricional en pacientes hospitalizados empieza por la identificación de riesgos o estado de desnutrición, asociados al estado patológico general del paciente, a antecedentes nutricionales deficientes, a una combinación de factores determinados por la condición del individuo y al tipo de tratamiento y su duración, así como a una no adecuada atención nutricional intrahospitalaria. En estas circunstancias, cuando la vía oral no resulta suficiente o está contraindicada a causa de complicaciones asociadas al padecimiento, lesiones o alteraciones en la funcionalidad del tracto digestivo, a través de la terapia nutricional enteral se podría mantener y/o recuperar al paciente de su estado crítico; y, sobre todo cuando se realiza con la suficiente antelación, reducir los riesgos de desnutrición y sus consecuencias sobre la morbilidad, supervivencia o muerte del paciente. Se sabe que cuando la estancia hospitalaria es mayor, aumentan los riesgos de desnutrición, independientemente del padecimiento, con niveles cercanos e incluso superiores a 53.0 por ciento, con malnutrición moderada, evaluada a través del índice de masa corporal (IMC) y tamizaje o evaluación subjetiva (SGA); y alrededor de 12.0 por ciento con malnutrición grave (Crestani et al., 2011 y IBRANUTRI, 2001, citados por De Jesús et al., 2018).

De ahí que la evaluación y el diagnóstico nutricional derivado de ella resulten de importancia básica, considerando el adecuado control dietético con la utilización de medidas antropométricas como el IMC —aunque éste, como señalan los autores, es un indicador no específico de desnutrición, dado que no capta las diferencias en la composición corporal— y los marcadores bioquímicos, con indicadores como la hemoglobina, la albúmina, la proteína C reactiva, la creatinina y urea, entre los más utilizados. En términos generales, tanto la anemia como la malnutrición —objetos de estudio del artículo— son enfermedades relacionadas con la alimentación de la persona, con mayor incidencia en pacientes hospitalarios, en las que se conjugan diversos factores identificables y medibles. No obstante, para el caso particular de la anemia —que igualmente puede ser causada por más de un factor, como por ejemplo déficit o problemas de fijación de hierro o una alimentación deficitaria en proteínas y calorías—, alrededor de "un tercio de los casos en poblaciones ancianas no tienen causa identificada" (De Jesús et al., 2018). Ambas, la desnutrición y la anemia, consideradas problemas de salud pública —particularmente en los países subdesarrollados, ya que están ligadas a las limitaciones alimentarias en las poblaciones pobres— repercuten en la duración de la hospitalización; lo que incrementa los costos de atención hospitalaria y, sobre todo, con impactos muy desfavorables en la calidad de vida de los pacientes y el aumento de la morbimortalidad asociada a ellas.

El Modelo y Proceso de Cuidado Nutricional (NCPM)

El Modelo y Proceso de Cuidado Nutricional (*The Nutrition Care Process and Model*), por sus siglas en inglés NCPM, es un modelo basado en el pensamiento crítico que busca sustentarse en argumentos científicos más sólidos. Contiene cuatro fases elementales: asesoría nutricional, diagnóstico nutricional, intervención nutricional y monitoreo, así como evaluación nutricional. El NCPM provee un marco de referencia sólido para tomar mejores decisiones en cuanto al diagnóstico y atención nutricional de los pacientes; así, permite un progreso en la atención nutricional, al representar un cambio de un modelo basado en la experiencia a un modelo basado en la evidencia, con un lenguaje estandarizado que permite, además, la intervención de los profesionales de la salud que sean necesarios, motivando conexiones interdisciplinarias.

De igual manera, puede dar pie a la creación de bases de datos para analizar y comparar información con estándares o puntos de referencia y así poder ajustar o mejorar el desempeño de la intervención del profesional de la nutrición. Las mismas bases de datos pueden también ser usadas para realizar, por ejemplo, análisis estadísticos o investigaciones que ayuden a determinar las estrategias de intervención y efectividad de un tratamiento. Este modelo permite la toma de decisiones más adecuadas, ya que se basa en información más abundante, pero precisa, al combinar la experiencia clínica de los profesionales de la nutrición con otras fuentes de información primarias y secundarias planteadas por el NCPM. Creo que este modelo tiene un potencial increíble, al permitir que la intervención de los nutriólogos clínicos enriquezca la labor de los profesionales de la salud, al buscar complementar su participación desde una perspectiva interdisciplinaria que favorezca la comprensión de los cuadros clínicos de los pacientes con miras a brindar la mejor alternativa para su salud.

El cribaje y tamizaje nutricional

El cribaje consiste en la evaluación de un paciente o una población con el objetivo de detectar la existencia de una enfermedad, particularmente cuando los signos o síntomas de ésta no son los suficientemente claros y se desconozcan sus antecedentes personales, familiares y sociales. La palabra cribaje es sinónimo de tamizaje. En nutrición, el cribado o tamizaje consiste en una serie de pruebas que permiten detectar enfermedades o padecimientos metabólicos. Las herramientas de cribado nutricional consisten en un conjunto de preguntas —indicadores— debidamente formalizadas en instrumentos estandarizados o semiestandarizados que permiten al profesional de la salud obtener información y registros del estado nutricional del paciente, detectar trastornos de desnutrición o riesgo de ella, así como estados de malnutrición y deficiencias alimentarias en el paciente ambulatorio, en domicilio o residencia u hospitalizados.

No existe una única prueba de tamizaje, que sea reconocida como la más completa y adecuada para todos los casos o situaciones. Las diferencias, en lo esencial, están en relación con las facilidades de aplicación— disposición, conocimiento de la herramienta, recursos humanos y tiempo—, así como de las características personales y sociodemográficas del paciente (particularmente, la edad), su diagnóstico clínico y las facilidades para su manejo, aplicación e interpretación de los resultados. Entre muchas de ellas, consideramos las siguientes:

VSG (*Valoración Subjetiva Global*): es un método que clasifica a los pacientes de forma subjetiva con base en los datos obtenidos de la historia clínica —o antecedentes— y la exploración física, incluyendo la valoración funcional del paciente. Al consistir en una valoración subjetiva requiere ser realizada por personal especializado y experimentado, aunque su aprendizaje es relativamente fácil y requiere poco tiempo para su realización. Es el método de cribado recomendado por la ASPEN en sus guías médicas y nutricionales de 2002. Tiene la ventaja de ser integral, al tomar en cuenta el cambio de peso, síntomas gastrointestinales y la exploración funcional, pero requiere de personal competente para su aplicación.

MNA (*Mini Nutricional Assessment*): está diseñado para detectar la presencia de malnutrición o riesgo de desarrollarla en pacientes ancianos. Se puede aplicar en domicilio, residencia o en pacientes hospitalizados. Es una herramienta mixta, ya que consta de dos partes, la primera de un cribado y la segunda incluye preguntas sobre aspectos neuropsicológicos y físicos del anciano y la encuesta dietética para su correspondiente valoración nutricional. Tiene la ventaja de ofrecer información amplia, que conecta aspectos del estado neurológico, psicológico, físico y nutricional del paciente anciano ambulatorio u hospitalizado; y la desventaja de ser limitada su aplicación a otras poblaciones o pacientes e implica un mayor tiempo para su aplicación.

MNA-SF (*Mini NutritionalAssessment Short Form*): corresponde a la anterior (ANA), pero en su versión larga, siendo una herramienta de cribado validada en población o pacientes ancianos. Es más completa; una excelente herramienta en ámbitos de investigación clínica, pero, por su extensión, su aplicación requiere de un mayor tiempo y de disposición del especialista o grupo interdisciplinario para la interpretación de sus resultados.

MUST (*Malnutrition Universal Screening Tool*): es un instrumento universal de tamizaje o cribado de la malnutrición, diseñado por el Malnutrition Advisory Group de la Sociedad Británica de Nutrición Enteral y Parenteral (BAPEN) y recomendado por la ESPEN (Sociedad Europea de Nutrición Clínica y Metabolismo), aplicable a todos los pacientes adultos en cualquier nivel de asistencia hospitalaria. Tiene la ventaja de ser de cobertura amplia y la desventaja de resultar limitada cuando se trata de explorar sobre la relación entre el padecimiento clínico y el estado nutricional del paciente hospitalizado.

NRS 2002 (*Nutritional Risc Screening 2003*): es una herramienta de cribado recomendado por la ESPEN para pacientes hospitalizados. Incluye los mismos componentes del MUST más una puntuación por la gravedad de la enfermedad para reflejar el incremento en los requerimientos nutricionales. Tiene esa ventaja.

VSG-GP (Valoración Subjetiva Global Generada por el Paciente): se trata de una versión numérica generada por el propio paciente, utilizada fundamentalmente en la valoración de pacientes oncológico. Es especializada, dirigida sólo a paciente con este padecimiento en cualquiera de sus fases.

Conut (*Control Nutricional*): es una herramienta desarrollada por la Unidad de Nutrición del Hospital de la Princesa de Madrid y avalada por la SENPE, que permite la detección precoz de la malnutrición. Se apoya en la utilización sistemática de datos demográficos de diversas fuentes hospitalarias y datos de laboratorio; particularmente sobre la albúmina sérica, colesterol, linfocitos totales y hematocrito. Es muy útil y funcional, pero sólo dirigida a neonatos e infantes, permitiendo la detección y control temprano de la desnutrición hospitalaria infantil.

SNAQ (*Short Nutritional Assessment Questionnaire*): es un protocolo o herramienta de cribado desarrollado por el Grupo holandés de lucha contra la desnutrición. Consta de tres versiones, aplicables sólo a pacientes adultos mayores con más de 65 años, hospitalizados o ambulatorios. Consta de un cuestionario corto, que tiene la ventaja de ser de fácil aplicación, de forma rápida y de bajo costo.

SGNA (*Subjective Global Nutritional Assessmentfor Children*): es una herramienta validada para la evaluación de niños desde 31 días de nacido hasta 17.9 años de edad. Considera los mismos aspectos que normalmente se evalúan de la población adulta, como son el cambio de peso, ingesta dietética, síntomas gastrointestinales, capacidad funcional, patologías relacionadas con los requerimientos nutricionales y examen físico. Contiene muchas variables, lo que en determinadas circunstancias podría dificultar su aplicación. Se aplica particularmente en pacientes pediátricos quirúrgicos. Es de utilidad para identificar pacientes con mayor riesgo de presentar complicaciones infecciosas y tiempos de hospitalización más prolongados.

STAMP (*Screening Tool for the Assessment of Malnutrition in Paediatrics*): es un instrumento aplicable a niños hospitalizados de entre 2 y 16 años, desarrollado por un equipo de profesionales del Royal Manchester Children's Hospitals, Gran Bretaña, y la Universidad de Ulster (Irlanda), validado para ser instrumentado por profesionales de la salud. El cuestionario consta de cinco pasos que contemplan: 1) implicancia nutricional del diagnóstico médico, 2) ingesta nutricional, 3) antropometría (peso y talla), 4) clasificación del riesgo nutricional y 5) plan de cuidados basado en el riesgo de desnutrición.

STRONG (*Screening Tool for Risk on Nutritional Status and Growth*): es una herramienta desarrollada y validada para la detención del riesgo en el estado nutricional y el crecimiento de niños de entre un mes de nacidos y 17.7 años de edad, hospitalizados, que consta de cuatro variables: 1) evaluación global subjetiva, 2) enfermedad de alto riesgo, 3) ingesta nutricional o aumento de las pérdidas, ya sea por vómitos y/o diarrea, 4) pérdida de peso o aumento insuficiente de peso. Ofrece información precisa sobre el riesgo nutricional, incluyendo la clínica, el riesgo de la enfermedad, las pérdidas nutricionales, el consumo inadecuado de alimentos y la tendencia del peso. Es básica para una intervención nutricional adecuada y su seguimiento de acuerdo con el riesgo detectado.
MST (*Malnutrition Screening Tool*): esta herramienta valora cambios en el apetito y la pérdida de peso reciente del paciente de la población adulta hospitalizada. Tiene ventajas sobre otros métodos de cribado utilizados en nutrición, ya que no requiere de la realización de ningún cálculo; es rápido y fácil de llevar a cabo, y además puede ser complementado por el propio paciente, un familiar o cuidador, o el personal de salud. Es simple, rápida, válida y confiable. Clasifica al paciente en riesgo y sin riesgo de desnutrición y, según la clasificación, permite establecer las pautas de atención médica y nutricional.

NRS (*Nutritional Risk Screening*): es una herramienta o método relativamente sensible y específico. Es recomendada por la ESPEN para pacientes hospitalizados, la cual permite detectar el riesgo nutricional, clasificar dicho riesgo y aplicar la intervención nutricional oportuna al paciente. Incluye en uno de los criterios evaluados la gravedad de la enfermedad y la presencia o no de comorbilidades del paciente, independientemente de las causas por las que haya sido hospitalizado. Requiere de ser aplicada por profesionales competentes de la salud al ingreso del paciente al hospital, lo que implica una de sus desventajas, dada la recurrente falta de personal calificado.

Nutrición parenteral y la administración de triglicéridos de cadena media y aminoácidos de cadena ramificada

La nutrición parenteral, que implica el suministro intravenoso de nutrimentos, tanto de macronutrientes como pueden ser proteínas a través de aminoácidos o hidratos de carbono y lípidos, que constituyen el aporte calórico y proteico, y micronutrientes como electrolitos, vitaminas y minerales, generalmente se aplica cuando el organismo no puede absorberlos mediante la ingesta oral convencional o enteral, o ésta es insuficiente —debido, por ejemplo, a la existencia de complicaciones del trato gastrointestinal que repercuten sobre la absorción de nutrientes—, y/o que la alimentación por la vía normal digestiva esté contraindicada por causas de alguna enfermedad, o por el estado crítico o de sepsis y alta demanda energética de pacientes, generalmente en situaciones crónicas de malnutrición o desnutrición —con catabolismo proteico o riesgo de éste— y la necesidad de asegurar su rápido restablecimiento y evitar efectos deletéreos mayores (Savino y Patiño, 2016; Mataix y Pérez, 2008).

La nutrición parenteral puede ser parcial o mixta; es decir, complementaria a la ingesta oral o al aporte enteral cuando éstos son insuficientes, o puede ser total, cuando cubre todos los requerimientos nutrimentales del paciente durante el tiempo de atención hospitalaria. La nutrición parenteral o nutrición artificial, dependiendo del acceso vascular requerido, puede ser "periférica", generalmente colocada en uno de los miembros superiores, o "central", por ejemplo, conectada a la vena cava superior o directamente a la vena yugular interna (Gomis y

Valero, 2010) en función también de la osmolaridad o concentración de la solución aplicada. El soporte nutricional parenteral corresponde, así, a situaciones en las que la vía enteral no es la factible o suficiente, esté contraindicada o la severidad de la enfermedad lo amerite (Ortiz et al., 1999). La edad del paciente y su estado nutricional previo son factores que normalmente se tienen en cuenta en el momento de decidir u optar por el soporte nutricional parenteral total o mixto.

El soporte nutricional adecuado y oportuno es primordial a fin de evitar la desnutrición o revertirla e impedir la pérdida de masa muscular. El propósito principal es la provisión adecuada de calorías y proteínas para prevenir la malnutrición. La vía de elección nutricional inicial es o suele ser la enteral, pero cuando ésta no resulta suficiente o adecuada para cubrir los requerimientos calóricos y proteicos necesarios, la nutrición parenteral pasa a ser la alternativa a seguir (Vaquerizo, 2017); la que, en determinadas circunstancias, dadas las condiciones clínicas del paciente, podría ser altamente beneficiada con la aplicación de soluciones con dosis adecuadas de triglicéridos de cadena media (TGCM) y aminoácidos de cadena ramificadas (ACR); ambos macronutrientes con características muy particulares que facilitan y potencian el aporte energético-proteico que demanda el paciente.

Triglicéridos de cadena media (TGCM)

Los triglicéridos (TG), en términos generales, son compuestos formados por glicerol y un ácido graso (oleico, palmítico o esteárico), contenidos en gran parte de las grasas animales y vegetales, que conforman las principales lipoproteínas —partículas que contienen lípidos y proteínas— de alta y baja densidad en el fluido sanguíneo (Océano, 2013). En los mamíferos, incluido el ser humano, gran parte de los ácidos grasos se encuentran en forma de triglicéridos. De hecho, son el principal tipo de grasa transportado por el organismo, los cuales, conforme al número de átomos de carbono de dichas moléculas, son clasificables como triglicéridos de cadenas corta (TGCC), media

(TGCM) y larga (TGCL). Los TGCM son tipos especiales de grasa saturada, químicamente conformados por cadenas de entre 8 y 12 átomos de carbono, que tienen la particularidad de ser digeridos, absorbidos y metabolizados de forma distinta que los ácidos grasos y TGCL (Sáyagoet al., 2008), más abundante y frecuente de la ingesta cotidiana. En términos de la bioquímica celular, la utilización de TGCM es doblemente útil, ya que elude los problemas mal absorbidos del intestino delgado o de otros padecimientos asociados a dicha función gastrointestinal y aportan energía por *B*-oxidación mitocondrial sin mediación de la L-carnitina (Sastre, 1999), necesaria en los procesos de síntesis de TGCL.

Los ácidos grasos de cadena media (AGCM) tienen, en general, propiedades metabólicas muy diferentes y ventajosas en relación con los ácidos grasos de cadena larga (AGCL). Los AGCL, a diferencia de los AGCM, son hidrolizados por la lipasa pancreática y sales biliares y absorbidas y sintetizados en triglicéridos en las células mucosas del intestino delgado, y vía los vasos linfáticos son enviados a los tejidos periféricos. En la síntesis de TGCL es necesaria la enzima A (CoA) para generar la forma activada (acil-CoA), convertida en acil-CoA-sintetasa, dado que requieren pasar a través de la membrana mitocondrial para su posterior oxidación. En la síntesis de los TGCM no intervine ninguna enzima especial. Luego de su absorción y transporte al hígado, los AGCM son expuesto a la *B*-oxidación en las mitocondrias hepáticas sin que su transporte o paso intramitocondrial requiera de la intervención de la carnitl-acil transferasa, por lo que aún con niveles nulos o bajos de esta transferasa se realiza su metabolismo (Sáyago et al., 2008).

Los AGCM no necesitan de sales biliares ni de enzimas pancreáticas para su metabolización; al llegar al intestino se difunden a través de su membrana y son transferidos directamente a través de la vena porta del tracto gastrointestinal al hígado y dado que pueden ingresar directamente a la membrana mitocondrial sin enlaces de carnitina, son rápidamente oxidados, convertidos en cetonas, liberados al torrente sanguíneo y utilizados como fuentes de energía. El cuerpo utiliza las grasas en lugar de glucosa en la generación de energía, lo que resulta muy útil y provechoso en pacientes diabéticos con resistencia a la insulina, con las consecuentes limitaciones de entrada de la glucosa a la célula y los requerimientos de energía.

De ahí que los AGCM sean oxidados en mayor cantidad y con mayor rapidez que los AGCL, y que, contrario a estos últimos, no se acumulen como depósitos de grasa corporal ni puedan ser fácilmente sintetizados o reconvertidos en triglicéridos o en materiales para la síntesis de éste. Los TGCM, por sus ventajas en los procesos metabólicos, son preferentemente utilizables en la nutrición enteral y, particularmente, en la parenteral; debido a las facilidades que presentan en la absorción, sin que necesariamente pase por la lipogénesis, como sí lo requieren los TGCL. Los triglicéridos con AGCM se metabolizan de manera distinta que aquellos con AGCL, por lo que, por un lado, su síntesis no es afectada por factores intestinales que pudieran inhibir la absorción de lípidos y/o en situaciones de deficiencias de lipasa pancreática o sales biliares y, por otra parte, administrados vía nutrición parenteral, aseguran una muy rápida absorción en los casos de pacientes en estado crítico o catabólico, con requerimientos altos y rápidos de energía; pero también sirven como tratamientos en pacientes con obesidad y sobrepeso, ya que no conllevan el almacenamiento en los adipositos u otros tejidos periféricos (Sáyago et al., 2008).

La calidad de la ingesta de grasas o nutrición lipídica parenteral se realiza en función de la condición clínica del paciente y de sus requerimientos nutricionales inmediatos. En los casos en los que las capacidades y funciones digestivas absorbidas sean normales y suficientes, se suele administrar TGCL o una aplicación mixta, con TGCM, como aporte lipídico principal (Mataix y Pérez, 2008). En los casos en los que dichas funciones del intestino delgado se encuentren severamente afectadas —o, por ejemplo, existan problemas de insuficiencia pancreática severa oictericia obstructiva, con la interrupción o dificultad del flujo biliar hacia el duodeno, u otro padecimiento en este sentido—, el aporte de lípidos recomendable podría ser el de TGCM vía nutrición parenteral.

Otra ventaja de la administración nutricional de TGCM frente a los TGCL, es que favorecen la termogénesis y, con ella, la oxidación de las grasas contribuyendo al aumento de la tasa de combustión de calorías; son de fácil metabolización por parte del organismo, lo que podría mejorar la función mitocondrial y tener un efecto indirecto positivo sobre la reducción del apetito y sobre las funciones neurológicas y no generar almacenamientos o depósitos de tejido graso, por lo que podría tener consecuencias positivas sobre algunas enfermedades del hígado, como el hígado graso no alcohólico, con consecuencias adicionales benéficas sobre la reducción de peso.

Aminoácidos de cadena ramificada

Las proteínas son uno de los constituyentes básicos del organismo humano, formadas por cadenas lineales de aminoácidos, éstos son compuestos químicos orgánicos conformados por uno o más grupos amino básico —integrados por carbono, hidrógeno y nitrógeno, que pueden ser considerados derivados del amoniaco— y uno o más grupo carboxilo ácido (Océano, 2013). Cabe indicar que, de los más de 100 aminoácidos existentes, sólo 20 resultan constituyentes de las proteínas humanas; los que además pueden ser clasificados como esenciales —aquellos no sintetizados por el organismo y que, por consiguiente, deben ser administrados a través de la ingesta alimentaria— y los no esenciales que sí produce. Aunque inicialmente sólo se consideraron ocho aminoácidos como esenciales: laucina, isoleucina, valina, mitonina, lisina, treonina, fenilalanina y tripto fan, actualmente otros aminoácidos se consideran esenciales o "condicionalmente esenciales", en relación con la edad de la persona y la enfermedad o padecimiento del paciente (Gomis y Valero, 2010).

De ahí que resulte razonable que las soluciones de aminoácidos de aplicación parenteral contuvieran aminoácidos esenciales y no esenciales —producidos por el cuerpo, pero que por determinadas circunstancias metabólicas o derivadas de la enfermedad, no sean sintetizadas en los niveles requeridos por el organismo, como son los casos de la tirosina, en pacientes cirróticos; la histidina, en situaciones de insuficiencia renal; la taurina y cisteína, en prematuros y, particularmente la glutamina, en pacientes en estado crítico, con catabolismo proteico, pérdida acelerada de la masa muscular y un alto grado de desnutrición. Los aminoácidos de cadena ramificadas (AACR) suelen cumplir una función importante en estas circunstancias nutricionales. Entre sus principales funciones está la síntesis proteica. Una de sus características que la diferencia de la mayoría de los aminoácidos de cadena no ramificadas que se sintetizan en el hígado es que los AACR son oxidados principalmente por los músculos (Ortiz et al., 1999), de ahí la rapidez de su metabolización y efecto rápido y directo sobre la detención y eversión de proteólisis, contribuyendo a la "síntesis muscular".

Se sabe que los pacientes en estado crítico generalmente tienen un balance nitrogenado negativo. La agresión o padecimiento libera AACR desde el músculo esquelético, resultado del catabolismo proteico. De ahí que el suministro de AACR, vía la nutrición parental, podría contribuir al recambio proteico, estimulando la síntesis de proteínas e inhibiendo la degradación muscular. Sobre ello, algunos estudios han mostrado que en ciertos pacientes en estado crítico resulta "bloqueada la conversión de los aminoácidos de cadena ramificada a glutamina, aminoácido que sería responsable de los efectos benéficos" (Gomis y Valero, 2010). La glutamina es esencial en muchos procesos fisiológicos. Su inclusión en la nutrición parenteral es fundamental. Antes se desconocía su importancia y, dado que correspondía a un aminoácido no esencial, se asumía que el organismo lo producía. Actualmente, se sabe de su importancia en las soluciones de aminoácidos para la nutrición parental en el tratamiento clínico nutricional del paciente en estado crítico y/o de malnutrición.

La nutrición parenteral proteica se realiza a través de aminoácidos. La aplicación hospitalaria habitual se lleva a cabo conforme a las valoraciones interdisciplinarias correspondientes y el grado de agresión o estrés del paciente. No en todas las circunstancias o situaciones clínicas del paciente la aplicación de AACR resulta necesario, pero sí es de gran utilidad en los casos traumáticos, gravedad o sepsis, o cuando el cuerpo enfrenta una respuesta inmunitaria a una infección bacteriana; por ejemplo, o, particularmente, en situaciones de insuficiencia hepática o insuficiencia renal crónica (Ortiz et al.,1999). La solución parenteral con AACR es particularmente importante en los estados de desnutrición y malnutrición, otorgando los niveles de aportes de los aminoácidos requeridos para la neoglucogénesis y síntesis proteicas afectadas y contrarrestar, con ello, la degradación producida por el catabolismo metabólico.

Los TGCM y los AACR en soluciones parenterales

La nutrición parenteral, generalmente se aplica en pacientes en estado crítico en situaciones de hipercatabolismo y modificaciones metabólicas asociadas a las respuestas adaptativas del organismo a la enfermedad. Los lípidos circulan en la sangre en forma de lipoproteínas, pueden tener efectos aterogénicos de acumulación de depósitos de lípidos en las paredes de las arterias. No obstante, una menor disponibilidad de AGCL y aumento de AGCM reduce la síntesis lipoproteína con consecuencias beneficiosas sobre el organismo. Los TGCM tienen la particularidad de ser más fácilmente digeribles y absorbidos y, en ese sentido, representar fuentes de energía más rápida y suficiente que la de los TGCL. Los TGCM son una fuente particular de generar calorías, a partir de una oxidación rápida y completa; además, es exenta de depósitos o almacenamiento de grasas. Los TGCM son grasas o lípidos saturados, pero con la particular ventaja y consecuencia de ser fácilmente absorbidos y de rápida metabolización. En particular, la importancia nutricional de los TGCM podría advertir sobre una tendencia casi generalizada de asumir la administración de grasas saturadas como contra indicativas en los casos de pacientes en estados de obesidad y sobrepeso.

En términos muy generales, la sustitución de ingestas altas en TGCL por TGCM, parece ideal y pertinente, así como la nutrición rica en aminoácidos de cadena media también en los casos de control de la obesidad; dada, por un lado, la facilidad de desdoblamiento de dichos lípidos y, por el otro, la facilidad del metabolismo de dichos aminoácidos en la síntesis de proteínas, pudiendo ser oxidado por el propio músculo favoreciendo la formación o mantenimiento de la masa muscular, con consecuencias reparadoras y como sustrato energético del mismo (Ortiz et al., 1999). No obstante, caben diversas observaciones que se deben tener en cuenta tanto en la administración oral, enteral y, particularmente, en la parenteral. Existen aspectos controvertidos, por ejemplo, en cuanto a la aplicación de la nutrición parenteral y su seguridad sobre todo cuando la administración es precoz y a dosis completas, en pacientes no graves y con buen estado nutricional previo, a los que se les podría estar administrando un exceso de la recarga calórica, con resultados contrarios a lo esperado y "podría haber contribuido a su peor evolución" (Vaquerizo, 2017), generando la sobrealimentación del paciente. No obstante, a pesar de las divergencias en cuanto a los requerimientos del paciente debido a sus antecedentes, la dosificación y el momento de aplicación y duración de la misma, la nutrición parenteral representa un recurso nutricional muy favorable y oportuno en los estados de desnutrición, malnutrición y catabolismo o riesgos de ello en el paciente hospitalario y evitar efectos deletéreos mayores.

Cálculo de requerimientos nutricionales

La fórmula Harris-Benedict (HB) y el gasto energético

El gasto energético basal consiste en el mínimo energético para sobrevivir, el cual se debe realizar al momento de despertar del paciente, con por lo menos 12 horas de ayuno. La fórmula de Harris- Benedict (HB), conforme la Guía de Intervención Dietética del Instituto Mexicano del Seguro Social, es la más utilizada y recomendada por el IMSS (2013c) para el cálculo de la tasa metabólica basal en la evaluación de la obesidad 1 y 2. No obstante, diversos estudios han mostrado las limitaciones de dicha medida, considerando que fue desarrollada a partir de evidencias empíricas de población con peso normal, y se ha mostrado que subestima el gasto energético en reposo de los individuos con obesidad cuando se utiliza el peso corporal ideal y lo sobreestima cuando se utiliza el peso corporal real. De ahí, los ajustes realizados para evitar esta imprecisión, lo que ha conllevado recomendaciones de utilizar un "peso ajustado" en un 25 por ciento en pacientes con obesidad; apoyado en la consideración de que el 25 por ciento del exceso de peso está constituido por masa magra, metabólicamente activa, mientras que 75 por ciento restante corresponde a tejido adiposo relativamente inerte; aunque esta presunción no ha sido del todo validada.

Entre las fórmulas, se suele considerar como más apropiada para pacientes con obesidad la de Mifflin frente a la de Harris-Benedict, más adecuada para pacientes con bajo peso; teniendo en cuenta que, mientras que Mifflin tiende a subestimar, HP sobreestima los requerimientos energéticos, más apropiada en pacientes de bajo peso. De ahí que, en los casos en los que no se cuenta con calorimetría indirecta (CI), la fórmula de estimación con mejor exactitud en poblaciones con obesidad es la de Mifflin St-Joer (MSJ). Se sabe que la calorimetría indirecta (CI) es el procedimiento "estándar de oro" para la medición del gasto energético. Pero dado lo costoso e inexistencia en la mayoría de las instituciones de salud, las fórmulas o ecuaciones Harris-Benedict (HB), Mifflin St-Joer (MSJ), FAO/OMS y Livingston (L), entre otras, suplen con bastante precisión (lo suficientemente constatada) dicha carencia, mostrando ciertas ventajas una respecto de las otras dependiendo del paciente o población de estudio, con o sin obesidad, y los objetivos del nutriólogo en sus supuestos y proyección del diagnóstico.

La evaluación dietética comienza con la recuperación de la historia o antecedentes dietéticos del paciente, cuestionándolo sobre aspectos generales relacionados con su consumo de alimentos, malestares causados por alimentos, y el consumo de complementos o suplementos. Posterior a la recolección de datos, se utilizan instrumentos de evaluación dietética cuantitativos y cualitativos que permiten un análisis específico y la validación empírica del diagnóstico y prospectiva del paciente. La encuesta más utilizada es el "Recordatorio de 24 horas", seguido de la frecuencia de consumo de alimentos.

Mapa nutrimental

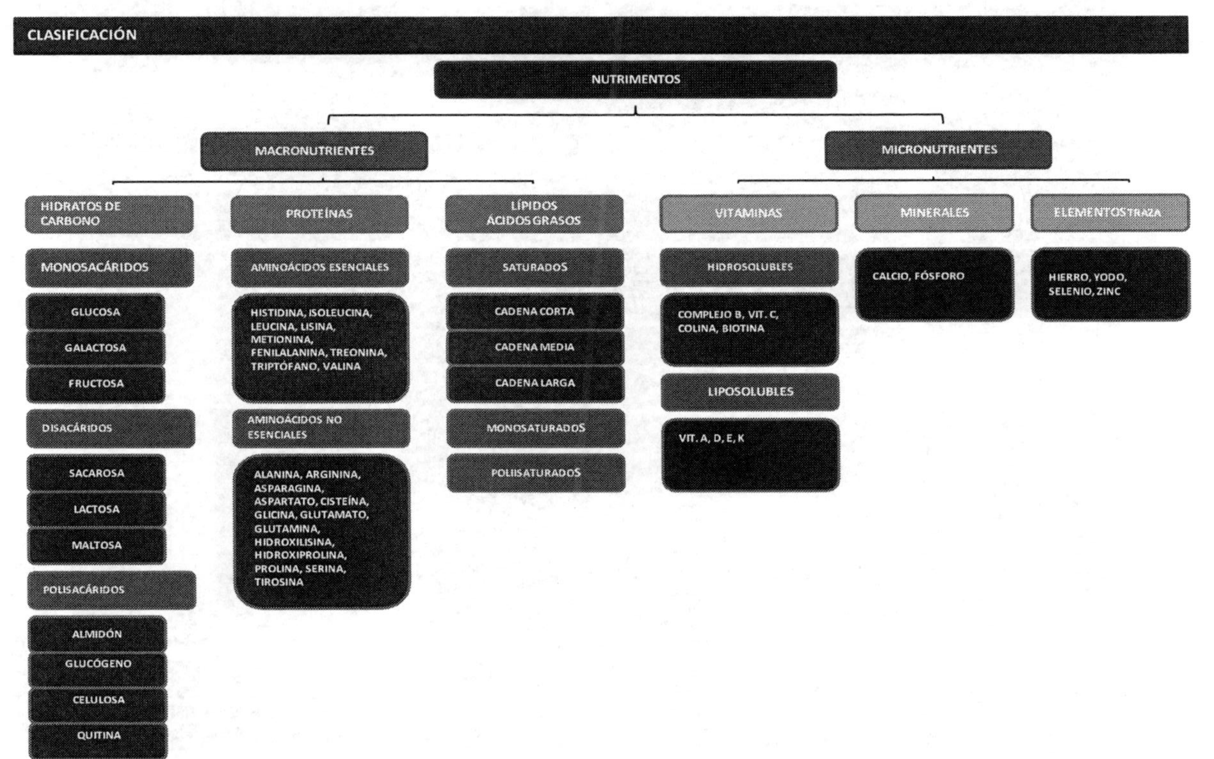

FUNCIÓN, FUENTE ALIMENTARIA Y REQUERIMIENTO DIARIO

NUTRIENTES	FUNCIÓN	FUENTE ALIMENTICIA	REQUERIMIENTO DIARIO
HIDRATOS DECARBONO	Principal fuente de energía enla dieta	Zanahoria, miel, maíz, arroz, azucar simple, pan blanco, chocolate, remolacha, pasteles, tortilla, arroz integral, espaguetis	Aportan entre 50 y 60 por ciento de las calorías totales
GLUCOSA		Leche, flan, natilla, cremas, helados lácteos, vísceras (cerebro, riñón, hígado)	
GALACTOSA		Frutas, jugos de fruta, yogur, pan de trigo, cereales, aderezos	
FRUCTOSA		Caña de azúcar, maíz, remolacha, sorgo, pan, galletas, jugos, pasteles	
SACAROSA		Alimentos derivados base en leche (quesos, nata, etc.), mantequilla, yogur	
LACTOSA		Caramelos, cereales, cerveza, galletas, masa de pizza, miel, pan de trigo	
MALTOSA		Papas, yucas, arroz, pastas, arvejas, maíz, leche, bizcochos / tostadas con miel, pasas, leche desnatada / frutas, vegetales y verduras / setas, cangrejos, camarones, langostas, insectos	
ALMIDÓN / GLUCÓGENO/ CELULOSA / QUITINA			
PROTEÍNAS	Función estructural con base en el aporte de aminoácidos en la formación y desarrollo de músculos, enzimas, hormonas e inmuno proteínas, e intervienen en el transporte celular.	Carnes de diversos tipos (res, pescado, cerdo, pollo, salmón, bacalao, atún), huevos, lácteos, soya, algunas legumbres y frutos secos	Representan entre el 10 y 15 por ciento de la dieta
LÍPIDOS	Reserva de energía, mantenimiento de la temperatura, transporte de vitaminas liposolubles, formación estructural de órganos, nervios y huesos.	Grasas y aceites de origen animal y vegetal (aguacate, etc.)	Constituyen entre el 25 y 30 por ciento de la energía de la dieta
SATURADOS		Lácteos enteros, grasa, manteca, carnes con grasa, quesos, tocino, embutidos, mantequilla	
MONOSATURADOS		Aceite de oliva, aceite de aguacate, aceite de almendra, nueces	
POLIINSATURADOS		Ácidos grasos Omega 3, ácidos grasos Omega 6	

NUTRIENTES	FUNCIÓN	FUENTE ALIMENTICIA	REQUERIMIENTO DIARIO
VITAMINAS	Sustancias químicas no sintetizables por el organismo que el cuerpo necesita para su crecimiento y desarrollo normal. Cada vitamina tiene funciones específicas. No producen energía, pero intervienen como catalizadores en las reacciones bioquímicas provocando la liberación de energía.		
COMPLEJO B	Las vitaminas del grupo B están relacionadas con el metabolismo celular, intervienen en la producción de energía.		
B1 TIAMINA	Enzima esencial en el metabolismo de los CH (Hidratos de carbono), participa en la conducción nerviosa al ser componente de las membranas neuronales	Chuleta de cerdo, leguminosas, pan, avellanas, cereales, semillas	Adultos: 0.2 - 1.4 mg / día
B2 RIBOFLOVINA	Formación de nuevas células de la piel, integridad de la mucosa (función intestinal), esencial en el metabolismo de HC, aminoácidos y lípidos	Chuleta de cerdo, salchichas, espinacas, leche	Adultos: 0.3 - 1.6 mg / día
B3 NIACINA	Forma parte de las coenzimas NAD y NADP que intervienen en la síntesis de carbohidratos, en el metabolismo de ácidos grasos y aminoácidos y respiración de tejidos	Cacahuates, atún, pollo, pescado, jamón serrano,, huevo y leche	Adultos: 2 - 18 mg / dl
B5 A. PANTOTÉNICO	Funciona como una porción de la CoA en la síntesis de ácidos grasos, colesterol y esteroides.	Alimentos de origen animal (hígado, vísceras, pollo, huevos, fresa,	Adultos: 5 mg / dl
B6 PIRIDOXINA	Síntesis de anticuerpos y eritrocitos, metabolismo de los aminoácidos, además de participar en la elaboración de sustancias cerebrales e incidencia en el estado de ánimo	Cereales, legumbres, carnes	Hombres más años 50: 1.7 mg; mujeres, 19-50, 1.3 mg
B8 BIOTINA	Funciona como coenzima en las reacciones de carboxilación y gluconeogénesis	Hígado vacuno, huevos, pescado azul, guisantes, nueces, plátano	Adultos: 30 mg/dl
B9 A. FÓLICO	Interviene en la síntesis de purinas y pirimidinas; necesario en la formación de células sanguíneas	Chícharos, cítricos, brócoli, pimiento morrón	Hombres 19 y más: 400 ug; mujeres embarazo 600 ug
B12 COBALAMINA	Interviene en la síntesis de ADN y proteínas y ayuda al funcionamiento del sistema inmune. Su absorción requiere la unión a una glicoproteína secretada por el estómago	Huevos, carne de res, carne de aves, mariscos, leche y sus derivados	Dependiente de edad y sexo: 0.4 - 2.8 ug / día
COLINA	Actúa como precursor de acetilcolina, es esencial para el funcionamiento de la membrana celular, así como en el transporte y metabolismo de colesterol	Hígado, avena, soya, col, coliflor	Sano: 700 mg / día; con trastornos: 2000 mg / día.
C A. ASCÓRBICO	Antioxidante, interviene en la formación de tejido cicatricial; actúa en la reparación y mantenimiento de cartílagos, huesos y dientes, y ayuda a la absorción de hierro	Frutas y verduras, fresas, melón, mango, papaya, brócoli, jitomate	Adultos: 75-90 mg/dl
A	Producción de anticuerpos, crecimiento óseo, formación y mantenimiento de células epiteleales del ojo, aparato respiratorio y gastrointestinal.	Zanahoria, tomate, mango, fresas, papaya, chile morrón, pescados	800-1000 ug / día
D (Calciferol) D2 y D3	Consumidas en dieta o sintetizada por la piel (Vitamina de la luz). Se hidroxila en hígado y riñones, mantiene niveles de Ca y P, estimula la formación ósea y el crecimiento.	Huevo, carne, mantequilla, sardina	Adultos: 15-20 ug / día
E	Antioxidante, intervine en la protección del tejido corporal.	Aceites vegetales, cereales, oleaginosas, frutas, aceitunas	Adultos: 15 mg / día

NUTRIENTES	FUNCIÓN	FUENTE ALIMENTICIA	REQUERIMIENTO DIARIO
K	Esencial en la síntesis de proteínas que intervienen en los procesos de coagulación de la sangre.		90- 120 ug / día
K1 FILOQUINONA	Todas las vitaminas K tienen, más o menos, la misma función. En particular K1 y K2, previenen sobre riesgos de enfermedades cardíacas y derrames cerebral	Alfalfa, col, brócoli, espinacas, acelga, aceites de soya y olivo	
K2 MENAQUINONA		Chuleta de cerdo, lácteos y bacterias del tracto digestivo	
K3 MENADIONA		Hierbas, verduras de hojas verdes, cebolla, brócoli, curry, pimientos	
MINERALES	Intervienen en diversas funciones vitales, como la formación de huesos o la producción de hormonas		
CALCIO	Construcción y mantenimiento de la masa y densidad ósea; función hormonal y liberación de enzimas, trasmisiones nerviosas y regulación del músculo cardíaco	Vegetales, queso, leche, pescado, brócoli, coliflor, oleaginosas	Adultos: 1.2 mg / día
FÓSFORO	Componente de las células y de los metabolitos (ADN, ARN, ATP), regula el pH	Pescado, carnes, pollo, pavo, nueces, almendras, manís	Adultos: 700 mg / día
ELEMENTOS TRAZA	Son nutrientes esenciales que nuestro organismo necesita cantidades mínimas de ello para el desarrollo y funcionamiento de sus funciones óptimas		
HIERRO	Componente de la hemoglobina necesario para la transferencia de oxígeno; 70 por ciento se encuentra en la hemoglobina, y almacenado en el hígado, bazo y huesos	Carne roja magra, mariscos de concha, oleaginosa, legumbres	Adultos: 8 mg / día
YODO	Actúa en la fabricación de hormonas tiroxina y triyodotironina necesarias para el mantenimiento del metabolismo	Sal yodada, mariscos, algas marinas, rábano, betabel	150 ug/ día
SELENIO	Participa en el metabolismo de las grasas y actúa como antioxidante junto con la vitamina E	Avena, nueces, semillas de calabaza, queso, atún, coco, huevo	Adultos: 55 ug / día
ZINC	Interviene en el metabolismo de los ácidos nucleicos y como constituyente de enzimas y de la insulina, presente en el hígado, huesos y músculos voluntarios	Semilla de calabaza, ajo, garbanzo, aguacate, carnes rojas	Adultos: 11 mg/ día

Cinco patologías: deficiencias y recomendaciones nutricionales

Patología	Porcentaje de macronutrimentos	Fórmula para obtener RCD	Deficiencias nutrimentales	Recomendaciones nutricionales
Insuficiencia renal aguda, diálisis peritoneal y riesgo de desnutrición	En pacientes con insuficiencia renal aguda (IRA) deben contemplarse dos entornos: la del paciente con IRA, con tratamiento conservador en prediálisis y el soporte nutricional del paciente en tratamiento dializador (en este caso de diálisis peritoneal). El primer objetivo es lograr el peso normal del paciente. En el primer caso, se estima que el aporte energético medio deba ser de 30-40 kcal/kg del peso corporal, ajustable según la evolución de su estado nutricional; con un aporte proteico de 0.8-1 g/kg de peso ideal, el cual podría aumentar conforme se normalice el filtrado glomerular. El aporte de hidratos de carbono, la principal fuente de energía debe estar en torno a 60 por ciento, a expensa de hidratos de carbono complejos, dada la restricción de proteínas. Se sugiere que las grasas representen el 30 por ciento del aporte calórico. En pacientes con diálisis peritoneal la situación es muy particular. Los requerimientos calóricos se estiman en 35 kcal/kg/día en situación basal. La pérdida de proteína por el líquido peritoneal de la hemodiálisis determina un aporte de proteína mayor, de alrededor de 1.2-1.5 g/kg/día.	Las necesidades energéticas en pacientes con este padecimiento podrían ser calculadas mediante la fórmula de Harris-Benedict, una de las más utilizadas para el cálculo del metabolismo basal, que contempla el peso, la altura, edad y sexo del paciente, además de poder considerar un factor de actividad y un factorde lesión. Harris Benedict: Hombres: GEB (Kcal) = 66.5 + [13.75 x peso (kg)] + [5.003 x talla (cm)] – [6.775 x edad (años)] Mujeres: GEB (Kcal) = 655.1 + [9.563 x peso(kg)] + [1.850 x talla (cm)] – [4.676 x edad (años)] Esta fórmula podría tener ventajas sobre otras, al sobreestimar ligeramente los requerimientos energéticos y ser más adecuada para pacientes con bajo peso.	En pacientes con IRA se suele presentar un estado hipercatabólico que incrementa el consumo de glucosa. De no ofrecerse dicho aporte, una vez agotadas las reservas de glucógeno hepático, comienza la fase de neoglucogénesis, con consecuencias catabólicas aceleradas. La diálisis peritoneal precisa una mayor ingesta proteica para mantener el balance nitrogenado neutro. El balance nitrogenado se logra cuando la ingesta de nitrógeno iguala a la pérdida. Es importante tener en cuenta que si no hay glucosa disponible para la producción de energía el metabolismo se orienta hacia la neoglucogénesis, tras la degradación de aminoácidos parala obtencióndе energía.	En estos pacientes con IRA en proceso de diálisis peritoneal (o hemodiálisis) se da una relativamente mayor liberalización de la dieta. No obstante, en estos pacientes es importante mantener un aporte energético adecuado, con aporte de hidratos de carbono adecuado a fin de mantener el balance nitrogenado. Aquí, es importante estar consciente de que un aumento excedido de productos nitrogenados y las alterac iones iónicas, consecuentes, podrían conllevar otros trastornos gastrointestinales. La necesidad de agua depende de la diuresis residual, por lo que se sugiere añadir de entre 500 y 800 ml al día.

Patología	Porcentaje de macronutrimentos	Fórmula para obtener RCD	Deficiencias nutrimentales	Recomendaciones nutricionales
Diabetes Mellitus tipo II en estado de estrés agudo o estado crítico de sepsis y síndrome de depleción de la proteína muscular y visceral	Se ha demostrado que, en estado crítico o estrés agudo, relativamente independiente del padecimiento, se incrementa la dependencia de proteína por parte del paciente, se sabe que en estado crítico, la demanda de calorías es muy elevada. El grado de hipermetabolismo es relativamente bajo en las etapas iniciales del estrés, se sabe que no más del 10 por ciento superior, pero el grado de catabolismo de las proteínas corporales es muy elevado. En estado de estrés agudo, las reservas de glucógeno se agotan rápidamente y las proteínas y grasas se convierten en las fuentes primarias de energía. No existe una porción ideal en cuanto a la administración de aminoácidos y, por consiguiente, de aporte proteico. En este caso, considerando además que se trata de un paciente diabético. De ahí que el régimen adecuado para este paciente debería fundarse en una provisión baja de glucosa, con una alta provisión proteica. Lo que sugiere es un incremento del aporte proteico del 1.5 a 2.5 g/kg del peso ideal. En estos casos no se recomiendan niveles de glucemia entre 144 y 180 mg/dl.	La ecuación más usada para el cálculo de gasto energético en reposo es la de Harris-Benedict; no obstante, según algunos autores (Savino y Patiño, 2016) ésta es poco precisa para la estimación calórica del gasto energético en el paciente en estado crítico. Lo ideal en estos casos, como en todos, sería el uso de la calorimetría indirecta, pero a falta de ésta podría recurrirse al cálculo energético basal con la fórmula de Livingston o la ecuación de Mifflin-St Jeor, aunque consideraría preferible la primera, teniendo en cuenta que la de Mifflin-St Jeor suele ofrecer mejores resultados en caso de obesidad. Ecuación de Livingston: Hombre:293 x Peso 0.4330–Edad (5.92) Mujer: 248 x Peso0.43356–Edad (5.09) Otra opción no descartable, a falta de la calorimetría indirecta, podría ser la ecuación de la FAO, OMS u otra variante de Harris Benedict para casos críticos: GER = (GEB x 1,1) + (Ve x 32) + (Tm x 140)–5340 GER = (SC x 941) (E x 6,3) + (Tm x 104) + (Fr x 24) + (Vt x 804)–4243	En los estados de estrés aguda, estado crítico de gravedad, contrario a lo que se asuma anteriormente en cuanto a orientar la intervención nutricional es importante cuidar la ingesta calórica, pero mucho más importante cuidar el suministro de proteínas. En estado crítico, se da una independencia del paciente de la proteína, dado el frecuentemente acelerado catabolismo proteico.	En estos casos, los requerimientos calóricos podrían ser los normales, dependiendo de la edad y sexo del paciente, en niños, por ejemplo, de 650 a 2 000 kcal totales, en hombre de 2 450 a 2 100 kcal y en mujeres de 2300 a 1 700 kcal totales. En cuanto a la ingesta de hidratos de carbono, que normalmente representan entre 50 o 60 por ciento de las calorías totales de la dieta, se recomienda en este caso la ingesta de HC complejos, con un mínimo entre 100 y 150 g/d. Esta cantidad mínima sería suficiente para asegurar el aporte de glucosa y evitar los órganos glucodependientes. Los lípidos, en circunstancias normales, deben representar entre el 30 y 35 por ciento de las calorías totales ingeridas diariamente. En este caso, a fin de prevenir otras complicaciones asociadas con la cardiopatía isquémica, se recomendaría no sobrepasar el 30 por ciento de las calorías diarias. El mínimo de aporte de grasa/día no debía estar por debajo de 15-20 gramos. En cuanto a los requerimientos de proteína, teniendo en cuenta las consideraciones expuestas, debería administrarse al paciente una dieta hiperproteica, dado el acelerado catabolismo proteico en estado

Patología	Porcentaje de macronutrimentos	Fórmula para obtener RCD	Deficiencias nutrimentales	Recomendaciones nutricionales
	Los lípidos son un importante sustrato energético. El metabolismo de los lípidos (al igual que el de las proteínas) se modifica sustancialmente en paciente en estado crítico.	Ve = vent por minuto Tm = temp por minuto Vt = volumen corriente Fr = frecuencia respiratoria		de estrés. Un organismo en buen equilibrio nutricional requeriría alrededor de 20 a 25 por ciento de dicha energía. En hombre adulto: 0.8 g/kg y en la mujer: 0.7-0.8 g/kg. En este caso, dado el estado de sepsis grave, se recomienda un aporte proteico de 2.5 a 3.0 g/kg por día (Savino y Patiño, 2016).
Infección por VIH	De ahí que, según las recomendaciones publicadas por el Ministerio de Sanidad y Consumo de Madrid (2006), con la participación de la Secretaría del Plan Nacional sobre el Sida (SPNS), el Grupo de Estudios de Alternativas Metabólicas (GEAM), la Sociedad Española de Nutrición Básica y Aplicada (SENBA), entre otros organismos; en términos de recomendaciones macronutri-mentales señala que es difícil establecer unas recomendaciones generales para la población VIH (Ministerio de Sanidad y Consumo, 2006, p. 26). A lo que agrega que "la proporción de macronutrientes sigue [o debe seguir] las recomendaciones de la población en general"; es decir, consumos entre 45 y 65 por ciento de hidratos de carbono; entre 20 y 35 por ciento de grasas y entre 15 y 20 por ciento de proteínas.	En este caso, recomendaría la ecuación de Harris Benedict para el cálculo del gasto energético basal tener ventajas sobre otras, al sobreestimar ligeramente los requerimientos energéticos y ser más adecuada para pacientes con bajo peso: Hombres: GEB (Kcal) = 66.5 + [13.75 x peso (kg)] + [5.003 x talla (cm)] – [6.775 x edad (años)] Mujeres: GEB (Kcal) = 655.1 + [9.563 x peso (kg)]+ [1.850 x talla (cm)] – [4.676 x edad (años)] Otra opción, quizá menos oportuna dependiendo de la etapa de evolución del paciente, podría ser la ecuación de la FAO/OMS.	En lo que se refiere al estado nutricional o más precisamente a la desnutrición o malnutrición, se suelen considerar dos causas principales: la anorexia persistente y la malabsorción intestinal, que conllevan la pérdida de peso y la consiguiente disminución de energía, ya sea por falta de ingesta calórica o por desajustes o cambios metabólicos intestinales que inducen el desarrollo de la enfermedad.	La complejidad del Síndrome de Inmunodeficiencia Humana hace complejo los procesos de intervención y terapia nutricional. Los expertos recomiendan, además, la reducción de colesterol, grasas saturadas y ácidos grasos trans de la dieta y sugieren en los casos de concomitancia con otras enfermedades como diabetes, pancreatitis, insuficiencia renal, etc., considerarlas de manera particular. Association of Nutrition Services Agencies (ANSA): en cuanto a necesidades nutricionales proteicas recomienda de 1.0 a 1.4 g/kg para el mantenimiento del peso corporal y en los casos de anabolismo, incrementable de1.5 a 2.0 g/kg. En específico, de acuerdo con las etapas de evolución de la enfermedad, establece: en la fase de VIH asintomática y VIH agudo: 1.1 a 1.5 g/kg; en VIH sintomático y existencia de complicaciones: 1.5 a 2.0 g/kg; en sida

Patología	Porcentaje de macronutrimentos	Fórmula para obtener RCD	Deficiencias nutrimentales	Recomendaciones nutricionales
	La Organización Mundial de la Salud (OMS), en lo referente a la ingesta de grasas y proteínas, "no aconseja modificar las recomendaciones establecidas en condiciones normales", indicado anteriormente. Respecto al incremento de consumo de proteínas, señala que "no hay suficientes datos que apoyen un incremento proteico" (Ministerio de Sanidad y Consumo, 2006, pp. 28-29). En general, recomienda una correcta nutrición con una dieta equilibrada y saludable.			y/o infecciones diversas: 2.0 a 2.5 g/kg, y en la fase de malnutrición no ofrece ninguna recomendación sobre la ingesta de proteína. Tanto ANSA como la OMS coinciden en que las dietas para pacientes con estos padecimientos sean—las misma que en individuos no infectados por VIH de la misma edad, sexo, estado y actividad física‖ (Ministerio de Sanidad y Consumo, 2006, p. 26).
Insuficiencia cardíaca congestiva en riesgo de caquexia cardíaca	En cuanto a carbohidratos, normalmente ésta debe representar entre 50 y 60 por ciento del valor calórico de la dieta, evitando en lo posible carbohidratos simples; pero dependiendo del avance de la patología, a pesar de los síntomas comunes del padecimiento como la fatiga y el agotamiento sistemático, le favorece una dieta hipocalórica. El aporte de lípidos en estos pacientes debería representar alrededor de 30 por ciento del valor calórico diario. En estos pacientes se requiere una dieta con aportes proteicos mayores que el de la población en general, que podrían ir de 1.1 gr/kg de peso	La ecuación para el cálculo del gasto energético en reposo en este caso podría ser la de Harris-Benedict, versión no modificada, dado que se trata de un paciente con muy bajo peso en estado de observación, pero no en estado crítico, no hospitalizado. Harris Benedict: Hombres: GEB (Kcal) = 66.5 + [13.75 x peso (kg)] + [5.003 x talla (cm)] – [6.775 x edad (años)] Mujeres: GEB (Kcal) = 655.1 + [9.563 x peso (kg)]+ [1.850 x talla (cm)] – [4.676 x edad (años)]	A pacientes con este padecimiento se les recomienda una dieta hipocalórica, contrario a lo supuesto, a pesar de su debilitamiento y estado de disnea o dificultad para respirar ante desplazamientos pequeños, fatigas frecuentes y edemas generalizados, a fin de aliviar la recarga o trabajo cardíaco. La dieta hipocalórica le favorecería ante la necesidad de evitar en lo posible la recarga cardíaca, con aportes proteicos mayores al de un paciente normal a fin de evitar o atenuar la disminución de la grasa	En general, las dietas limitadas en la ingesta de sodio, ricas en proteínas y bajas en carbohidratos, con altos contenido de fibras solubles, baja en grasas saturadas y colesterol, y altas en ácidos grasos poliinsaturados, como el omega 3 y 6, además de ricas en potasio, magnesio, calcio, así como en vitamina D, generalmente muy baja en pacientes con insuficiencia cardíaca crónica, e importantes en los procesos de recambio óseo, lo que los predispone a osteopenia y osteoporosis, sobre todo en los casos avanzados de la enfermedad, así como zinc y vitaminas C —ambos, importantes en los procesos de estrés oxidativo y apoptosis endotelial o daños en las paredes de los vasos sanguíneos, incluyendo el corazón en paciente

Patología	Porcentaje de macronutrimentos	Fórmula para obtener RCD	Deficiencias nutrimentales	Recomendaciones nutricionales
	en pacientes con un adecuado estado nutricional, pero en este caso dado que se trata de un paciente con riesgo nutricional, ésta debería estar entre 1.5-2.0 gramos de proteínas/kg de peso al día.	Esta fórmula podría tener ventajas sobre otras, al sobreestimar ligeramente los requerimientos energéticos y ser más adecuada para pacientes con bajo peso, como en este caso con riesgo de caquexia.	de la grasa y masa muscular total, siempre y cuando no enfrente complicaciones renales; además de una dieta hiposódica, que evite la sobrecarga hídrica; una ingesta baja en grasas saturadas y colesterol, e incremento de ácidos grasos insaturados.	con insuficiencia cardíaca crónica (Hernández y Patiño, 2012)—, contenidos en frutas, verduras, lácteos desnatados, algunos cereales, granos y semillas, así como en las carnes blancas, como el pollo, pescado y ciertos mariscos; resultan altamente benéficas en el mantenimiento y control de la tensión arterial e igualmente favorables en los pacientes con insuficiencia cardíaca aguda o crónica, o con antecedentes o predisposición de infarto demiocardio.
Síndrome metabólico e hipertensión arterial	El porcentaje de macronutrientes en este caso depende de la edad y sexo del paciente y de su condición de normopeso, sobrepeso u obesidad, en relación con lo recomendable en cada caso y los requerimientos dietéticos para regular su condición metabólica. Si se tratara de un niño con obesidad exógena moderada, en estos casos no siempre resultan pertinentes las dietas hipocalóricas altamente restrictivas, por lo que podría ser suficiente una restricción calórica de 30 a 40 por ciento de los	La decisión en cuanto a la fórmula más adecuada para calcular el gasto energético basal debería tomar en cuenta el estado de normopeso, sobrepeso u obesidad del paciente. Si se tratara de un paciente con sobrepeso u obesidad, convendría aplicar la ecuación de Mifflin-St. Jeor, la cual ha mostrado mayor consistencia en dichos casos. Mifflin-St. Jeor: Hombres: GET (kcal) = [9.99 x peso (kg)] + [6.25 x talla (cm)] – [4.92 x edad (años)]–5	El equilibrio sodio-potasio es fundamental en el mantenimiento de una tensión y presión arterial adecuada. Existen abundantes estudios sobre ello, que corroboran la relación inversa entre la ingesta de potasio en la dieta y los niveles de tensión arterial. No obstante, "el efecto hipotensor del potasio depende de la cantidad de sodio ingerido" (Valero, 2013: 20). El efecto hipotensivo de la reducción del consumo de	minuir el trabajo o gasto cardíaco reduciendo la carga del volumen y peso seco del paciente, así como generar las condiciones metabólicas que hagan posible las mejoras en sus condiciones de salud. Dado que se trata de un niño con obesidad exógena en nivel de alto riesgo se recomienda una dieta hipocalórica restrictiva de entre 600 y 900 kcal diarias, administrada y debidamente controlada durante un corto periodo. Se recomendaría la ingesta limitada en sodio, rica en proteínas y baja en carbohidratos, con alto contenido de fibras solubles, baja

Patología	Porcentaje de macronutrimentos	Fórmula para obtener RCD	Deficiencias nutrimentales	Recomendaciones nutricionales
	requerimientos calóricos teóricos (una dieta de entre 1200 y 1300 kcal), con ingesta normal de proteínas: 1-1.2 g/kg (Ayucán,2005) y aportes de lípidos por debajo de 30 por ciento de las calorías totales. Se ha detectado en investigaciones recientes que la ingesta de proteínas es inversamente proporcional a la TA (Valero, 2013), lo que le favorecería en doble sentido.	Mujeres: GER (kcal) = [9.99 x peso (kg)] + [6.25 x talla (cm)] – [4.92 x edad (años)] – 161	sal es fundamental, pero será mucho más efectivo cuando la dieta sea mucho más rica en nutrimentos con alto contenido de potasio.	En términos generales, se trata de dis en grasas saturadas y colesterol, y alta en ácidos grasos poliinsaturados, como el omega 3 y 6, además de rica en potasio, magnesio, calcio, vitamina D, así como zinc y vitaminas C —ambos, importantes en los procesos de estrés oxidativos y apoptosis endotelial o daños en las paredes de los vasos sanguíneos incluyendo el corazón en paciente con insuficiencia cardíaca crónica (Hernández y Patiño, 2012)—, contenidos en frutas, verduras, lácteos desnatados, algunos cereales, granos y semillas, así como en las carnes blancas, como el pollo, pescado y ciertos mariscos; resulta altamente benéfica en el mantenimiento y control de la tensión arterial. En el caso de un niño es importante que el tratamiento nutricional no comprometa su normal desarrollo.

Fuente: elaboración propia.

El cálculo de consumo diario de macro y micronutrientes. Aplicaciones móviles en nutrición

En los últimos años, dado el desarrollo de tecnologías móviles y APPs, aplicables a teléfonos inteligentes, tablets y otros dispositivos, se ha experimentado un acelerado desarrollo de softwares adaptados al campo de la salud, particularmente a la medicina y a la nutrición, tanto para el uso de profesionales de dichas áreas como para pacientes e interesados. Este apartado tiene como objetivo revisar brevemente la estrategia seguida y los resultados obtenidos del estudio de San Mauro et al. (2014), el cual considera una muestra amplia de las APPs (aplicaciones) y realiza un diagnóstico de su calidad y validez, teniendo además como referente otros estudios que incorporan el uso de APPs como recursos técnicos y metodológicos de sus investigaciones. El estudio exploró la búsqueda amplia de bibliografía en diversas bases de datos científicas, como PubMed, SciELO y Embase.

Material y método

La metodología que siguieron los autores es aparentemente básica, pero acorde y suficiente con los objetivos de la investigación, la cual podríamos desglosar en los siguientes pasos:

- Búsqueda bibliográfica sobre la temática en artículos que investigan sobre el desarrollo y evaluación de aplicaciones para smartphones en bancos o bases de datos científicas, como PubMed, SciELO y Embase, publicadas en los cinco años anteriores al inicio del estudio, orientados a la nutrición, así como su revisión.
- Consulta en Apps Store de Android, en función de siete palabras clave, tomando como criterio muestral sistemático las cinco primeras de cada búsqueda para su correspondienteanálisis.
- Clasificación de APPs de uso profesional y APPs para pacientes y usuarios "abiertos" e interés particular.

- El estudio integró el análisis a profundidad de 95 APPs, más la revisión de las consideradas en los estudios de referencia.

Resultados

Los resultados no fueron distintos a los esperados, pero sí oportunos en cuanto a las posibilidades futuras de dichas aplicaciones en la evaluación, seguimiento y control del estado nutricional de pacientes y de usuarios en provecho de preservar mejores condiciones de salud. Según los autores, "las apps resultaron ser una opción en la elección de estrategias de mejora y prevención de ciertas enfermedades relacionadas con la nutrición, el ejercicio y los hábitos diarios", de uso tanto por parte de profesionales como de usuarios individuales interesados en el cuidado de su salud. No obstante, con base en los criterios y estándares considerados para el estudio, mostraron que un poco más de la mitad de las APPs analizadas fueron calificadas como de "baja calidad".

El estudio pudo constatar que muchas de las apps categorizadas o clasificadas en temas de salud y nutrición,"no tienen nada que ver con dicho tema", de allí que adolezcan de bases científicas y sean limitadas e, incluso, de riesgo en el tratamiento nutricional que presentan, al ofrecer "dietas milagros", además de "mal estructuradas y con una sola opción de menú", al no conocer los gustos del usuario y operar sobre criterios estándar y descontextualizados; todas orientadas a la ingesta y, como señalan los autores, sorprendentemente "sólo un 5 por ciento añadían ejercicios para hacer a la vez que seguían la dieta".

Discusión y conclusiones

El estudio presentó resultados favorables en dos sentidos: si bien la mayoría de las apps —poco más de la mitad— fueron consideradas de "dudosa o baja calidad", con base en los estándares y criterios contemplados por el estudio, siendo estimadas "no útiles ni seguras"; sí deja claro que sus futuras mejoras en cuanto a normalización de conceptos y medidas, alcances y facilidad en la aplicación y manejo, podrían implicar una herramienta de gran utilidad para el control, seguimiento puntual, diagnóstico, tratamiento y control, incluso en situaciones a distancia —y en tiempo real—, entre el paciente y el especialista de la nutrición en los casos de padecimientos; pero sobre todo, de gran beneficio en el cuidado y la prevención individual.

Entre otras de las ventajas, tanto para el profesional de la nutrición como para el paciente, podría considerarse la posibilidad de tomar decisiones rápidas y oportunas, con información precisa, estandarizada, comparable, con menores tasas de error, con accesibilidad de datos históricos, así como facilidades de seguimiento y control —y autocontrol— del paciente a menores costos. Como todos los recursos tecnológicos, podrían ser útiles en fomentar una cultura del cuidado de la salud y de la importancia de la nutrición; no obstante, ello también conllevará muchos desafíos, particularmente, en dejar en manos de "usuarios comunes" la toma de decisiones sobre padecimientos que deben ser tratados por profesionales competentes de la nutrición.

Nutrición clínica en enfermedades gastrointestinales

Patologías gastrointestinales. Modelo de interacción y recomendaciones nutricionales espen

El intestino delgado es uno de los componentes indispensables del sistema digestivo, conformado por un tubo de alrededor de 6 a 7 metros de longitud, que inicia en el píloro, la válvula que contacta al estómago con el duodeno y termina en el esfínter o válvula ileocecal —en conexión con el intestino grueso—; está constituido por tres partes: el duodeno, el yeyuno y el íleon; internamente recubierto por la vellosidad intestinal y por la mucosa intestinal que lo protege. El píloro actúa como puerta de control y entrada que impide que los alimentos aún no dirigidos por el estómago pasen directamente al intestino delgado y no haya filtración de ácido gástrico sobre el duodeno. La función digestiva más importante del intestino delgado es la absorción de casi el total —alrededor de 90 por ciento— de los nutrientes de la ingesta alimentaria.

Una vez que los alimentos son digeridos en el estómago, descienden al duodeno, donde se mezclan con la bilis proveniente de la vesícula biliar y los jugos digestivos del páncreas, e inicia la fase intestinal de la digestión, caracterizada por movimiento —mezcla y peristaltismo—, transporte del quimo o mezcla de los alimentos transferidos desde el estómago al duodeno y de éste al yeyuno, la parte del intestino delgado donde se realiza la mayor absorción. La absorción de vitaminas, minerales y algunos nutrientes comienza en el duodeno; pero es el tramo del yeyuno —recubierto por una abundante vellosidad intestinal— donde se realiza la mayor absorción de los nutrientes con la intervención del jugo intestinal, que degrada el quino en hidratos de carbono, proteínas y lípidos, transporta dichos nutrientes al torrente sanguíneo a través de la vena intestinal. El íleon —el tramo final del intestino delgado— cumple con funciones de secreción, motilidad y, particularmente, completa el proceso de absorción de la vitamina B12 y la mayor parte importante de las sales biliares.

Las patologías —congénitas o adquiridas, crónicas o agudas— del intestino delgado corresponden a afectaciones, generalmente inflamatorias que alteran, limitan o impiden el cumplimiento adecuado de dichas funciones motoras y absortivas, con consecuencias directas sobre el estado nutricional del paciente. Algunos de esos padecimientos más frecuentes corresponden a enfermedades inflamatorias intestinales, de las que las más comunes son: enfermedad de Crohn, un padecimiento inflamatorio crónica del tracto gastrointestinal, que puede afectar desde la boca hasta el ano, pero suele afectar el íleon y, que en los casos intestinales, atendiendo al nivel o zona de afectación, puede ser de tres tipos: "ileal" —intestino delgado—, ileocolónica —afectación en el intestino delgado y grueso— y colónica, ambos. Otro padecimiento relevante común es la colitis ulcerosa crónica inespecífica (CUCI), una enfermedad inflamatoria crónica de etiología inespecífica que irrita y afecta el revestimiento del colon y recto. Y, finalmente, otra de las patologías consideradas es el síndrome del intestino corto, una anomalía que ocurre a la falta de parte del intestino delgado al ser extirpado quirúrgicamente o a su disfuncionalidad a causa de alguna otra patología.

Este apartado se centra en las características generales de las enfermedades gastrointestinales, enfatizando en las que afectan al intestino delgado, con base en las recomendaciones de la Sociedad Europea de Nutrición Clínica y Metabolismo (ESPEN), en cuanto a los enfoques y orientaciones de una intervención nutricional adecuada en dichas patologías.

Las patologías gastrointestinales y la intervención nutricional

Las funciones metabólicas y digestivas del intestino residen predominantemente en la parte proximal del intestino delgado; es decir, en el duodeno y el yeyuno. Además de la reabsorciónde agua y electrolitos, el colón reabsorbe ácidos grasos de cadena corta derivados de la fermentación de fibra soluble. El sobrecrecimiento bacteriano es una causa importante del malfuncionamiento del intestino. El intestino comprendido o afectado puede tener consecuencias nocivas sobre el hígado. La composición de la nutrición parental puede incluir a una hipertrigliceridemia colestasis y esteatohepatitis relacionadas con el intestino; la corrección de las anomalías anatómicas y la activación del intestino por nutrición enteral mejora la función intestinal.

La estructura y función intestinal apropiada es el resultado de la interacción entre factores humorales, neuronales o locales. La parte principal de la secreción y la absorción tiene lugar en el intestino delgado, particularmente en el yeyuno, donde las enzimas intestinales junto con la secreción biliar y pancreática descomponen grandes partículas de alimentos. La parte proximal del intestino delgado absorbe más nutrientes vitales que la parte distal, excepto la sal biliar y la vitamina B12, que se absorben en el íleon. El yeyuno también es el lugar de procesos metabólicos más intensos de aminoácidos, carbohidratos y lípidos. En particular la degradación de la glutamina y la conversión de glutamato, alanina, citrulina y amoniaco ocupan un lugar predominante en el yeyuno. La absorción de agua y electrolitos tiene lugar en todas las partes del intestino delgado y en el colon; el intestino delgado y particularmente el íleon también desempeñan un papel importante en la absorción de los ácidos biliares.

La actividad inflamatoria causa la apertura de las uniones estrechas en el pulmón, riñón, hígado, intestino y otros órganos, alterando el paso de células, proteínas y líquidos al intersticio. En el caso del tracto gastrointestinal, esos procesos afectan la función y absorción digestiva, no sólo del agua, electrolitos macro y micronutrientes, sino también de las sustancias como ácidos biliares. No sólo los cambios sistémicos pueden influir en la absorción, también la apendicitis, enfermedad de Crohn exacerbada o diverticulitis. Incluso el intestino intacto si se tapona el sitio infeccioso puede presentar una infección "colateral". No sólo la absorción se altera, también la digestión y la motilidad se ven comprometidas en estados inflamatorios generalizados o procesos inflamatorios locales. Existe una fuerte evidencia de que la disfunción intestinal está relacionada con anomalías hepáticas. Muchos estudios confirman un aumento de la absorción intestinal de nutrientes y líquidos después de incluso resecciones extensas debido al aumento de la superficie de la mucosa. Algunas estrategias, en estos casos, pueden ser: a) restauración de la continuidad del tracto gastrointestinal y tratamiento de apoyo. La estrategia para maximizar la “adaptación intestinal” debe centrarse en la restauración de la continuidad, el suministro de los componentes dietéticos óptimos, el aumento de los factores de crecimiento y la supresión de factores inhibidores. Las fórmulas enteral y parenteral específicas pueden contribuir, en caso en que el oral sea contraindicada. La composición de aminoácidos y ácidos grasos —fórmulas que contienen arginina ácidos grasos Omega-3 y ARN, así como la adición de glutamina— tienen un valor particular, así como la administración de prebióticos y probióticos, especialmente de los lactobacilos.

El síndrome del intestino corto (SIC) es una forma de insuficiencia intestinal. Los pacientes con esta patología suelen perder líquido y sodio del intestino. La restricción de la ingesta oral de los líquidos bajos en sodio es un componente clave del manejo exitoso de los fluidos del síndrome del intestino corto. La mayoría de la reabsorción de líquidos ocurre en el íleon y el colon; sin embargo, el íleon puede compensar la pérdida del colon y aumentar la absorción de líquidos, también puede adaptarse extremadamente bien a la absorción de macronutrientes y compensar una duración reducida del funcionamiento del yeyuno. No obstante, el colon adquiere mayor importancia en el paciente con un intestino delgado acortado; un colon residual funcional equivale a 50 cm del intestino delgado, aproximadamente. Para diagnosticar a un paciente con síndrome de intestino corto el parámetro más útil suele ser la concentración de sodio en la orina.

La nutrición enteral siempre debe fomentarse en quienes presentan el síndrome del intestino corto y debe continuar usándose incluso cuando sea necesario algún apoyo parenteral; puede requerirse nutrición parenteral, pero las necesidades de algunos pacientes con SIC se limitan a la terapia a largo plazo con líquidos y micronutrientes, por lo que es importante prestar atención a una serie de minerales, vitaminas y otros micronutrientes para mantener y mejorar el equilibrio general de nutrientes en pacientes con intestino corto. En la terapia para este caso, los objetivos son reducir las secreciones gastrointestinales, disminuir la velocidad del tránsito, revertir o prevenir la malnutrición y prevenir las deficiencias de nutrientes específicos; sin embargo, el componente más urgente es identificar y tratar los elementos de la deshidratación para prevenir la insuficiencia renal. El uso juicioso de la farmacoterapia en combinación con la terapia de fluidos puede mantener la nutrición y la salud en muchos pacientes. En el trasplante intestinal como alternativa, la nutrición parenteral domiciliaria a largo plazo es ahora una opción viable y debe considerarse mientras el paciente esté lo suficientemente bien como para que esto sea posible.

El desarrollo de las fístulas enterocutáneas —conexiones anormales entre el intestino y la piel— es una complicación gastrointestinal importante con una alta morbilidad que requiere un tratamiento especializado por etapas. El tratamiento se centra en el control de la sepsis, la optimización del estado nutricional, el cuidado de la herida, la evaluación anatómica de la fisura, el momento de la cirugía y la estrategia quirúrgica. Entre 55 y 90 por ciento de los pacientes con fisura enterocutánea se vuelven desnutridos, debido a una combinación de enfermedad y hambre; la malnutrición disminuye la capacidad de curación y aumenta aún más el riesgo de infección. La nutrición enteral tiene muchas ventajas sobre la parenteral: reduce la respuesta inflamatoria, mantiene la circulación enterohepática, mantiene la función y estructura intestinal, disminuye el sobrecrecimiento bacteriano, evita complicaciones de acceso intravenoso, mitiga la respuesta de estrés hipermetabólico y se ha afirmado que disminuye la insuficiencia orgánica, y es la ruta preferida de la nutrición.

En pacientes con síndrome de intestino corto, con afectación en el íleon, lo que conduce a la malabsorción, son indicativas de nutrición parenteral. Los pacientes comúnmente reciben fórmulas de NP que contienen triacilgliceroles y ácidos grasos de cadena media y corta. La reducción de la superficie del intestino produce hipoabsorción de la mayoría de los macronutrientes y micronutrientes, que se perderán por las heces, lo cual ocasionará diarrea y el desarrollo de esteatorrea —exceso de grasa en las heces—, así como deshidratación, con pérdida de electrolitos y, sobre todo, en el corto o mediano plazo, desnutrición calórica y proteica. La duración de la convalecencia previa a la cirugía reconstructiva debe ser al menos seis semanas, aunque más comúnmente es de seis meses, para controlar la sepsis, eliminar la actividad inflamatoria y recuperar la composición y función normal del organismo; o sea, su estado nutricional normal; la mayoría de los pacientes no requiere soporte nutricional artificial adicional después del cierre de las fisuras. El tratamiento de los pacientes con una fisura enterocutánea ha demostrado ser extremadamente desafiante y ha dado como resultado una mortandad de alrededor de 40 por ciento en el pasado.

La patogénesis es una enfermedad inflamatoria intestinal (EII); aún no se conoce por completo, aunque se sabe que para desarrollarla los factores ambientales, genéticos y la microflora intestinal son determinantes. El sistema inmune intestinal juega un papel crucial en el desarrollo de la EII. Un adecuado diagnóstico se realiza a través de la historia del paciente, el laboratorio, los hallazgos endoscópicos e histológicos. La prevalencia de deficiencias nutricionales y desnutrición es mayor en la enfermedad de Crohn que en la colitis ulcerosa. Los corticoides son más efectivos para inducir la remisión clínica en pacientes adultos que la nutrición enteral o parenteral; sin embargo, en los niños y adolescentes con retraso de crecimiento, la nutrición enteral es efectiva. El soporte nutricional específico es más benéfico en la enfermedad de Crohn que en la colitis ulcerosa; en la primera, las dietas elementales no son superiores a las dietas poliméricas. El tipo de grasa en la dieta es quizá más importante en las dietas enterales. La NEes el método preferido de apoyo nutricional preoperatorio, aunque puede ser necesaria la administración de suplementos parenterales para lograr un balance positivo de energía y nitrógeno si sus objetivos nutricionales no pueden cumplirse por la vía enteral. Los probióticos son beneficiosos para mantener la remisión de la colitis ulcerosa y la prevención de la reservoritis.

Guía de manejo nutricional. Cirrosis alcohólica con riesgo de neuropatía hepática

Introducción a la patología

El hígado es el órgano más grande y complejo del organismo humano, que cumple funciones vitales como las de la regulación y producción de compuestos como el colesterol necesario para la producción de bilis —sustancia líquida amarillenta o verde oliva secretada por los hepatocitos, unas pequeñas glándulas del hígado, la cual desemboca, junto con otras secreciones del páncreas, en el duodeno, en la parte final del estómago y parte superior del intestino delgado y cuya función principal es la de intervenir en el proceso digestivo como emulsionante o mezclador de los ácidos grasos provenientes de la alimentación y el estómago una vez realizada la fase gástrica de la digestión—; necesarios también en la síntesis de hormonas, como los estrógenos, las testosteronas y hormonas suprarrenales y, particularmente, intervenir en la elaboración de proteínas, en el almacenamiento de los azúcares en forma de glucógeno y en su posterior desdoblamiento, y liberación de ésta al torrente sanguíneo en forma de glucosa. El hígado, además, descompone sustancias nocivas o tóxicas absorbidas a través del intestino delgado, o generadas en otras partes del organismo.

Las patologías y trastornos hepáticos, vesicales y biliares están muy relacionados sin que necesariamente tengan origen o etiología, manifestaciones y consecuencias similares. La cirrosis hepática es una enfermedad inflamatoria crónica del hígado que conlleva un daño irreversible de dicho órgano, caracterizada por alteraciones hepatocitarias —de los hepatocitos o células que conforman el parénquima o su tejido esencial—, necrosis difusa o degeneración del tejido hepático por la muerte de sus células, así como regeneración o cicatrización nodular fibrosa, con alteraciones de la estructura tisular —cambios en la organización del tejido— y en las funciones hepáticas. La cirrosis puede ser desarrollada por diversas causas; pero la más común está asociada a desajustes metabólicos como el consumo excesivo de alcohol, conocida como cirrosis alcohólica. Este trastorno genera obstrucciones del flujo biliar a través de los conductos biliares hepáticos. En condiciones de cirrosis hepática, debido a que el daño o lesión del hígado conlleva la no producción suficiente de sales biliares, resulta afectada la absorción de grasas y vitaminas liposolubles (A, D, E y K). Además de lo indicado, se caracteriza por la presencia de dolor abdominal, ictericia —ojos y/o piel amarillentos, debido a un exceso de bilirrubina en el cuerpo—, esteatorrea —presencia de un exceso de grasa en las heces, consecuencia de una disminución de la actividad de la enzima lipasa pancreática a nivel intestinal— y, generalmente, el aumento del tamaño del hígado y el bazo.

Se estima, a nivel mundial, que la cirrosis hepática es la tercera causa de muerte de la población entre 45 y 65 años, seguida de las enfermedades cardíacas y el cáncer. En México, es considerada la quinta causa de mortalidad, lo que implica que cada año fallecen alrededor de 30 mil personas a causa de dicho padecimiento (Océano, 2014).

Concepto y epidemiología

La cirrosis podría ser definida como una situación patológica crónica que conlleva la sustitución de una gran parte del tejido hepático normal por tejido cicatricial, fibroso y no funcionante, resultado o consecuencia de una lesión hepática cuando la regeneración de dichas células no resulta efectiva. Se trata de un trastorno inflamatorio, caracterizado, además, por la obstrucción del flujo de bilis a través de los conductos biliares hepáticos. La encefalopatía hepática refiere al síndrome de alteración neuropsiquiátrica o afectaciones del cerebro y el sistema nervioso central causado en pacientes con insuficiencia hepática aguda o crónica. El grado de dicho trastorno inflamatorio y degenerativo corresponde al estado en que el paciente presenta síntomas de confusión mental y asterexis o aparición de alteraciones rítmicas neuromusculares involuntarias.

Fisiopatología y genética

Aspectos básicos: genéticos

La principal anormalidad histológica causada por la cirrosis hepática es la presencia de fibrosis, que consiste en el depósito de fibras de colágeno en el hígado, lo que altera su permeabilidad sanguínea y su motilidad y, consiguientemente, su normal funcionamiento. Algunos estudios recientes muestran la predisposición genética, particularmente asociada con los procesos de metabolización de alcohol y la intervención de ciertas enzimas. Según Gaviria et al., 2016: 27), "el grado de actividad de las enzimas que metabolizan el alcohol está influenciado por polimorfismos presentes en los genes que codifican para estas enzimas, y corresponde a uno de los factores determinantes para el desarrollo de una hepatopatía terminal en respuesta al consumo de alcohol".

Aspectos básicos: celular, molecular y metabólico

El tejido cicatricial del paciente cirrótico forma bandas en todo el hígado, alterando y, posteriormente, destruyendo su estructura interna, modificando su capacidad de regeneración y su funcionamiento normal.

Proceso patológico

La clasificación pronóstica de la hepatopatía en grado o nivel Child-A, B o C, con base en escala Child Pugh, corresponde a la severidad de la enfermedad hepática crónica de acuerdo con el grado de ascitis, la concentración plasmática de bilirrubina y albúmina, el tiempo de protrombina y el grado de encefalopatía; en estos casos, diagnosticados como "enfermedades compensadas", dado su estado crónico.

Algunos de los padecimientos frecuentemente asociados a la cirrosis hepática son: la ictericia —o coloración amarillenta de la piel y las mucosas, consecuencia del aumento de bilirrubina en la sangre como resultado de un trastorno hepático—, típica de la cirrosis; otra es la ascitis, consistente en la acumulación anormal de líquido seroso dentro de la cavidad peritoneal abdominal o vientre del paciente. Es común en los casos con cirrosis o cicatrización del hígado. La mayoría de los pacientes con ascitis desarrollan una distensión abdominal y una rápida pérdida de peso. Algunas personas también desarrollan hinchazón de las piernas y los tobillos, así como la disnea o dificultad respiratoria que se suele traducir comúnmente como "falta de aire", o sensación subjetiva de ahogamiento por parte del paciente, originada por su estado de insuficiencia respiratoria de intensidad variable.

Órganos y sistemas relacionados

La cirrosis hepática tiene consecuencias múltiples sobre el organismo. Además de sus efectos directos e indirectos sobre los procesos metabólicos de síntesis de proteína, albúmina y las consecuentes alteraciones en el suministro de sales biliares en los procesos absortivos del intestino delgado, afecta la piel y los ojos, como parte de su sintomatología, y también puede causar engrosamientos en las puntas de los dedos.

Etiología

La mayoría de las patologías hepáticas y, particularmente, la cirrosis hepática son resultado de lesiones —agudas o de carácter crónicas— producidas en el hígado. Las primeras, con mayores posibilidades de regeneración de las células hepáticas y recuperación y, las segundas, con consecuencias mayores, generalmente irreversibles, dada la destrucción de las células hepáticas y la cicatrización o estado de fibrosis que adquiere el armazón o estructura interna del órgano hepático. Las lesiones hepáticas pueden provenir de diversos factores, aunque algunas veces sus causas pudieran resultar inespecíficas; de acuerdo con los expertos, en México las principales causas de dicho padecimiento son el alcoholismo, las infecciones generadas por hepatitis B y C, los trastornos en el sistema de drenaje del hígado y la esteatosis hepática no alcohólica.

Las lesiones hepáticas causantes de cirrosis son el alcoholismo y hepatitis B y C, como las causas más frecuentes. Asimismo, las toxinas como factores ambientales y/o contaminantes ingeridos a través de la alimentación. Otros son los fármacos, antibióticos, aspirinas y corticosteroides. De igual manera los problemas metabólicos asociados con regímenes alimentarios y modo de vida, o las infecciones virales, por ejemplo, el virus asociado a hepatitis. Finalmente, las alteraciones del sistema inmune, como los ataques del sistema inmunológico a sus propios tejidos.

Manifestaciones clínicas

Ictericia (coloración amarillenta de la piel y zona blanca de los ojos); hepatomegalia (agrandamiento del hígado); ascitis (retención de líquidos en la cavidad abdominal), encefalopatía hepática (estado de confusión y deterioro de la función cerebral debido a la acumulación de sustancias tóxicas en la sangre); sangrado gastrointestinal (hemorragia de venas y váricesenelesófago y estómago); hipertensión portal (presión arterial alta en la vena porta, encargada del transporte de sangre del intestino delgado al hígado); síntomas en la piel (ramificaciones vasculares en cara y pecho, tez de color rojizo brillante y comezón); anomalías sanguíneas (anemia, leucopenia, trombocitopenia y coagulopatía); anomalías hormonales (niveles altos de insulina, pero con poca respuesta a ella, lo que conlleva a niveles altos de glucosa en la sangre), anomalías del corazón y vasos sanguíneos (aumento de frecuencia cardíaca y presión arterial baja ohipotensión).

Síntomas clínicos y metabólicos generales

Fatiga, sensación de debilidad, pérdida de apetito, pérdida de peso, náusea, fiebre, dolor abdominal, esteatorrea, producción de heces grasientas y muy fétidas o pestilentes.

Evaluación bioquímica

Las pruebas de función hepáticas más comunes se realizan en muestras de sangre, las cuales miden los niveles de enzimas y demás sustancias producidas por el hígado, que generalmente incluyen los siguientes elementos:

- Alanina transaminasa (ALT). Superior a 45, significa un daño hepático grave (hepatitis viral, absceso hepático, alcoholismo omononucleosis).
- Aspartato transaminasa (AST). Superior a 40 indica daño hepático, muscular o al miocardio.
- Albúmina. Proteína producida por el hígado. Niveles bajos de albúmina podrían indicar problemas del hígado o los riñones.
- Alfafetoproteína (AFP). Prueba normalmente realizadaen mujeres embarazadas. Proteína producida en el hígado del feto puede ser signo de un defecto congénito o de otroproblema.
- Anticuerpos antimitocondriales: fuente de energía en el interior de las células.
- Indicador de cirrosis biliarprimaria.
- Colesterol total: factor de riesgo cardiovascular y de desnutrición grave.
- Bilirrubina: productos resultantes de la ruptura de la hemoglobina, llamada "bilirrubina, generados por el bazo. Un nivel alto de bilirrubina en sangre puede ser indicador de enfermedad del hígado.

- Deshidrogenasa láctica: enzimas que se encuentran en la sangre y tejidos del cuerpo y que intervienen en la producción de energía en las células.
- Fosfatasa alcalina (FA). Enzimas relacionadas con la coagulación presenteen hígado, las vías biliares y los huesos.
- Gammaglutamil transpeptidasa: indicador de daño del hígado por sustancias tóxicaso alcohol.
- 5'-nucleotidasa: enzima asociada a los canalículosbiliares.
- Sodio sérico: niveles de sodio en suero, implicados en el equilibrio de líquidos.

La concentración o niveles de dichas sustancias son indicadores de las funciones normales —o patologías— del hígado en cuanto a la producción de proteínas y secreción (y transporte) de bilis, además de la presencia y grado de inflamaciones o lesiones hepáticas.

Evaluación clínica

Como en todos los padecimientos, es importante y necesario conocer los antecedentes heredofamiliares, así como los personales, en cuanto a padecimiento y causales de muerte de progenitores, parientes o descendientes. El diagnóstico médico y la valoración nutricional oportuna, apoyada con la evaluación bioquímica son fundamentales. Así, por ejemplo, si los niveles de sodio sérico, o sodio en sangre, están en el rango normal —138 meq/L— es un indicativo de presentar un adecuado manejo de los líquidos; los niveles de albúmina baja refieren la presencia de una hipoalbuminemia severa, un indicador de falla hepática y desnutrición; un nivel de colesterol total bajo refiere un estado de desnutrición, con daños inherentes en relación con el estado clínico que presenta el paciente. Los niveles de AST y ALTson, particularmente, indicadores de un daño hepático grave, con posible estado muscular catabólico a causa del estado de cirrosis alcohólica crónica. Un paciente en estado crónico, además, generalmente presenta ascitis —acumulación de líquido seroso en la cavidad abdominal, o sea en el vientre—, palidez de tegumentos —palidez en la piel—, además de ictericia —amarillentamiento de la piel y las mucosas— y, eventualmente, disnea leve o aguda con sensación de "falta de aire" e insuficiencia respiratoria aguda propias del padecimiento.

Evaluación dietética

Normalmente se trata de pacientes con desnutrición o riesgo de ésta, muchas veces con aparente sobrepeso a causa de su ascitis o acumulación de líquido seroso, dada las complicaciones inherentes del padecimiento. El estado metabólico de desnutrición —generalmente crónica— no sólo deriva de los hábitos "malos" de alimentación del paciente, vinculados a su alcoholismo; sino también, y fundamentalmente, a las alteraciones de la función hepática propias de la anomalía en grado o nivel (Child) que se presenta, y sus efectos malabsortivos dada la disminución de la actividad de la enzima lipasa pancreática a nivel intestinal, así como sus consecuencias sobre la glucogénesis, agravadas por el estado de encefalopatía hepática (grados I, II o III) y los daños neurológicos, mentales y cerebrales propios de dicho padecimiento.

Evaluación funcional

Las pruebas de laboratorio de evaluación bioquímica, la funcionalidad hepática —dependiendo de la gravedad y complicaciones del paciente—, podrían ir acompañadas de pruebas diagnósticas de imagen; por ejemplo: el utrasonido o ecografía utilizando ondas de sonido y pruebas de imagen de medicina nuclear y radioisótopos, entre otras.

Interacción fármaco-nutrimento

Las interacciones con fármacos son diversas, en relación con el avance de la patología y la ingesta de macro y micronutrientes. La prescripción médica evita en lo posible la administración de fármacos sintetizables o metabolizados por el hígado (por ejemplo, un medicamento contraindicado es la aspirina). Las limitaciones en cuanto a síntesis de proteína del hígado sugieren un tratamiento nutricional debidamente ajustado, acorde con el estado nutricional del paciente y su estado catabolismo proteico, así como la ingesta de grasa, dado el estado de esteatorrea frecuente, y la administración de vitaminas D y K, a fin de compensar las dificultades absortivas inherentes de la patología.

Diagnóstico nutricional

El diagnóstico nutricional debe dar cuenta de la dieta habitual del paciente —reportada conforme a la valoración o tamizaje en el hospital—. El paciente con cirrosis hepática y riesgo de neuropatía hepática normalmente presenta un estado metabólico de desnutrición crónica derivado de su malnutrición (generalmente, alimentación alta en grasas saturadas), pero sobre todo, resultado del alcoholismo y de las alteraciones de la función hepática propias de la anomalía en grado o nivel Child-C, y sus efectos malabsortivos, dada la disminución de la actividad de la enzima lipasa pancreática a nivel intestinal, así como sus consecuencias sobre la glucogénesis, agravadas por el estado de encefalopatía y los daños neurológicos, mentales y cerebrales, propio del padecimiento.

Intervención nutricional

En pacientes cirróticos la pérdida frecuente de peso y la desnutrición son principalmente consecuencias de la mala absorción de grasas y vitaminas, así como la pérdida de apetito.

Objetivos nutricionales

Evitar la pérdida de peso corporal y masa grasa, resultado del catabolismo proteico propio de la patología y, en lo posible, lograr un peso cercano a lo ideal y compensar la pérdida de macro y micronutrientes derivada de la mala absorción, así como los estados de ascitis del paciente.

Plan e intervención

El paciente en estado de cirrosis crónica exige una atención cuidadosa e interdisciplinaria, ya que esta condición representa alta morbimortalidad, por lo que, dependiendo del estado particular del paciente, lo más indicado podría ser iniciar con la nutrición parenteral o mixta, hiposódica, sobre todo en casos de ascitis y/o edemas, pero con suministro suficiente de carbohidratos y aminoácidos que contrarreste su estado de desnutrición y, en lo posible, atenúe los efectos propios de la anomalía. La Guía de Referencia Rápida del IMSS (2013d) y la Guía de Práctica Clínica (GPC) consideran a un paciente adulto con padecimientos hepáticos en riesgo nutricional aquel con una "pérdida de peso mayor al 10-15 por ciento por seis meses; un índice de masa corporal (IMC) menor a 18.5 kg/m2 y valoración global subjetiva GradoC".

Cálculo de requerimientos

La ecuación más usada para el cálculo de gasto energético en reposo es la de Harris-Benedict; no obstante, algunos autores (Savino y Patiño, 2016) señalan que ésta "es poco precisa para la estimación calórica del gasto energético en el paciente en estado crítico". Lo ideal en estos casos, como en todos, sería el uso de la calorimetría indirecta, pero a falta de ésta podría recurrirse al cálculo energético basal con la fórmula de Livingston o la ecuación de Mifflin-St. Jeor; aunque consideraría preferible la primera, teniendo en cuenta que la de Mifflin-St. Jeor suele ofrecer mejores resultados en casos de obesidad.

Ecuación de Livingston:

Hombre: 293 x Peso 0.4330 – Edad (5.92) Mujer: 248 x Peso 0.43356 – Edad (5.09)

Otra opción no descartable, a falta de la calorimetría indirecta, podría ser la ecuación de la FAO/OMS u otra variante de Harris-Benedict para casos críticos: GER = (GEB x 1, 1) + (Ve x 32) + (Tm x 140)–5340

GER = (SC x 941)–(Ex 6.3) + (Tm x 104) + (Fr x 24) + (Vt x 804)–4243

Ve= vent. por minuto

Tm= temp. max. En 24 h anteriores Vt= volumen corriente; Fr = frecuencia respiratoria

Actividad física

Se recomendaría actividad física leve y mayor reposo, debido, generalmente, al estado nutricional o riesgos de desnutrición o malnutrición del paciente y las complicaciones inherentes a la patología en cuanto a la síntesis de glucosa y disposición rápida de energía.

Recomendaciones nutricionales para pacientes, monitoreo y orientación alimentaria

- En adultos con cirrosis hepática, la Guía de Referencia Rápida del IMSS (2013d). GPC propone lo siguiente:
- Aportes calóricos totales de 30 a 50kcal/kg/día.
- Hidratos de carbono: 50-60 por ciento; proteínas de 20-30 por ciento (cercano a 1.0-1.5 g/kg/día) y grasas de 10 a 20 por ciento.
- Recomienda evitar las restricciones alimentarias innecesarias.
- Administrar dietas bajas en sodio —menos de 2 g/día— en casos de ascitis y/o edemas.

- Hacer de cuatro a seis tomas al día, incluyendo una antes de dormir con aportes adecuados de hidratos de carbono.
- Suplementar vitaminas A, D, E, K, Zinc y calcio en casos necesarios.
- Ajustar al máximo el tratamiento de encefalopatía, cuando se presente intolerancia a la proteína, considerar aumentar las proteínas de origen vegetal, lácteos y aminoácidos de cadena ramificada.
- Aportar alimentos adecuados para favorecer la masticación y deglución.

En este caso, podría ser muy oportuna una dieta rica en triglicéridos de cadena media —ya que que éstos pueden ingresar directamente en la membrana mitocondrial, ser oxidados en mayor cantidad y con mayor rapidez—, y aminoácidos de cadenas ramificadas, que, al no ser sintetizados en el hígado, sino directamente en los músculos, podrían contrarrestar en un menor tiempo el déficit energético y la desnutrición proteica.

Nutrición enteral y paraenteral en enfermedades gastrointestinales: la enfermedad de Crohn, la colitis ulcerosa y el síndrome del intestino corto

La nutrición parenteral implica el suministro intravenoso de nutrimentos, tanto de macronutrientes —pueden ser proteínas, a través de aminoácidos o hidratos de carbono, y lípidos— como de micronutrientes —electrolitos, vitaminas y minerales— que generalmente se aplican cuando el organismo no puede absorberlos mediante la ingesta oral convencional o enteral, o ésta es insuficiente —como en estos casos, dada la existencia de complicaciones del tracto gastrointestinal que repercuten en la absorción de nutrientes—, y/o la alimentación por la vía normal digestiva esté contraindicada por causas de alguna otra enfermedad o debido al estado crítico o de sepsis y alta demanda energética de pacientes, generalmente en situaciones crónicas de malnutrición o desnutrición —con catabolismo proteico o riesgo de éste— y la necesidad de asegurar su rápido restablecimiento y evitar efectos deletéreos mayores.

La edad del paciente y su estado nutricional previo son factores que deben tenerse en cuenta en el momento de optar por el soporte nutricional parenteral total o mixto. El soporte nutricional adecuado y oportuno es primordial a fin de evitar la desnutrición o revertirla e impedir la pérdida de masa muscular, en el caso de los adultos, y en los niños, no comprometer su desarrollo normal. El propósito principal es la provisión adecuada de calorías y proteínas a fin de prevenir la malnutrición. La vía de elección nutricional inicial es o suele ser la enteral, pero cuando ésta no resulta suficiente o adecuada para cubrir los requerimientos calóricos y proteicos necesarios, la nutrición parenteral total o mixta pasa a ser la alternativa a seguir.

La enfermedad de Crohn es un padecimiento crónico con componentes autoinmunes en que el sistema inmunitario del individuo se confunde y ataca su propio intestino produciendo alteraciones inflamatorias que afectan el recubrimiento del tracto digestivo con consecuencias absortivas del intestino delgado. En estos casos, en general, la nutrición enteral es recomendada a fin de mejorar el estado nutricio de pacientes desnutridos y, en el caso de los niños o adolescentes en etapa de primera línea, cuidar de su normal desarrollo y garantizar la mejor calidad de vida del paciente. La nutrición enteral, como en otras circunstancias, es la primera opción nutricional; la parenteral sólo debe ser utilizada cuando la nutrición oral (enteral) no sea posible. Una de las razones por las que la nutrición enteral —y menos la parenteral— no debería asumirse como tratamiento primario de elección en pacientes con este padecimiento se debe a que induce alteraciones al tratamiento esteroideo. En cuanto a la posible fórmula nutricional, no existe total consenso sobre el uso de la glutamina, aunque se ha demostrado ciertos efectos tróficos específicos de este aminoácido —condicionalmente esencial— sobre el epitelio intestinal y, en ese sentido, posiblemente favorable a pacientes con enfermedad de Crohn; del mismo modo, aún son preliminares las evidencias sobre los efectos positivos de los ácidos grasos n-3 en los trastornos inflamatorios crónicos de dicho padecimiento.

En cuanto a la colitis ulcerosa, enfermedad relacionada con la inflamación de la pared interior del colon —este padecimiento afecta sólo al colon, a diferencia de la enfermedad de Crohn que puede dañar cualquier tramo del intestino delgado— con consecuencias en las condiciones nutricionales del paciente, la nutrición enteral estaría indicada sólo en aquellos pacientes que presentan desnutrición o riesgo de ella y la nutrición parenteral sólo para tratar las deficiencias en pacientes en estado de desnutrición o postoperatorio. La nutrición parenteral está indicada como coadyuvante de otras formas de tratamientos médico y nutricional, y sólo como tratamiento primario en casos de estrés severo o crisis de colitis ulcerosa, cuando la nutrición enteral no es tolerada o hay contraindicaciones para su uso (por ejemplo, en situaciones de megacolon tóxico inminente o establecido, perforación colónica o sangrado colónico masivo, o el paciente presente fístula yuyenal de alto flujo, obstrucción intestinal, íleo paralítico, sepsis intraabdominal, hemorragia digestiva grave o perforación intestinal).

La desnutrición relacionada con la enfermedad o la malnutrición proteínica —pérdida de peso, estado nutricional subóptimo, incluidas algunas deficiencias específicas de micronutrientes— pueden estar presentes en cualquiera de las etapas de la colitis ulcerosa. En particular, la anemia es muy común en estos pacientes, acausade deficiencias de hierro y ácido fólico (vitamina B9), muy necesarios para la maduración de proteínas estructurales y hemoglobina.

El síndrome del intestino corto es un padecimiento asociado a la pérdida anatómica o funcional de una parte del intestino delgado causante de un cuadro clínico de graves alteraciones metabólicas y nutricionales debidas a la reducción de la capacidad absortiva de nutrientes por el intestino, resultado de obstrucción, dismotilidad, resección quirúrgica, defectos congénitos o enfermedad asociada a la pérdida de absorción, caracterizada por la incapacidad de mantener la energía proteica, el balance de fluido, electrolitos y micronutrientes. Una de las causas más comunes de este padecimiento deriva de situaciones de trombosis de la arteria mesentérica superior y los consecuentes daños por falta de irrigación sanguínea. La nutrición enteral debe ser ingresada lo antes posible mientras el paciente la resista, y la parenteral sólo se recomienda en pacientes preoperatorios. Cabe considerar que las consecuencias malabsorsivas son diferentes para los lípidos, que son absorbidos en una longitud más larga del intestino que los carbohidratos y proteínas; por lo que su mala absorción, conocida como esteatorrea, caracterizada por exceso de grasa en las heces, sea más frecuente, y deba ser considerado un tratamiento nutricional rico en grasas saludables y ácidos grasos esenciales. El tratamiento nutricional también debe contemplar la depleción de micronutrientes como el magnesio, frecuente en este padecimiento, así como posibles situaciones de deshidratación y alteraciones electrolíticas.

Nutrición en enfermedades gastrointestinales

¿Qué haría en el caso indicado? Teniendo en cuenta que en el íleon —el tramo final del intestino delgado— es donde se cumplen mayormente las funciones de secreción, motilidad intestinal y, particularmente, se completa el proceso de absorción de nutrientes y líquidos y, especialmente se lleva a cabo la absorción de la vitamina B12 y la mayor parte de las sales biliares, considero que en lo inmediato convendría suplementar al paciente, intervenido quirúrgicamente, con nutrición parenteral, compensatoria y balanceada que incluya vitaminas, sobre todo la B12, minerales y componentes calóricos, a fin de evitar posibles complicaciones derivadas de la mala absorción hasta tanto otras partes del intestino no afectadas realicen cabalmente dichas funciones. La nutrición parenteral inicial podría ser suplida por nutrición enteral y oral, o mixta, tomando en cuenta el tiempo médicamente considerado para dicho proceso adaptativo, quizás de una o dos semanas.

¿Cuál sería la mejor indicación de terapia nutricia en este caso? Pienso que la indicada será la nutrición parenteral, seguida de una nutrición mixta, a fin de evitar lastimaduras de la parte del intestino seccionada; pero, sobre todo, evitar posibles riesgos de deshidratación; también de ascitis, dada la acumulación de líquido seroso en la cavidad peritoneal, y asegurarse de que la menor reciba los nutrientes requeridos y se eviten los riesgos de desnutrición. La absorción de agua y electrolitos tiene lugar en todas las partes del intestino delgado, pero en particular el íleon desempeña un papel importante sobre esta función, así como la de reabsorción de los ácidos biliares. La vuelta paulatina a la nutrición oral o enteral podría ser favorable en el proceso "adaptativo" del intestino; pero deberá tenerse en cuenta dos situaciones contrastantes: una dieta líquida podría ser provechosa dado que facilitaría con menor esfuerzos las funciones de motilidad de dicho segmento intestinal; pero, por otro lado, dado los riesgos de mala absorción, podría considerarse más pertinente una dieta semilíquida en porciones muy pequeñas.

¿Qué nutrientes se vuelven críticos en estos casos? Particularmente la ingesta de grasas saturadas, ya que éstas incrementarían la diarrea y la esteatorrea, ya presente en el paciente. En este caso, podría ser muy oportuna una dieta rica en triglicéridos de cadena media —dado que éstos pueden ingresar directamente en la membrana mitocondrial y ser oxidados en mayor cantidad y con mayor rapidez—, además de alta en aminoácidos de cadenas ramificadas, que, por sus características, podrían contrarrestar en un menor tiempo el déficit energético y evitar los riesgos de desnutrición proteica del paciente.

Patologías de la vesícula biliar y las alteraciones en la digestión de grasas

La vesícula biliar es una víscera en forma ovoide situada en la parte inferior del hígado, que tiene como función almacenar y concentrar la bilis, sustancia acuosa producida por el hígado, requerida en el proceso digestivo. Su secreción se estimula con la digestión, particularmente por la ingesta de alimento con altos contenidos de grasas y proteínas. La bilis intervine en la digestión de las grasas y facilita la absorción intestinal, con lo que favorece el funcionamiento intestinal. La bilis, al actuar en la emulsión de las grasas, permite el correcto accionar de las enzimas, particularmente pancreáticas, y la consiguiente absorción de nutrientes por parte del intestino delgado.

La bilis es una sustancia líquida amarillenta o verde oliva secretada por los hepatocitos, unas pequeñas glándulas del hígado. La bilis desemboca, junto con otras secreciones del páncreas, en el duodeno, en la parte final del estómago y superior del intestino delgado. Su función principal es intervenir en el proceso digestivo como "emulsionante" o "mezclador" de los ácidos grasos provenientes de la alimentación y el estómago una vez realizada la fase gástrica de la digestión. La bilis se compone de sustancias orgánicas, como sodio, potasio, cloro y ácido clorhídrico, y otras orgánicas, como sales biliares, fosfolípidos y colesterol; contiene, además, pigmentos biliares, proteínas y otras sustancias orgánicas excretadas por esta vía, a partir del procesamiento por parte del hígado de ciertos fármacos, hormonas, colorantes y otras sustancias de menor importancia. Las sales biliares son de hecho su componente principal, representando alrededor de 70 por ciento de su peso seco.

Alteraciones

Las sales biliares impactan y rompen los glóbulos de grasa. Pero no sólo favorece la absorción de las grasas, sino que también son importantes en la absorción de las vitaminas D, E, K y A, indispensables en los procesos liposolubles. Además de esta función en el proceso digestivo, cumple un papel no menos importante como vía de excreción de productos resultante de la ruptura de la hemoglobina llamada bilirrubina, generada por el bazo, y neutraliza los excesos de ácido gástrico provenientes del estómago, antes de ingresar al Ileón, la parte más delicada del intestino delgado. Se sabe también que las sales biliares cumplen funciones bactericidas, contrarrestando y eliminando bacterias y parásitos contraídos a través de la ingesta alimentaria no debidamente cuidada.

En este sentido, la función principal de la vesícula biliar es la de conducir la bilis que ha de digerir las grasas, un funcionamiento atípico o patológico de la vesícula biliar (vesícula "doblada", por ejemplo, o cálculos biliares), que obstruya la libre salida de la bilis, comprometería su funcionamiento principal, con consecuencias directas sobre el proceso de digestión y absorción en la fase intestina y, peor aún, en los casos en los que las personas no mantengan los cuidados y controles adecuados en la ingesta de grasas, sobre todo de grasas saturadas de origen animal. La existencia de éstas, como otras patologías inflamatorias o lodo biliar (antesala de cálculos biliares), tendría consecuencias metabólicas a no ser que el paciente se someta a un tratamiento nutricional y dietético bajo engrasa.

Estas patologías, por consecuencia, alterarían la digestión de grasas. Si lo planteamos desde la lógica de los alcances de la prevención primaria, la persona con dichos padecimientos debería adoptar, preferiblemente con el apoyo de un nutriólogo, o en última instancia de manera personal, un régimen nutricional y dietético adecuado que permita subsanar o compensar dicha anomalía, sin comprometer el proceso digestivo básico para el mantenimiento de la salud y la calidad de vida personal; se deben privilegiar ciertos alimentos bajos en grasas saturadas y altos contenidos nutrimentales, y eliminar los que repercuten sobre dicha función biliar.

Tratamiento

En este caso, a modo de ejemplo, se podría sugerir una dieta alta en omega 3, semillas (almendra, nueces, aceite de oliva, etc.), verduras (betabel, zanahoria, brócoli, ajo, etc.), carnes blancas (pollo o pescado), jugos naturales, frutas (limón, toronja, etc.), entre otras, y evitar las carnes rojas o frutas altas en grasa como aguacate, mamey, entre otros.

Nutrición clínica en diabetes y síndrome metabólico

Diabetes mellitus

Concepto

Se denomina diabetes mellitus al grupo de enfermedades metabólicas caracterizadas por hiperglucemia resultante de defectos en la secreción y/o acción de la insulina. La hiperglucemia crónica de la diabetes se asocia con complicaciones a largo plazo, disfunción y falla de varios órganos, especialmente de los ojos, riñones, nervios, vasos sanguíneos y corazón.

Epidemiología

Se encontró que la prevalencia de diabetes en el país pasó de 9.2 por ciento en 2012 a 9.4 por ciento en 2016. Esta tendencia se observa tanto en localidades urbanas (10.5 por ciento en mujeres y 8.2 por ciento en hombres) como en rurales (9.5 por ciento en mujeres, 8.9 por ciento en hombres). Más de 80 por ciento de las muertes por diabetes se registran en países de ingresos bajos y medios.

Etiología

OMS: por lo común es consecuencia de la destrucción de las células beta del páncreas por un fenómeno autoinmunitario que se acompaña de la presencia de ciertos anticuerpos en la sangre. Es un trastorno complejo causado por mutaciones de varios genes, y también por factores ambientales.

Diagnóstico

Se establece por la presencia de los signos clásicos de hiperglucemia y una prueba sanguínea anormal:

- Una concentración plasmática de glucosa 126 mg/dLo bien 200 mg/dL, 2 horas después de haber bebido una solución con 75 g de glucosa.
- Si no aparecen las manifestaciones clínicas clásicas, el diagnóstico se puede efectuar cuando hay sendas pruebas sanguíneas anormales en dosdías distintos.

Diabetes mellitus tipo II y neuropatía diabética

La diabetes mellitus es un trastorno metabólico crónico e irreversible que tiene como principal característica una alta y persistente concentración de glucosa en la sangre, debido a modificaciones o daños en las enzimas pancreáticas responsables de la producción de insulina, que determinan la resistencia de ésta a la utilización de la glucosa procesada por el hígado; al aumento de la producción de glucosa causada por anormalidades que dificultan el metabolismo de los lípidos, o a la existencia de ambas, con las mismas consecuencias. La OMS reconoce la existencia de tres formas o tipos de diabetes: diabetes mellitus tipo 1, también conocido como diabetes "juvenil", que conlleva la casi total destrucción de las células Beta responsables de la producción de insulina por el páncreas; diabetes mellitus tipo 2, el más común, causado por daños irreversibles en los mecanismos de producción y secreción de insulina, resistencia periférica en el metabolismo de la glucosa y/o aumento en la producción de glucosa; y la "diabetes gestacional", desarrollada por las mujeres durante el embarazo y que suele ser transitoria.

La diabetes mellitus tipo 2 se presenta generalmente en personas mayores de 40 años, aunque puede aparecer mucho antes, debido a patrones y hábitos de consumo alimentario; generalmente, aunque no siempre, en situaciones de sobrepeso y, particularmente, de obesidad abdominal. El padecimiento en su estado avanzado se vincula con la aparición de diversas anomalías, daños y complicaciones en el organismo, como la insuficiencia renal, la pérdida de la vista, daños en los vasos sanguíneos, mala circulación sanguínea (sobre todo en las extremidades inferiores), trombosis, enfermedades coronarias e infarto agudo del miocardio y enfermedades del sistema nervioso o parte de él, entre otras.

La neuropatía diabética es un trastorno crónico, con drásticas consecuencias, causado por la diabetes mellitus 2 en su fase prolongada, pero también precoz, que consiste en daños a los nervios de todo el cuerpo del paciente, o en algunos de sus órganos, causante de dolores, hormigueos, adormecimiento de las manos, brazos y pies, pudiendo afectar cualquiera de sus órganos. Se estima que cerca de 60 o 70 por ciento de los pacientes con diabetes llegan a padecer algún tipo de neuropatía. Se sabe, además, que los pacientes con diabetes prolongada son los de mayor riesgo de desarrollar alguna de las formas de esta enfermedad (aunque tiende a afectar también a los jóvenes); característica, además, de los pacientes con dificultades para llevar un control adecuado de sus niveles de glucosa en la sangre, así como aquellos con sobrepeso y/o obesidad abdominal, presión arterial e insuficiencia renal aguda ocrónica. Las causas de la neuropatía diabética son diversas, pero todas asociadas a factores metabólicos desencadenados por la diabetes en etapas crónicas, a la falta de control de los niveles de glucosa en la sangre, así como hiperlipidemia (o niveles altos de lípidos en la sangre), y posiblemente a bajos niveles de insulina, entre otros factores neurovasculares y autoinmunitarios y, particularmente, a los estilos de vida y falta de un control nutricional adecuado de los pacientes diabéticos.

El papel del nutriólogo en el padecimiento de diabetes mellitus

La diabetes mellitus se trata de un trastorno metabólico crónico e irreversible que tiene como principal característica la concentración persistente de glucosa en la sangre debido a modificacioneso daños en las enzimas pancreáticas responsables de la producción de insulina, que determinan la resistencia de ésta a la utilización de la glucosa procesada por el hígado o al aumento de la producción de glucosa derivada de anormalidades que dificultan el metabolismo de los lípidos, o a la existencia de ambas, con las mismas consecuencias. La diabetes mellitus tipo 1, también conocido como diabetes juvenil, conlleva la total destrucción de las células Beta responsables de la producción de insulina por el páncreas y es esencialmente causada por factores hereditarios. La diabetes mellitus tipo 2, la más común, es causada por daños irreversibles en los mecanismos de producción y secreción de insulina, a su resistencia periférica en el metabolismo de la glucosa y/o al aumento en la producción de glucosa; sus causas son multifactoriales, pero esencialmente están asociadas a factores metabólicos, así como a los estilos de vida y a la falta de un controln utricional adecuado y prolongado por pacientes con alto riesgo de padecimientos, debido el estado de sobrepeso u obesidad, y alteraciones conocidas como síndrome metabólico.

En el mundo, sobre todo en América Latina y México, el perfil epidemiológico de la diabetes mellitus, dada su magnitud y tendencias, ha adquirido un carácter de epidemia, que rebasa la capacidad de atención de las instituciones de salud, en cuanto a infraestructura, recursos humanos especializados y, sobre todo, a los altos costos de atención hospitalaria, incrementado además por las complicaciones que desencadena el padecimiento, costos de los tratamientos colaterales, ante la falta de políticas de prevención de mayores impactos en población abierta. La Organización Mundial de la Salud (OMS) estima que en el mundo, en 2014, alrededor de 422 millones de personas padecían diabetes mellitus, magnitud muy superior a los 108 millones de afectados en 1980; en dicho periodo la prevalencia de esta enfermedad casi se duplicó; con mayores niveles de afectación en los países de bajos y medianos ingresos y, particularmente, en las poblaciones en condiciones de pobreza. Con base en las tendencias, se calcula que, en menos de 25 años, dicho padecimiento afectará a más de 592 millones de personas. En América Latina, se calcula que, a comienzos de la década de 2000, la diabetes mellitus afectaba a alrededor de 13.3 millones de persona y que, debido a sus tendencias de crecimiento, en 2030, aumentará a 32.9 millones.

En México, según datos de 2012, 6.9 millones de personas padecían diabetes mellitus. Según la Encuesta Nacional de Salud y Nutrición (Ensanut, 2012), 70 por ciento de la población del país presentaba sobrepeso u obesidad; 30 por ciento de los menores de edad padecen una de estas condiciones, lo que los hace vulnerables a contraer dicho padecimiento. Según datos del Instituto Mexicano de Seguro Social (IMSS, 2015), la diabetes mellitus, junto con las enfermedades cardiovasculares y la obesidad, representaban 11.5 por ciento de la atención o consulta médica en el país. Según la Ensanut, la atención médica en control de la diabetes mellitus se incrementó de 5.3 en 2006 a 24.5 en 2012. En México, la prevalencia de riesgo de sobrepeso y sobrepeso más obesidad en menores de 5 años de ambos sexos creció de 18.8 a 23.8 por ciento y de 26 a 33.6 por ciento, respectivamente, entre 1988 y 2012; los niños en edad escolar de ambos sexos, de 5 a 11 años, presentaron una prevalencia nacional combinada de sobrepeso y obesidad de 19.8 por ciento con sobrepeso y 14.6 por ciento con obesidad. México ocupa actualmente el primer lugar en obesidad infantil a nivel mundial (Rodríguez, 2017).

Frente a ello, cobran mayor importancia el impulso de "nuevos" esquemas de prevención, intervención y control de la diabetes mellitus, con mayor cobertura y acciones específicas. Algunas acciones estratégicas que podrían promoverse desde nuestros espacios profesionales podrían ser:

- Otorgar prioridad a los temas de nutrición y alimentación en los órganos gubernamentales y de gestiones competentes y afines.
- Hacer partícipes de estas políticas a todas las instancias sociales, civiles y gubernamentales, locales y comunitarias del país, garantizando la mayor cobertura y participación ciudadana.
- Incluir la nutrición en la política de desarrollo local, regional y nacional del país.

- Llevar a cabo iniciativas de promoción de la salud; asumiendo que la principal fuente de producción de salud es la comunidad, y no los centros de atención médica ni el hospital.
- Fortalecer los sistemas de salud, sobre todo en las comunidades de bajos recursos.
- Garantizar el acceso a madres, niños y adolescentes a intervenciones y orientaciones nutricionales.
- Ofrecer conocimiento a la población abierta, sobre la problemática del sobrepeso y obesidad de los niños y niñas en el país, sus causas y consecuencias, y orientar a las familias y padres y madres sobre la importancia de garantizar una alimentación en lo posible balanceada para sus hijos.

Considero que, como toda enfermedad, la interrupción del desarrollo o secuencia de acontecimientos que configuran su aparición y evolución, y que conducen al deterioro súbito (agudo) o progresivo (crónico) de la salud de la persona como la diabetes, podría impactarse mediante la intervención oportuna, imponiendo "barreras" a dicho proceso en los niveles de prevención. Asimismo, que no existen políticas lo suficientemente "agresivas" en ese sentido; que concienticen, eviten en lo posible, anticipen, atenúen o aminoren su progreso y, en los casos de padecimiento, eviten el consiguiente mayor deterioro de la salud de los pacientes. El énfasis de los servicios de salud se ha puesto en la atención (la cual es necesaria), con todo lo que ello implica en términos de costo; por lo que es necesario promover esquemas de intervención nutricional anticipada en la población abierta, el cual tiene un costo-ahorrador a mediano y largo plazo.

En los niveles de intervención primaria, deberían promoverse esquemas de fomento de la salud y estrategias de protección específicas, que contemplen medidas económicas, educativas y sociales, como acciones focalizadas; por ejemplo, como se hizo con el consumo del tabaco, indicar en los alimentos el índice glucémico y/o la carga glucémica de ellos y advertir al consumidor sobre los riesgos relacionados con la diabetes.

Convendría, siguiendo este argumento, conocer más sobre el sector agropecuario y promover la comercialización y consumo de alimentos de procedencia natural, en lo posible de elaboración casera, y evitar la ingesta de alimentos procesados con bajos contenidos nutrimentales y calorías "vacías", así como promover el consumo de frutas y verduras de variedades ricas en micronutrientes; además de crear estrategias para que la población de niveles socioeconómicos medios y bajos tengan mayor acceso a alimentos de buena calidad nutricia.

Cabe considerar que no es lo mismo la prevención que promoción de la salud, ya que mientras la primera intenta evitar las enfermedades y preservar la salud; la segunda se encarga de "facilitar" los mecanismos y acciones institucionales conducentes a su mantenimiento y al aseguramiento del bienestar de la persona. Creo que falta mucho avanzar sobre lo segundo, teniendo en cuenta que la salud no es responsabilidad de los sistemas de salud, sino que compete en gran medida a la comunidad. De ahí que sea necesario apoyar iniciativas formales e informales dirigidas a orientar y capacitar a las personas en la puesta en práctica de medidas nutricionales a niveles comunitarios.

Fichas técnicas de intervención nutricional: diabetes mellitus tipo 1, tipo 2 y diabetes gestacional

Diabetes mellitus tipo 1

Objetivos

- Lograr una regulación óptima del metabolismo de los hidratos de carbono, grasas y proteínas, a partir de una dieta nutricionalmente completa y equilibrada.
- Normalizar los niveles de glucemia en sangre.
- Ofrecer los aportes de calorías y nutrientes necesarios.

- Asegurar el peso corporal deseable o cercano a éste, considerando que los pacientes con este padecimiento tienden a enfrentar los efectos del catabolismo graso y proteico.
- Disminuir riesgos de incidencia de complicaciones agudas dado el carácter crónico del padecimiento, particularmente de anomalías macro y microvasculares.
- Evitar cetosis y cetoacidosis o acidosis diabética.

Intervención nutricional

Requerimientos

Energía: el cálculo energético debe realizarse de manera individualizada dependiendo de la condición nutricional del paciente, generalmente afectado por el catabolismo propio del padecimiento y la pérdida sistemática de peso, y de los efectos del tratamiento, generalmente si son pacientes insulino-dependientes. En este caso, para el cálculo de GEB en reposo y el GET diario podría convenir usar la ecuación de Livingston, teniendo en cuenta el probable estado de catabolismo o riesgo del paciente.

Hombre: 293 x Peso 0.4330–Edad (5.92). Mujer: 248 x Peso 0.43356 – Edad (5.09). Pacientes con peso adecuado: 30-35 kcal/kg/día en individuos adultos.

* Si el paciente presentara un bajo peso, como suele suceder, el aporte energético podría ser mayor a fin de contrarrestar el catabolismo y riesgos de desnutrición.

Proteínas: en condiciones normales; es decir, controladas, se recomienda una ingesta de 0.8g/kg de peso/día. La ingesta podría incrementarse alrededor de 15-20 por ciento del total del VET, en casos de catabolismo graso y proteico, y degradación de la masa muscular dada la gluconeogénesis exacerbada, especialmente cuando la insulinización es deficiente. Las proteínas mejoran la respuesta de la insulina a los hidratos de carbono en dichos pacientes; pero valores elevados podrían afectar la situación renal del paciente e incrementar los riesgos de nefropatía diabética.

Lípidos: aportes de 30 a 35 porciento, particularmente en pacientes controlados, se sugiere que menos de 7-10por cientode VET corresponda a grasas saturadas (evitando grasas lácteas, carnes grasas y derivados), minimizar el consumo de ácidos grasos trans y privilegiar, en todo caso, grasas ricas en ácido oleico (aceite de oliva) y ácidos grasos poliinsaturados omega 3, así como reducir el consumo de colesterol a menos de 200 mg/día.

Hidratos de carbono: se recomienda que su aporte esté entre 55-60 por ciento del VET. En estos pacientes, además, la ingesta de hidratos de carbono se debe distribuir adecuadamente en las diferentes comidas y/o ajustar su cantidad a la de la insulina (y tipo de insulina) administrada. El aumento de calorías es primordial para garantizar el peso adecuado y la restauración de los tejidos corporales. Se sabe que una dieta rica en hidratos de carbono tiene consecuencias favorables sobre la sensibilidad tisulara la insulina, mejora el metabolismo intracelular de la glucosa y disminuye la gluconeogénesis; pero se recomienda que, en ningún caso, la suma de hidratos de carbono y lípidos exceda 80por ciento del VET.

Líquidos: las necesidades hídricas del paciente diabético, en general, pueden ser compensadas libremente ingiriendo la cantidad de agua que necesite, sobre todo en pacientes debidamente controlados. Las necesidades pudieran ser mayores a las del individuo sano cuando el control es inapropiado y/o existe poliuria.

Vitaminas y minerales: en los casos en los que se detecten deficiencias específicas, éstas deben ser suplementadas. Por ejemplo, cuando haya deficiencia de cromo, se recomienda una administración de entre 50 y 200 mg/día (elemento presente en el hígado, en germen de trigo y la levadura de cerveza); de zinc, de 15 mg/día para varones y 12 mg/día para mujeres (disponible en carnes y semillas). En estos pacientes son importantes los controles sobre el magnesio, así como de antioxidantes como las vitaminas C y E, además de compuestos fenólicos.

Suplemento o nutracéuticos: la suplementación rutinaria no se recomienda como indispensable, salvo en los casos de deficiencias específicas detectadas. Así, por ejemplo, ante indicios de deficiencias de algún mineral o vitamina, como el magnesio, importante en la oxidación y transporte de la glucosa, o vitaminas como la C y E, así como la vitamina B 9 o ácido fólico en los casos de mujeres en estado de embarazo o lactancia, o en presencia de neuropatía diabética es recomendable la suplementación de las vitaminas B1 y B6, en dosis de 50 mg, éstos podrían ser suplementados. En dichos casos, considerar uso de suplementos como: Systane I Caps multivitaminin, Diabión, Glucerna SR, Novasourse Diabet, entre otros.

Dieta occidental (clásica): proteínas: 10-13 por ciento (o 20 por ciento, en casos de catabolismo); lípidos: 30-35 por ciento y carbohidratos: 55-60 por ciento (eventualmente podría recomendarse hasta 70 por ciento del VCT.

Dieta cetogénica con bajo índice glucémico: lípidos: 35-40 por ciento; proteínas: 15-20 por ciento, y el resto, 40 por ciento o menos, del VCT, carbohidratos de alimentos con índice glucémico menores a 50 (SENPE, 2016).

Implementación: sin contraindicaciones, más que las que pudieran derivar de la insulinoterapia.

Monitoreo

- Monitoreo diario de la glucosa sérica basal y postprandial, manteniendo en lo posible los niveles de glucemia dentro de los rangos normales considerados, ante complicaciones agudas de hiperglucemia o hipoglucemia, y el control de la presión arterial.
- Vigilar la administración de insulina en relación con la ingesta diaria (en las diferentes comidas) y su distribución de horarios, regularidad, composición y cantidad ajustada a la cantidad de insulina administrada.

- Regular la ingesta de proteínas ante eventuales riesgos de lesión renal y de la ingesta de grasa que aseguren un perfil lipídico cardiosaludable.
- Controlar y vigilar el mantenimiento del peso adecuado o cercano a él, ante eventuales estados de catabolismo exacerbado y riesgos de desnutrición.
- Monitoreo de posibles complicaciones asociadas al padecimiento crónico, sobre daños macro y microvasculares, así como presencia de cetosis y cetoacidosis diabética.
- En caso de niños asegurar que el tratamiento nutricional no comprometa su normal crecimiento y desarrollo.

Diabetes mellitus tipo 2

Objetivos

- Realizar una dieta nutricionalmente completa y equilibrada, que aporte las calorías y nutrientes adecuados para mantener el peso ideal o deseable.
- En pacientes generalmente caracterizados por sobrepeso u obesidad, normalizar el metabolismo de lípidos y proteínas, además de disminuir los riesgos de complicaciones agudas y crónicas.
- Evitar la cetosis o degradación muscular y cetoacidosis diabética.

Metas de control

- Hemoglobina glucosilada (HbA1c>7por ciento.
- Normalización de los niveles de glucemia en sangre y evitar la hipoglucemia: en ayuno 90-130mg/dL (plasma); antes de la ingesta: 90-130mg/dL (plasma) o 80-120mg/dL (sangre); dos horas después de comer: >160mg/dL (plasma) o de 150mg/dL (sangre); antes de dormir: 110-150mg/dL (plasma) o 100-140mg/dL (sangre).

- Tensión arterial: >130/80 mmHg.
- Colesterol: LBD >70-100mg/dL y LAD <55mg/dL en mujeres y <45mg/dL en hombres.
- Triglicéridos en ayuno: >150mg/dL.

Intervención nutricional

Requerimientos

En pacientes con diabetes mellitus tipo 2, generalmente caracterizado por su estado de sobrepeso u obesidad o propensión a éstas, la reducción calórica moderada es necesaria para mantener el peso o conseguir su reducción gradual.

Energía: el cálculo energético debe realizarse de manera individualizada, dependiendo de la condición nutricional del paciente; la pérdida de peso es fundamental para el logro de un adecuado control metabólico, por lo que resulta benéfico aplicar 25-30 kcal/kg de peso actual. Si se trata de un paciente en estado o condición de sobrepeso u obesidad, convendría aplicar la ecuación de Mifflin-St. Jeor, la cual ha mostrado mayor consistencia en dichos casos:

Hombre: 10 (Peso) + 6.25 (Talla) – 5 (Edad) +5

Mujer: 10 (Peso) + 6.25 (Talla) – 5 (Edad) – 161.

Pacientes con peso adecuado: 30-35 kcal/kg/día en individuos adultos. En pacientes con IMC de 19-25, no se recomienda ingestas calóricas especiales; pero si fuera mayor, debería acogerse a un plan nutricional individualizado.

Distribución de macro y micronutrientes: en situación o condiciones de control del padecimiento, la distribución energética porcentual recomendada es la siguiente:

Proteínas: en condiciones normales, es decir, controladas, 10 a 13 por ciento del VET, lo que equivaldría a una ingesta de alrededor de 0.8 g/kg de peso/día. La ingesta podría incrementarse a alrededor de 15-20 por ciento del VET. En casos de lesión renal diagnosticada o riesgo de ella, se recomiendan niveles de proteínas de 7-8 por ciento de VET.

Lípidos: aportes de 30 a 35 por ciento, particularmente en pacientes controlados, se sugiere que sea menos de 7-10 por ciento del VET a grasas saturadas (evitando grasas lácteas, carnes grasas y derivados), minimizar el consumo de ácidos grasos trans, y privilegiar en todo caso, grasas ricas en ácido oleico (aceite de oliva) y grasos poliinsaturados omega 3, así como reducir el consumo de colesterol a menos de 200 mg/día.

Hidratos de carbono: se recomiendan entre 55-60 por ciento del VET. Se debe distribuir adecuadamente en las diferentes comidas y/o ajustar su cantidad a la de la insulina (y tipo de insulina) administrada. El aumento de calorías es primordial para garantizar el peso adecuado y la restauración de los tejidos corporales. Se sabe que una dieta rica en hidratos de carbonos tiene consecuencias favorables sobre la sensibilidad tisular a la insulina, mejora el metabolismo intracelular de la glucosa y disminuye la gluconeogénesis, pero se recomienda que, en ningún caso, la suma de hidratos de carbono y lípidos exceda 80 por ciento del VET.

Líquidos: el paciente puede ingerir libremente la cantidad de agua que necesite, sobre todo cuando están controlados. Las necesidades pudieran ser mayores a las del individuo sano cuando el control es inapropiado y existe poliuria.

Vitaminas y minerales: como en el caso de diabetes tipo 1, si se detectan deficiencias específicas, éstas deben ser suplementadas; por ejemplo, si hay deficiencia de cromo se recomienda administrar entre 50 y 200 mg/día (se puede obtener del hígado, germen de trigo y levadura de cerveza); en el caso del zinc, se requieren 15 mg/día para varones y 12 mg/día para mujeres (se encuentra en carnes y semillas). En estos pacientes, también es importante controlar los niveles de magnesio, así como de antioxidantes como las vitaminas C y E, además de compuestos fenólicos.

Suplementos o nutracéuticos: no es indispensable la suplementación rutinaria, salvo en los casos de deficiencias específicas detectadas. Por ejemplo, ante indicios de deficiencias de algún mineral o vitamina, como el magnesio, importante en la oxidación y transporte de la glucosa, o vitaminas como la C y E, así como la vitamina B9 o ácido fólico en los casos de mujeres en estado de embarazo o lactancia, o en presencia de neuropatía diabética es recomendable la suplementación de las vitaminas B1 y B6, en dosis de 50 mg, éstos podrían ser suplementados. En dichos casos, se puede considerar el uso de suplementos como Systane I Caps multivitaminin, Diabión, Glucerna SR, Novasourse Diabet, entre otros.

Dieta occidental clásica: proteínas: 10-13 por ciento (o 20 por ciento en casos de catabolismo); lípidos: 30-35 por ciento y carbohidratos, 55-60 por ciento del VET, aplicable a pacientes con sobrepeso u obesidad con resultados favorables en el corto plazo, de 10 a 24 meses, pero resultados aún controversiales en largo plazo (aún no está total y clínicamente validada).

Dieta cetogénica con bajo índice glucémico: lípidos: 35-40 por ciento; proteínas: 15-20, y el resto, 40 o menos, carbohidratos de alimentos con índice glucémico menores a 50 (SENPE, 2016).

Implementación: sin contraindicaciones, más que las indicadas.

Monitoreo

- Monitorear diariamente los niveles de glucosa sérica basal y postprandial, manteniendo los niveles de glucemia en lo posible dentro de los rangos normales considerados, ante complicaciones agudas de hiperglucemia, eventuales episodios de hipoglucemia y control de la presión arterial.
- Dar seguimiento a un plan alimentario individualizado que permita el control y mantenimiento del peso ideal, adecuado o cercano a éste, y garantice en el corto, mediano y largo plazo la normalización del peso corporal del paciente.

- Regular la ingesta de proteínas, ante eventuales riesgos de lesión renal, y de la ingesta de grasa que aseguren un perfil lipídico cardiosaludable.
- Monitorear posibles complicaciones asociadas al padecimiento, sobre daños macro y microvasculares, presencia de cetosis y cetoacidosis diabética.

Diabetes gestacional

Objetivos

- Proveer una nutrición materna y fetal adecuada y la posterior lactancia.
- Asegurar un consumo de energía y nutrimentos necesarios para cubrir las necesidades del embarazo y ganancia de peso adecuada.
- Mantener un control glucémico óptimo:
  - Glucosa en ayuno: ≤95mg/dL (capilar), ≤105mg/dL (plasmática).
  - Glucosa pospandrial dos horas después: ≤120mg/dL (capilar), ≤130mg/dL (plasmática).
- Normalizar el metabolismo de lípidos y proteínas.
- Disminuir los riesgos de incidencia de complicaciones agudas y crónicas (macro y microvasculares).
- Evitar la cetosis, degradación muscular y cetoacidosis diabética.
- Disminuir los riesgos de incidencia de complicaciones agudas del padecimiento; particularmente de anomalías macro y microvasculares.

Intervención nutricional

Requerimientos

Energía: las necesidades energéticas en pacientes con este padecimiento podrían ser calculadas mediante la fórmula de Harris-Benedict, además de considerar un factor de actividad.

Mujeres: GER=655 + (9.6 x Peso en kg) + (1.7 x Altura en cm) – (4.7 x Edad en años) GET= GEB x (Factor de actividad) + (Termogénesis de los alimentos).

Pacientes con peso adecuado, sus requerimientos energéticos o ingesta respecto a la talla, peso ideal y edad gestacional oscilarán entre 25 kcal/kg/día. IMC > 27 kg/m2: 30 kcal/kg. IMC de 20-25 kg/m2 y con un IMC < a 20 kg/m2: 35 kcal/kg. Se consideran mujeres de riesgo con diabetes gestacional: a mayores o menores de 25 años de edad, en presencia de sobrepeso u obesidad (IMC > 27 kg/m2) e historia familiar de primer grado de diabetes.

Distribución de macro y micronutrientes: en condiciones de diabetes gestacional la distribución energética porcentual recomendada es la siguiente:

Proteínas: 10-20 por ciento del VET, aproximadamente 1 g/kg/día.

Lípidos: 20-30 por ciento. Incremento de grasas monoinsaturadas y < 10 por ciento de las calorías provenientes de grasas saturadas. Reducir el consumo de colesterol a menos de 200 mg/día.

Hidratos de carbono: 45-65 por ciento del VET de hidratos de carbono de bajo índice glucémico.

Líquidos: las necesidades hídricas del paciente diabético en general pueden ser compensadas libremente ingiriendo la cantidad de agua que necesite, sobre todo en pacientes debidamente controlados. Las necesidades pudieran ser mayores a las del individuo sano cuando el control es inapropiado y existe poliuria.

Vitaminas y minerales: las necesidades de vitaminas y minerales del paciente diabético controlado son similares a las del individuo normal, por lo que pueden ser cubiertas con la dieta "normal", variada y equilibrada. En los casos en los que se detecten deficiencias específicas, éstas deben ser suplementadas, por ejemplo, de cromo se recomienda una administración de entre 50 y 200 mg/día (elemento presente en el hígado, en germen de trigo y la levadura de cerveza); de zinc, 15 mg/día para varones y 12 mg/día para mujeres (disponible en carnes y semillas). En estos pacientes son importantes los controles sobre el magnesio, así como de antioxidantes como las vitaminas C y E, además de compuestos fenólicos.

Suplementos o nutracéuticos: la suplementación rutinaria no se recomienda como indispensable, salvo en los casos de deficiencias específicas detectadas. Así, por ejemplo, ante indicios de deficiencias de algún mineral o vitamina, como el magnesio, importante en la oxidación y transporte de la glucosa, o vitaminas como la C y E. En el caso particular de pacientes con diabetes gestacional se suele indicar la vitamina B9 o ácido fólico, al igual que a mujeres en estado de embarazo o lactancia en condiciones normales de salud. En dichos casos, se podría considerar uso de suplementos como: Systane I Caps multivitamin, Diabión, Glucerna SR, Novasourse Diabet, entre otros.

Dieta: la dieta en las gestantes diabéticas no difiere en lo sustancial de la población diabética general. La dieta más próxima a la condición de peso ideal: de 30-35 kcal/kg (aproximadamente 1 700 calorías), correspondería a carbohidratos: 50-60 por ciento de la dieta; proteínas: 15 por ciento, 1.2 g/kg de peso y grasa: 30 por ciento; distribuidos de la siguiente manera: desayuno: 30 por ciento; comida: 30 por ciento; cena: 20 por ciento y colaciones: 10 por ciento (Medina-Pérez et al., 2017).

Implementación

Sin contraindicaciones, más que las posiblemente derivadas o relacionadas con el control del embarazo y las contraindicaciones de fármacos o sustancias no indicables en dicho estado.

Monitoreo

- El tratamiento de la diabetes gestacional empieza con la valoración nutricional y la vigilancia de la glucosa capilar.
- El monitoreo diario de la glucosa sérica basal y postprandial, manteniendo los niveles de glucemia en lo posible dentro de los rangos normales considerados, ante complicaciones agudas de hiperglucemia o hipoglucemia, y controlar la presión arterial.
- Control sobre la evolución temprana del embarazo, con tamizaje en la primera visita mediante glucemia basal o glucemia casual para establecer la valoración inmediata del padecimiento.
- Realizar en la semana 24 de gestación una prueba de tolerancia oral a la glucosa.
- Regular la ingesta de proteínas, ante eventuales riesgos de lesión renal, y de la ingesta de grasa que aseguren un perfil lipídico cardiosaludable.
- Controlar y vigilar el mantenimiento del peso adecuado o cercano a éste.
- Monitoreo de posibles complicaciones asociadas al padecimiento, sobre daños macro y microvasculares y eventuales afectaciones al feto.

Medicamentos en pacientes diabéticos

Sustancia activa	Nombre comercial	Clasificación	Presentación en el mercado	Mecanismo de acción	Interacción fármaco-nutriente	Efectos secundarios
Metformina	Glucophage Dabex Dimefor Glumetza Riomet	Biguanidas	Tabletas o comprimidos de500, 850 y 1.000mg y, recientemente, líquida o jarabe,500 mg/5ml.	Reduce la producción de glucosa por parte del hígado.	La comida reduce su biodisponibilidad y concentración plasmática. Debe evitarse el consumo de alcohol u otros fármacos que la contengan. Se toma con la comida. No se puede usar si se tienen problemas hepáticos o renales.	Diarrea y malestar o calambres estomacales; otros menos frecuentes son náuseas, vómito, dolor abdominal y pérdida de apetito. No provoca aumento de peso.
Gliburida	Diabetaglynase	Sulfonilureas	Tabletas de 1.5mg.	Ayudan a aumentar la secreción de insulina.	Alteran la acción o secreción de insulina, los diuréticos, beta bloqueadores, esteroides, estrógenos. El alcohol acorta la vida media de las sulfonilureas.	Bajo nivel de azúcar en sangre o hipoglucemia y aumento de peso.
Glipizida	Minodiab Glucotrol		Tabletas de 10mg.			
Glimepirida	Aurax zukedibamaryl		Tabletas de 2 y 4mg / 4 mg / 2mg.			
Repaglinida	Novonorm prandin	Meglitinidas	Tabletas de 0.5mg, 1 mg y 2 mg / tableta de 1mg.	Actúa igual que las sulfonilureas, estimula el páncreas para la secreción de insulina, pero su acción es más rápida y la duración del efecto es más breve.	Administrar 30 minutos antes de las comidas (para evitar hipo o hiperglucemia, por desfasaje respecto a la ingesta).	Riesgo de provocar niveles bajos de azúcar en sangre o hipoglucemia, pero menos riesgoso que las sulfonilureas; dolor abdominal y diarrea. Con posibilidad de aumento de peso.
Nateglinida	Starlix		Tableta de 120mg.			

Sustancia activa	Nombre comercial	Clasificación	Presentación en mercado	Mecanismo de acción	Interacción fármaco-nutriente	Efectos secundarios
Sitagliptina Saxagliptina Linagliptina /metformina	Januvia Onglyza Tradjenta duo	Inhibidores DPP-4	Tableta de 25 y100 mg. Tableta de 5 mg. Tableta de 2.5 /500 mg y2.5 /1000 mg.	Incrementan la secreción de insulina, reducen la liberación de glucosa desde el hígado luego de las comidas. Ayudan a reducir los niveles de azúcar en sangre, pero suelen tener un efecto más leve.	No debe usarse la sitagliptina en pacientes con insuficiencia hepática.	Nariz con goteo, infección del tracto respiratorio superior, dolor de garganta, reacciones alérgicas severas raramente (con inflamación de la lengua, garganta, rostro o cuerpo; sarpullido severo). No causan aumento de peso.
Canagliflozina Dapagliflozina	Invokana Farxiga	Inhibidores de SGLT2	Tableta de 100 y300 mg. Tableta de 10 mg.	Actúan evitando que los riñones reabsorban azúcar en la sangre, y en lugar de ello, se excreta en la orina.	No usarse si se tienen problemas renales.	Infecciones genitales por levaduras, infecciones del tracto urinario, incremento del potasio en sangre, aumento de la orina e hipotensión.
FARMACOS INYECTABLES						
Sustancia activa	**Nombre comercial**	**Clasificación**	**Presentación en mercado**	**Mecanismo de acción**	**Interacción fármaco-nutriente**	**Efectos secundarios**
Exenatida Liraglutida	Byetta bydureon Victoza	Agonistas del receptor de GLP-1	Suspensión 5 y10 mcg /Solución 2 mg /pluma Solución 6 mg/ml.	Incrementan la secreción de insulina. Desaceleran la digestión y ayudan abajar los niveles de azúcar en sangre.	Uso asociado a una cierta pérdida de peso. No se recomienda para su uso aislado. Retrasan el vaciado de alimentos del estómago y promueven la saciedad.	Entre los efectos secundarios incluye náuseas, jaqueca, hipoglucemia, diarrea y mayor riesgo de pancreatitis.
TRATAMIENTO CON INSULINA						
I. Glulisina I. Lispro I. Asparta I. Glargina I.Detemir I. Isófana	Apidra Humalog Novolog vial Lantus Levemir Humulin N Novolin N	Tratamiento con insulina	Solución 100Ul/ml.	Controlar el azúcar en sangre en personas con diabetes tipo 1 (condición en la que el cuerpo no se genera insulina y, por lo tanto, no puede controlar la cantidad de azúcar en la sangre) o en las personas que tienen diabetes tipo 2.	Tratamiento de adultos, jóvenes y niños a partir de 6años con diabetes mellitus que precisen de insulina. Administración de acción rápida no más de 15 minutos antes de comer.	Hipoglucemia o niveles bajos de glucosa (menores a 70mg/dL) pueden ser provocados por dosis excedidas de insulina; alteraciones en la piel; puede presentarse hinchazón, enrojecimiento e irritación, así como aumento de peso y estreñimiento.

Fuente: elaboración propia.

Suplementos naturales (no procesados) en pacientes diabéticos

El paciente diabético debería conocer y, en lo posible, incorporar suplementos naturales en la dieta cotidiana, debido a sus propiedades terapéuticas en el cuidado y control de la diabetes; entre los que cabe mencionar algunas frutas, verduras, semillas, granos, raíces y tubérculos, así como hongos comestibles.

Frutas, semillas y granos

Cítricos (toronja, naranja, limón, mandarina, etc.).	Ideal para reducir los niveles de glucemia en sangre; el zumo contiene naringina y neohesoesdrina indispensables en el tratamiento de enfermedades vasculares.
Frutos silvestres	Altos en antioxidantes, las vitaminas y la fibra.
Moras	Como fruta o vino, favorece la inhibición de enzimas alfa-milasa y alfa-glucosidasa favoreciendo el equilibrio de los niveles de glucosa en la sangre.
Arándanos	Estudios muestran que reduce el riesgo de desarrollar diabetes.
Fresas	Activan proteína Nrf2 y previene el riesgo de padecer diabetes y otras enfermedades.
Uvas	La semilla de la uva contiene flavonoides, la cual protege el tejido pancrático de los daños por la diabetes tipo 2.
Ciruelas	Antocianinas, catequinas y ácidos clorogénicos que ayudan a disminuir los efectos inflamatorios de la enfermedad.
Nueces	Aportan gran cantidad de grasas saludables.
Avena y salvado	Ideales para incluir en la dieta de un diabético.

Verduras, legumbres, tubérculos, raíces y hongos comestibles

Legumbres	Alto contenido de fibra, magnesio y potasio.
Hortalizas de hojas verdes (espinacas)	Excelente fuente de vitaminas, minerales y fibra; aporta pocas calorías y no contienen almidón ni grasas.
Verdolaga	Se ha demostrado su importancia favorable en la captación de glucosa en las células y el retardo del transporte de la glucosa desde el intestino hacia la sangre, evitando cambios bruscos en los niveles de glucemia.
Ajo	Crudo o en cápsulas, contiene alicina, sustancia que estimula el sistema inmunitario y contribuye a la circulación sanguínea.

Cebolla morada	Algunos estudios muestran que su consumo en alrededor de 100 g tiene efectos significativos en la glucemia en sangre.
Camote	Tubérculo con bajo índice glucémico, con contenido de magnesio, reconocido como uno de los mejores productos para la diabetes.
Jengibre	Contribuye a disminuir la glucemia en sangre.
Cúrcuma	Contiene curcumina, un compuesto con efectos benéficos para pacientes diabéticos.
Setas	Fuente de vanadio, perteneciente al grupo de los metales de transición.

Fuente: elaboración propia.

Uso y recomendaciones de productos o suplementos especializados para pacientes diabéticos

Atendiendo al cuestionamiento sobre la conveniencia del uso y recomendaciones de productos o suplementos especializados para pacientes diabéticos (fórmulas poliméricas, entre otras), mi postura es favorable a su uso, considerándolos como lo que en realidad son: suplementos o nutrimentos que se añaden o agregan de manera "complementaria" a la alimentación—compuestos de vitaminas, minerales, etc.—, pero que no sustituyen ni reemplazan a la dieta normal, convencional y debidamente balanceada recomendada para los pacientes con este padecimiento. En cierto modo, los estudios científicos sobre los beneficios del consumo de dichos suplementos —similar al consumo de edulcorantes no calóricos— no son concluyentes; no obstante, en México, como en muchos países, en los últimos años han proliferado dichas fórmulas farmacéuticas, así como el consumo "libre" por pacientes diabéticos, dados sus efectos "funcionales" en el control y regulación de los niveles de glucemia sérica.

Los pacientes diabéticos, sobre todo en los casos no debidamente controlados y/o con complicaciones inherentes a la enfermedad, suelen descompensar su metabolismo sobre diversos macro y micronutrimentos, por lo que, recurriendo a estos recursos nutricios, podrían ser revertidos y normalizados. De ahí que sea importante conocer la variedad de suplementos nutricios disponibles y saber indicarlos conforme a sus contenidos específicos y el diagnóstico particular de cada paciente; sobre todo que sean administrados por un nutriólogo o profesional competente de la salud, cuidando debidamente la cantidad o dosis y la duración del tratamiento. Es importante estar consciente de que cada paciente tiene necesidades distintas asociadas a múltiples factores. Por ejemplo, se sabe que el cromo tiene la capacidad de actuar como un importante regulador de la glucosa, que favorece el metabolismo de las grasas y carbohidratos, estimula la síntesis de ácidos grasos y colesterol y, particularmente, ayuda a potenciar el funcionamiento de la insulina y la entrada de la glucosa en las células; pero se sabe también que un exceso de cromo en el organismo podría conllevar efectos adversos, como anemia, fallos renales, problemas hepáticos, entre otros. La prescripción de los suplementos debe hacerse sobre los más indicados, conforme a sus contenidos, en dosis, cantidades y duración requeridas por el paciente.

Considero, además, en relación con lo anterior, que si bien los suplementos nutricionales pudieran parecer óptimos en pacientes diabéticos con sobrepeso u obesidad, debido a sus bajos niveles de carbohidratos y densidad calóricas, no es recomendable considerarlos como parte esencial del tratamiento estándar para la pérdida de peso sin conocer los demás requerimientos y necesidades nutricionales del paciente, su estado de salud general, o su edad, por ejemplo, y sus hábitos alimenticios y modos de vida; valoración y supervisión que sólo puede realizar un profesional competente, sea un nutriólogo u otro especialista de la salud; teniendo en cuenta, además, sus posibles interacciones con medicamentos propios de su tratamiento médico. En síntesis, es conveniente que su administración se indique con los controles precisos, sólo cuando se detecte o diagnostique una deficiencia específica asociada al padecimiento o complicaciones de éste, pero no como parte del tratamiento nutricional cotidiano que intente suplir la dieta balanceada recomendada en dichos pacientes.

Usos de los índices glucémico (IG) y de carga glucémica (CG) en pacientes con diabetes mellitus

En primera instancia, cabría destacar la importancia que tiene tanto para el profesional de la salud, en general, como para el paciente, conocer las características de los alimentos (o grupo de éstos) y el cálculo de hidratos de carbono en el plan nutricional recomendado, teniendo en cuenta que el tratamiento nutricional ha demostrado ser efectivo en la prevención y en el control de la glucemia en las personas con dicho padecimiento.

El índice glucémico (IG) considera la cantidad de hidratos de carbono (HCO) que contiene un alimento determinado y su impacto inmediato sobre los niveles de glucosa o glucemia en la sangre. Dicho índice mide la capacidad que presenta un alimento de elevar la glucosa en sangre después de su ingestión. El cálculo se realiza con una cantidad tal de alimentos que contenga, por ejemplo, 50 gramos de HCO, comparado con la ingesta del mismo gramaje de glucosa (nutriente de referencia). La clasificación se establece con base en un nutriente de referencia —generalmente glucosa o, eventualmente, pan blanco—. A partir de estos criterios, se han construido tablas o listas amplias nacionales (Sistema Mexicano de Alimentos Equivalentes e IMSS) e internacionales de clasificación de los alimentos, considerando a aquellos con IG alto, entre 100 y 70 (por ejemplo, pan bagel, pan blanco, donas, arroz instantáneo, pasteles, galletas, tortillas de maíz, entre muchos otros); con IG medio, entre 69 y 56 (pan de trigo integral, arroz blanco, etc.) y menor de 55 (arroz integral, cacahuates, etcétera).

Esa información es de utilidad, si consideramos que la ingesta de alimentos bajos en IG es beneficiosa para las personas con diabetes mellitus, debido a que tienen una menor respuesta o impacto en la glucemia. De ahí la importancia de que el paciente conozca dichas tablas y las tenga como guía en su alimentación cotidiana. No obstante, la utilidad de dicho índice ha sido largamente puesta en cuestión debido a los siguientes factores: 1. Los diferentes efectos o respuestas en la insulina de distintos pacientes; el IG de un mismo alimento puede variar de una persona a otra; 2. Dicho índice se refiere a un alimento en particular y, en ese sentido, puede ser útil, pero limitado, al perder valor "discriminador" cuando se combinan con otros alimentos (con fibras dietéticas, por ejemplo); normalmente una persona consume al mismo tiempo varios alimentos y ello afecta la absorción de los HCO, y 3. En el IG influye también el tratamiento físico de los alimentos (por ejemplo el tiempo y temperatura de cocción), así como su forma de procesamiento físico (entero, molido, etcétera).

El IG es un indicador de la rapidez o impacto con que los HCO de un determinado nutriente se transforman en glucemia. Pero, además, y quizá sea ésta la limitación principal, el IG no considera la cantidad total de HCO consumida, de ahí que el impacto no sea exacto, y su valor es sólo indicativo. No indica la cantidad de HCO contenida en una porción determinada de un alimento. La CG, a diferencia del IG, es una manera más exacta de medir el impacto de la ingesta de HCO sobre la glucemia en sangre. Es más completo que el IG aislado, ya que contempla la cantidad de HCO contenido en una ración de un determinado nutriente. A diferencia del IG, la CG sí tiene en cuenta el tamaño o cantidad de la ración de alimentos a consumir; por lo que es una medida más "exacta" sobre su impacto en la glucemia. La cantidad de alimentos que ingiere el paciente es el principal determinante de la hiperglucemia posprandial, afectada por el IG del alimento y la ración y/o cantidad de la ingesta. De ahí que sea necesario conocer tanto los valores del IG como de la CG para saber el efecto del nutriente sobre la glucemia en sangre. Un ejemplo: el carbohidrato de la sandía es alto; pero no hay mucha azúcar en una porción de ella, ya que la mayor parte es fibra y agua, por lo que su impacto sobre la glucemia resulta ser bajo. Cuenta el tamaño de la ración a ingerir; aunque existe correlación entre el IG y la CG de los alimentos. Se asume que los alimentos con CG alta presentan valores de más de 20 (por ejemplo, pasas, galletas de trigo, macarrones, cereales azucarados); con CG media, entre 11 y 20 (miel, pan, papas hervidas, etc.) y CG baja, 10 o menos (pan multicereales, piña, cereales con fibras, naranja, manzana, lentejas, etcétera).

En principio, la CG de una dieta podría calcularse sumando las CG de todos los alimentos consumidos; aunque no necesariamente sea así, si se tiene en cuenta el posible "efecto combinado" o la interacción entre alimentos. Así, por ejemplo, una dieta baja en CG se puede lograr eligiendo raciones pequeñas de alimentos altos en HCO, pero de bajo IG, u obtener una dieta baja en CG con alimentos altos en grasa, altos en proteínas y bajos en HCO. De ahí que la formulación de un tratamiento nutricional, la "selección" de alimentos no debe hacerse exclusivamente con base en la CG que éstos tengan, sino que deben tomarse en cuenta otras cualidades como la densidad energética y los tipos de grasas. Una limitación de la CG es que, al igual que el IG de un alimento aislado, sólo mide el impacto de un solo alimento en la glucemia en sangre, o sea, cómo afecta ese solo alimento nuestra glucemia después de ingerirlo.

De lo anterior, se deriva la utilidad —aunque limitada— del IG y la CG, en la concepción de un tratamiento nutricional integral y completo; no obstante, de lo planteado se deriva la importancia que tiene para el paciente conocer más sobre la alimentación que más le beneficie a partir de las tablas o listas de ambos valores, en el caso de México muy completas y variadas en alimentos de consumo popular cotidiano.

Uso de edulcorantes no calóricos en pacientes diabéticos

Un edulcorante refiere a todas las sustancias (procesadas o de origen natural) que produce un sabor dulce; de ahí que existan edulcorantes calóricos (glucosa, maltosa, sacarosa, fructosa, lactosa, etc.) y no calóricos (sacarina, ciclamato, aspartamo, sucralosa, acesulfamo y estevia, de comercialización muy reciente y de origen natural), que no aportan energía, pero que proporcionan sabor dulce (algunos de ellos inclusive más dulces que los calóricos), por lo que tienen un menor (o nulo) impacto en los niveles de glucemia en sangre.

Normalmente, los profesionales de la salud se apegan a la normativa oficialmente reconocida. Sobre ello, la Norma Oficial Mexicana NOM-015-SSA2-1994, referida a la prevención, tratamiento y control de la diabetes, señala que: "Los edulcorantes nutritivos aportan energía a la dieta e influyen sobre los niveles de insulina y glucosa", pero "los edulcorantes no nutritivos son endulzantes potentes, su aporte energético es mínimo y no afectan los niveles de insulina o glucosa sérica"; de ahí que reconozca que dichos edulcorantes representan una alternativa para quienes, a causa de la diabetes, necesitan moderar su consumo de azúcar. ¿Cuál es la postura de la Federación Mexicana de Diabetes (FMD)? Muy similar. Congruente con la citada norma, no los desautoriza, los acepta como una alternativa válida, al considerar que "los edulcorantes no calóricos son recomendados para el consumo de las personas con diabetes debido a que no afectan los niveles de glucosa en sangre y no presentan riesgo para la salud". La FMD "está de acuerdo en que la población con diabetes consuma edulcorantes no calóricos, pues representan una alternativa segura como parte de una alimentación adecuada y controlada..." (FMD, 2014). En pacientes diabéticos, queda así prescrito su uso. No obstante, la normatividad mexicana introduce reservas y precauciones en el caso de los niños; de ahí que el Instituto Nacional de Salud Pública no aconseje el uso de estos tipos de edulcorantes en menores, "debido a la falta de evidencia sobre su inocuidad cuando el consumo se inicia en edades tempranas"; en dichos casos, además, es deducible de sus efectos el hecho de que pudieran comprometer el desarrollo normal de un niño o adolescente.

Las reservas se refieren particularmente a los casos de diabetes con complicaciones, debido a sus efectos sobre el control de la glucemia en sangre (sugiriendo el consumo en pequeñas cantidades y periodos relativamente cortos), de ahí sus ventajas relativas y beneficios; y diría que queda a criterio del nutriólogo considerarlos o no indispensables para la normalización del peso; pero, en mi opinión, no contemplaría ni recomendaría su consumo como parte del tratamiento nutricional estándar para, por ejemplo, los casos de pacientes sanos, normales, libres de este padecimiento.

Las discrepancias científicas sobre su uso aún subsisten, por lo que no es trivial que aún prevalezca la desconfianza entre los consumidores. En particular, como tratamiento coadyuvante para reducir el sobrepeso y la obesidad, prevalece la falta de consenso científico e, incluso, algunos estudios (recientes) han llegado a la conclusión de que sus efectos podrían ser adversos. Según Edwards et al. (2016), "el papel asumido de los edulcorantes no nutritivos para ayudar a perder peso no está probado". Los hallazgos sobre sus efectos, virtudes, ventajas y desventajas son muy divergentes, incluso eventualmente contradictorios. En un estudio realizado en el Weizmann Institute of Science (Israel), publicado en *Nature*, en el que se relacionó el uso de estos aditivos con cambios en la flora intestinal, se mostró que su consumo, al menos en algunas personas, provoca "intolerancia a la glucosa, una fase previa a la diabetes en la que hay una mayor concentración de azúcar en la sangre, y alteraciones metabólicas relacionadas con la obesidad"; o sea que tuvo un "efecto contrario" al que se pretendía conseguir (Prats, 2014).

En otras investigaciones se llegó a plantear, por ejemplo, que el edulcorante no calórico podría tener consecuencias sobre el apetito y por consiguiente un efecto adverso sobre el peso corporal; lo primero, en cierto modo descartado (Durán et al, 2013); o que generan alteraciones en la microflora intestinal, con aumento en la expresión de los transportadores implicados en la absorción de la glucosa, facilitando la absorción y el metabolismo de los azúcares ingeridos y, por consiguiente, incidiendo en el aumento de peso.

¿Tienen o no efectos metabólicos los edulcorantes no nutritivos o son sustancias inocuas? Según lo que sostienen algunos estudios recientes sí los tienen; e incluso, contradictorios a lo esperado. Roson et al. (2017), en un estudio realizado en el marco del Grupo de Estudio de Diabetes de la Asociación Argentina de Dietistas y Nutricionistas Dietistas

(AADYND), sobre el consumo de bebidas endulzadas artificialmente con edulcorantes no nutritivos y su relación con el desarrollo de síndrome metabólico y diabetes mellitus tipo 2, concluyo demostrando "que los edulcorantes no nutritivos no son sustancia metabólicamente inertes y que hay evidencias que sugieren que las BEA (bebidas endulzadas artificialmente) no son completamente inocuas". Este planteamiento coincide con el de Pepino (2015), para quien, a partir de su estudio, plantea que "hasta hace poco, la creencia general era que los edulcorantes no nutritivos eran sustitutos saludables del azúcar porque proporcionan un sabor dulce sin calorías ni efectos glucémicos. Sin embargo, los datos de diversos estudios epidemiológicos han encontrado que el consumo de los NNSs (Non-nutritive sweeteners), principalmente en refrescos de dieta, se asocian con un mayor riesgo de desarrollar obesidad, síndrome metabólico y diabetes tipo 2". Las NNSs supuestamente "inactivas metabólicamente", al tener poca o ninguna caloría, podrían promover desregulaciones metabólicas contrarias a lo esperado.

Los riesgos pueden ser diversos, aunque aún son parte de un debate no concluido, sobre los que existen hallazgos en la investigación en distintos sentidos. ¿Qué hacer? En el caso de los pacientes diabéticos, dada su importancia en el balance energético y el control de la glucosa sérica, la ingesta de edulcorantes no calóricos está prescrita, por lo que puede ser recomendada; pero será más segura si se administrara cuidadosamente en cantidades y dosis moderadas y periodos no prolongados.

El paciente dialítico y la intervención nutricional

La diálisis, trátese de hemodiálisis o diálisis peritoneal, es la única o última solución posible a la que recurren los pacientes con problemas de insuficiencia renal crónica para realizar de manera mecánica el proceso de filtrado glomerular de toxinas y desechos de la sangre que los riñones no pueden hacer de forma adecuada. En el caso de la diálisis peritoneal se usa el revestimiento del abdomen o membrana peritoneal para llevar a cabo dicho proceso. El mecanismo, que técnicamente parece sencillo, no está exento de complicaciones, debido también a los riesgos de la enfermedad y al estado en que generalmente llega el paciente. Los pacientes con insuficiencia renal son de alto riesgo nutricional y, como tales, demandan atenciones especiales y especializadas para enfrentar los problemas de malnutrición. Cualquier persona, a causa incluso de un accidente o resultado de un daño medicamentoso, podría sufrir de insuficiencia renal; pero las de mayor riesgo son las que padecen diabetes e hipertensión arterial, en ambos casos no adecuada y debidamente controladas.

Normalmente, en los pacientes en fase de prediálisis el aporte energético y proteico es limitado; en los casos de insuficiencia renal aguda de entre 30 y 40 kcal/kg de peso corporal y 0.8 y 1.0 g/kg del peso ideal, respectivamente, y en los casos de insuficiencia renal crónica, se recomienda dietas controladas en proteínas de entre 0.75 y 1.0 g/kg/día. En los pacientes en fase de diálisis peritoneal diaria, estos valores suelen variar, con aportes mayores de proteínas. No obstante, en cualquiera de los casos, las restricciones colocan al paciente en un entorno limitado y de riesgo nutricional. La diálisis peritoneal tiene un efecto positivo, pero también consecuencias inherentes al proceso y relativas a ciertas características anatómicas y fisiológicas del propio paciente. El paciente pierde proteínas en el proceso de diálisis, en parte causado por la distensión abdominal que le produce el líquido peritoneal de la diálisis, pérdida inherente a la técnica seguida, pero que también depende de la permeabilidad peritoneal de cada paciente. De ahí que, por lo menos hasta que el paciente alcance cierta estabilidad nutricional, dada además su condición previa en la fase de prediálisis y a la pérdida de proteínas a causa de ésta, podría incluso agravar sus condiciones de malnutrición.

La necesidad de mayores aportes proteicos y calóricos es consecuencia de los desajustes de la propia enfermedad. Además de lo anterior, en cuanto a la pérdida de proteínas en el proceso de diálisis, tanto en los casos de insuficiencia renal aguda como en la crónica, dadas las limitaciones de funcionalidad glomerular, tabular y endocrinal de los riñones y su incapacidad de filtración y depuración de los desechos metabólicos, se produce una elevación de sustancias nitrogenadas en el plasma sanguíneo, como la urea y otras, que precisan de una ingesta mayor de proteínas para ser compensadas y mantener el balance nitrogenado neutro que requiere el organismo.

Cabe indicar, además, que gran parte de las proteínas perdidas a causa de la enfermedad y el proceso de diálisis peritoneal corresponde a albúmina, y que el organismo responde a esta pérdida aumentando la síntesis hepática de ésta, disminuyendo el catabolismo (con el consiguiente debilitamiento); pero que al recurrir a este "recurso", de no ser compensado con la ingesta adecuada de proteínas, sus niveles caen y los riesgos de desnutrición proteica se agravan. Adicionalmente a ello, si no hay suficiente ingesta calórica para la producción de energía, el metabolismo se desvía hacia la "neoglucogénesis", consistente en la degradación de los aminoácidos y proteínas propias del organismo, agravando aún más las condiciones nutricionales del paciente. Otras dificultades, propias de la enfermedad (y/o del paciente) como la presencia de anorexia (a causa de diálisis deficientes, aunque no necesariamente), vómito o, inclusive, la sensación de plenitud causada por la distensión abdominal que produce el líquido de la diálisis, con la consiguiente disminución del apetito, complican el aseguramiento de una ingesta nutrimental proteica y calórica adecuada que aumente el catabolismo del paciente y evite su malnutrición.

Nutrición clínica en enfermedades cardiológicas

Fisiopatologías del sistema cardiovascular. El tratamiento nutricional

Las enfermedades del sistema cardiovascular encabezan las estadísticas de morbilidad y mortalidad en el mundo. En México, según la Encuesta Nacional de Salud y Nutrición (Ensanut) (INSP, 2016), uno de cada cuatro mexicanos padece hipertensión arterial, con mayor prevalencia entre la población adulta mayor; se estima, igualmente, que más de 750 000 pacientes padecen insuficiencia cardíaca y que "el problema va en aumento", con una afectación promedio de alrededor de 75000 pacientes adicionales cada año, y un incremento notable del índice de pacientes con infartos cardíacos, que según el Registro Nacional de Síndromes Coronarios Agudos (Renasia, 2016), aumentó en 50 por ciento, al pasar la cifra de 29 000 a 90 000 defunciones por dicha causa en los últimos 14 años (*Excélsior,*2017).

Las investigaciones sobre el metabolismo de pacientes con estas anomalías, particularmente de la insuficiencia cardíaca, cobran gran importancia (Hernández y Patiño, 2012), así como el estudio y conocimiento sobre los procesos de intervención nutricionales para, en lo posible, evitarla o, en todo caso, ofrecer una mejor calidad de vida a los pacientes con alguna de estas afectaciones.

Hipertensión arterial

La hipertensión arterial es una enfermedad crónica del sistema cardiovascular, consistente en el aumento de la presión sanguínea, y cuando ésta resulta "crónicamente elevada" compromete y aumenta los riesgos del paciente de presentar otros padecimientos cardiovasculares, como las enfermedades coronarias, los accidentes cerebrovasculares, la insuficiencia cardíaca, aguda o crónica, y los infartos cardíacos, entre otros; pero también enfermedades vasculares periféricas, que implican daños u obstrucciones en los vasos sanguíneos alejados del corazón, así como enfermedades o daños renales, como la insuficiencia renal, caracterizada por la pérdida de capacidad de dichos órganos de filtrar adecuadamente las toxinas y otras sustancias de desecho de la sangre. Clínicamente, la hipertensión es considerada como el estado en el que el paciente presenta niveles de presión sistólica de 140 mmHg (expresada en milímetros de mercurio) o más y la diastólica de 90 mmHg o superior.

Insuficiencia cardíaca

La insuficiencia cardíaca refiere al síndrome clínico caracterizado por un estado de disfunción multisistémico, en el que la afectación al corazón reduce su gasto cardíaco o capacidad de bombeo de la sangre a la intensidad, volumen y ritmo adecuados conforme a las necesidades y requerimientos del organismo; que dependiendo de su estado o nivel, agudo o crónico, es acompañado de sobreactividad neuro-humoral o neuro-endocrinal y de anormalidades celulares, como fibrosis y apoptosis —necrosis o muerte celular, propios de los procesos de estrés oxidativos—, que conlleva a un progresivo deterioro del corazón y la muerte del paciente (Hernández y Patiño, 2012). La insuficiencia cardíaca es generalmente el resultado final de las enfermedades cardíacas primarias y el creciente daño del corazón.

La insuficiencia cardíaca es una enfermedad vinculada a las condiciones nutricionales del paciente en doble sentido: por un lado, las enfermedades cardiovasculares en general se asocian a la obesidad y sobrepeso y, por otro, el paciente con insuficiencia cardíaca se ve "sobre afectado" en su estado nutricional, debido a las consecuencias de las características clínicas de la enfermedad que, entre otras afectaciones, genera disnea —una sensación o estado de ahogo en la respiración—, fatiga y debilitamiento, algunas veces con anorexia, náuseas y dolor abdominal (Gutt, 2007); además, en los casos de mayor agravamiento, se presenta ascitis —o acumulación de líquido en la cavidad peritoneal— y, ligado a ello, el desarrollo de edemas periféricos o hinchazón en los tobillos, pies y piernas. Los casos de insuficiencia cardíaca crónica pueden desencadenar en un estado de caquexia cardíaca, caracterizado por una marcada disminución de la masa corporal y la abrupta pérdida de peso por parte del paciente.

Infarto de miocardio

El infarto de miocardio, conocido también como ataque al corazón, ataque cardíaco o simplemente infarto, refiere a la muerte o necrosis celular cardíaca causada por la isquemia o falta de circulación sanguínea y la consiguiente falta de oxigenación provocada por la interrupción coronaria, que al impedir al corazón recibir adecuadamente sangre de su propio aparato vascular produce el daño o lesión del miocardio, o parte de éste; es decir, la necrosis o el infarto. El infarto de miocardio es la principal causa de muerte tanto en hombres como en mujeres en todo el mundo; vinculado a otras enfermedades del sistema cardiovascular y otros factores de riesgos, como la arterioesclerosis y enfermedades coronarias, así como a la edad de las personas y, particularmente, a los modos, situaciones y hábitos de vida; a la obesidad, frecuentemente ligada a éstas; a la hipercolesterolemia —o elevados niveles de colesterol en la sangre—, y al tabaquismo, el consumo excesivo de bebidas alcohólicas y a los altos niveles de estrés.

Intervención nutricional

La intervención nutricional resulta, en cierto modo, coincidente en las tres anomalías del sistema cardiovascular, con algunas particularidades, énfasis y restricciones alimentarias. En términos generales, se trata de disminuir el trabajo o gasto cardíaco reduciendo la carga del volumen y peso seco del paciente, así como de generar las condiciones metabólicas que hagan posible las mejoras en su condición de salud. Se sabe que, en uno u otro sentido, determinados nutrimentos tienen efectos independientes o combinados sobre la presión arterial (Valero, 2013), la insuficiencia cardíaca, el infarto de miocardio y, en general, sobre las demás enfermedades cardiovasculares.

- Es sabido que el exceso de sodio en la ingesta alimentaria generalmente contribuye al incremento de la presión arterial, dado el aumento de la constricción y la resistencia vascular; además, favorece la retención de líquidos en el organismo, con el consiguiente aumento del gasto (o esfuerzo) cardíaco. De ahí que, aun cuando el consumo de sal no necesariamente tenga las mismas consecuencias en todas las personas, resulta favorable la recomendación o prescripción a pacientes hipertensos o con insuficiencia cardíaca una dieta hiposódica, baja o muy baja en sal (cloruro de sodio), así como restringida de nutrientes procesados con conservadores producidos con base en sodio.
- El sobrepeso y la obesidad son factores asociados con la hipertensión arterial. Si bien clínicamente los mecanismos por los cuales estos padecimientos, sobre todo la obesidad abdominal, contribuyen al aumento de la presión arterial, sus causas son multifactoriales; de ahí que, aunque ciertamente no existe una dieta única que asegure un peso ideal, el cambio en los patrones de consumo basados en dietas hipocalóricas ofrece resultados positivos en ambos sentidos. Existe una correlación directa entre la pérdida de peso y el descenso de la tensión y presión arterial en los pacientes con dicha anomalía. Al respecto, llama la atención que algunos de los "bloqueadores beta" prescritos para el control de la hipertensión, tengan a la vez efectos contrapuestos, en el aumento del peso de los pacientes prescritos (Stewart, 2011), y que, paradójicamente, en los casos de insuficiencia cardíaca crónicas —quizá a consecuencia del debilitamiento, a la

pérdida involuntaria de peso y deterioro general que conlleva la enfermedad en estado de caquexia cardíaca o cercano a él—, el riesgo de mortalidad de los pacientes obesos resulte menor que en los "normopeso" (Gutt, 2007).

- La ingesta de proteínas tiene un efecto favorable sobre el control de la hipertensión arterial, sobre todo cuando se trata de proteínas de origen vegetal (Valero, 2013). No obstante, el aporte proteico debe ser debidamente controlado e individualizado cuando exista concomitancia de la hipertensión arterial con estado de insuficiencia renal crónica (Hernández y Patiño, 2012), ante los posibles efectos de hiperfiltración renal glomerular y sus consecuencias negativas sobre los riñones, así como los riesgos de hipercalciuria y el desencadenamiento de enfermedades metabólicas óseas en el mediano o largo plazo. En los casos de insuficiencia cardíaca crónica, la ingesta de proteína es fundamental, debido al estado de anemia, atrofia muscular, disfunción intestinal y la consecuente mala absorción de grasas y pérdida de proteínas, así como al estado general de malnutrición del paciente (Jiménez, 2010).

- El potasio favorece las funciones cardíacas normales y el funcionamiento del sistema nervioso central (Gutt, 2007). El equilibrio sodio-potasio es fundamental en el mantenimiento de una tensión y presión arterial adecuada. Existen abundantes estudios sobre ello, que corroboran la relación inversa entre la ingesta de potasio en la dieta y los niveles de tensión arterial. No obstante, "el efecto hipotensor del potasio depende de la cantidad de sodio ingerido" (Valero, 2013: 20). Uno de los síntomas de la insuficiencia cardíaca es la excesiva acumulación de líquido, sobre todo en las piernas, abdomen y en los pulmones; el organismo pierde capacidad para "eliminar el agua y la sal" (Montefiore, 2015). De ahí que el efecto hipotensivo de la reducción del consumo de sal es fundamental, pero será mucho más efectivo cuando la dieta sea más rica en nutrimentos con alto contenido de potasio.

- La ingesta de magnesio tiene también un efecto positivo en los riesgos de hipertensión arterial e insuficiencia cardíaca; pero su efecto puede ser potenciado con el aumento de consumo de potasio y la reducción del sodio (Valero, 2013) y, además, suele ser mucho más efectiva cuando se obtiene de alimentos naturales, como frutas, verduras, lácteos o cereales. El magnesio tiene una importante función como protector cardiovascular, dada su intervención en los procesos de estrés oxidativo, con consecuencias directas sobre el mantenimiento y buen funcionamiento del sistema cardiovascular. No obstante, su disminución en los casos de uso de diuréticos debe ser debidamente observada, así como su ingesta en pacientes con enfermedad o daño renal.

En general, las dietas limitadas en la ingesta de sodio, ricas en proteínas y bajas en carbohidratos, con alto contenido de fibras solubles, baja en grasas saturadas y colesterol, y altas en ácidos grasos poliinsaturados, como el omega 3 y 6, además de ricas en potasio, magnesio, calcio, así como en vitamina D —generalmente muy baja en pacientes con insuficiencia cardíaca crónica, e importantes en los procesos de recambio óseo, lo que los predispone a osteopenia y osteoporosis, sobre todo en los casos avanzados de la enfermedad—, así como zinc y vitamina C —ambos, importantes en los procesos de estrés oxidativos y apoptosis endotelial o daños en las paredes de los vasos sanguíneos incluyendo el corazón en paciente con insuficiencia cardíaca crónica (Hernández y Patiño, 2012)—, contenidos en frutas, verduras, lácteos desnatados, algunos cereales, granos y semillas, carnes blancas, como el pollo, el pescados y ciertos mariscos, resultan altamente benéficas para el mantenimiento y control de la tensión arterial e igualmente favorables en los pacientes con insuficiencia cardíaca aguda o crónica, o con antecedentes o predisposición de infarto de miocardio (Rujinsky, 2007; Jiménez,2010).

Los efectos de las dietas no responden a un único nutriente, sino a la integración y complementación de ellos, cuidando siempre las particularidades y eventuales complicaciones de cada caso, así como las características particulares del paciente, sus antecedentes hereditarios, la edad, el sexo y otros factores. En aras de fomentar una cultura de prevención, la función del nutriólogo no deberá quedar limitada a la indicación y asignación de las dietas que clínicamente considera adecuada dependiendo de la anomalía o padecimientos y las características particulares del paciente, sino y, sobre todo, crear conciencia: enseñar tanto al paciente como a su familia la importancia y los beneficios de seguir dietas cardiosaludables.

Manual de diagnóstico nutricional. Diagnósticos nutricionales asignados exclusivamente a cardiopatías (ADA)

La revisión del Manual de Referencia de Terminología Internacional de Nutrición y Dietética, de la Academia de Nutrición y Dietética (ADA), que se incluye, se hizo pensando que su estructura y relación de términos, así como los diagnósticos nutricios correspondientes se estructurarían siguiendo la terminología médica convencional de las patologías, como por ejemplo, el *Tratado de nutrición y alimentación* de José Mataix Verdú (2008), que ofrece un compendio de enfermedades (con la respectiva etiología, signos y síntomas y el tratamiento nutricional indicado); pero no, en este caso se trata de algo distinto; de ahí que la primera búsqueda de diagnóstico asociado con cardiopatías resultó infructuoso. El manual ofrece un conjunto de conceptos, términos, definiciones (o descripciones sobre diagnósticos, situaciones o problemas propios de la nutrición clínica), sobre los que ofrece un "lenguaje" o definiciones estandarizadas (con sus respectivas claves), e indica sus correspondientes etiologías, signos y síntomas, además de la historia o antecedentes comunes, propios de la clínica nutricional que se vinculan con diversos padecimientos, entre ellos, con diversas cardiopatías. Entendido esto, mi búsqueda no se centró en la patología médica como referente de partida, sino en los diversos conceptos y problemas y su relación con las cardiopatías contenidas. La búsqueda, en este sentido, resultó provechosa.

MANUAL DE DIAGNÓSTICO NUTRICIONAL

Diagnósticos nutricionales asignados exclusivamente a cardiopatías (ADA)

Diagnóstico	Clave (DX)	Problema	Etiología	Sintomatología	Referencia/ Manual
Ingestión subóptima de sustancias bioactivas	NI-4.1	Ingestión baja de sustancias bioactivas, en comparación con los estándares de referencia establecidos y necesidades biológicas. APP: Condición asociada a un diagnóstico o tratamiento por enfermedad cardiovascular y niveles elevados de colesterol.	Conocimiento insuficiente relacionado con nutrición e ingestión recomendada. Falta de acceso o acceso limitado a alimentos con sustancias bioactivas. Alteración del tracto gastrointestinal.	Signos y síntomas subjetivos y objetivos (datos bioquímicos, medidas antropométricas, hallazgos físicos enfocados a la nutrición, antecedentes asociados con la alimentación, etc.) obtenidos durante evaluación nutricia.	314-315
Ingestión excesiva de sustancias bioactivas	NI-4.2	Ingestión elevada de sustancias bioactivas, en relación con los estándares establecidos y necesidades biológicas. APP: cambios cardiovasculares; por ejemplo, en el ECG (electrocardiograma).	Factores reunidos durante el proceso de evaluación nutricia, como: -Falta de conocimiento e ingestión frecuente de alimentos altos en sustancias bioactivas. -Alteración de la estructura y función del tracto digestivo.	Signos y síntomas subjetivos y objetivos (datos bioquímicos, valores de laboratorio, medidas antropométricas), asociados con la alimentación, obtenidos durante evaluación nutricia. Hallazgos físicos enfocados a la nutrición: estreñimiento, diarrea, náusea, dolor de estómago, gases, cólicos, vómito, cambios cardiovasculares (frecuencia cardíaca y presión arterial), dolor de cabeza, irritabilidad.	316-317

MANUAL DE DIAGNÓSTICO NUTRICIONAL Diagnósticos nutricionales asignados exclusivamente a cardiopatías (ADA)					
Diagnóstico	**Clave (DX)**	**Problema**	**Etiología**	**Sintomatología**	**Referencia/ Manual**
Desnutrición	NI-5.2	Ingestión deficiente de proteínas y/o energía durante periodos prolongados, con pérdida de reservas de grasa y músculo. APP: Falla de órganos, tumores malignos, enfermedad reumatoide, enfermedad gastrointestinal, síndrome de malabsorción, diabetes mellitus, insuficiencia cardíaca congestiva.	Factores reunidos durante el proceso de evaluación nutricia. Causas fisiológicas, debido a enfermedad aguda o crónica. Alteración en la estructura y/o función del tracto digestivo. Falta de alimentos o acceso limitado por razones económicas, etc. Conocimiento insuficiente relacionado con temas de alimentación y nutrición adecuada. Causas psicológicas.	Signos y síntomas subjetivos y objetivos captados durante la evaluación antropométrica (peso, imc, etc.). Hallazgos físicos enfocados a la nutrición: -Pérdida de grasa subcutánea (órbitas, tríceps, etc.) -Pérdida de masa muscular. -Acumulación de líquidos localizada o generalizada (edema en extremidades).	322-324
Necesidades disminuidas de nutrimentos	NI-5.4	Necesidad disminuida de un nutrimento específico. APP: Diagnóstico de hipertensión arterial, confusión relacionada con enfermedad hepática.	Factores reunidos durante el proceso de evaluación nutricia. Disfunción renal. Disfunción hepática. Alteración del metabolismo y regulación del colesterol. Insuficiencia cardíaca. Intolerancia alimentaria; por ejemplo, síndrome de intestino irritable.	Signos y síntomas subjetivos y objetivos obtenidos durante la evaluación nutricia. Datos bioquímicos, exámenes médicos y procedimientos (colesterol total alto > 200 mg/dL; colesterol LDL>100mg/dL, colesterol HDL<40mg/dL, triglicéridos > 150 mg/dL; fósforo alto, tasa de filtración glomerular < 90 mL/min/1.73 m2., BUN, creatinina y potasio altos y pruebas de función hepática altas). Medidas antropométricas (aumento de peso). Hallazgos físicos (retención de líquidos/edema).	327-328

MANUAL DE DIAGNÓSTICO NUTRICIONAL

Diagnósticos nutricionales asignados exclusivamente a cardiopatías (ADA)

Diagnóstico	Clave (DX)	Problema	Etiología	Sintomatología	Referencia/ Manual
Ingestión deficiente de vitaminas Ingestión excesiva de vitaminas	NI-5.9.1 NI-5.9.2	Ingestión de una o más vitaminas, mayor o menor a las referencias establecidas y necesidades fisiológicas. APP: Condición asociada con diagnóstico o tratamiento de enfermedad crónica del hígado o del riñón, insuficiencia cardíaca, cáncer.	Factores detectados durante la evaluación nutricia. Causas fisiológicas que disminuyen las necesidades nutrimentales. Acceso a alimentos y suplementos en exceso. Conocimiento insuficiente en relación con alimentos y nutrición. Causas psicológicas; por ejemplo, depresión o trastornos de la alimentación. Sobredosis accidental oral o suplementada, vía oral o parenteral.	Signos y síntomas subjetivos y objetivos captados durante la evaluación nutricia. Datos bioquímicos, exámenes médicos y procedimientos (Vit.D >25 (OH) D, alta; calcioionizado > 5.4 mg/dL, Vit. K baja, Vit. B6 alta, Vit. A alta, ácido pantoténico alto y biotina en suero alta). Medidas antropométricas (retraso de crecimiento, a causa de deficiencia de Vit. D). Hallazgos físicos enfocados a la nutrición: carencia de vitamina A (cambios en la piel, membrana mucosa, labios secos (queilitis), sequedad de la mucosa nasal y los ojos; dolor de cabeza, náusea y vómito, etc.); exceso de vitamina D, calcificación de los tejidos blandos (calcicosis) e hipercalcemia o acumulación de calcio en el torrente sanguíneo, incluidos los riñones, pulmones y el corazón.	360-362

MANUAL DE DIAGNÓSTICO NUTRICIONAL Diagnósticos nutricionales asignados exclusivamente a cardiopatías (ADA)					
Diagnóstico	**Clave (DX)**	**Problema**	**Etiología**	**Sintomatología**	**Referencia/ Manual**
Valores de laboratorio alterados relacionados con la nutrición	NC-2.2	Cambios en la composición corporal, medicamentos y cambios en la capacidad de eliminar subproductos de los procesos digestivos y metabólicos. APP: Condición asociada con diagnóstico o tratamiento por enfermedad renal o hepática, alcoholismo, enfermedad cardiopulmonar y diabetes.	Factores encontrados en el proceso de evaluación nutricia. Trastornos renales, hepáticos, cardíacos, endócrinos, neurológicos y/o disfunción pulmonar. Prematuridad. Otras disfunciones orgánicas que derivan en cambio bioquímicos.	Signos y síntomas subjetivos y objetivos captados en evaluación nutricia. Datos bioquímicos, exámenes médicos y procedimientos: altos los niveles de AST, ALT, T, bilis, amoniaco sérico; alteración pO_2 y PCO_2 (trastorno pulmonar); lípidos séricos altos; glucosa en plasma y $HgbA_{1c}$ altas y microalbúmina en orina alta. Medidas antropométricas: cambio rápido de peso. Hallazgos físicos enfocados a nutrición: ictericia, edema, ascitis, uñas azules, dedos en palillo de tambor, anorexia, náusea y vómitos.	384-385
Creencias / actitudes influidas sobre temas relacionados con alimentos y nutrición.	NB-1.2	Creencias, actitudes o prácticas alimenticias incompatibles con los principios nutricios, la atención nutricia y condición de la enfermedad. APP: Condición asociada con el diagnóstico tratamiento por obesidad, diabetes, cáncer, enfermedad cardiovascular y enfermedad mental; síndrome Pica y fetichismo de alimentos.	Factores detectados durante el proceso de evaluación nutricia. Incredulidad en información con fundamento científico. Valor de contacto previo con información precisa. Síndrome Pica. Deseo de cura de enfermedades crónicas mediante terapia alternativa.	Signos y síntomas objetivos y subjetivos, resultado del proceso de evaluación nutricional. Antecedentes relacionados con alimentos y nutrición: dieta de moda; dieta desequilibrada de nutrimentos o grupo de ellos; restricciones de alimentos; ingesta de productos no alimenticios, consumo de productos medicinales complementarios.	405-406

MANUAL DE DIAGNÓSTICO NUTRICIONAL

Diagnósticos nutricionales asignados exclusivamente a cardiopatías (ADA)

Diagnóstico	Clave (DX)	Problema	Etiología	Sintomatología	Referencia/ Manual
Patrón de alimentación desordenado	NB-1.5	Creencias, actitudes, pensamientos y conductas relacionadas con alimentos y el manejo del peso, así como desórdenes de alimentación clásicos, que tienen efectos negativos en la salud. APP: Diagnóstico por anorexia nerviosa, bulimia nerviosa, hartazgo alimenticio; antecedentes de desórdenes de ansiedad, cambio de estado de ánimo; antecedentes familiares de desórdenes alimentarios, depresión, ansiedad; anemia; leucopenia y arritmia cardiaca, bradicardia (AN, BN).	Factores detectados durante el proceso de evaluación nutricia. Familiares, sociales, biológicos-genéticos y/o ambientales relacionados con el deseo obsesivo por no subir de peso o reducirlo. Preocupación y control de peso con afectación a la autoestima.	Signos y síntomas objetivos y subjetivos resultado de la evaluación nutricia. Datos bioquímicos, exámenes médicos y procedimientos: colesterol bajo, perfil de lípidos anormal, hipoglicemia, hipocalemia y anorexia nerviosa; hipocloremia, alcalosis, bulimia nerviosa; hiponatremia, hipotiroidismo, elevados BUN; urea positiva por cetonas. Medidas antropométricas: imc< 17.5, retraso del crecimiento, desarrollo deficiente, poco aumento de peso, peso menor del 85 por ciento esperado; imc> 29; fluctuación significativa del peso. Examen físico orientado a la nutrición: disminución de reservas de grasa y proteína somática; vello suave e incoloro en cara y tronco; debilitamiento y caída de cabello, temperatura baja de pie y manos que adquieren color morado y piel reseca y amarillenta; reserva adiposa normal o en exceso; daño en esmalte dental; crecimiento de glándulas paratiroides; edema; pérdida de músculo esquelético y baja temperatura corporal, etc.	411-413

MANUAL DE DIAGNÓSTICO NUTRICIONAL Diagnósticos nutricionales asignados exclusivamente a cardiopatías (ADA)					
Diagnóstico	**Clave (DX)**	**Problema**	**Etiología**	**Sintomatología**	**Referencia/ Manual**
Inactividad física	NB-2.1	Bajo nivel de actividad o conducta sedentaria con reducción del gasto energético. APP: Diagnóstico médico que disminuye la actividad física: artritis, síndrome de fatiga crónica, etc.	Factores recopilados durante la evaluación nutricia. Creencia y actitudes acerca de la actividad física; lesiones, estilo de vida, estado avanzado de enfermedad cardiovascular, obesidad o enfermedad renal, etc.	Signos y síntomas de información recolectada durante el proceso de evaluación nutricia. Medidas antropométricas: obesidad (imc> 30), imc> percentil 95. Examen físico orientado a la nutrición: exceso de grasa subcutánea. Antecedentes relacionados con nutrición: falta de constancia y duración de actividad física.	418-419
Incapacidad para el autocuidado	NB-2.3	Falta de capacidad o voluntad para poner en práctica métodos de alimentación y nutrición saludable. APP: Diagnóstico asociado con diabetes mellitus, obesidad, enfermedad cardiovascular, renal o hepática.	Factores obtenidos durante el proceso de evaluación nutricia. Déficit de conocimiento relacionado con alimentos y nutrición referentes al autocuidado, falta de apoyo social para realizar cambio; falta de disposición, falta de interés.	Antecedentes relacionados con alimentos o nutrición: incapacidad de interpretar datos o herramientas de autocuidado; vergüenza o ira respecto de la necesidad de automonitoreo e incertidumbre en cuanto a cambios que deba hacer.	422-423

MANUAL DE DIAGNÓSTICO NUTRICIONAL Diagnósticos nutricionales asignados exclusivamente a cardiopatías (ADA)					
Diagnóstico	**Clave (DX)**	**Problema**	**Etiología**	**Sintomatología**	**Referencia/ Manual**
Ingestión de alimentos no seguros	NB-3.1	Ingestión de alimentos o líquidos contaminados voluntaria o involuntariamente, como toxinas, veneno, microorganismos patógenos, aditivos alérgenos u otros agentes. APP: Condiciones asociadas con el diagnóstico o tratamiento; enfermedades transmitidas por bacterias, virus o parásitos en la comida, envenenamiento por drogas, medicamentos intoxicantes; envenenamiento por plantas o sustancias venenosas y/o alteraciones cardíacas, neurológicas o respiratorias.	Factores recopilados durante la evaluación nutricia. Poco conocimiento de alimentos y nutrición relacionados con la seguridad de los alimentos; falta de conocimiento acerca de los procedimientos para almacenamiento y preparación de alimentos; contacto con alimentos y agua contaminada; enfermedad mental y falta o acceso limitado a alimentos seguros.	Signos y síntomas objetivos y subjetivos, y resultados del proceso de evaluación nutricia. Datos bioquímicos, exámenes médicos y procedimientos: coprocultivo positivo para parásitos o reacciones febriles a salmonella; presencia de bacterias patógenas como listeria, hepatitis A, E. coli y ciclos; reporte toxicológico de drogas, medicamentos, veneno en sangre o muestra de alimentos. Examen físico orientado a la nutrición: evidencias de deshidratación, membranas mucosas secas y tejido dañado; diarrea, cólicos, distención abdominal, vómito, náusea, fiebre, problemas de visión, escalofríos, mareos y dolor de cabeza. Antecedentes relacionados con alimentos o nutrición: reporte u observación de ingestión de pescado contaminado, consumo de sustancias que no son alimentos, huevos crudos, etc.	430-431

Fuente: elaboración propia.

Omega-3 en enfermedades cardiológicas

En cuanto al rol e importancia de los ácidos grasos omega-3 en los padecimientos cardiológicos, caben las siguientes consideraciones:

Los ácidos grasos omega-3 forman parte de los ácidos grasos poliinsaturados de cadena larga (AGPICL), componentes dietéticos que intervienen en múltiples procesos fisiológicos, científicamente comprobados, a nivel de los fosfolípidos de las membranas celulares, con efectos favorables para la salud en general y particularmente en la prevención de enfermedades cardiológicas. Se sabe que su uso puede disminuir los riesgos e incidencia de estas patologías, una de las principales causas de muerte en el mundo y en nuestros países. Sus efectos sobre la reducción de los niveles plasmáticos de triglicéridos y colesterol total, generados a través de la disminución de la síntesis hepática de las lipoproteínas de baja densidad (LDL) y otros procesos que contribuyen al incremento de la liposis periférica y al "aclaramiento" posprandial de los triglicéridos, son de consecuencia favorable directa en la disminución de riesgos de enfermedades cardiovasculares y otros eventos cardíacos.

De ahí que se hayan probado sus propiedades terapéuticas citoprotectoras, sus efectos favorables en padecimientos de arritmia, fibrilación y taquicardia ventricular sostenida —una de las principales causas de muerte cardíaca súbita— y, en general, en patologías caracterizadas por eventos inflamatorios —siendo candidatos terapéuticos ideales en la prevención y tratamiento de dichas patologías—, e inclusive, en pacientes diabéticos con síndrome de resistencia a la insulina, pudiendo reducir los riesgos de enfermedad cardiovascular y/o enfermedad coronaria y la formación de trombos. Se sabe que el consumo de omega-3 reduce los cúmulos de colesterol libre y esterificado en las paredes arteriales. No obstante, los beneficios comprobados de los omega-3 ante los riesgos de padecimientos cardiológicos, aún subsisten discrepancias, particularmente en dos sentidos: una en cuanto a la dosis ideal recomendable en pacientes en situación de riesgo o con algún padecimiento cardiológico y en los clínicamente sanos; y la otra, ligada a ésta, en cuanto a los beneficios de la suplementación, frente a las posibles ventajas que pudiera tener el consumo directo a partir del aceite de pescado y el obtenido de aceites vegetales como parte de la dieta regular de las personas.

Sobre lo primero, con base en evidencias científicas, autores como García-Ríos et al. sostienen que la dosis estándar de 1 g/día, recomendada por las principales sociedades científicas, "probablemente no sea ideal para todo el mundo, [ya que] en el balance final de ácidos grasos omega-3 estén ejerciendo una enorme influencia otros factores como la dieta, el tipo de grasa, el índice de masa corporal y aspectos genéticos intrínsecos de la persona" (García-Ríos et al., 2009). O sea que su administración y dosificación, y sus consiguientes efectos favorables deben ser relativizadas en relación con otros factores y condiciones nutricionales del paciente. De ahí que "el consumo en cantidades adecuadas de ácidos grasos omega-3 se hace cada vez más importante" (Castellanos y Rodríguez, 2015).

En cuanto a lo segundo, cabe la pregunta de cuál es la mejor fuente de ácidos grasos omega-3 y hasta dónde la suplementación pudiera tener ventajas sobre el consumo directo de pescado y otros nutrientes naturales de origen animal y vegetal. Sobre ello, diversos estudios han mostrado que personas suplementadas con omega-3, ciertamente suelen presentar menores riesgos de sufrir muerte súbita en comparación con las no suplementadas. No obstante, otros estudios han generado controversia al respecto, "poniendo en duda estos primeros hallazgos". De esto se deriva que "los efectos de la suplementación son diferentes en diversas condiciones agudas o crónicas" (Castellanos y Rodríguez, 2015). En este sentido, también la suplementación debe ser relativizada en función de las condiciones clínicas del paciente. Frente a ello, en términos generales, mantienen mayor importancia las indicaciones sobre la ingesta del pescado graso (ricos en EPA y DHA) y aceites vegetales (con altos contenidos de ALA) como parte de la dieta diaria recomendada; teniendo en cuenta, además, que "el tipo y forma de preparación del pescado determina los efectos cardioprotectores de los AGPICL W-3" (Castellanos y Rodríguez, 2015); por lo que se sugiere que el pescado sea consumido preferentemente asado o al horno y no frito, ya que no conserva el mismo efecto.

Una consideración final, sobre la que es importante profundizar es en relación con las interacciones (o posibles interacciones) de los ácidos grasos omega-3 con otros nutrimentos; acerca de esto, Castellanos y Rodríguez (2015) advierten el alto consumo de carbohidratos, sobre todo de sacarosa, y su posible interferencia con el efecto benéfico de los omega-3; tema del que existen menos evidencias documentadas.

Funciones

Los ácidos grasos omega-3 son una variante o uno de los dos grupos de ácidos grasos poliinsaturados de cadena larga (AGPICL), formado por EPA (ácido eicosapentaenoico) y DHA (ácido docosahexaenoico) de origen animal y ALA (ácido a-linoléico) de origen vegetal, componentes dietarios que cumplen múltiples funciones en los procesos fisiológicos, especialmente en los fosfolípidos de las membranas celulares. Los ácidos grasos EPA, DHA y ALA son ácidos grasos esenciales, ya que el organismo no los sintetiza, por lo que, como tal, deben ser incorporados mediante la alimentación. Los ácidos grasos poliinsaturados (AGPI), y en particular los omega-3, actúan sobre el sistema cardiovascular a través de diversas vías, ejerciendo un efecto protector ante riesgos cardiovasculares. La mortalidad cardíaca está asociada con la incorporación de EPA y DHA en los fosfolípidos de la membrana de los cardiomiocitos o células del músculo cardíaco capaces de contraerse de forma espontánea e individual.

Los omega-3 ejercen una acción estabilizadora de dicha membrana celular produciendo un efecto "antiarrítmico". Inicialmente, se atribuyó al EPA los efectos benéficos sobre los padecimientos cardiovasculares y al DHA una importante función en el desarrollo, funcionamiento y protección del sistema nervioso; no obstante, a partir de investigaciones posteriores, la explicación de los efectos individuales de ambos ácidos grasos es más compleja; inclusive, conforme a las posturas científicas más recientes, posicionan al EPA sólo como un intermediario en la formación de DHA. Existen varios mecanismos a través de los cuales los omega-3 actúan en la célula: una es a partir de su incorporación en los fosfolípidos de la membrana celular, la cual contribuye a mejorar algunos daños metabólicos como la resistencia a la insulina, ligada a la interrupción del paso de glucosa a la célula; otra tiene efectos antiinflamatorios. Los ácidos grasos omega-3 realizan su efecto antiinflamatorio a partir de la producción de sustancias llamadas protectinas y resolvinas.

Beneficios

Los ácidos omega-3 cumplen funciones terapéuticas importantes en la prevención y tratamiento de patologías caracterizadas por procesos inflamatorios, entre las que sobresalen las enfermedades cardiovasculares. En particular, cabe destacar sus efectos favorables en la dislipidemia —triglicéridos y colesterol elevados— y la inflamación. La reducción de los lípidos plasmáticos es uno de sus mayores efectos benéficos para el organismo. Se ha demostrado que la ingesta de aceite de pescado reduce la ocurrencia de lesiones ateroescleróticas, disminuye la frecuencia de paros cardíacos y, consiguientemente, aminora la mortalidad global en pacientes en condición o riesgo de enfermedad cardiovascular. Además de los efectos sobre la dislipidemia y la arterosclerosis, los ácidos omega-3 podrían tener efecto antiarrítmico. En particular, el consumo de pescados ricos en omega-3 —atún, jurel, salmón y otros— produce una disminución significativa en el riesgo de padecer isquemia cardíaca en sujetos mayores de 65años.

Asociado con la reducción de la mortalidad cardíaca, los omega-3 tienen un efecto "globalmente" favorable sobre el perfil de lípidos, disminuyendo los triglicéridos y el colesterol VLD, malo, y aumentándolos niveles de colesterol HDL, bueno), además de otras propiedades hipotensoras. Ambos, desde un comienzo de la investigación al respecto, pero particularmente al EPA se le reconocieron sus efectos hipotrigliceridémicos, hipocolesterolémicos, antitrombóticos, antiinflamatorios, antiarrítmicos, entre otros. La investigación reciente demuestra que el consumo de ciertas dosis de ácido graso omega-3 tiene efectos benéficos sobre diversas enfermedades como el lupus eritomatoso, diabetes tipo 2, cáncer, arterioesclerosis, entre otras enfermedades, particularmente cardiológicas.

Evidencias

Los aceites de pescado han demostrado tener efectos favorables en la disminución del colesterol plasmático y los niveles de triglicéridos a través de la inhibición de la biosíntesis de lipoproteínas de muy baja densidad (LDL) y de triglicéridos en el hígado, sin alterar la biosíntesis de lipoproteínas de alta densidad (HDL). Diversos estudios confirman la relación positiva entre la ingesta de pescado o aceite de éste y el riesgo relativo de muerte por enfermedad coronaria. Se ha demostrado que el consumo de pescado graso dos veces por semana reduce la mortalidad total en 29 por ciento, con una reducción de 33 por ciento de muertes por ECV.

Estudios mediante metaanálisis muestran que el consumo de pescado se relaciona inversamente con la mortalidad por cardiopatía isquémica, y que independientemente de los factores de riesgo cardiovascular tradicional y de causas genéticas, niveles altos de AGPI en suero tienen propiedades antiaterogénicas. Un estudio documenta que los hombres requieren consumir más pescado que las mujeres para obtener el mismo nivel de AGPI (Piñeiro, Lago y Culebras, 2013). La investigación reciente ha conllevado a considerar que los efectos individuales de ambos ácidos grasos son complejos. De ahí que otros estudios hayan generado controversia, en particular, al poner en duda algunos de los hallazgos reconocidos y relativisar los efectos de la suplementación en relación con las condiciones agudas o crónicas del paciente (Castellanos y Rodríguez, 2015).

Fuentes y recomendaciones nutricionales

Los EPA y el DHA se encuentran tanto en animales como en vegetales de procedencia marina, especialmente en el pescado con elevado contenido de grasa, como el atún, salmón, jurel y otros. Las evidencias clínicas y epidemiológicas indican que las personas que consumen pescado, al menos una vez a la semana, presentan menores tasas de enfermedad cardiovascular. No obstante, los autores de este artículo enfatizan en que el tipo y forma de preparación del pescado es importante en los efectos cardioprotectores del omega-3 (Valenzuela, Tapia, González y Valenzuela, 2011); por lo que sugieren que preferentemente el pescado sea consumido asado o al horno y no frito, ya que no conservaría el mismo efecto. El pescado graso es la fuente principal de EPA y DHA, el cual se comporta como alimento de referencia en las dietas cardiosaludables. Las fuentes principales de ALA (ácido a-linoléico) son las nueces y otros aceites como el de linaza, cárcamo, soya y lino, entre otros.

Si bien, nuestro organismo no acumula EPA, salvo que lo consumamos en cantidades relativamente muy altas, la recomendación es consumirlos con frecuencia de entre 250 mg a 2 g/día. Fuentes importantes de omega-3 son los pescados grasos "azules", las algas marinas y el aceite de kril. Algunos aceites derivados de semillas vegetales no contienen EPA ni DHA, pero sí ALA, el cual ya en el organismo opera como un precursor natural de EPA y DHA. El aceite de chía, por ejemplo, tiene alto contenido de ALA, además de los de lino o linaza, entre otros.

Dada la contundencia del efecto protector en enfermedades cardiovasculares, ampliamente demostrado, algunos organismos internacionales como la Agencia de Alimentos y Medicamentos (FDA), la Asociación Americana del Corazón (AHA) y la Sociedad Internacional para el Estudio de los Ácidos Grasos (ISSFAL) de Estados Unidos, recomiendan el consumo de omega-3. Se sugiere que para la prevención de enfermedades cardíacas se debe consumir dos raciones de pescado a la semana, más o menos de 300 a 500 mg/día; y para pacientes con alguna enfermedad cardíaca, consumir 1000 mg/día, y no exceder de 3000 mg/día, ya que podría tener efectos adversos. Un elemento poco considerado tiene que ver con las interacciones nutricionales, sobre las que los autores destacan el alto consumo de carbohidratos, en particular de sacarosa, y su posible interferencia con los efectos benéficos de los omega-3 (Castellano y Rodríguez, 2015).

Nutrición clínica en enfermedades pulmonares

La enfermedad pulmonar obstructiva crónica (EPOC): la terapia nutricional

La Enfermedad Pulmonar Obstructiva Crónica (EPOC) es una enfermedad sistémica de múltiples órganos, es un trastorno progresivo que conduce a un debilitamiento significativo. En años recientes se ha puesto especial atención en la pérdida de peso y el desgaste muscular, ya que se ha encontrado que el peso corporal podría ser un factor distintivo importante. Muchos estudios muestran que un índice de masa corporal bajo se asocia con un aumento de la morbilidad y la mortalidad, independientemente de lo grave de la enfermedad. Además, algunos estudios han demostrado que el aumento de peso se asocia con una disminución de la mortalidad en pacientes con EPOC con un índice de masa corporal inferior a 25kg/m-2. La EPOC es una enfermedad crónica heterogénea de prevalencia creciente mundial, que afecta particularmente a la población adulta, sobre todo con antecedentes de consumo de tabaco o en condición de fumador pasivo.

Los pacientes con EPOC enfisematosa tienen un riesgo particular de presentar un balance energético negativo y pérdida de masa grasa; el desgaste muscular y la pérdida de peso se asocian con un estado funcional deteriorado y un mayor riesgo de mortalidad; sus consecuencias adversas pueden tratarse mediante estimulación anabólica —suplementación de proteína y energía en combinación con ejercicio personalizado— y puede también requerirse una modulación inflamatoria para mejorar el resultado de la intervención nutricional. La evaluación nutricional en pacientes con EPOC implica la evaluación de la pérdida de peso, el índice de masa corporal y la medición de la composición corporal para distinguir entre los cambios en la masa grasa y la masa libre de grasa, incluida la masa corporal magra y la ósea. La pérdida de peso parece ocurrir predominantemente en la EPOC avanzada del subtipo enfisematoso. Recientemente se ha prestado mayor atención al aumento del riesgo de osteoporosis en pacientes con pérdida muscular. El desperdicio de masa libre de grasa precede al desperdicio de masa grasa en la EPOC, y esta pérdida está relacionada con el enfisema.

Una de sus características más sobresalientes es su consecuencia sobre la pérdida de masa muscular esquelética y el catabolismo proteico del paciente. No obstante, en los últimos años, coincidentemente con la prevalencia de la obesidad a nivel mundial, la obesidad en pacientes con EPOC, o a la inversa, ha pasado a ser un fenómeno cada vez más frecuente, con particularidades en sus manifestaciones y en las exigencias que ha de afrontar la terapia nutricional.

Etiología, signos y síntomas

Existe una relación entre el bajo índice de masa corporal y la mortalidad, independiente de la gravedad de la enfermedad, así como disminución del riesgo de mortalidad en los pacientes con sobrepeso en comparación con los de bajo peso, pero también con los de peso normal. La EPOC no sólo está relacionada con la pérdida de peso, sino con un cambio en la composición corporal. La pérdida de peso en la EPOC se acompaña de una pérdida significativa de masa libre de grasa, desproporcionada con la pérdida de masa grasa; la masa libre de grasa se ha identificado sistemáticamente como un mejor predictor de supervivencia que el peso corporal. El efecto de la pérdida de peso sobre la función pulmonar se ha centrado principalmente en la función de la bomba de ventilación y ha revelado una disminución de la fuerza muscular respiratoria.

Los síntomas más destacados de la EPOC son la disnea y la intolerancia al ejercicio. Independientemente de la insuficiencia pulmonar, la debilidad del músculo esquelético es un determinante importante de estos síntomas. La fuerza muscular esquelética está definida en gran medida por la masa muscular esquelética en la EPOC. El desgaste muscular es también un motivo significativo de la disminución de la capacidad de ejercicio. Las consecuencias funcionales de la pérdida de peso están relacionadas con el desgaste muscular, así como con las alteraciones intrínsecas en la morfología muscular y el metabolismo energético. El desgaste muscular en la EPOC es específico del tipo de fibra, y afecta sobre todo a las fibras tipo IIx de "contracción rápida".

No se comprende completamente porque los pacientes con EPOC tienen bajo peso, pero la pérdida de éste y específicamente la de masa grasa, generalmente son el resultado de un balance energético negativo y parecen ser particularmente prevalentes en pacientes con enfisema. Se han observado mayores requerimientos de energía en reposo en algunos pacientes con EPOC relacionados con la inflamación sistémica de bajo grado. Se ha encontrado un aumento del gasto energético total inducido por la actividad en pacientes con EPOC ambulatoria de vida libre. La causa de este aumento aún no está clara. Una opción obvia para mejorar el balance de energía podría ser disminuir el gasto de ésta, aunque existe amplia evidencia para demostrar que el entrenamiento con ejercicios es un componente clave de la rehabilitación pulmonar para mejorar las capacidades funcionales limitadas y mantener un estilo de vida activo. Dado que los pacientes con EPOC pueden tener un metabolismo energético elevado y al mismo tiempo se debe recomendar que aumenten el ejercicio, restringir la producción de energía, aunque teóricamente es deseable desde el punto de vista del balance energético, es probable que sea contraproducente en términos de beneficio clínico. Esto implica que los pacientes con EPOC que sufren pérdida de peso, e incluso algunos con peso estable, deben ser alentados a aumentar su ingesta de energía "aparentemente normal" para recuperar o evitar perder más peso, en particular la masa muscular y para mantener o mejorar la capacidad funcional pulmonar.

Varios factores pueden limitar la ingesta dietética en la EPOC avanzada. La disnea y la fatiga son síntomas prominentes que pueden afectar el apetito, especialmente durante las exacerbaciones agudas de la enfermedad. La hipoxemia arterial también se asocia con pérdida de peso y disminución de la ingesta dietética. La EPOC se caracteriza por una respuesta inflamatoria sistémica elevada. Como en otras enfermedades inflamatorias crónicas, la pérdida de peso se ha asociado específicamente con un aumento de los marcadores de TNF-alfa y receptores de TNF solubles. Se ha demostrado que éstas y otras citocinas inflamatorias aumentan la leptina circulante. La leptina es un componente de una vía de señalización lipostática que altera el balance de energía por mecanismos centrales y periféricos. Su administración en animales produce una reducción en la ingesta de alimentos y un aumento en el gasto de energía. De ahí que podría ser beneficioso reducir la energía y, en particular, el contenido de carbohidratos de los suplementos nutricionales utilizados en pacientes respiratorios; pero en todo caso debidamente ajustado a los requerimientos energéticos del paciente con la enfermedad pulmonar. Estudios anteriores han mostrado los efectos adversos de una sobrecarga de energía rica en carbohidratos en la producción de dióxido de carbono (CO_2) y la capacidad de ejercicio, pero estos resultados no se comprobaron cuando se usó una "carga de energía normal"; en algunos casos incluso hubo una mejora en la función pulmonar y la sensación de disnea al usar un suplemento rico en carbohidratos —en ingesta no excedida— en lugar de un suplemento rico engrasa.

La pérdida de masa muscular se debe a un deterioro del equilibrio entre la síntesis de proteínas (anabolismo) y la degradación de las proteínas (catabolismo). Además de las anomalías nutricionales y la inactividad física, las respuestas neuroendócrinas alteradas y la presencia de una respuesta inflamatoria sistémica pueden contribuir a un balance proteico negativo en las enfermedades crónicas. Si bien el aumento de la ingesta en la dieta puede compensar los elevados requerimientos de energía y viceversa, la descomposición de proteínas no controlada no se puede superar aumentando la síntesis de proteínas solamente. En algunos pacientes, la estimulación de la síntesis de proteínas es una estrategia terapéutica eficaz. El desgaste muscular desproporcionado, relacionado con la inflamación sistémica, que no responde a la suplementación nutricional se conoce como "síndrome de caquexia". La suplementación con aceite de pescado tiene efectos beneficiosos sobre la respuesta inflamatoria sistémica y la actividad de la enfermedad en afecciones como la artritis reumatoide y la enfermedad inflamatoria intestinal.

Se han descrito anomalías intrínsecas en la morfología y el metabolismo del músculo esquelético periférico en pacientes con EPOC, lo que apunta a una disminución de la capacidad oxidativa. Estas anomalías incluyen cambios de tipo de fibra muscular de las fibras oxidativas tipo I hacia las fibras glucolíticas tipo IIx, acompañadas por una disminución de las enzimas oxidativas involucradas en la oxidación de carbohidratos y ácidos grasos. La disminución de la capacidad oxidativa muscular en la EPOC es al menos parcialmente reversible. Es tentador explorar el potencial de la modulación nutricional en el metabolismo del sustrato muscular para mejorar la capacidad de ejercicio en la EPOC. La 3-hidroxiacil-coenzima A deshidrogenasa (HADH, una enzima involucrada en la B-oxidación de ácidos grasos) disminuye en la EPOC.

Muchos pacientes con EPOC sufren exacerbaciones frecuentes. El músculo esquelético es particularmente propenso al daño. La atrofia y un fenotipo oxidativo disminuido se desarrollan temprano y pronto llegan a etapas irreversibles. Los pacientes con EPOC tienen mayores necesidades energéticas debido al aumento de la tasa metabólica en reposo y al recambio de proteínas de todo el cuerpo durante las exacerbaciones. Las percepciones subjetivas que impulsan la ingesta de alimentos se modifican y los pacientes pueden no estar dispuestos o encontrar dificultades para ajustar su patrón nutricional durante las exacerbaciones.

La obesidad y el EPOC

La obesidad en condiciones de EPOC podría parecer una contradicción; no obstante, quizá dada la prevalencia generalizada de esta condición nutricional, es cada vez más frecuente; con consecuencias no necesariamente de peores resultados, pero sí de implicaciones diferentes en cuanto al patrón más común de la enfermedad pulmonar. Como en todos los padecimientos, los factores de riesgos se asocian con la condición de obesidad de las personas, los patrones de alimentación y modos de vida. Es común, por ejemplo, que individuos obesos experimenten aumentos de disnea, una sintomatología característica del padecimiento, así como mayores limitaciones o dificultades al ejercicio y al esfuerzo físico; peor que los pacientes con peso normal.

La obesidad de por sí, en ausencia de EPOC, tiene consecuencias sobre la capacidad residual funcional respiratoria; y la presentan con mayor frecuencia los pacientes con dicho padecimiento. Se ha mostrado así que el aumento en el IMC se asocia con la disminución de volumen de los pulmones estáticos en pacientes con EPOC; o más aún, la manera en que la presencia de síndrome metabólico afecta el deterioro de la función pulmonar y en pacientes con EPOC, incremente los riesgos de exacerbación de la enfermedad. No obstante, en el caso de la disnea, una de las sintomatologías características de la EPOC, su intensidad en cualquier nivel de ventilación resulta ser menor en pacientes con EPOC obesos que en pacientes con peso normal y con dicho padecimiento; lo que podría estar vinculado con la "capacidad de fuerza" de los músculos respiratorios, generalmente afectados en los casos de EPOC en pacientes con pérdida importante y sistemática de la masa muscular determinada por el catabolismo proteico.

La obesidad se asocia con respuestas metabólicas e inflamatorias que contribuyen al desarrollo de padecimientos cardiovasculares en pacientes con o sin EPOC, generalmente determinado a través del IMC; pero en el caso de los pacientes con EPOC, el factor predictor de la función pulmonar está más relacionado con la obesidad abdominal, indicador inherente de la presencia de síndrome metabólico; de ahí que los pacientes con sobrepeso u obesos con EPOC y síndrome metabólico concomitante tengan más riesgos a comorbilidades cardiovasculares —y también diabetes tipo II— que los que tienen sobrepeso o son obesos sin síndrome metabólico.

Se ha podido comprobar que "los pacientes obesos con EPOC tienen niveles más altos de inflamación sistémica y mayor riesgo de síndrome metabólico"; no obstante, la disfunción del tejido adiposo y —en el caso de los pacientes diabéticos— la resistencia a la insulina puede contribuir a aumentar el riesgo cardiovascular y las manifestaciones pulmonares "extra" en la EPOC.

Ciertamente, la inflamación sistémica, común en las enfermedades cardiológicas, no es necesariamente una característica de todos los pacientes con EPOC o, por lo menos, no está claramente determinada. En circunstancias de EPOC estable, no necesariamente existe relación entre los marcadores de inflamatorios pulmonares y circulatorios; como tampoco existe una explicación claramente establecida de la función del tejido adiposo en pacientes con EPOC y obesidad. No obstante, las constataciones de hecho muestran efectos concomitantes de la obesidad en el pronóstico y tasa de sobrevivencia en pacientes con EPOC; lo que se ha dado en denominar como la "paradoja de la obesidad". No está claro, pero es factible hipotetizar sobre si el exceso de masa grasa o muscular contribuye a la ventaja de supervivencia en enfermedades crónicas o, más precisamente, suponer que la obesidad podría tener efectos divergentes en el pronóstico de la EPOC dependiendo de las características y estado crítico del paciente (Rutten, 2013 y Franssen, 2013).

En este sentido, a manera de hipótesis, se podría suponer que la obesidad —como en otros padecimientos crónicos— podría proteger contra la mortalidad a los pacientes con EPOC avanzada, en la medida "en que la pérdida de masa libre de grasa es un factor de riesgo a corto plazo particularmente importante para la muerte" (Rutten, 2013). El contraste o paradoja parece depender de la etapa y nivel de cronicidad del padecimiento. De ahí que, "en contraste con la EPOC en etapas tempranas, la obesidad parece proteger contra la mortalidad y la hospitalización en pacientes con enfermedad grave" (Franssen, 2013).

El tratamiento nutricional

Además de las calorías y las proteínas, una dieta equilibrada debe cubrir los requisitos diarios de micronutrientes, vitaminas y minerales. Los pacientes críticamente enfermos que necesitan ventilación mecánica tienen niveles séricos reducidos de oligoelementos (selenio, manganeso y zinc) y la suplementación tiene el potencial de acortar el tiempo dedicado a la ventilación mecánica. El campo de los suplementos de micronutrientes parece prometedor.

Complementarias al soporte nutricional son las intervenciones anabólicas. Los esteroides anabólicos inducen la ganancia de masa libre de grasa, mejoran la capacidad de ejercicio y pueden restaurar una respuesta a un programa de rehabilitación debilitado por los esteroides orales de baja dosis como terapia de mantenimiento. Si los pacientes están demasiado enfermos para realizar fisioterapia se puede considerar la estimulación muscular eléctrica transcutánea. Tanto la ingesta dietética disminuida como el gasto energético incrementado pueden contribuir a la pérdida de peso en la EPOC. Los pacientes con EPOC clínicamente estables pueden aumentar la síntesis de proteínas después de una estimulación anabólica fisiológica o farmacológica.

Lo recomendable en pacientes con diagnóstico de EPOC, ya sea en estado de pérdida de peso, dada la degradación de la masa muscular y el catabolismo proteico, o en pacientes con obesidad, es una ingesta con bajos aportes calóricos de carbohidratos, ya que éstos se traducen en un mayor aporte de CO_2, lo que tiene consecuencias sobre la función respiratoria, debido al debilitamiento de los músculos respiratorios y la pérdida de la capacidad pulmonar inherente de la enfermedad. En todo caso, se debe privilegiar fórmulas nutricionales con mayores aportes calóricos en forma de grasa, sobre todo insaturadas. Además de la administración nutricional "no excedida" de hidratos de carbono, la rehabilitación pulmonar nutricional debe contemplar la ingesta de micronutrientes, como la vitamina D y el calcio, generalmente bajos en la ingesta diaria, así como de vitaminas A, E y C. Algunos estudios epidemiológicos, como el patrón alimentario en países occidentales, generalmente pobres en nutrimentos naturales —frutas y verduras—, así como en fibras dietéticas, ácidos grasos insaturados y vitamina D, se asocian con "un mayor riesgo de desarrollar EPOC" (Rutter, 2013).

Se ha demostrado que una alta ingesta de frutas y verduras podría contribuir a la prevención de la EPOC. No hay una dieta especial para la EPOC estable. En pacientes que experimentan pérdida de peso involuntaria, la intervención nutricional debería estar basada en una dieta enriquecida en energía y proteína, posiblemente con la adición de suplementos nutricionales.

En la EPOC existen fuertes motivos para evaluar un IMC<22kg/m2 como factor de riesgo para muerte prematura; por lo que una dieta enriquecida en energía y proteínas (E-diet) basada en varias porciones pequeñas repartidas durante todo el día, podría ser favorable a la condición patológica. Esta dieta tiene un mayor contenido en grasa (45 por ciento del total de energía) en comparación con las recomendaciones para personas sanas; aunque sería necesario tener en cuenta la calidad de la grasa y minimizar o evitar las altas proporciones de grasa saturadas. La proteína debe proporcionar 20 por ciento de la ingesta total de energía. Debido a la alta prevalencia de osteoporosis en la EPOC, es además especialmente importante evaluar los requerimientos de los pacientes y, como ya se indicó, la ingesta de vitamina D. La suplementación nutricional oral podría aumentar la energía, mejorar la antropometría, la fuerza de agarre manual y la fuerza muscular tanto inspiratoria como espiratoria del paciente. Los pacientes con EPOC estable y peso corporal estable no necesitan ninguna dieta especial. Los pacientes que pierden peso deben recibir un tratamiento nutricional individual que se centre en el balance energético particular del paciente.

Guía de manejo nutricional: cáncer de pulmón de células no pequeñas (CPCNP)

El cáncer pulmonar constituye la principal causa de muerte por cáncer a nivel mundial, con prevalencia sobre todo en la población adulta y adulta mayor en hombres y, en los años recientes, con creciente incidencia en las mujeres, fumadores activos o pasivos, o con antecedentes de ello. En cierto modo se trata de una enfermedad multifactorial, también posiblemente asociada a las condiciones metabólicas del paciente. De ahí que, según la *Guía de Referencia Rápida* (Secretaría de Salud, 2010), además de lo indicado, "una dieta rica en grasa asociada a obesidad incrementa el riesgo de cáncer de pulmón". En México, conforme al "Consenso Nacional de Diagnóstico y Tratamiento del Cáncer de Pulmón de Células no Pequeñas", integrado por especialistas en dicho padecimiento, "el cáncer de pulmón es la primera causa de muerte por cáncer", por lo que representa "un problema de salud pública" (Arrieta et al., 2013: 6 y 8). De ahí que según la *Guía de práctica Clínica* (Secretaría de Salud, 2009: 13), el cáncer pulmonar se relaciona con el consumo de tabaco en alrededor de 90 por ciento; "asociado con el tiempo de exposición, número de cigarrillos al día y profundidad de la inhalación" y que "el tabaquismo pasivo se asocia a un 24 por ciento del cáncer pulmonar".

Uno de los problemas, además de la letalidad "natural" de dicha neoplasia, según el grupo de expertos, deriva de la etapa generalmente tardía en la que suele diagnosticarse el padecimiento; teniendo en cuenta que, según datos del Instituto Nacional de Cancerología, en sólo 1.2 por ciento de los pacientes se detecta en etapas tempranas; en 16 por ciento, con la enfermedad localmente avanzada y, en la gran mayoría de los casos, hasta en 82 por ciento con la enfermedad en etapa metastásica.

Concepto y epidemiología

El cáncer de pulmón refiere a una neoplasia maligna pulmonar, conceptualizado como un crecimiento de células malignas de dicho órgano;

generalmente asociada al hábito de fumar o a la condición de fumador pasivo, a la exposición de sustancias reconocidas como cancerígenas como el asbesto, arsénico, berilio, éter de clorometilo, productos derivados del carbón, radiaciones ionizantes, óxido de hierro, gas mostaza, radón, níquel, petróleo, uranio, cromo, entre otros, como infecciones virales, enfermedades pulmonares (EPOC) y fibrosis pulmonar y dietas altas en grasa y colesterol y bajas en antioxidantes; considerada la causa principal de muerte por cáncer en hombres y una de las principales en mujeres, con incrementos notorios en las últimas décadas; generalmente afecta a las personas entre los 45 y 70 años de edad (Océano, 2013 y 2014).

Fisiopatología y genética

El cáncer pulmonar es una patología neoplásica que se forma en los tejidos del pulmón, generalmente en las células que recubren los conductos de aire en dichos órganos; está asociado principalmente al hábito de consumo prolongado e intenso del tabaco y a la exposición a diversas sustancias cancerígenas, así como a ciertas alteraciones o predisposiciones genéticas.

Aspectos básicos: genético

El cáncer de pulmón es, en buena medida, una enfermedad de fumadores activos o personas con antecedentes de haber fumado, o también en muchos casos de fumadores pasivos; no obstante, se ha detectado la presencia de cáncer pulmonar en personas sin dichos antecedentes, pero que presentan "mutaciones genéticas en el gen receptor del factor de crecimiento epidérmico" (Océano, 2014: 651); se trata de una proteína presente en la superficie de algunas células a la cual se une el factor de crecimiento epidérmico, también llamada EGFR, ErbB1, y HER1, que hace que las células se multipliquen. El padecimiento puede estar asociado a predisposición genética o, concretamente, ser causado por mutaciones del ADN que activan "oncogenes" y/o provocan la inactividad de genes supresores de dichos tumores.

Aspectos básicos: celular, molecular y metabólico

Existen dos categorías o tipos principales de cáncer de pulmón, nombrado en función de la forma que adoptan las células malignas en ambos casos, diferenciado también por sus procesos evolutivos y la letalidad de los mismos:

- *Carcinoma pulmonar no microcítico o cáncer pulmonar de células no pequeñas* (CPCNP): en este caso, las células cancerosas adoptan la forma escamosa, crecen más lentamente que el carcinoma pulmonar de células pequeñas; es el más común o de mayor prevalencia, representando alrededor de 85 y 87 por ciento de los cánceres pulmonares; suele ser diagnosticado en alrededor de 40 por ciento de los pacientes ya con el padecimiento diseminado a otras partes del organismo fuera del tórax. Los tipos más comunes y frecuentes de este carcinoma pulmonar son: el carcinoma de células escamosas o carcinoma epidermoide, el adenocarcinoma y el carcinoma macrótico o carcinoma de células grandes.
- *Carcinoma pulmonar microcítico o cáncer pulmonar de células pequeñas* (CPCP): este tipo de cáncer, por la forma que toman las células afectadas, también se le denomina carcinoma de células en avena, por su forma granular también asemejada a "sal y pimienta", representa entre 13 y 15 por ciento de los cánceres pulmonares. Tiene la particularidad de ser altamente agresivo y de extensión o metástasis a otras partes del organismo mucho más rápida que el anterior.

Proceso patológico

El proceso patológico del cáncer pulmonar, en función de su ubicación o, más precisamente, de la localización del origen del padecimiento se clasifica en dos tipos:

- *Cáncer pulmonar primario*: se denomina así cuando el cáncer se origina en el propio órgano; es decir, a partir de células pulmonares; puede iniciarse en los bronquios—ramificaciones a partir de la tráquea— o en los alvéolos —pequeños sacos aéreos del pulmón—, u otra ubicación del mismo órgano.
- *Cáncer pulmonar secundario, no primario*: refiere al cáncer de pulmón que tiene su origen en otros órganos como, por ejemplo, las mamas, el colón, la próstata, los riñones, la glándula tiroides, el estómago, el cuello del útero, el recto, los testículos, los huesos o la piel, y que como resultado de su extensión o proceso metastásico afecta al órgano pulmonar.

El proceso de la enfermedad, considerado en función de su evolución, se clasifica en cuatro etapas, clínicamente diferenciadas por el daño causado, la expansión o afectación a otros órganos y el nivel de complicaciones generadas:

- Etapa oculta: las células cancerosas se encuentran en el esputo, pero aún sin presencia tumoral en el pulmón.
- Etapa 0: el cáncer se encuentra localizado en una sola área o ubicación específica en algunas capas celulares, pero no presenta aún crecimiento en el recubrimiento superior del pulmón, denominado "carcinoma insitu".
- Etapa I: el cáncer se encuentra en el pulmón únicamente y está rodeado de tejido normal.
- Etapa II: el cáncer se ha diseminado a los ganglios linfáticos superiores cercanos.
- Etapa III: el cáncer ya se ha extendido a la pared torácica y/o al diafragma cercano del pulmón; a ganglios linfáticos en el mediastino —área que separa a los dos pulmones—, o al lado del tórax y/o a los del cuello.

- Etapa IV: el cáncer se ha diseminado o hecho metástasis a otras partes del cuerpo.

Órganos y sistemas relacionados

Los órganos y/o sistemas relacionados con el cáncer pulmonar dependen del tipo u origen, primario o secundario de la neoplasia; en el primer caso, compromete partes del propio sistema pulmonar como los bronquios o alvéolos; afecta tejido y/u órganos cercanos, dependiendo de su ubicación pulmonar y evolución, como por ejemplo, la vena cava superior, al comprimirla cuando su crecimiento se da hacia su ubicación, lo que se denomina el síndrome de la vena cava superior, o la cara, el cuello y la parte superior del tórax, incluidas las mamas, cuando su inflamación se acentúa y se vuelve dolorosa, o lo que es muy frecuente en su estado avanzado, hacer metástasis a otros sistemas u órganos distantes, propagándose por el torrente sanguíneo a otras partes del organismo y afectar, por ejemplo, el hígado, el cerebro, las glándulas suprarrenales, la médula espinal o el sistema óseo, así como tejidos y músculos. Cuando se trata de un padecimiento no primario, su relación es directa con el órgano de afectación original y los demás que desencadene el proceso metastásico.

Etiología

El hábito de fumar cigarrillos es considerado la principal causa del cáncer de pulmón, el cual representa alrededor de 85 por ciento de la incidencia de los casos detectados. El padecimiento cubre tanto a fumadores activos como a pacientes que han dejado de fumar y, particularmente, a fumadores pasivos que, no habiendo fumado, conviven en ambientes contaminados por fumadores cercanos y constantes. Estudios relativamente recientes han demostrado también que personas no fumadoras presentan mutaciones genéticas en el gen receptor del factor de crecimiento epidérmico. Otros factores de riesgo de cáncer pulmonar son la exposición a carcinógenos como asbesto, radiación, arsénico, cromatos, níquel, éteres clorometílicos, gas mostaza y emisiones de humo de leña o carbón, enfermedades virales, EPOC, fibrosis pulmonar y dietas altas en grasa y colesterol y bajas en antioxidantes.

Manifestaciones bioquímicas

Particularmente, en los casos de caquexia cancerosa, bastante frecuente en los padecimientos de cáncer pulmonar, se sabe que la inducción de los cambios metabólicos, catabólicos, es generada por mediadores de origen humoral (TNF-α y otras citocinas). De ahí que, "la desnutrición es más frecuente en los tumores del tracto digestivo, pulmón y páncreas" (Gil, 2017: 680), y que gran parte de los enfermos presenten pérdida de peso antes del diagnóstico, además de "una importante depleción proteica".

Manifestaciones clínicas

La tos persistente o tos crónica, sobre todo cuando se trata de individuos fumadores o con antecedentes de ello, es considerada como uno de los síntomas de mayor recurrencia en el diagnóstico del cáncer pulmonar; además de la disnea, o dificultad respiratoria, y la hemoptisis o expectoración de esputo con presencia de sangre. Los síntomas del cáncer de pulmón dependen del tipo, de su localización y, en casos avanzados, de la manera en que se extiende. Otros síntomas no particulares ni específicos del cáncer de pulmón son la pérdida de apetito y de peso, cansancio, dolor torácico y debilidad recurrente.

Según la Sociedad Española de Oncología Médica (www.seom.org), los pacientes con cáncer de pulmón suelen presentar, aunque no siempre sea así, similar a otras enfermedades, los siguientes síntomas:

- Astenia, debilidad o cansancio generalizado. La fatiga es de hecho el síntoma más frecuente en pacientes con CPCNP (Arrieta et al., 2013), que puede alcanzar o afectar a 90 por ciento de los casos; con consecuencias sobre la disminución en el desempeño de las actividades cotidianas y la tolerancia al ejercicio.

- Tos seca o con flema "es el síntoma más frecuente" (Arrieta et al., 2013), afectando a cerca de 65 por ciento de los pacientes, y en 25 por ciento de ellos, "la tos es productiva".
- Disnea o dificultad para respirar, o sensación de ahogo es un síntoma que puede estar presente en alrededor de 15 por ciento de los pacientes con CPCNP en etapas tempranas, pero que puede afectar al 65 por ciento conforme avance la enfermedad.
- Sangre en el esputo o hemoptisis o expectoración de sangre proveniente de los pulmones o los bronquios causada por la lesión pulmonar o de las vías respiratorias, la cual afecta, aproximadamente, a 10 por ciento de los pacientes con CPCNP avanzado.
- Pérdida de apetito, común en éste y otros tipos de neoplasia maligna, con consecuencias directas sobre la condición nutricional del paciente.
- Dolor, es un síntoma común en CPCNP, especialmente en estado avanzado, por lo que es una de las principales causas de atención en urgencia hospitalaria.

Otros síntomas que a menudo o eventualmente se presentan son el dolor de pecho, ronquera, infecciones como bronquitis y neumonía, así como aparición de sibilancias. La presencia de dolor de cabeza, confusión, convulsiones y dolores óseos, eventualmente, antes que otras manifestaciones o anomalía pulmonar, podría complicar el diagnóstico precoz.

Manifestaciones metabólicas

El CPCNP presenta una prevalencia de desnutrición que puede afectar entre 60 y 79 por ciento de los casos, asociado con el incremento de la mortalidad (Arrieta et al., 2013). A los efectos metabólicos propios de las neoplasias malignas, la desnutrición en estos casos se relaciona con los efectos de la toxicidad y agresividad de los tratamientos antineoplásicos. Un síndrome que tiene que ver con crecimiento tumoral, también frecuente en los padecimientos de cáncer pulmonar, es la caquexia cancerosa, la cual suele presentar dos aspectos fundamentales (Gil, 2017):

- La demanda calórica aumentada a causa de la correspondiente "competencia" por los nutrientes entre las células normales del paciente y las células tumorales.
- La desnutrición o los riesgos de ella, causada por la anorexia y la disminución de la ingesta normal de nutrientes, con el consiguiente catabolismo y disminución acelerada del músculo esquelético y el tejido adiposo.

La desnutrición en los casos de CPCNP guarda relación con las alteraciones mecánicas y funcionales que desencadena la enfermedad, como la dificultad respiratoria, aunada a la sintomatología generada por el tratamiento —mucositis, disfagia, náuseas, vómito, diarrea y anorexia, entre otros—, que impiden que el paciente se alimente de manera adecuada y provocan alteraciones en la absorción y el metabolismo de los nutrimentos.

Diagnóstico médico

El médico valora la posibilidad de estar ante un caso de paciente con cáncer de pulmón cuando se trata de un fumador —o persona con antecedentes de ello— que presenta tos persistente; además de dificultad respiratoria y expectoración de esputo con huellas de sangre. Generalmente, la primera prueba suele ser la radiografía torácica —ésta puede detectar la mayoría de los cánceres de pulmón—, seguida de otras pruebas confirmatorias más especializadas como la tomografía computarizada; la tomografía por emisión de positrones y/o tomografía computarizada helicoidal o espiral, entre otras pruebas especializadas, no excluyentes; pruebas de QS, BHy PFR, además del monitoreo de los signos vitales: T°, TA y Fc. La radiografía del tórax podría orientar el diagnóstico médico cuando la enfermedad se encuentra avanzada (Arrieta et al., 2013). No obstante, según la *Guía de Práctica Clínica* (Secretaría de Salud, 2009: 13), "hasta el momento no existe un cuadro clínico específico para el diagnóstico de cáncer pulmonar".

Tratamiento médico

La recomendación médica de primera instancia sugiere al paciente dejar de fumar, en el caso de que se trate de un fumador activo. El tratamiento, tanto del cáncer pulmonar microcítico o de células pequeñas como el de células no pequeñas, o no microcítico, puede implicar cirugía —considerada como el tratamiento de elección, cuando no haya trascendido a metástasis— o no, dependiendo de la evolución y de la condición física, por ejemplo la edad, y clínica del paciente; además de quimioterapia y radioterapia —utilizada cuando no es posible recurrir a la cirugía por los riesgos que puede suponer para el paciente—, separadas o una combinación de ambas. Muchos pacientes afectados con cáncer pulmonar experimentan una disminución sustancial de la función pulmonar, experimentando insuficiencia respiratoria, por lo que requieren de la oxigenoterapia, con la administración de broncodilatadores, aplicación de ventilación mecánica e, incluso, en los casos terminales, el suministro de altas dosis de narcóticos para atenuar el dolor.

Complicaciones

El cáncer de pulmón puede desencadenar diversas complicaciones, como sibilancias —derivadas del estrechamiento de la vía respiratoria comprometida—, atelectasia —u obstrucción de una vía respiratoria o su colapso a causa de la presencia y agrandamiento del tumor—, u otras como ahogo y neumonía, que pueden desencadenar tos, fiebre y dolor torácico. En el espacio entre el pulmón y la pared torácica puede acumularse líquido con contenido de células cancerosas o lo que se ha denominado derrame pleural. La expansión del cáncer a través del tejido pulmonar, al conllevar la reducción de la concentración de O2, además de producir ahogo, puede desencadenar en el agrandamiento del lado derecho del pulmón, o lo que se da en llamar como corazón pulmonar. Es importante tener en cuenta que, además, "la comorbilidad en los pacientes que padecen cáncer de pulmón es un fenómeno frecuente" (Sánchez y De Miguel, 2009: 145).

La evolución del cáncer puede afectar a ciertos nervios del cuello, con consecuencias sobre uno de los párpados, contracción de la pupila, hundimiento del globo ocular y reducción de la transpiración en un lado de la cara, padecimiento conocido como síndrome de Horner. El cáncer en la parte alta del pulmón puede dañar los nervios de alguno de los brazos, produciendo dolor, eventual, entumecimiento y pérdida de fuerza en dicho miembro; los tumores con estas características se les suele denominar tumores de Pancoast. En los casos en los que el tumor o su crecimiento afecten los nervios de la zona central del tórax, pueden causar daños en los nervios de la laringe, y, consecuentemente, producir una voz ronca; si comprometiera el funcionamiento del esófago podría afectar la deglución y su crecimiento en la región torácica media podría afectar el ritmo cardíaco y/o el flujo sanguíneo. Cuando el crecimiento del tumor afecta la libre circulación sanguínea de una de las grandes venas del tórax, al comprimirla, produce el llamado síndrome de la vena cava superior. La enfermedad, además de ahogo, puede generar dolores de cabeza, visión borrosa, mareos y somnolencia.

Proceso del cuidado nutricio

Debido al estado de desnutrición recurrente o riesgos de ella, la valoración oportuna del paciente es imprescindible y, en dichos casos, debe valorarse la administración de un soporte nutricional acorde con sus demandas y requerimientos particulares. De ahí que además del tipo de tumor pulmonar, el estadio o etapa de la enfermedad y el estado general del paciente, la pérdida involuntaria de peso sea el factor más sensible a la intervención terapéutica nutricional (Cáceres et al., 2016). La intervención nutricional debe ser precoz y formar parte del tratamiento; y en ese sentido, ser individualizada y responder a cada etapa de la evolución de la enfermedad pulmonar y de las complicaciones generadas por el tratamiento oncológico.

Evaluación del estado nutricio

No existe una única prueba de tamizaje que sea reconocida como la más completa y adecuada para todos los casos, situaciones o padecimientos. Las diferencias, en lo esencial, están en relación con las facilidades de aplicación —disposición, conocimiento de la herramienta, recursos humanos y tiempo—, así como de las características personales y sociodemográficas del paciente —particularmente, la edad—, su diagnóstico clínico y las facilidades para su manejo, aplicación e interpretación de los resultados. Es necesario identificar el estado o condición nutricional del paciente, a fin de enfrentarla precoz y oportunamente. En este caso, considero que las más pertinentes podrían ser las siguientes:

- Siempre que sea posible realizarlo a través de procedimiento Nutritional Risk Screening 2002 (NRS), herramienta de cribado recomendada por la ESPEN para pacientes hospitalizados, que ofrece una puntuación sobre la gravedad de la enfermedad y refleja el incremento en los requerimientos nutricionales, o la MST (Malnutrition Screening Tool), la cual valora cambios en el apetito y la pérdida de peso reciente del paciente de la población adulta hospitalizada. Tiene ventajas sobre otros métodos de cribado utilizados en nutrición, ya que no requiere de la realización de ningún cálculo; es rápido y fácil de llevar a cabo, y además puede ser complementado por el propio paciente, un familiar o cuidador, o el personal de salud. Es simple, rápida, válida y confiable. Clasifica al paciente en riesgo y sin riesgo de desnutrición y, según la clasificación, permite establecer las pautas de atención médica y nutricional.

- Otra opción podría ser VSG (Valoración Subjetiva Global), método que clasifica a los pacientes de forma subjetiva con base en los datos obtenidos de la historia clínica —o antecedentes— y la exploración física del paciente. No obstante, al consistir en una valoración subjetiva requiere ser realizada por personal especializado y experimentado, aunque su aprendizaje es relativamente fácil y requiere poco tiempo para su realización. Este método de cribado considerado por la ASPEN en sus guías médicas y nutricionales de 2002 tiene la ventaja de ser integral, al tomar en cuenta el cambio de peso, síntomas gastrointestinales y la exploración funcional del paciente.

Evaluación antropométrica

La valoración a partir de los parámetros antropométricos es fundamental en los pacientes con CPCNP, dados los riesgos de desnutrición a causa de la enfermedad y los efectos colaterales del tratamiento, entre los que resultan básicos el IMC, el historial o porcentaje de pérdida de peso, como indicador de la severidad de la desnutrición o riesgo de ella.

MEDICIÓN
Sexo
Edad
Peso actual
Peso habitual

TALLA	
Índice	Fórmula
Índice de masa corporal	imc = peso (kg) /estatura (m^2)
% de pérdida de peso	% L = [(WI–CW) / WI] * 100 donde: IW = peso inicial; CW = peso actual; L = peso perdido.
Peso teórico	Método rápido: PT = (Talla en cm / 2) – 25
% Peso teórico	%PT = (Peso actual/ peso teórico) *100
Pliegues cutáneos	Sumatoria (Σ)

Fuente: elaboración propia.

Evaluación bioquímica

La valoración del estado nutricional del paciente con cáncer pulmonar comienza en la historia clínica y en la exploración física, que necesariamente debe ser complementada con determinados parámetros físicos y/o bioquímicos; los primeros, como el IMC y, los segundos, los niveles séricos de albúmina o pre-albúmina (Sánchez y De Miguel, 2009), además de los niveles de hemoglobina, colesterol total, linfocitos totales y el pH e indicadores de concentración de O_2, PO_2, CO_2 y HCO_3 en la sangre.

PRUEBAS DE ANÁLISIS BIOQUÍMICO	
Elemento bioquímico	Indicador
Hemoglobina	La anemia es frecuente en pacientes oncológicos, la cual puede ser causada por el proceso oncológico mismo y por el uso de quimioterapia.
Albúmina	Proteína producida por el hígado. Niveles bajos de albúmina podrían indicar problemas del hígado o los riñones. La albúmina sérica se utiliza como indicador de las reservas proteicas, un indicador del estado nutricional del paciente. Los niveles de referencia según grado de desnutrición son: normal: 3.5–4.5 g/dl; leve: 3.0–3.49; moderada: 2.5–2.9 y severa: < 2.5g/dl.
Colesterol total	El colesterol se utiliza como parámetro de la evaluación del aspecto calórico de la desnutrición. Los niveles de referencia según grado de desnutrición son: normal:> 180 mg/dl; leve: 140-180; moderada: 100 -139 y severa: < 100 mg/dl.
Linfocitos totales	Los linfocitos totales se utilizan como parámetro relacionado de la depleción proteica e indicadores de la pérdida de defensas inmunitarias a consecuencia de la desnutrición. Los niveles de referencia según grado de desnutrición son: normal: > 1.600; Leve: 1.200 -1.599; Moderada: 800–1.200 y Severa: < 800 totales / ml.
PH	Indicador de la condición de acidosis respiratoria o riesgo de ella. El rango de referencia normal es de 7.35 a 7.45.
PO_2	Indicador del nivel de O_2 en sangre. El rango de referencia es de 75 a 100 mmHg. Cabe decir que clínicamente se considera a una persona con insuficiencia respiratoria cuando dicho nivel es menor a 60 mmHg.
PCO_2	El nivel de PCO_2 o presión parcial de dióxido de carbono es un indicador de la cantidad de dióxido de carbono disuelto en la sangre. Los valores de referencia van de 35 y 45 mmHg; muestra la condición o riesgo de acidosis respiratoria.
HCO_3	Finalmente, el valor de HCO_3, o cantidad de bicarbonato en sangre, aportada por los riñones, encargada de neutralizar la acidez de la sangre; en este caso con valor de 42 meq/L, muy por encima del rango normal de 22 a 28 meq/L, muestra una situación de acidosis respiratoria mantenida en el tiempo.

Fuente: elaboración propia.

Evaluación clínica

Como en todos los padecimientos, es necesario conocer los antecedentes heredofamiliares, así como los personales patológicos y no patológicos del paciente, su entorno familiar y social inmediato, así como los antecedentes que pudieran servir de base para la "comprensión" contextualizada de su padecimiento y las posibles asociaciones con factores causales y posibles determinantes de la patología. El diagnóstico médico y la valoración nutricional oportuna, apoyada con la evaluación bioquímica, son básicas y complementarias.

Evaluación dietética

La evaluación dietética, así como el estado nutricional asociado a ella, ha adquirido "una importancia creciente en el manejo de los pacientes con cáncer de pulmón" (Sánchez y De Miguel, 2009: 145). De ahí que el recordatorio de 24 horas sea de suma importancia, como instrumento de evaluación dietética o modalidad de encuesta cualitativa y cuantitativa sobre la ingesta habitual del paciente en cuanto a calorías y macronutrientes y servir de base para el cálculo e intervención nutricionales conforme a los objetivos y metas propuestas. La evaluación contempla la dieta recibida o dieta habitual, las preferencias alimentarias, así como el consumo eventual de suplementos y eventuales situaciones de intolerancias alimentarias. La evaluación dietética debe dar cuenta de la dieta habitual del paciente, reportada conforme a la valoración o tamizaje en el hospital.

Evaluación funcional

En los casos de sospecha o comprobación de CPCNP, la espirometría es una de las pruebas que permiten evaluar la función pulmonar. Implica la medición de la cantidad de aire total que almacenan los pulmones y la velocidad con que se desplazan esos volúmenes de aire o flujos pulmonares, así como la capacidad de difusión pulmonar de monóxido de carbón. La prueba permite la valoración del rendimiento pulmonar. La *Guía de referencia* rápida (Secretaría de Salud, 2010: 4) considera importante que las pruebas de función respiratoria "deben realizarse en pacientes con enfermedad pulmonar previa y en todos aquellos que van a ser sometidos a resección pulmonar amplia estando clínicamente estables".

Interacción fármaco-nutrimento

Las interacciones con fármacos son diversas, en relación con el avance de la patología y la ingesta de macro y micronutrientes. La administración de algunos nutrimentos, por ejemplo, los betacarotenos —que en bajas dosis actúan como antioxidantes, atrapando radicales libres y, en ese sentido, tener efectos protectores sobre el cáncer de pulmón— en dosis altas podría tener efectos contrarios, sobre todo en pacientes fumadores activos o con antecedentes. De ahí que el consumo de vegetales y frutas ricas en betacarotenos sea beneficioso; pero la administración suplementada de estos compuestos en altas dosis estaría contraindicada. La *Guía de práctica clínica* (Secretaría de Salud, 2009) advierte al respecto que en individuos con elevado riesgo de desarrollar cáncer de pulmón una dieta rica en B-carotenos y alfa-tocoferol, "incrementa hasta 28 por ciento este riesgo".

En el mismo sentido, resulta no recomendable la suplementación con antioxidantes a los pacientes durante la aplicación de QT y/o RT debido a que podrían intervenir en la reparación del daño celular oxidativo de las células cancerosas y, por consiguiente, reducir la eficacia de dichos tratamientos.

Diagnóstico nutricional

El diagnóstico nutricional en cualquiera de sus formatos PES o SOAP debe ofrecer los elementos que permitan en este caso orientar la intervención nutricional del paciente con CPCNP, considerando la "naturaleza" del problema neoplásico, su etiología general y las particularidades del paciente, así como los signos y síntomas manifiestos; o, en el segundo, partiendo de la evaluación subjetiva, el objetivo central de la intervención nutricional, el análisis correspondiente y el plan a seguir para el logro de dichas metas, en este caso en función de evitar los riesgos de desnutrición del paciente o, en lo posible, revertirla, disminuir las complicaciones derivadas de los tratamientos en las distintas etapas o estadios de la neoplasia.

Intervención nutricional

La evaluación del estado nutricional del paciente debe, de ser posible, realizarse de manera temprana a fin de identificar las condiciones del paciente que requieren intervención y administrar el tratamiento adecuado (Arrieta et al., 2013). La atención nutricional debe ser precoz y formar parte integral del tratamiento general.

Vía de intervención nutricional

Vía de nutrición oral: en caso de que el paciente sea capaz de ingerir por la vía oral, se recomienda que como mínimo, 75 por ciento de los requerimientos nutricionales sea por esta vía (Cáceres et al., 2016). Siempre que sea posible, ésta debería ser la primera opción. En dichos casos, se indica como recomendable planificar dietas distribuidas en raciones con cinco o seis ingestas al día.

Nutrición enteral: la vía de administración nutricional enteral es la indicada en pacientes con CPCNP con tracto digestivo funcional, pero que, a consecuencia del deterioro causado por el padecimiento, el estado nutricional, o ambos, no pueden mantener una ingesta oral adecuada a sus requerimientos en un periodo de más de siete días, o incluso antes, en casos de una evidente ingesta limitada de alimentos, o pérdida de peso, obstrucción o afectaciones en la deglución por el crecimiento del tumor. Siempre se indicará como preferible la nutrición enteral antes que la parenteral, ya que los sustratos son más eficaces por esa vía que por la intravenosa; el uso del tracto gastrointestinal contribuye a mantener la barrera inmunológica y, algo importante, es su consecuencia sobre el catabolismo proteico a partir de la síntesis periférica de glucosa, ácidos grasos y aminoácidos ramificados. La NE también se indica en pacientes desnutridos. Entre sus ventajas, ésta se asocia con menores complicaciones infecciosas que la NP. En particular, la NEes indicada en pacientes con esofagitis y/o en aquellos en los que la vía oral presenta limitaciones.

Nutrición parenteral: está indicada cuando las vías oral y NP o no son posibles o no logran cubrir los requerimientos nutricionales en tiempo y niveles adecuados. En los casos de neoplasias o, CPCNP, como en este caso, la NP resulta ser una opción de aplicación controvertida, ya que la administración de nutrimentos por esta vía enfocada a corregir la desnutrición del paciente podría, teóricamente, tener un efecto contraproducente, al "estimular la proliferación del tumor" (Arrieta et al., 2013).

Objetivos nutricionales

El objetivo del tratamiento nutricional en pacientes con CPCNP es prevenir y/o mejorar sus deficiencias nutricionales, a fin de disminuir las complicaciones, preservar un adecuado estado nutricional y mejorar su calidad de vida relacionada con el padecimiento. En pacientes hospitalarios con ventilación mecánica el objetivo inicial es acortar al menor tiempo posible el uso del respirador artificial.

Plan de intervención

El plan de intervención debe contemplar lo siguiente:

Aportes de macronutrientes: es necesario considerar la situación específica o particular del paciente en cuanto a la evolución de la enfermedad, los efectos del tratamiento y su estado nutricional.

- Proteínas: respecto a los aportes de macronutrientes, se indica como recomendable, teniendo en cuenta el posible y eventual estado catabólico proteico del paciente o los riesgos de ello, un aporte de proteína de entre 1.2 y 2.0 g/kg/día (Arrieta et al.,2013).
- Lípidos y carbohidratos: se recomienda que el aporte de carbohidratos sea estrictamente adecuado a los requerimientos calóricos del paciente con la administración de fórmulas con mayor concentración de lípidos y baja en carbohidratos a fin de disminuir el cociente respiratorio y la retención de CO_2 en pacientes con insuficiencia respiratoria o riesgo de ella. El aporte de lípidos se recomienda de entre 20 y 30 por ciento.

Sustratos especiales y micronutrientes

Se ha demostrado que la administración de ciertos sustratos y vitaminas contribuyen favorablemente sobre la tolerancia y resultados del tratamiento oncológico:

- Glutamina: disminuye los efectos de la toxicidad y la incidencia y/o severidad de los efectos de la RT, como la mucositis, esofagitis y diarrea. La suplementación con 30g de glutamina por cinco días antes y 15 días después del tratamiento de RT ha ofrecido resultados positivos sobre la prevención de esofagitis y pérdida de peso.
- Ácidos grasos omega-3: la administración en dosis de 2 g diarios de omega-3 (ácido eicosapentaenoico, EPA) ha demostrado tener efectos compensatorios sobre la pérdida de peso, el aumento del músculo esquelético y la masa grasa, así como sobre la disminución de la anorexia, los procesos inflamatorios y la mejora en la calidad de vida de los pacientes con CPCNP. Además de sus efectos positivos en los parámetros antropométricos y dietéticos se han comprobado sus beneficios en los procesos de apoptosis celular en pacientes con QT, en la reducción de la angiogénesis y la metástasis, al favorecer, como sabemos, la fluidez a través de la membrana celular. En particular, se han mostrado los efectos benéficos del ácido graso omega 3 en pacientes con cáncer de pulmón avanzado en estado de caquexia y también en pacientes bajo tratamiento de quimioterapia, indicándose una suplementación de 2.9 g/día de aceite de pescado.
- Antioxidantes, vitaminas y minerales: el uso moderado de antioxidantes, como las vitaminas A, C y E, podrían tener efectos favorables sobre los pacientes con CPCNP; aunque resulta no recomendable la suplementación con antioxidantes a los pacientes durante la aplicación de QT y/o RT debido a que podrían intervenir en la reparación celular del daño oxidativo de las células neoplásicas y, por consiguiente, reducir la eficacia del tra-

tamiento. La mayor parte de las vitaminas actúan como protectores, pero, paradójicamente, algunos estudios han planteado la posibilidad de que algunos tumores podrían usar las vitaminas para su crecimiento.

En particular, la vitamina A puede obtenerse de nutrientes de origen animal, como huevos, productos lácteos, hígados; o de betacarotenos —sustancia precursora de vitamina A— presente en vegetales y frutas como zanahoria, albaricoque, papa, espinaca, melón, entre otros. No obstante, la ingestión de altas dosis de vitamina A podría tener un efecto contraproducente en fumadores antiguos o activos, aumentando los riesgos de padecer cáncer de pulmón. A la vitamina C o ácido ascórbico se le atribuyen también propiedades antioxidantes, en el mismo sentido. Alimentos ricos en esta vitamina son, por ejemplo, los cítricos en general, las hortalizas, como el pimiento, perejil, coles y cebolla, entre otros. Se sabe que la vitamina E (tocoferoles) refuerza el sistema defensivo inmunitario, y que junto con la vitamina C y los betacarotenos actúan neutralizando los radicales libres.

Las vitaminas A, C y E se consideran fundamentales en la prevención del cáncer. A la vitamina B3 (niacina) también se le reconoce un importante potencial como inhibidor de la degradación celular, e intervenir en el metabolismo de carbohidratos, grasas y proteínas. Generalmente, ésta se encuentra en cereales integrales, aguacates, higos y ciruela pasa, entre otros nutrientes. En cuanto a la vitamina D, se sabe de su importancia en los procesos de proliferación celulares, diferenciación, apoptosis o muerte celular, metástasis y angiogénesis, así como su función inmunológica e inhibición de la proliferación celular; no obstante, si bien existen evidencias sobre sus efectos benéficos en algunos tipos de cáncer, son contrastantes en cuanto a sus efectos sobre los riesgos de cáncer de pulmón y, concretamente, sobre la asociación entre los niveles de vitamina D sérica y la sobrevivencia de cáncer pulmonar. No obstante, entre los minerales existen mayores evidencias de los efectos favorables de la suplementación con selenio y zinc para los riesgos de desarrollar neoplasias pulmonares. En general, bajos niveles de zinc se relacionan con la prevalencia de tumores. El zinc actúa positivamente sobre el sistema defensivo del organismo.

Acondicionamiento físico: sugerir programa de entrenamiento físico adecuado a la etapa de la enfermedad y estado metabólico del paciente de cuatro o dos semanas como mínimo.

Atención psicológica: canalizar al paciente a servicio de apoyo psicológico en el manejo de síntomas físicos y estado emocional del paciente con CPCNP.

Cálculo de requerimientos

La ecuación más usada para el cálculo de gasto energético en reposo es la de Harris-Benedict; no obstante, según algunos autores (Savino y Patiño, 2016), ésta "es poco precisa para la estimación calórica del gasto energético en el paciente en estado crítico". Para estos casos, como para todos, el "estándar de oro" sería el uso de la calorimetría indirecta; no obstante, aun disponiéndose, "en los pacientes con CPCNP en estadios avanzados pudiera no ser factible [ante] la presencia de tos crónica, disnea e inestabilidad respiratoria, lo que imposibilitaría la correcta medición del intercambio de gases" (Arrieta et al., 2013), pero a falta de ésta o no siendo la opción recomendable, se podría recurrir al cálculo energético basal con la fórmula de Livingston, que ofrece mejores resultados en casos de bajo peso, o pérdida acelerada del mismo.

En el primer caso, cuando se cuente con el calorímetro y resulte factible, se sugiere como recomendable estimar entre 20 y 25 kcal/kg/día en pacientes "postrados en cama", y entre 25 y 35 kcal/kg/día en pacientes ambulatorios (Arrieta et al., 2013). En el segundo, la opción considerada es la de recurrir a la ecuación de Livingston:

Ecuación de Livingston:

Hombre: $293 \text{ x Peso}^{0.4330-}\text{Edad} \ (5.92)$

Mujer: $248 \text{ x Peso}^{0.43356}-\text{Edad} \ (5.09)$

Otra opción podría ser una variante de Harris-Benedict para casos críticos:

GER= (GEB x 1.1) + (Vex 32) + (Tmx 140)–5340

GER= (SC x 941)–(Ex 6.3) + (Tmx 104) + (Frx 24) + (Vtx 804)–4243

Ve = vent. por minuto

Tm = temp. max. en 24 h anteriores Vt = volumen corriente; Fr = frecuencia respiratoria

Cada paciente debe ser considerado individualmente, en casos de pacientes en estado crítico en UCI con NE, se debe tener en cuenta la fase de la neoplasia, el estado nutricional, entre otros factores. Lo ideal en estos casos es que el cálculo de requerimiento energético sea medido a través de calorimetría indirecta. En particular, en dichas situaciones, "las ecuaciones predictivas deben ser usadas con precaución" (McClave et al., 2009).

Actividad física

Se recomendaría actividad física leve y mayor reposo, dado, generalmente, el estado nutricional o riesgos de desnutrición o malnutrición del paciente y las complicaciones inherentes a la patología, como la insuficiencia respiratoria en los estados avanzados de la enfermedad. No obstante, los programas de entrenamiento están indicados como parte de la terapia en pacientes con CPCNP. En dichos pacientes los principales factores que contribuyen a la disfunción muscular son: la miopatía —derivado del uso de corticosteroides orales—, el desacondicionamiento —a falta de actividad física— y los altos niveles de inflamación sistémica, por enfermedad subyacente, a causa de la QT (quimioterapia) y RT (radioterapia). Según indicaciones del grupo de expertos del "Consenso...", en los pacientes con cáncer en general, pero particularmente con CPCNP, el ejercicio mejora la función cardiovascular, la ventilación y el transporte de oxígeno, y disminuye los efectos colaterales de la QT y

RT (Arrieta et al., 2013). En particular, el entrenamiento físico tiene consecuencias favorables en pacientes, candidatos o no a cirugía.

De ahí que, mientras mayor sea el riesgo de morbimortalidad posquirúrgica, mucho más importante resulta un programa de entrenamiento de cuatro o dos semanas como mínimo; siempre y cuando el consumo de O_2 sea mayor a 15 mL/kg/min.

Los programas de entrenamiento deberán contemplar los siguientes aspectos (Arrieta et al., 2013):

- Tipo de ejercicio: aeróbico.
- Frecuencia: tres a cinco veces por semana; en pacientes prequirúrgicos: dos o cuatro semanas.
- Duración: 30 a 90 min., conforme al estado físico del paciente.
- Intensidad: 60 a 90 por ciento de la frecuencia cardiaca máxima; 50 a 80 por ciento del VO_2 Max, o bien, 60 a 80 por ciento de la carga de trabajo máximo (Wmáx.).

Recomendaciones nutricionales para pacientes, monitoreo y orientación alimentaria

En casos de CPCNP, la primera recomendación al paciente es eliminar o disminuir paulatinamente el consumo de tabaco y la exposición pasiva al humo de éste, así como la exposición ocupacional a sustancias cancerígenas como el asbesto, arsénico, níquel, cromo, etc. Es importante también la recomendación sobre el no consumo de betacarotenos suplementados por su alta concentración. En el mismo sentido, indicar al paciente el uso de vitaminas B6 y B12, pero no de multivitamínicos, sino de fuentes de suplementos individuales. Además, se debe indicar alimentación fraccionada; es decir, en menores cantidades, pero más veces al día, así como alimentos ricos en nutrientes y calorías, pero, en lo posible, con disminución o, más precisamente, adecuación de hidratos de carbono a fin de reducir la producción de CO_2 y el RQ, y aminorar el esfuerzo respiratorio del paciente. En casos de anorexia, aprovechar los momentos de mayor apetito para asegurar los niveles de la ingesta requerida; en caso de náuseas, evitar alimentos altos en grasa; y de presentarse diarrea, evitar alimentos altos en fibras, consumir agua, gelatinas, caldos e hidratantes. Por el contrario, en casos de estreñimiento, aumentar el consumo de fibra y agua, además de realizar actividad física; de presentarse alteraciones del tracto gastrointestinal, consumir alimentos blandos, húmedos y papillas. La *guía de práctica clínica* (Secretaría de Salud, 2009: 12) enfatiza en la importancia de "que en la dieta se incluya el consumo de frutas y verduras crudas", como manzanas, col, brócoli ylechuga.

El grupo de expertos, generadores del "Consenso nacional..." (Arrieta et al., 2013), plantean las siguientes recomendaciones:

- La dieta o recomendaciones nutricionales para pacientes con CPCNP, debe seguir las normas de alimentación correctas y acordes con las necesidades nutricionales del paciente, la sintomatología y gustos particulares.
- Las recomendaciones nutricionales deben ser individualizadas, teniendo en cuenta el estado tumoral o avance de la enfermedad, el tratamiento antineoplásico y sus efectos, y, particularmente, el estado clínico y nutricio del paciente.
- Siempre que no esté contraindicada, la administración nutrimental debe ser por la vía oral o enteral.
- Se sugiere recomendar la realización de cinco a seis tiempos de comida, en porciones relativamente pequeñas, aprovechando los momentos de mayor apetencia del paciente.
- A fin de atenuar la náusea, es conveniente indicar alimentos secos; evitar alimentos con exceso de grasa, muy dulces, ácidos o condimentados.

- En presencia de disfagia —o dificultad para la deglución— a líquidos o tos, es recomendable el uso de espesantes con harinas de arroz, maíz o trigo; o, por el contrario, si la disfagia fuera a sólidos, ofrecer alimentos de consistencia suave, sin descuidar el aporte de fibras saludables.
- En casos de diarreas persistentes, se recomienda suprimir o aminorar la ingesta de grasas, irritantes, fibras insolubles, bebidas con gas, verduras crudas, leguminosas y estimulantes del peristaltismo, como té, café, chocolates y picantes.
- Cuando la vía oral no asegure cubrir los requerimientos nutricionales, se recomienda la administración de suplementos o preparados nutricionales que incrementen el aporte energético requerido.
- La suplementación está indicada en dichos pacientes, teniendo en cuenta la valoración del estado nutricional y el cálculo de los requerimientos energéticos y nutrimentales.
- Se recomiendan fórmulas poliméricas estándar con alta densidad energética, de entre 1.5 y 2.0 kcal/ml, así como fórmulas hiperprotéicas.
- El uso de fórmulas inmunomoduladores—arginina, nucleótidos y ácidos grasos esenciales— está indicado, especialmente por sus beneficios en periodo perioperatorio de pacientes sometidos a cirugías mayores.

En este caso de CPCNP, podría ser muy oportuna una dieta rica en triglicéridos de cadena media—dado que éstos pueden ingresar directamente en la membrana mitocondrial y ser oxidados en mayor cantidad y con mayor rapidez—, y aminoácidos de cadenas ramificadas que, al no ser sintetizados en el hígado, sino directamente en los músculos, podrían contrarrestar en un menor tiempo el déficit energético y la desnutrición proteica.

EPOC con evaluación de cáncer de pulmón tipo carcinoma epidermoide: ¿qué hacer?

Se trata de un paciente crítico, en estado o riesgo de desnutrición. Si bien el padecimiento actual por el que fue intervenido quirúrgicamente fue cáncer de pulmón, tipo carcinoma epidermoide —una neoplasia maligna en la que las células tumorales experimentan una diferenciación formando células espinosas—, el paciente ya era afectado por un padecimiento de EPOC —condición subyacente— diagnosticado 10 años atrás, que pudo o no haber trascendido al padecimiento actual, pero seguramente no fue debidamente atendido, con todas sus consecuencias sobre su condición nutricional.

¿Qué hacer? Dado que el paciente, una vez intervenido, permaneció en la Unidad de Cuidados Intensivos (UCI) conectado a ventilación mecánica asistida, es necesario, por estado seguramente de inconsciencia debido a la anestesia y riesgo de aspiración, por las dificultades que derivan de la ventilación mecánica para la vía oral y, sobre todo, por su condición crítica, indicarle —o mantenerle si ya había sido entubado—, como vía de administración de nutrientes la nutrición enteral a través de sonda nasogástrica.

En lo que sigue, 24 o 48 horas después, correspondería realizar su valoración nutricional con base en tamizaje —valoración Global Subjetiva o nrs 2002, por ejemplo—, evaluación y diagnóstico antropométrico —los datos disponibles son incompletos— y análisis bioquímico —también incompleto; faltando por ejemplo información sobre los niveles de hemoglobina, albúmina, indicadores de la función renal, etc.— y realizar el diagnóstico e iniciar el soporte nutricional pertinente.

Los datos antropométricos indican que se trata de un paciente con IMC de 17.7 kg/m2; es decir, por debajo del rango normal, indicativo de tratarse de un paciente en estado de desnutrición o en riesgo de ella; pero además con una acelerada y reciente pérdida de peso, con un porcentaje de pérdida de 15.3 —significativo > 10 por ciento en seis meses de referencia y, seguramente, mayor a 5 por ciento en el último—. Convendría disponer de otros datos, particularmente sobre circunferencia de muñeca, área muscular braquial y, especialmente, sobre pliegues cutáneos.

Los datos bioquímicos reportados muestran que se trata de un paciente con insuficiencia respiratoria, derivado del daño crónico del EPOC, padecimiento de base u origen, y del cáncer pulmonar actual. El nivel de pH de 7.36 está en el límite inferior del rango de referencia normal —7.35 y 7.45—; no propiamente en una condición de acidosis respiratoria, pero en riesgo de presentarla. El valor reportado de PO2 de 69 mmHg es bajo en relación con el rango de referencia de 75 a 100 mmHg, indicador de un nivel bajo de O2 en sangre. Cabe decir que clínicamente se considera a una persona con insuficiencia respiratoria cuando dicho nivel es menor a 60 mmHg. En consonancia con lo anterior, el nivel de PCO2 o presión parcial de dióxido de carbono, indicador de la cantidad de dióxido de carbono disuelto en la sangre, de 53 mmHg, es alto en relación con los valores de referencia de 35 y 45 mmHg; lo que muestra la condición o riesgo de acidosis respiratoria. Finalmente, el valor de HCO3, o cantidad de bicarbonato en sangre, aportada por los riñones, encargada de neutralizar la acidez de la sangre; en este caso con valor de 42 meq/L, muy por encima del rango normal de 22 a 28 meq/L, muestra una situación de acidosis respiratoria mantenida en el tiempo.

Cabe decir que el aumento de CO2 —coincidente con los niveles de los otros indicadores bioquímicos considerados— incrementa considerablemente el trabajo respiratorio. El padecimiento de base y el actual generan diversas complicaciones que conllevan una valoración, diagnóstico e intervención nutricional, muy particular y rigurosamente cuidada. Los pacientes hospitalizados, particularmente en UCI, presentan desnutrición por el "arrastre" del padecimiento de base o resultado del estrés generado por éste. La insuficiencia respiratoria crea problemas nutricionales, de los cuales la debilidad de los músculos respiratorios es el más importante. El paciente padecía EPOC. El cáncer por su afectación fisiológica y también por los efectos de los tratamientos, aumenta el riesgo de sufrir malnutrición energética-proteica en pacientes con dicha enfermedad. Los pacientes desnutridos tienen menor fuerza de los músculos respiratorios y menor resistencia, lo que los hace dependientes del ventilador mecánico asistido. Ya sabemos que el mayor aporte calórico es el ofrecido por los carbohidratos; pero también sabemos que un aporte más allá de ciertos límites conduciría a una producción mayor de CO_2, y complicaría la condición del paciente. ¿Qué hacer?

Indicación de terapia nutricia recomendada

De lo anterior, y dadas las complicaciones de la enfermedad pulmonar diagnosticada, convendría la administración de una dieta con incrementos en grasa y disminución de carbohidratos, a fin de aminorar la producción de CO_2 y fomentar el "destete" precoz de la ventilación mecánica y la evolución favorable del paciente. De ahí que, a pesar de la condición de estrés metabólico resultado del desgaste crónico del padecimiento de origen, EPOC y luego cáncer de pulmón, es necesario evitar la recarga de energía alta en carbohidratos, evitando la producción y consiguiente retención de CO_2; con lo que se aminora la dependencia del ventilador y se atenúa la dificultad o insuficiencia respiratoria del paciente. O sea que una estrategia adecuada para el caso en particular implicaría "desarrollar" una fórmula nutricional que provea la mayor cantidad de calorías en forma de grasas. Las fórmulas especializadas quizá no sean necesarias o funcionales en estos casos. Convendría en dichas situaciones contemplar fórmulas con ácido graso omega-3, a fin de disminuir la condición inflamatoria propia del padecimiento y del estado postoperatorio.

Nutrientes se vuelven críticos tras la intervención quirúrgica

Considerando el padecimiento actual sobre el que el paciente ha sido quirúrgicamente intervenido y le obliga a permanecer en estado de recobro en la UCI, asistido con ventilación mecánica, además de tratarse de un paciente en riesgo de desnutrición, considero que el cuidado nutricional inmediato podría consistir en una fórmula nutricional sin exceso de calorías; es decir, debidamente ajustada a sus requerimientos calóricos, administrado vía enteral, manteniendo el criterio si la vía de administración nutricional fuera modificada. En caso de que la evolución del paciente no sea favorable o aumentaran sus complicaciones, podría indicarse la nutrición parenteral o mixta y, dada su condición crítica, podría ser suplementada con aminoácidos de cadena ramificada, incluyendo la suplementación de glutamina.

Se sabe que los pacientes en estado crítico generalmente tienen un balance nitrogenado negativo. La agresión o padecimiento conlleva al catabolismo proteico. De ahí que el suministro de aminoácidos de cadena ramificada, vía nutrición parental, podría contribuir al recambio proteico, estimulando la síntesis de proteínas e inhibiendo la degradación muscular. Cabe decir que algunos estudios han mostrado que en ciertos pacientes en estado crítico resulta "bloqueada la conversión de los aminoácidos de cadena ramificada a glutamina, aminoácido que sería responsable de los efectos benéficos" (Gomis y Valero, 2010); por consiguiente, su administración oportuna —no siempre considerada— podría marcar diferencia entre la sobrevivencia o la muerte del paciente.

Los pacientes críticamente enfermos en UCI con ventilación mecánica, como lo es el caso que nos ocupa, suelen tener niveles séricos reducidos de oligoelementos o micronutrientes como el selenio (Se), magnesio (Mg) y zinc (Zn); de ahí que su suplementación debería ser indicada dado su potencial favorable en el acortamiento del tiempo "sometido" a ventilación mecánica. El Zn participa en los procesos de síntesis proteica y en la fase inflamatoria. Se sabe que la vitamina D, indispensable en la absorción, transporte y metabolismo del calcio en el organismo, también tiene una función importante en los procesos y mecanismos de proliferación celular, diferenciación, apoptosis (o muerte celular) y metástasis, mejorando la función inmunológica e inhibiendo la proliferación celular. Asimismo, "regula el crecimiento y la diferenciación de diferentes tipos celulares, incluyendo células cancerosas" (González, Bond y Russo, 2012). La suplementación de vitaminas B6 y B12 (no como multivitamínico) también coadyuvan positivamente sobre el estado crítico del paciente. En particular, la B6 interviene en los procesos de síntesis de proteína. La B12 es esencial en el metabolismo de ácidos nucleicos y contribuye a la regulación de los procesos de proliferación celular.

El objetivo inmediato sería disminuir las complicaciones y los efectos agresivos de los tratamientos aplicados en cada una de las etapas del padecimiento, con ajustes nutricionales en cada una de ellas. Debido a las complicaciones manifiestas, el soporte nutricional no siempre podría ser exitoso, pero se trata también y en lo fundamental que pacientes como éste, desnutridos y con insuficiencia respiratoria, pudieran tener un mejor pronóstico y, en lo inmediato, contribuir al "destete" de la ventilación mecánica asistida.

Importancia del soporte nutricional (enteral o parenteral) en pacientes con ventilación artificial en las unidades de cuidados intensivos

Estrategias nutricionales propuestas

La ventilación mecánica invasiva o no es un mecanismo terapéutico común de atención a los pacientes en las unidades hospitalarias de cuidado intensivo o en estado crítico, que generalmente repercute sobre el estado nutricional del paciente, debido a la enfermedad, a su condición en estado postoperatorio o a su condición nutricional previa, que repercute desfavorablemente en su evolución y en la morbimortalidad. La desnutrición hospitalaria suele afectar mayormente a pacientes con ventilación mecánica. La pérdida de masa muscular, particularmente de los músculos respiratorios, está asociada a la pérdida de peso corporal, lo que conlleva al debilitamiento y fatiga muscular, la disnea o dificultad respiratoria, así como a la retención de secreciones.

En particular, con el debilitamiento de los músculos del tórax, se compromete la dinámica ventilatoria y el paciente enfrenta, incluso, dificultades para toser y expectorar las secreciones pulmonares, lo que complica su padecimiento, alarga el "destete" del ventilador mecánico y prolonga la estancia en la UCI. La malnutrición deteriora la estructura y función pulmonar. El diafragma es el músculo principal de la respiración —25 por ciento de su masa muscular está conformada por fibras tipo II; es decir, de contracción rápida. De ahí que la relación entre la desnutrición energética, el debilitamiento de dicho músculo y el desencadenamiento de insuficiencia respiratoria sea común en pacientes asistidos con ventilación mecánica en las UCI. Es casi un hecho que los pacientes que terminan requiriendo ventilación mecánica enfrentan cierto grado de desnutrición, moderada o incluso severa. Los pacientes desnutridos tienen menor fuerza en los músculos respiratorios y menor resistencia, lo que hace "circular" las posibilidades de salida, dependiendo de la gravedad e intensidad del padecimiento agudo.

El problema se complica doblemente, dado que una vez que el paciente es auxiliado haciendo uso de la ventilación mecánica, se dificulta la ingesta de alimentos por la vía oral; por lo que es necesario recurrir a otra vía, ya sea la enteral (NE), como primera opción, o la parenteral (NP) como la vía de última instancia, utilizando fórmulas especializadas. En tales circunstancias, es importante decidir el adecuado apoyo nutricio al paciente en las condiciones particulares de etapa del padecimiento, grado o riesgo de desnutrición y complicaciones derivadas del tratamiento médico. Aunque existe cierta inclinación por la NE en dichos casos, como más benéfica y provechosa que la NP, no existe un total consenso al respecto; pero no sólo en cuanto a la vía de elección, sino también en cuanto a la duración, características y dosis de los aportes nutrimentales indicados.

Algunos de los criterios considerados en dichas decisiones contemplan, en el caso de la NE: el estado o no de consciencia y riesgo de aspiración del paciente; la comodidad relativa de ésta; las condiciones de absorción y funcionalidad del tracto gastrointestinal; la duración del tratamiento y el tipo de fórmulas administrables. La NP se privilegia como la indicada en los casos en los que el tracto gastrointestinal no esté accesible o funcional; el paciente presente obstrucción intestinal; alguna enfermedad inflamatoria complicada; pancreatitis severa, síndrome de intestino corto, entre otros. Con el fin de evitar la sobrecarga ventilatoria, se propone que el soporte nutricional debe ser normo calórico o, inclusive, discretamente hipocalórico —calculado con base en calorimetría indirecta o fórmulas— con contenido o reemplazo de grasa por carbohidratos, cercano al 50 por ciento del aporte calórico. La fórmula nutricional propuesta considera que la administración de una dieta con incremento en las grasas y disminución de carbohidratos tiene un efecto favorable en la menor producción de CO_2 y en el RQ, disminuyendo los requerimientos ventilatorios. La fórmula indicada es la de una proporción alta en proteína y grasa y baja en HC.

Guías internacionales

Las guías de ESPEN sobre NE establecen que "la provisión insuficiente de nutrientes probablemente lleva a hiponutrición en los 8 a 12 días siguientes a una cirugía o al ingreso en UCI", y que "para prevenir la hiponutrición y sus efectos adversos, todos los pacientes de UCI en quienes no se espere lograr que reciban dieta oral completa en el curso de tres días, deben recibir NE". "La NE es la vía recomendada como primera elección para el soporte nutricional en pacientes de UCI". Las guías europeas (ESPEN) (5) y canadiense (CSCN) (11) recomiendan iniciar la NE en las primeras 24 horas o entre las 24 y las 48 horas siguientes a la admisión en la UCI, respectivamente. Por analogía, si la NP está indicada debería iniciarse entre las 24 y las 48 horas siguientes al ingreso en la UCI, ya que se ha demostrado que ello no aumenta la mortalidad en comparación con la NE. Entre 10 y 20 por ciento de los pacientes de UCI tienen contraindicación para la NE o la toleran de manera muy limitada, lo cual les impide recibir los alimentos suficientes para suplir sus necesidades. Esta situación suele desaparecer entre tres y cinco días después, por lo que se considera indicación relativa para NP.

Tanto la American Society for Parental and Enteral Nutrition (ASPEN) como la Society of Critical Care Medicine (SCCM), consideran que el soporte nutricional NE debe ser indicado en pacientes críticamente enfermos en los que no se es capaz de sostener una ingesta voluntaria; es decir, cuando la vía oral o no es suficiente para alcanzar los requerimientos nutricionales o está contraindicada. No obstante, para ASPEN debe ser retenida o retrasada en pacientes con inestabilidad hemodinámica o terapia con catecolamina —un tipo de neurohormona elaborada por las células nerviosas y usada para enviar señales a otras células—; pero en los casos que no se contraindique por las razones indicadas "recomienda la iniciación de la EN tan pronto como sea posible, y nunca más tarde de 48 horas con posterioridad al ingreso en la UCI" (Reignier et al., 2015). Ambas, ASPEN y SCCM, sugieren la NE como preferible a la NP "en los pacientes críticos que requieren soporte", y que "debe ser indicada tempranamente (24-48 horas) y mantenerse como parte del objetivo nutricional en las siguientes 48-72 horas" (MacClave et al., 2009).

No obstante, para ASPEN un aporte nutricional vía NE debe ser de administración progresiva, sobre el que se deben ir incrementando los valores energéticos, proveyendo entre 50 o 65 por ciento del objetivo calórico durante la primera semana de hospitalización para lograr progresivamente "los beneficios clínicos de la NE" (MacClave et al., 2009). ASPEN sugiere que, en los casos en los que la NE no sea posible, o no ofrezca los resultados esperados en cuanto a soporte durante siete días, si se trata de pacientes "previamente" sanos y normonutridos, la NE debería ser reemplazada por la NP, iniciándose al séptimo día. No obstante, "ante evidencias de malnutrición calórico-proteica, y siendo la vía enteral imposible [o no adecuada], la NP debería iniciarse tan pronto como sea posible luego de la admisión y de una adecuada reactivación" (MacClave et al., 2009). La indicación es la siguiente: "Si resulta imposible alcanzar los requerimientos energéticos —100 por ciento del objetivo— después de 7-10 días por la ruta enteral exclusiva, considérese suplementar con

NP", a lo que agrega que "iniciar NP suplementaria antes de 7-10 mo. día en paciente recibiendo NE, no mejora los resultados y puede ser perjudicial" (MacClave et al., 2009).

ASPEN recomienda en pacientes adultos críticamente enfermos, con NE, la conveniencia de monitorear la tolerancia digestiva; evaluar los riesgos de broncoaspiración y el uso de higiene oral con clorohexidina, dos veces al día, a fin de reducirse los riesgos de neumonía asociada al ventilador mecánico; e indica las formulaciones enterales inmunomoduladores, suplementadas con arginina, glutamina, ácidos nucleicos, ácidos grasos omega 3 y antioxidantes en pacientes seleccionados o pacientes críticos en UCI con requerimientos de ventilación mecánica. Considera que "todos los pacientes críticos que requieren terapia nutricional especializada deberían recibir entre sus componentes antioxidantes de tipo vitamínico y elementos traza (especialmente selenio)" (MacClave et al., 2009).

En los casos de falla pulmonar, en pacientes en estado crítico agudizado en UCI con ventilación artificial, ASPEN y SCCM, contrario a lo comúnmente creído —o confundido— plantean que "las formulaciones especiales con alto contenido lipídico y bajo contenido de carbohidratos diseñadas para reducir la producción de CO2 y mejorar el cociente respiratorio, no son recomendadas para uso rutinario en paciente con falla respiratoria aguda" (MacClave et al., 2009), y que, por el contrario, en "pacientes con falla respiratoria aguda deberían considerarse las formulaciones con aumento de la densidad calórica y disminución de volumen, monitoreándose las concentraciones de fosfato sérico y reponiendo su déficit.

Nutrición clínica en nefrología

Insuficiencia renal crónica

La Insuficiencia Renal Crónica (IRC), también conocida como Enfermedad Renal Crónica (ERC), refiere a la pérdida de funcionalidad de los riñones, caracterizada por la disminución lenta, progresiva e irreversible de su capacidad para filtrar y excretar los desechos metabólicos circundante en la sangre a través de la orina. En términos clínicos, la IRC se define por una tasa de filtración glomerular reducida a menos de 60 ml/min por 1.73 M2 y/o la alteración de los valores de los marcadores de daño renal (por ejemplo, proteinuria) de la causa subyacente. Aunque no existe total consenso sobre el mejor método para su identificación, prevalecen las estimaciones con base en el filtrado glomerular. La sangre se hace más ácida, se desarrolla anemia, los nervios se dañan, el tejido óseo se deteriora y los riesgos de arteriosclerosis se incrementan.

Epidemiología

La enfermedad renal crónica, junto con la diabetes y la hipertensión arterial, partes de un grupo de enfermedades crónicas comúnmente asociadas, han aumentado sostenidamente su prevalencia e incidencia en México y el mundo, por lo que representan un problema de salud pública global, con graves consecuencias para los pacientes, sus familias y los sistemas de salud. La prevalencia estimada en el mundo varía entre 7 por ciento en Asia meridional, 8 por ciento en África, 11 por ciento en América del Norte y 12 por ciento en Europa, Oriente Medio y Asia Oriental y América Latina. En Estados Unidos es de 14 por ciento, mientras que Canadá y Australia son de 13 por ciento. En México, según datos de INEGI, en 2017 la IR representaba la décima causa de muerte, con 13.2 mil fallecimientos. La diabetes es la segunda causa de muerte, con 106.5 mil fallecimientos en dicho año. Se estima que en la actualidad alrededor de 6.2 millones de personas diabéticas padecen ERC en sus distintas etapas, sin que necesariamente sepan que la padecen y que alrededor de 98 por ciento de las personas con ERC por diabetes se encuentra en las etapas 1 a 3, cuando por fortuna la enfermedad es todavía controlable y reversible, mientras que 2 por ciento se encuentran en las etapas 4 y 5, por lo que requerirá diálisis peritoneal, hemodiálisis y/o el trasplante de riñón como terapias sustitutivas y restitutivas para sobrevivir (Tamayo y Orozco, 2016).

Diagnóstico

El diagnóstico de la IRC se basa en las manifestaciones clínicas que presenta el paciente, así como en las alteraciones que se pueden apreciar en los análisis de sangre, a partir de una muestra de sangre de los niveles de creatinina y urea o BUN, que son las principales toxinas que eliminan nuestros riñones. Además, se realizan análisis de la orina para conocer exactamente la cantidad y calidad de orina que se elimina. Con estos resultados, se calcula el porcentaje global de funcionamiento de los riñones o Filtrado Glomerular (FG), que determina el grado de su insuficiencia renal.

Estadio	Descripción	Filtrado glomerular
1	Daño renal con fg normal	>90 ml/min
2	Daño renal con fg ligeramente disminuido	60-89 ml/min
3	fg moderadamente disminuido	30-59 ml/min
4	fg gravemente disminuido	15-29 ml/min
5	Fallo renal	<15 ml/min o diálisis

Fuente: consultado en Yuguero (2018).

Manifestaciones clínicas

Cuando el FG —filtrado de la sangre en el riñón— cae por debajo de 25 a 35 por ciento, empiezan a aumentar la urea y la creatinina, aunque el paciente esté relativamente asintomático o bien presente anemia, hipertensión arterial, poliuria y nicturia. Cuando el filtrado glomerular cae por debajo de 15 por ciento aproximadamente empiezan a aparecer los signos del síndrome urémico (Lavilla, 2019).

Etiología

Las causas principales de la IRC son la diabetes y la hipertensión arterial.

Síntomas

Los síntomas pueden ir desde micción nocturna o nicturia, cansancio o debilitamiento general, náuseas, vómitos, mal sabor de la boca, aliento fétido o halitosis, prurito, picor u hormigueo de la piel, espasmos musculares y calambres, pérdida de sensibilidad, disminución de la agilidad mental, confusión, sensación de ahogo y amarillentamiento de la piel. La disminución de glóbulos rojos de la sangre deriva en anemia. Los altos niveles de desechos metabólicos en la sangre pueden dañar las neuronas en el cerebro, el tronco y extremidades. Los riñones enfermos producen hormonas que aumentan la presión arterial. Los niveles de triglicéridos en sangre tienden a aumentar. Este cuadro puede evolucionar con pérdida de peso y desnutrición.

Hipercalemia

El potasio es un mineral y electrolito presente en gran parte de los alimentos que normalmente consumimos que, junto con el sodio, actúa en la homeostasis y regulación del agua dentro y fuera de las células, necesario en las funciones celulares, musculares, nerviosas y cardiovasculares del organismo; interviene, particularmente, en el correcto funcionamiento de los músculos y el mantenimiento regular del ritmo cardíaco. El nivel normal o saludable de potasio en sangre es de entre 3.5 y 5 mEq/L. Es función de los riñones sanos mantener la cantidad adecuada de potasio en sangre. La hipercalemia refiere al trastorno o padecimiento caracterizado por la elevación de los niveles séricos de potasio por encima del nivel normal que, entre sus causas, suele aparecer en pacientes con insuficiencia renal aguda (IRA) o insuficiencia renal crónica (IRC), ante la pérdida de capacidad de los riñones de realizar una adecuada excreta del potasio circulante en sangre a través de la orina; resulta de la administración de fármacos que afectan la función renal o el consumo excesivo de potasio a través de la dieta "normal" o suplementada. En general, la hipercalemia, o alta concentración de potasio, suele ser consecuencia de la confluencia de estos tres factores.

Estrategias a implementar para contribuir en que el potasio no incremente e incluso disminuya

Los riñones son los principales responsables de filtrar los niveles excesivos de potasio en sangre. Si están sanos pueden ajustar la excreción de potasio y compensar los cambios en el consumo; pero si existe falla renal, ya sea aguda o crónica, dicha función no puede ser debidamente cumplida. De ahí que, en primera instancia, es importante monitorear al paciente nefrópata ante las posibles alteraciones o desequilibrios de dicho electrolito y evitar mayores riesgos y efectos directos y/o colaterales al daño renal. Algunas de las estrategias para el manejo nutricional de la hipercalemia que podrían implementarse y evitar dichos riesgos son las siguientes:

- Ajustar la dieta a una alimentación baja en potasio: muchos alimentos, sino todos, contienen en alguna medida potasio; de ahí que sea importante tener en cuenta las porciones de los distintos nutrimentos que se indicarán en la dieta.
- Evitar el consumo de alimentos con alto contenido de potasio, propios de la dieta "normal" y el eventual consumo de suplementos, los cuales generalmente presentan gran cantidad de este electroli-

to. Algunas frutas y vegetales que se deberían limitar son: plátano o banana, salsa de tomate, melón, ciruela pasa, aguacate, naranja, papaya, mango, así como papa o vegetales como brócoli, espárragos y espinacas, además de los frijoles, entre otros.

- Disminuir los sustitutos de sal, ya que pueden ser una fuente oculta de potasio.
- Incorporar a la ingesta el consumo de bicarbonato de sodio, el cual tiene efectos favorables sobre la reducción de los aumentos del potasio plasmático en pacientes con nefropatía crónica y acidosis metabólica.
- Limitar los productos integrales por su alto contenido en potasio y fósforo. Evitar, por ejemplo, el arroz y las pastas integrales, al igual que los cereales integrales, particularmente el salvado.
- Restringir el consumo de alimentos envasados, ya que, en muchos de ellos, en lugar de utilizarse el cloruro de sodio, o sal, como base para la conservación, utilizan cloruro de potasio. En particular, se recomienda no beber el líquido (o néctar) de frutas y verduras enlatadas, debido a su alta concentración de potasio.
- Extraer el potasio de los alimentos mediante el remojado y/o filtrado de frutas y verduras durante algunas horas antes de consumirlas. El potasio se disuelve con el agua, no se elimina por completo, pero, por ejemplo, con el remojado de legumbres, patatas, verduras y hortalizas, se puede eliminar hasta en 75 por ciento el potasio contenido. En el caso de las verduras, por ejemplo, se les debe quitar la cáscara y sumergirlas en agua fría para evitar su oxidación; cortarlas en rebanadas de grosor relativamente pequeñas; luego enjuagarlas en agua tibia y cocerlas con cantidad abundante de agua, desechándose finalmente dicho líquido.
- En determinados casos, indicar la ingestión de alimentos con efectos diuréticos; por ejemplo, sandía, piña, manzanas y uvas, considerando previamente el estado de hidratación del paciente.

Ajustar el consumo de líquidos:

- Adecuar el consumo necesario de agua, teniendo en cuenta las limitaciones propias de la falla renal. La deshidratación suele estar asociada a la hipercalemia.
- Limitar el consumo de lácteos; en particular de la leche, los cuales suelen tener altos contenidos de potasio. En dicho caso, se podría recurrir a sustitutos como la leche de arroz o uso de cremas no lácteas.
- Controlar el consumo de jugos. Algunos jugos de frutas y/o verduras, por ejemplo, los de naranja y zanahoria tienen alto contenido de potasio. En contraste, otros jugos como los de uva y arándano podrían ser provechosos en dietas bajas en potasio, ya que, además, tienen un efecto diurético.

Ventajas y desventajas de ciertas estrategias o restricciones

Cuando existe falla renal, es necesario limitar el consumo de ciertos alimentos que pudieran incrementar los niveles de potasio en sangre; de ahí que una de las principales ventajas de la aplicación de las estrategias consideradas corresponde a la estabilización de los niveles de potasio o el adecuado control electrolítico; no obstante, algunas de las desventajas podrían asociarse a las posibles consecuencias metabólicas resultado de la restricción, limitaciones y control de alimentos que en condiciones normales, o propias de las posibles comorbilidades, forman parte de los requerimientos básicos que contribuirían al mantenimiento y mejoramiento de las funciones metabólicas del organismo. La restricción, por ejemplo de alimentos proteicos, como las carnes rojas, el pescado, productos lácteos, etc., más allá de sus posibles consecuencias sobre la enfermedad renal, están las que pudiera tener sobre la condición o estado de posible malnutrición del paciente o, igualmente, las limitaciones en el consumo de ciertas frutas y verduras, importantes por sus aportes de fibras en el mantenimiento y control glucémico y los riesgos de colesterolemia, etc., ante la necesidad de garantizar un mayor control sobre los niveles séricos de potasio. De ahí la importancia de que las limitaciones o restricciones de la dieta baja en potasio, deba tener en cuenta las condiciones metabólicas y nutricionales de cada paciente.

¿Cuándo restringir el potasio?

El potasio alto en sangre es muy riesgoso, especialmente para pacientes con falla renal. El paciente nefrótico tiene mayores posibilidades de padecer esta enfermedad. Cuando los riñones no funcionan bien, no pueden realizar adecuadamente la función de excreción del excedente de potasio. El nivel de potasio en análisis de sangre debe estar entre 3.5 y 5 mEq/L; de ahí que la restricción de dicho electrolito deba ser indicada cuando el paciente muestra concentraciones extracelulares de potasio que exceden dicho nivel.

Dietas hiperprotéicas y la enfermedad renal

La revisión de varios artículos científicos recientes sobre los posibles efectos o daños de las dietas hiperprotéicas (DHP) sobre el sistema renal en pacientes sanos, conllevan a plantear que, si bien existe consenso en ciertos aspectos, también surgen discrepancias respectos a otros; sobre todo, si se tiene en cuenta la diversidad de factores que normalmente pueden operar en uno u otro sentido. Se sabe y considera lo suficientemente elucidado y corroborado con evidencias científicas que en pacientes con enfermedad renal crónica (ERC), una ingestión elevada de proteínas acelera la progresión de la enfermedad renal (ER). No obstante, toda vez que los efectos de las DHP pueden alterar los parámetros renales con disparidades en los resultados, subsisten los desacuerdos en cuanto a los posibles daños en la población sana.

De ahí que las evidencias reportadas por algunos estudios podrían servir de base y apoyo al supuesto de que la elevación de la tasa de filtración glomerular (TFG), resultado de una DHP, represente un primer detonante para el desarrollo de ERC, congruente con lo que se conoce como "hipótesis de Brenner", en referencia a su nombre, quien a comienzos de la década de 1980 planteó que el consumo regular de proteínas dietéticas excesivas tiene un impacto negativo sobre la función renal, resultado del aumento de la presión glomerular y la hiperfiltración renal. El supuesto por extensión es el de que, si la DHP produce dichos efectos, particularmente en individuos con ER, tendría entonces iguales consecuencias sobre la población sana. Frente a ello —sobre lo que se ha ido alcanzando un mayor consenso—, otros estudios consideran la hiperfiltración glomerular ocasionada por el consumo de DHP, como una respuesta fisiológica normal adaptativa, sin mayores riesgos y consecuencias para la salud en las personas sanas.

No obstante, la incógnita no queda totalmente resuelta. Si bien los hallazgos de las investigaciones recientes apuntan en el sentido de que en individuos sanos una DHP podría no influir negativamente en la función renal o en la tasa de filtración glomerular de dichas personas, otros estudios advierten sobre los posibles riesgos de ER de mantenerse la ingesta proteica de alto valor acidogénico durante periodos largos. Cabría suponerse, pero sobre ello no existen suficientes estudios, que los efectos debido a la práctica y mantenimiento de dicho patrón alimentario podrían ser muy distintos si se realiza con el control debido, a corto, mediano o largo plazo. Cabría, en este sentido, advertir sobre posibles mayores riesgos de desarrollar ER a largo plazo. Si bien podría asumirse que, en términos generales, se ha desmentido el mito ampliamente controvertido de que las DHP pueden causar daño renal en personas sanas, quedan por resolver muchas interrogantes, empezando por el concepto mismo de DHP; el tipo de paciente al que se le indica, si se trata de una persona sana sedentaria o con alta actividad física; el tipo de proteínas recomendables, entre otros factores. Una DHP no es perjudicial *per se*. Existen acuerdos científicos sobre sus efectos benéficos, particularmente sobre el manejo de los niveles del perfil lípido plasmático, los niveles generales de colesterol y triglicéridos, y por el hecho de favorecer la pérdida de peso. No obstante, es importante tomar conciencia de todo lo que ella implica.

¿Qué es una DHP; la que excede los requerimientos proteicos o la que altera el balance nitrogenado?

La estimación y determinación de los niveles proteicos de referencia saludables continúan siendo objeto de controversia. Los individuos que desarrollan ejercicios físicos de forma regular requieren mayor ingesta proteica que los sedentarios. No obstante, es una práctica habitual que los deportistas, sin conocimiento sobre sus antecedentes y/o estado de su función renal, incurran a ingestas proteicas desmedidas a fin de lograr en tiempos relativamente cortos el desarrollo de una masa muscular deseada, sin tener en cuenta los posibles riesgos. Una particularidad de la ER es su manifestación silenciosa. De ahí que sea recomendable la valoración previa de las personas a la que se inicia una DHP, y que ésta se haga por parte de un especialista; conocer cuando menos, los niveles plasmáticos de creatinina y la existencia de posible proteinuria antes de indicarse la DHP.

¿Qué proteínas recomendar?

El organismo sintetiza las diversas proteínas a partir de los aminoácidos (esenciales) que incorporamos a nuestra ingesta. En estricto sentido los requerimientos, más que ser de proteínas, son de aminoácidos. De ahí que se deba consumir alimentos proteicos con la variedad suficiente y equilibrada de los aminoácidos requeridos; es decir, con el "valor biológico" adecuado a las situaciones particulares. De todo ello, se deriva que si bien prevalecen las evidencias científicas en el sentido de que una mayor ingesta de proteína, al menos en el corto plazo y dentro de los rangos de los requerimientos dietéticos indicados, es consistente con la función renal en las personas sanas, la administración de dichas dietas no está exenta de limitaciones, dado el carácter individualizado que exige su indicación en relación con las particularidades y requerimientos proteicos en las distintas poblaciones consideradas sanas.

Dieta para paciente con Enfermedad Renal Crónica Prediálisis. Ficha técnica de intervención nutricional

Objetivos

- Mantener o mejorar el estado nutricional del paciente nefrópata, reducir los riesgos de hipercatabolismo asociado a la enfermedad renal y retardar la progresión de la enfermedad.
- Evitar o disminuir la acumulación de productos nitrogenados de desecho y/o las alteraciones metabólicas asociadas a la toxicidad urémica.
- Monitorear y controlar el estado hidroelectrolítico.
- Prevenir o retardar el desarrollo de enfermedades cardiovasculares.
- Garantizar una mejor calidad de vida al paciente y minimizar los riesgos de comorbilidad y el aumento de la morbimortalidad.

Intervención nutricional

Requerimientos

Energía: se requiere un alto aporte energético para la óptima utilización o mejor aprovechamiento de las proteínas dietéticas. Se recomienda la administración de 35 kcal/kg/día para pacientes con peso normal y menores de 60 años; en pacientes con sobrepeso, obesidad y mayores de 60 años es recomendable 30 cal/kg/día. En situaciones de desnutrición, estrés, etc., o en casos en los que se siguiera una dieta hipoproteica estricta, se puede alcanzar 40-45 kcal/kg/día. Es importante destacar que, dentro del cálculo de energía requerida, deben contemplarse las calorías aportadas por la glucosa del líquido dializador, en caso de ser indicado o candidato a ella.

Carbohidratos: el aporte de carbohidratos debe ser de 50-60 por ciento del total de calorías de la dieta, dando preferencia a los carbohidratos complejos, no altos en contenido de potasio. El consumo de azúcares simples debe estar limitado si el paciente presenta diabetes o hipertrigliceridemia, común en los enfermos renales.

Proteínas: la restricción de proteínas puede mejorar la clínica del síndrome urémico, e incluso se ha visto que puede enlentecer la progresión inevitable de la insuficiencia renal crónica hacia la diálisis o trasplante renal. La recomendación para dichos pacientes es de una dieta hipoproteica moderada, con aporte de 0.6-1 g/kg/día; generalmente de 0.8 g/kg/día, que, en caso de proteinuria, puede ser suplementada (adicionada) con 1 g de proteína de alto valor biológico por cada gramo de proteína perdido en la orina. Sólo en pacientes con insuficiencia renal terminal, no candidatos a dializado, estará restringido al máximo el aporte de proteína a 0.6 g/kg/día.

Lípidos: el aporte de lípidos se indica en 30 por ciento de las calorías totales: < 10 por ciento de grasas saturadas. Hay que considerar que en la insuficiencia renal es alto el riesgo de arteriosclerosis y de muerte por enfermedad cardiovascular, por lo que es importante controlar este factor de riesgo. De ahí que sea necesaria la disminución de la ingesta de ácidos grasos saturados y la cantidad de colesterol (300 mg/día).

Líquidos: generalmente el agua no se restringe hasta fases muy avanzadas de la insuficiencia renal crónica, siendo mucho más importante reducir el sodio. En estos pacientes la ingesta de agua indicada es de 1.500-3.000 ml/día, dependiendo de la diuresis particular del paciente.

Vitaminas y minerales: se recomienda que la dieta tenga un índice fósforo/proteína bajo. El fósforo es importante en la prevención de hiperparatiroidismo, por lo cual se recomienda entre 5-10 mg/kg/día. El sodio debe limitarse a niveles capaces de evitar la retención de líquidos o hipertensión arterial, aunque no debe restringirse en exceso, ya que resulta mucho más peligrosa una deshidratación que una ligera retención de líquidos, por lo que se recomienda: 2-3 g/día o < g/día, < 6 g de sal/día, dependiendo de la diuresis y existencia de hipertensión arterial. El potasio debe limitarse a unos 40-60 mEq/día, lo que implica evitar fármacos que lo incremente, así como la restricción del consumo de futas y hervir varias veces las verduras, desechando el agua de cocción. Estos pacientes tienen altos requerimientos de vitaminas hidrosolubles y vitamina D3.

Suplementos: está indicado administrar suplementos de calcio, hierro y vitamina D, sobre todo en los casos de presumible déficit de absorción intestinal. La suplementación con vitamina D tendría un beneficio vascular. Asimismo, son indicados: la tiamina: 1.5 mg/día, piridoxina: 5 mg/día, ácido fólico: 1 mg/día, cianocobalamina: 3 μg/día y vitamina E: 15 UI/día. El consumo de fibra se establece en: 15-20 g/día.

Monitoreo

- Monitorear y controlar el peso del paciente a fin de realizar las adecuaciones pertinentes al tratamiento o intervención nutricional inicial.
- Monitorear los niveles de potasio plasmático, la diuresis y los riesgos de hipercalemia.
- Vigilar el ingreso y egreso de líquidos en alimentos, agua y bebidas.
- Supervisar la tolerancia y apego al tratamiento.

Orientación y educación

- Recomendaciones de alimentos que sean afines a sus gustos y preferencias, dentro de los parámetros del padecimiento y el tratamiento nutricional indicado a dichos pacientes.

- Vincular al paciente con su familia e informar sobre su condición nutricional a fin de garantizar el cumplimiento de las recomendaciones e intervención nutricional conforme al plan establecido.

Dieta para paciente con Enfermedad Renal Crónica Diálisis Peritoneal. Ficha técnica de intervención nutricional

Objetivos

- Cubrir los requerimientos calóricos y nutrimentales aumentados, prevenir la depleción de la masa muscular y los riesgos de malnutrición.
- Mejorar la síntesis de proteínas viscerales.
- Compensar la pérdida de aminoácidos libres, proteínas, polipéptidos, vitaminas hidrosolubles, carnitina y oligoelementos, resultado de la diálisis.
- Estimular la inmunocompetencia disminuida por la enfermedad renal.
- Revertir o aminorar los efectos de la anorexia y la consiguiente disminución de la ingesta del paciente, sobre todo cuando la diálisis no es adecuada.
- Evitar o atenuar la malnutrición asociada a la inflamación, la cual, incluso, puede aumentar los riesgos de morbimortalidad, independientemente de la enfermedad renal.
- Estimular la cicatrización.
- Mantener el adecuado estado nutricional, contrarrestar el catabolismo proteico y garantizar la calidad de vida del paciente nefrópata.

Intervención nutricional

Requerimientos

Energía: en paciente con ERC en diálisis peritoneal se recomienda: 30-40 kcal/kg/día, o generalmente el promedio: 35 kcal/kg/día, teniendo en cuenta la actividad física, edad y peso, y la cantidad de glucosa que se absorbe del líquido dializador.

Proteínas: se recomienda la ingesta de 1-1.2 g/kg/día, siempre superior a 1 g/kg/día; > 50 por ciento de alto valor biológico (huevo, leche, carne y pescado), considerando, además, su pérdida urinaria y en dializado. Una ventaja del paciente dializado es que, en cierta medida, permite abandonar las restricciones proteicas.

Lípidos: las necesidades de lípido están establecidas en alrededor de 30 por ciento de la dieta aporte calórico total; < 10 por ciento de grasas saturadas; optándose en su mayoría por ácidos grasos insaturados, con una ingesta de colesterol menor de 300mg/día.

Líquidos: en principio se recomiendan 2 litros al día más diuresis. No obstante, la ingesta de líquidos depende de la diuresis residual; los que, al igual que la ingesta de sal, deberían reducirse al mínimo en pacientes anúricos.

Vitaminas y minerales: el sodio, dependiendo de la diuresis residual, se recomienda en niveles:

< 2.4 g/día; el potasio: < 2.4 g/día (individualizar), fósforo: 800-1000 mg/día (usar quelantes); calcio: 1500 mg/día; magnesio: 0.2-0.3 g/día; hierro: 10-18 mg/día (hematocrito > 35), zinc: 15 mg/día. Se mantienen los requerimientos altos de vitaminas hidrosolubles y vitamina D3.

Suplementos: en pacientes con diálisis peritoneal son frecuentes las deficiencias de ácido fólico y vitaminas como el complejo B; en parte, debido a la pérdida en la dialización; por lo que se suele indicar su suplementación: ácido fólico: 1-5 mg/día; vitamina B1: 30 mg/día; vitamina B6: 20 mg/día, vitamina B12: 3 µg/día. El ácido ascórbico o vitamina C:

30-60 mg/día; nunca superar los 150 mg/día, ya que dosis altas podrían conducir a la acumulación de oxalato, que puede causar la formación de depósitos viscerales de oxalato cálcico. En el mismo sentido, dado los niveles de vitamina A altos en pacientes en diálisis, la administración suplementada añadida podría resultar tóxica, por lo que se debe evitar. La ingesta de fibra recomendada es de: 15-20 g/día.

Soluciones basadas en glucosa: la cantidad de glucosa absorbida varía con la concentración de glucosa (desde 1.5 a 4.25 por ciento). La utilización de las bolsas hipertónicas (4.25 por ciento) debe evitarse en lo posible porque hay evidencias de que estas soluciones son nocivas para el peritoneo.

Monitoreo

- Vigilar y controlar el peso adecuado del paciente a fin de realizar las modificaciones y ajustes pertinentes conforme al tratamiento nutricional y la evolución del paciente.
- Adecuar la dieta a la dialización, teniendo en cuenta que la diálisis sea adecuada y que la dieta sea suficiente.
- Revisar la posible existencia de gastroparesia —retraso del vaciamiento gástrico, que retarda o detiene el movimiento de los alimentos del estómago al intestino delgado no habiendo obstrucción en dichos órganos— o la presencia de enfermedad intestinal.
- Vigilar posible estado de anemia debida particularmente a defectos en la producción de eritropoyetina propia de pacientes con insuficiencia renal.
- Vigilar el ingreso y egreso de líquidos en alimentos y bebidas.
- Supervisar la tolerancia y apego al tratamiento.

Orientación y educación

La malnutrición en pacientes en diálisis peritoneal se atribuye a tres factores: una ingesta inadecuada; la pérdida de nutrientes durante la dialización o el aumento del catabolismo proteico, o los tres, coincidentemente. Se estima que entre 30 y 70 por ciento de los pacientes en diálisis padecen malnutrición.

- Recomendaciones de alimentos que sean afines a los gustos y preferencias del paciente, dentro de los parámetros y restricciones dietéticas específicas de la enfermedad renal y posibles comorbilidades, como la diabetes e hipertensión arterial.
- Vincular al paciente con su familia a fin de asegurar el cumplimiento de las recomendaciones de la intervención nutricional y realizar los ajustes en el momento oportuno.

Herbolaria

En los últimos años ha aumentado considerablemente el consumo de productos herbolarios como estrategia terapéutica alternativa a la medicina convencional, ofrecida para todos o casi todos los padecimientos de manera indiscriminada y sin el debido control sanitario. La utilidad de dichos tratamientos, así como los riesgos a los que se exponen los consumidores, depende mucho de las condiciones de salud de las personas o pacientes, el padecimiento o complicación para el que se indican y las características del producto en cuanto a contenido, contraindicaciones y posible interacción con el tratamiento farmacéutico y nutricio recomendado, entre otros factores. El incremento en el uso de dichas terapias a través de hierbas no es exclusivo de los países subdesarrollados o de los sectores sociales más pobres. Sorprende al respecto que, a pesar de los avances en la medicina convencional, tanto en Estados Unidos como en Europa el consumo de hierbas y productos botánicos con fines medicinales siga aumentando; quizá en parte, resultado de la emergente prevalencia de enfermedades crónicas degenerativas y al desencanto por no encontrarse una cura definitiva sobre gran parte de ellas. En México, se estima que alrededor de 85 por ciento de los médicos "conocen y aceptan la herbolaria" y que "75% recomienda su utilización"; en contrapartida, más de 90 por ciento de los pacientes la acepta y "la emplea de forma rutinaria" (Carrillo et al., 2010: 129).

Atendiendo a la interrogante reiterada de que si el consumo de los productos herbolarios y/o las terapias alternativas deben o no considerarse como parte del tratamiento adyuvante en el manejo de la enfermedad renal, en principio diría que es parte de un debate no cerrado sobre el que aún falta investigación que lo avale o deseche, considerando las debidas reservas que derivan del padecimiento y las restricciones nutrimentales científicamente conocidas. En otras palabras, no daría un "no definitivo", sino con reservas. En términos generales, me parece que el problema y los riesgos asociados al consumo de uno u otro producto herbolario, no derivan tanto de su potencial o inherente toxicidad, sino más bien del consumo descontrolado de determinadas hierbas con fines medicinales sin el conocimiento y la información debida que permita o no su indicación, así como de los cuidados adicionales, que van desde la selección del producto, la preparación, cantidad y frecuencia o dosis de la administración, entre otras. La precaución en el uso de dichos productos es fundamental; además, el hecho de no utilizarse como sustitutos, sino como coadyuvante al tratamiento terapéutico, médico y nutricional convencional.

¿Son seguros, son deletéreos, qué evidencia existe?

No, no son seguros. El hecho de no estar regulada su promoción, comercialización y consumo por parte de la población "abierta", sin el conocimiento y la información debida sobre su padecimiento, las restricciones y las posibles consecuencias o efectos deletéreos de dichos productos herbolarios, los convierte en factores potenciales de alto riesgo para la población sana, que los consume con fines preventivos, pero sobre todo para los pacientes con enfermedad renal crónica o avanzada, dadas la complicaciones propias del padecimiento y de las comorbilidades frecuentes, así como las restricciones y limitaciones nutrimentales del tratamiento convencional. No son seguros, o son de riesgo, por diferentes razones, entre las que cabría destacar:

- La falta de control y regulación sanitaria de dichos productos puestos en el mercado y el libre acceso al público en general. El consumo de productos herbolarios no está regulado por la Administración de Alimentos y Medicamentos (EDA).
- La eventual adulteración de los preparados botánicos.
- La interacción entre los productos herbolarios y los medicamentos del tratamiento médico y nutricional convencionales, la cual puede disminuir o aumentar los efectos del tratamiento convencional.
- La contaminación no prevista y no controlada en la producción de las plantas con bacterias y hongos, así como con fertilizantes, herbicidas y aguas contaminadas (por ejemplo, con residuos de plomo, arsénico u otros componentes tóxicos).
- Las alteraciones de las propias plantas asociadas a modificaciones genéticas y a cambios en el medio ambiente en el que se desarrollan.
- Las confusiones relativas a plantas conocidas con un mismo nombre en distintos contextos, pero que no corresponde en cuanto a sus propiedades.
- Los altos contenidos de minerales como el fósforo y potasio, contraindicados en los casos de enfermedad renal crónica y/o estado avanzado de la enfermedad renal.
- El conocimiento sobre los efectos inmediatos, pero desconocimiento sobre posibles efectos adversos secundarios a mediano y largo plazo.

Quizá el principal problema de la herbolaria y de las terapias alternativas es la falta de información científica que avale su eficacia. Se tiende a asumir que por ser "natural", los productos incorporados a la herbolaria y las terapias alternativas son inocuos e inofensivos; pero no es así. En la medida que no se aísla el principio activo, una misma planta o hierba puede contener sustancias favorables y, en ese sentido, estar prescrita a un padecimiento, pero contraindicado para otros. En el caso de la enfermedad renal, el consumo de ciertos nutrimentos puede resultar literalmente tóxico, causando mayor daño a los riñones, con efectos adversos sobre su progresión e, inclusive, con efectos colaterales a otros padecimientos comúnmente asociados a dicha enfermedad. Un ejemplo bastante conocido refiere al consumo de plantas del género Aristolochia, y a los efectos tóxicos del ácido aristolóquico, causante de nefritis intersticial, por mucho tiempo conocido como "nefrepatía por hierbas chinas", un padecimiento rápidamente progresivo, así como el desarrollo de diversos carcinomas asociados a su consumo.

Nutrición clínica en oncología

Evaluación nutricional en paciente oncológico

El cáncer se encuentra entre las principales causas de morbilidad y mortalidad en el mundo. En México es la tercera causa de muerte, seguida de las enfermedades del corazón y la diabetes mellitus, tanto en hombres como en mujeres; el cáncer hepático, el colorrectal, el gástrico y mamario son los de mayor prevalencia; los tres primeros de consecuencias metabólicas directas. Clínicamente, el cáncer no tiene cura; no obstante, en particular la evaluación, el diagnóstico y el eventual tratamiento temprano de la malnutrición o riesgo de ella, puede contribuir a atenuar sus efectos, aminorar los riesgos de complicaciones y promover condiciones de mejor calidad de vida y pronósticos menos precarios en dichos pacientes y los sobrevivientes de cáncer. Esta enfermedad tiene consecuencias sobre las bioenergéticas del organismo, con alteraciones metabólicas diversas, con consecuencias sobre la liposis, ante la movilización de lípidos del tejido adiposo, al aumentar la demanda energética necesaria para la proliferación celular, y la consecuente liberación de ácidos grasos, que son utilizados por el tumor, y glicerol, empleado en la formación de glucosa por la vía hepática. Igualmente, se sabe que el tumor produce ciertos inductores de la proteólisis, que conllevan la liberación de aminoácido —y degradación del músculo esquelético— necesarios en la síntesis de proteína tumoral.

La malnutrición o desnutrición en pacientes con cáncer es el resultado de diversos factores, no sólo por los efectos metabólicos propios del padecimiento de base, sino, en una parte importante, por los efectos de la terapia aplicada. No todos los tipos de cáncer producen el mismo grado y riesgo de malnutrición; por ejemplo, mientras que los tumores gástricos y pancreáticos se asocian con estados de malnutrición más severas, el cáncer de mama, algunos linfomas y la leucemia no suelen alterar el estado nutricional— o alteraciones metabólicas propias de la enfermedad, la localización y extensión del tumor —independientemente de su tamaño, su ubicación podría interferir las funciones relacionadas con la capacidad de alimentarse; como por ejemplo, tumores de la cabeza y cuello, boca, esófago, etc.—, la duración del padecimiento, antecedentes nutricionales previos al diagnósticos, entre otros, y, particularmente, a los efectos del tratamiento aplicado —cirugía, radioterapia, quimioterapia, el efecto conjunto, u otros—, así como alteraciones mecánicas o funcionales en el proceso de digestión; lo que normalmente conlleva a complicaciones que afectan la calidad de vida y pronósticos del paciente, así como una mayor estancia hospitalaria, los costos a familiares e institucionales y una mayor morbimortalidad en estos pacientes.

La condición de desnutrición más grave asociada al cáncer, generalmente en etapas avanzadas, es la "caquexia", también denominado como "síndrome de caquexia-anorexia por cáncer", que corresponde a una pérdida progresiva de peso de forma involuntaria, acompañada de anorexia, debilidad y atrofia muscular, así como alteraciones del sistema inmune. Un factor recurrente en la aparición de dicho síndrome guarda relación con la producción de algunas citoquinas, particularmente el factor de necrosis tumoral (TNF) y las interleucinas 1 y 6 (IL-1, IL-6), producidas por el organismo como respuesta al tumor o también creadas por el propio tumor. La anorexia en pacientes con cáncer, y la sensación de saciedad temprana, pueden tener efectos importantes sobre la ingesta en dichos pacientes. La anorexia es considerada una causa primaria, a la que se ligan otras, que tienen consecuencias secundarias sobre la ingesta oral causadas por la enfermedad, como ulceraciones orales, obstrucción intestinal, malabsorción, estreñimiento, diarreas, náuseas, vómitos, dolor, etc. La caquexia por cáncer, asociada a la anorexia, conlleva el "agotamiento" o depleción de las proteínas musculares con consecuencias negativas sobre la función física del organismo y tolerancia al tratamiento. La detención temprana y el tratamiento adecuado y oportuno de la desnutrición y trastornos metabólicos, asociado a ella, son prioritarios de pacientes afectados por estas patologías.

Evaluación del estado nutricional

La valoración del estado nutricional no es opcional, sino que debe realizarse al momento del diagnóstico del padecimiento y mantenerse de manera secuencial o periódica a lo largo de la evolución de la enfermedad, incluida como parte integral del tratamiento aplicado en sus distintas etapas. La oportuna valoración del paciente debe enfocarse no sólo en los pacientes en estados manifiestos de malnutrición o desnutrición, sino también en aquellos con un mayor riesgo de padecerla. Si bien, la intervención nutricional no tiene impacto final sobre la mortalidad asociada al cáncer, una intervención adecuada es capaz de prevenir las complicaciones derivadas de la malnutrición y ofrecer beneficios sobre la tolerancia y respuesta al tratamiento, acortar la estancia hospitalaria y, sobre todo, garantizar una mejor calidad de vida al paciente. ESPEN (2017) enfatiza en que "todos los pacientes con cáncer deban someterse a una revisión periódica a fin de detectar el riesgo o presencia de desnutrición".

La valoración nutricional, en este caso, como en otro, teniendo en cuenta las particularidades del paciente y el padecimiento de base, y la particular relevancia de los parámetros nutricionales, podría seguir el procedimiento tradicional de medición cuantitativa y a partir de métodos antropométricos, bioquímicos, encuesta de dietéticas y marcadores clínicos, detectar el tipo y grado de malnutrición que enfrenta el paciente; y además —en estos casos de la mayor importancia— hacer uso de diversos instrumentos de tamizaje y/o valoración subjetiva, teniendo en cuenta la importancia de disponer de un método de valoración de aplicación sencilla, lo más completo posible, bajo costo, fácil manejo y, sobre todo, lo suficientemente robusto y capaz de identificar y clínicamente diferenciar a los pacientes con déficit nutricional o en riesgo de ello. Existen diversos instrumentos, aunque ninguno el "Gold Estándar". No obstante, en el caso de la valoración del estado nutricional del paciente oncológico, se reconoce al VGS (Valoración Subjetiva Global) o, particularmente, mediante la VGS-GP (Valoración Subjetiva Global Generada por el Paciente), como el test más completo y de aplicación privilegiada.

Métodos de valoración nutricionales. Métodos objetivos

Antropometría

Incluye diversas mediciones, desde las más sencillas como el peso, la talla, hasta las más complejas como el índice de masa corporal, circunferencia de brazo, pliegues cutáneos, entre otras. Se considera que el IMC no ha demostrado ser un buen indicador de malnutrición; en particular, no evalúa correctamente la malnutrición en pacientes oncológicos. En todo caso, resulta mejor predictor la baja o pérdida de peso significativa (> 10 por ciento) durante 6 meses.

Biomarcadores y/o medición de proteínas plasmáticas

Contempla, entre las más recurridas o consideradas como indicadores de estado del comportamiento proteico visceral, las concentraciones plasmáticas de albúmina, prealbúminas, transferrinas, etc.; las cuales corresponden a proteínas de síntesis hepáticas, que pueden circular unidas a otras sustancias, reactantes de fases agudas, que suelen disminuir en respuesta a traumatismos, cirugías, infecciones y otros procesos agudos o crónicos agudizados, reflejando determinados niveles plasmáticos. En el hígado se produce un aumento de la síntesis de proteínas de fase aguda y disminución de albúmina, las cuales tienen efectos propios del padecimiento sobre diversos parámetros indicadores de malnutrición o riesgo de ellas.

- Albúmina: proteína de vida media larga, aproximadamente 18 días. Indicador de malnutrición o desnutrición. Dada su corta duración, poco sensible a modificaciones o alteraciones inmediatas o recientes del estado nutricional, manteniéndose estable o relativamente estable o normal, a pesar de un cambio rápido en el estado nutricional del paciente. Además, sensible a enfermedades hepáticas y renales, en los que puede presentar alteraciones a la baja sin que exista un déficit nutricional asociado como resultado del padecimiento y las alteraciones metabólicas propias de la enfermedad.

- Transferrina: proteína de vida media, ocho días, más corta que la albúmina, sensible a cambios nutricionales más cortos. No obstante, afectada por los niveles de depleción o exceso de hierro en el paciente. Útil en el seguimiento de los pacientes en la valoración inicial.
- Prealbúmina: proteína con vida media de dos días; por consiguiente, más sensible que las dos anteriores. No obstante, igual que la albúmina, se trata de un reactante negativo de fase aguda, por lo que suele disminuir en casos de traumatismos, infecciones, cirugía, etc., o puede verse aumentada su concentración plasmática en situaciones de insuficiencia renal; sin asociación alguna al estado nutricional del paciente. Tanto la albúmina como la prealbúmina, ambas proteínas de fase aguda, pueden alterar la especificidad del diagnóstico de la desnutrición proteica visceral.
- Proteína C Reactiva: proteína reaccionante de fase aguda producida por el hígado, la cual ha mostrado correlación positiva con la disminución del peso en pacientes oncológicos.

Análisis de impedancia corporal: refiere a una técnica o prueba de sensibilidad cutánea, basada en la resistencia, es relativamente sencilla y barata, que oponen la grasa y la masa libre de grasa al paso de la corriente eléctrica, y permite el cálculo del contenido o retención de líquido corporal total. Ha resultado ser un buen indicador en relación con el tiempo de sobrevivencia y mortalidad.

Valoración global subjetiva (VGS)

Corresponde a un método de estimación del estado nutricional a partir de dos niveles o dimensiones de obtención de datos y análisis: la *historia clínica* y la *exploración física* del paciente oncológico. La prueba VGS puede ser factible en la predicción o valoración de los riesgos de malnutrición, así como en la evaluación y diagnóstico en pacientes críticos con requerimientos de soportes nutricionales intensivos. La historia clínica contempla: la evolución o cambio del peso, la ingesta dietética actual en relación con la ingesta habitual del paciente, síntomas digestivos presentes durante las dos últimas semanas, así como la capacidad funcional y requerimientos metabólicos. La evaluación física considera la pérdida de grasa subcutánea, la musculatura, así como presencia de edemas y ascitis.

La valoración en cada uno de los parámetros se califica como leves, moderados o severos, y con base en ello se diagnostica al paciente en tres categorías: A: paciente con adecuado estado nutricional; B: paciente con sospecha de malnutrición o malnutrición moderada, y C: paciente con malnutrición severa. A esta prueba, técnica o herramienta de tamizaje, se le reconoce por presentar mayor sensibilidad y especificidad que las pruebas antropométricas, las de sensibilidad cutánea, la valoración a través de la medición de los niveles de albúmina y transferrina, y otras. El VGS-CP (anexo) es una adaptación del VGS original, el cual incorpora preguntas adicionales sobre síntomas nutricionales y pérdida de peso en el corto plazo.

Propuesta de ajuste y (re)diseño de una herramienta de valoración nutricional. Adecuación de la valoración global subjetiva generada por el paciente (vgs-gp) a pacientes con cáncer gastrointestinal

El cáncer es una de las principales causas de mortalidad en los países desarrollados y no desarrollados. En México los tumores malignos son la tercera causa de muerte, sólo precedido de las enfermedades del corazón y la diabetes mellitus. La desnutrición y el riesgo de ella es una condición común, con incidencia de entre el 40 y 80 por ciento en los pacientes oncológicos. La malnutrición y desnutrición en pacientes oncológicos deriva, entre otros factores, de la activación de la respuesta inflamatoria sistémica desencadenada por la enfermedad subyacente, causante de anorexia, con la depleción de la masa muscular esqueléca y la degradación o no de masa grasa—aunque generalmente, dada por la pérdida mayoritaria de tejido adiposo—, y la consiguiente pérdida sistemática de peso. La alteración del metabolismo se asocia con la anorexia, la respuesta inflamatoria sistémica, la resistencia a la insulina, el aumento del catabolismo proteico muscular, en circunstancia de disminución del consumo de alimentos, conllevando al deterioro de la composición corporal y la reducción del peso y de la capacidad funcional del paciente oncológico. La desnutrición tiene consecuencias adversas sobre la capacidad de respuesta y tolerancia al tratamiento oncológico; por lo que la evaluación e intervención nutricional temprana favorecería la calidad de vida, reduciría la estancia hospitalaria, los costos institucionales de atención y aumentaría la sobrevivencia de los pacientes oncológicos.

La anorexia y la caquexia tumoral o cancerosa —caracterizada por el aumento del catabolismo proteico muscular, el cual conlleva la pérdida involuntaria, acelerada e irreversible de pérdida de peso del paciente—, son las causas principales de la malnutrición asociada al padecimiento oncológico. La anorexia altera el metabolismo y, consiguientemente, el gasto energético. La alteración metabólica tiende hacia el hipermetabolismo, lo que opera como un factor que incide en la pérdida de peso, aunque el gasto energético en reposo en dichos pacientes está determinado por el tipo de cáncer; siendo, por ejemplo, elevado en pacientes con cáncer pulmonar y pancreático y no así en el cáncer gástrico ni el colorrectal. La anorexia puede responder a diversos factores desencadenados o causados por el padecimiento, pudiendo ser, por ejemplo, secundaria a depresión, dolor, constipación o estreñimiento, obstrucción intestinal, alteraciones metabólicas asociadas a la activación del sistema de respuesta inflamatoria y/o a efectos del tratamiento de QT o RT, entre otros factores, los cuales pueden contribuir a afectar negativamente la ingesta alimentaria del paciente.

La evaluación nutricional es el proceso instrumental que permite identificar a los pacientes en estado de malnutrición, en riesgo de ella o adecuadamente nutridos. Existen muchos métodos de tamizaje o cribaje. No existe un método universal de evaluación aplicable a las diversas situaciones críticas o agudas del paciente hospitalario. Entre las herramientas de uso más común en estos casos destacan: el Índice de Riesgo de Nutrición (NRI), la Herramienta Universal de Evaluación de Desnutrición (MUST) y la Valoración Global Subjetiva Generada por el Paciente (VGS-GP), esta última, considerada la herramienta más indicada y ampliamente utilizada en la evaluación de pacientes diagnosticados con cáncer. La monitorización del paciente es clave en la decisión respecto de la intervención nutricional, adecuada a la condición del paciente, en relación con el tipo, avance y complicaciones del padecimiento. Dicha evaluación en el paciente oncológico debe realizarse en el momento del diagnóstico de la patología y continuarse a lo largo del tratamiento, dada la evolución, generalmente rápida de la patología, así como lo drástico del tratamiento oncológico y las consecuencias sobre las condiciones nutricionales del paciente.

Lo que se intenta en este ensayo no es exactamente proponer una herramienta nutricional alternativa, sino más bien realizar una "valoración", adecuación de los contenidos, cobertura —dimensiones y parámetros e indicadores— y las preguntas o reactivos contemplados en la VGS-GP, teniendo en cuenta las características y particularidades de las neoplasias gastrointestinales; y a partir de ello indicar posibles deficiencias y ajustes que pudieran adecuar el instrumento a las alteraciones propias de dichas patologías en sus distintos estados de evolución y/o de complicaciones, enfatizando en las alteraciones asociadas a la anorexia, a la caquexia, en sus tres niveles: precaquéxica, caquéxica y caquexia refractaria, los desequilibrios entre la ingesta y la captación de nutrientes, las alteraciones mecánicas y funcionales del aparato digestivo, como por ejemplo, la existencia de dolor, disfagia o náuseas, y la pérdida de peso aguda y de largo plazo asociada a ellos. Al respecto, cabe enfatizar la importancia en cuanto a sensibilidad y especificidad de la prueba —referidas a las posibilidades de error en la calificación o ubicación del paciente, relativamente robusta de la VGS-GP— y, algo muy importante, la precisión y relativa sencillez y duración o rapidez de aplicación del instrumento.

Pacientes con cáncer gastrointestinal. Alteraciones metabólicas y adecuación de la VGS-GP

No todos los tipos de cáncer producen los mismos grados y riesgos de desnutrición. La caquexia no se desarrolla en todos los pacientes oncológicos, depende del tipo de cáncer —frecuente, por ejemplo, en pacientes con neoplasias gastrointestinales, tumores gástricos y pancreáticos, asociada a estados de desnutrición mucho más severas; no sucede así, por ejemplo, en pacientes con cáncer de mama, ciertos linfomas y en la leucemia, entre otros—, además de depender de la etapa o evolución del padecimiento y de las alteraciones en la ingesta, así como de la respuesta al tratamiento oncológico. De ahí que, particularmente, los pacientes con tumores cancerosos del tracto gastrointestinal —entre otras que pudieran afectar la funcionalidad relacionada con la capacidad de alimentarse adecuadamente, como el cáncer de cabeza y cuello, y otros como el de hígado y pulmón— debido a la mala digestión y absorción tengan un más alto riesgo de malnutrición. No obstante, la existencia de pocos estudios que permitan mostrar el "efecto del tipo de cáncer en el estado nutricional", Jamshidi, Hejazi y Zimorovat (2018) realizaron un estudio con base en mediciones antropométricas, bioquímicas y la VGS, lo que les permitió mostrar que "los pacientes con cáncer gastrointestinal tenían un estado nutricional mucho más débil" que los demás tomados como grupos de referencia.

> Among patients with various cancers, it is thought that patients with gastrointestinal (GI) cancers, due to digestive system involvement experience more severe complications such as vomiting, diarrhea, dysphagia, weakness of the body and, as a consequence, affecting the catabolic state of the cancer and increase the severity of malnutrition (Jamshidi et al., 2018).

Si bien, la caquexia tumoral no se desarrolla en todos los pacientes cancerosos, en los que normalmente se da, o sea en la mayoría de las neoplasias cancerosas, además de asociarse con la existencia de anorexia y diversas alteraciones metabólicas, puede resultar mucho más drástica en las que la ubicación o localización del tumor, que independientemente de su tamaño pueda comprometer la capacidad y/o funcionalidad de los distintos órganos y afectar la alimentación adecuada. La evolución de caquexia, ligada a la evolución de las complicaciones de la enfermedad y al estado nutricional del paciente, consta de tres etapas, tipos o niveles de alteraciones metabólicas: la precaquexia, caracterizada por la presencia de signos clínicos y metabólicos tempranos, como la anorexia y la intolerancia a la glucosa, que preceden a la depleción de la masa muscular esquelética y al inicio de la pérdida de peso del paciente canceroso; la caquexia propiamente establecida y la caquexia refractaria, en etapa avanzada del cáncer, sin posibilidades de responder al tratamiento oncológico y menos al nutricional, en la que ya no resulta posible el manejo del peso del paciente. El conocimiento y consideración de las alteraciones en cada caso y nivel, independientemente de que estén contempladas en el instrumento de tamizaje, resultan de importancia central en la evaluación, tratamiento y pronóstico del paciente.

Aunque el MUST (Malnutrition Universal Screening Tool), instrumento universal de cribado de la malnutrición recomendado por la ESPEN, aplicable a pacientes adultos en cualquier nivel de asistencia hospitalaria, en ese sentido de cobertura amplia, resulta limitado cuando se trata de explorar la relación entre el padecimiento clínico y el estado nutricional del paciente hospitalizado e, inclusive, el NRS-2002, igualmente recomendado por ESPEN y aceptado ampliamente en la valoración nutricional de pacientes hospitalizados; si bien muestra valores predictivos para estancia hospitalaria y complicaciones en pacientes hospitalizados, tiene una validez limitada o carece de ella, cuando se trata de pacientes oncológicos. No obstante, la VGA-GP, una adecuación de la VGS, las cuales clasifican de manera subjetiva, con base en datos de la historia clínica —o antecedentes, respecto del cambio de peso, modificaciones en la ingesta de alimentos, síntomas gastrointestinales, así como de la capacidad funcional— y la exploración física —la pérdida de grasa subcutánea, masa muscular, tobillos y edemas sacros y ascitis; incluyendo la valoración funcional— dada su alta sensibilidad y especificidad, es considerada lo más próximo al "estándar de oro" de la valoración nutricional en pacientes oncológicos.

La VGS-GP mejora la VGS tradicional, al ser más específica e incorporar la participación directa del paciente, con preguntas adicionales sobre la pérdida de peso en el corto plazo y síntomas y cambios en las pautas normales nutricionales. La VGS-GP, a diferencia de la VGS, tiene la particular ventaja de que permite evaluar cambios nutricionales en periodos o lapsos sutiles o relativamente cortos. El hecho de contemplar cambios relativamente agudos de peso, así como modificaciones en la dieta, a partir de una gama amplia de síntomas del impacto de la patología sobre la condición nutricional, la convierten en la herramienta idónea para la evaluación general de los pacientes oncológicos. La valoración, conforme a la ponderación de los parámetros considerados, clasifica a dichos pacientes en tres categorías: A: correspondiente a pacientes adecuadamente nutridos; B: pacientes en riesgo de malnutrición o malnutrición moderada, y C: pacientes en estado de malnutrición severa. La adaptación *Scored* VSG-GP asigna puntajes a las respuestas obtenidas, lo que solventa las limitaciones de la clasificación en las tres categorías indicadas, permitiendo la discriminación en "pequeñas diferencias entre los pacientes, que de otra forma estarían clasificados dentro de una misma categoría".

No obstante que según algunos estudios recientes con resultados aún por validar entre las comunidades de especialistas, se concluya que MUST se desempeña de la mejor manera posible en la identificación de pacientes ancianos desnutridos con cáncer gastrointestinal, acorde con nuevos criterios diagnósticos de ESPEN para la malnutrición en dichos pacientes ["MUST was found to perform the best to identify the malnourished elderly patients with gastrointestinal cancer distinguished by the new ESPEN diagnostic criteria for malnutrition"]; en este caso, se optó por "ensayar" una adecuación de la VGS-GP, integrando parámetros propios de dichas neoplasias cancerosas. La propuesta integra diversos factores que, manteniendo el enfoque general de la VGS-GP orientada a la evaluación nutricional del paciente oncológico, permitiría captar particularidades de la neoplasia gastrointestinal (Anexo 2).

Propuesta de parámetros. Adecuación de la VGS-GP a pacientes con cáncer gastrointestinal		
Alteración metabólica	Contemplando VGS-GP	Sugerir una pregunta
PESO		
Pérdida involuntaria de peso		
· 1 semana 1–2 > 2%		X
· 1 mes 5 > 5%	Sí, sin valor	
· 3 meses 7.5 > 7.5%	X	
· Pérdida de masa magra muscular y masa grasa	X	
INGESTA		
· Saciedad precoz	X	
· Disfagia	X	
· Reflujo		X
· Regurgitación y rumiación		X
· Pérdida de apetito	X	
· Alteración en el paladar		X
ANOREXIA		
· Apatía, depresión, ansiedad y tristeza	Sí, sólo depresión	
· Náusea y vómito	X	
· Dolor cólico abdominal		X
· Distensión abdominal e hinchazón		X
· Hipotensión		X
· Alteración termogénica		X
· Desmayos		X
· Alteración del olfato y el gusto	X	

PÉRDIDA DE LA CAPACIDAD FUNCIONAL		
· Tumor en el tracto gastrointestinal (Tipo)		X
· Constipación o estreñimiento	X	
· Obstrucción intestinal		X
· Distensión abdominal y edemas	X	
· Diarrea	X	
· Cambio en la consistencia de las heces		X
CAQUEXIA		
Pre-caquexia		
· Desgaste y agotamiento muscular		X
· Intolerancia o resistencia a la insulina		X
Caquexia		
· Pérdida perceptible de peso y musculatura	X	
· Astenia o fatiga y debilidad muscular		X
Caquexia refractaria		
· Respuesta al tratamiento		X
· Estado críticodesepsis		X
RESPUESTA INFLAMATORIA SISTÉMICA RECURRENTE O CRÓNICA		
· Fiebre	X	
· Albúmina	X	
· Prealbúmina	X	
· Proteína Creactiva		X
BIOQUÍMICA		
· Anemia		X
· Niveles deglucemia sérica		X
· Sangre en heces		X

Fuente: elaboración propia con base en lecturas de referencia.

Caquexia, indicadores nutricionales y respuesta inflamatoria

La pérdida de peso en pacientes oncológicos, particularmente en estado crítico o avanzado, es una constante, así como la prevalencia de la desnutrición, la cual es aún mayor en pacientes hospitalarios. La incidencia de malnutrición es variable en relación con el tipo de tumor, estadio y complicaciones. La caquexia y, en particular la anorexia tumoral, refiere al síndrome metabólico o estado nutricional crítico, caracterizado por la depleción del tejido proteico y graso del paciente oncológico. La pérdida de peso de estos pacientes está determinada por la reducción de tejido adiposo y la disminución acelerada de la masa muscular. Los factores que conllevan a dicho estado son múltiples —de hecho, la caquexia puede estar asociada a diversos padecimientos, muchas veces inclusive se confunde con estados de sarcopenia en pacientes adultos mayores—, entre los que cabría mencionar: la anorexia —quizá la principal causa de desnutrición en pacientes cancerosos—, la activación del sistema de respuesta inflamatorio sistémico, alteraciones en el metabolismo de nutrientes, así como cambios en el gasto energético en reposo.

No obstante, aunque generalmente la pérdida de masa muscular esquelética va acompañada de la pérdida de masa grasa, el aumento del catabolismo proteico muscular podría originar o no la pérdida de masa grasa. La pérdida sistemática y acelerada de peso puede incluso expresarse previo al diagnóstico. En el caso de la caquexia asociada al cáncer o caquexia tumoral, el catabolismo proteico puede incrementarse a pesar o independientemente de que haya o no una disminución en la ingesta alimentaria o gasto energético. Es posible que responda a alteraciones en estado inflamatorio inmune, que conllevan la movilización de lípidos y proteínas periféricas, manteniendo aumentada la síntesis de proteínas de fase aguda a nivel hepático. De ahí que, en términos de la evolución nutricional, así como no sería posible considerar sólo la pérdida de peso del paciente, tampoco es suficiente, como indicador absoluto, el cambio en las proteínas de fase aguda, como la albúmina y la prealbúmina, al depender éstas del estado inflamatorio sistémico asociado a la enfermedad y en muchos casos no reflejar el estado nutricional *per se*, y más bien estar asociado a la respuesta fisiológica del padecimiento oncológico. La reducción del peso es sólo uno de los factores o indicadores nutricionales a considerar. De lo anterior, se deduce que la evaluación nutricional y los parámetros e indicadores nutricionales considerados, no pueden contemplar como suficiente la evaluación de estos de forma aislada, y que necesariamente la evaluación implique una consideración integral del estado nutricional del paciente.

Herramientas de tamizaje para el paciente con cáncer

Como ya se comentó, la VGS y particularmente la VGS-GP son las herramientas de tamizaje con la mayor sensibilidad, especificidad y robustez en la valoración nutricional de pacientes oncológicos. De hecho, además de ser un método de valoración con un alto valor predictivo, también destaca por su bajo costo, sencillez y practicidad en su aplicación, con capacidad de identificar a pacientes con déficit nutricional o riesgo de malnutrición con un enfoque integral, con base en dos componentes: la historia clínica y la exploración física del paciente; la primera, contempla la evolución del peso o pérdida ponderal de éste durante los seis meses previos a la hospitalización; la ingesta dietética actual en relación con la ingesta habitual del paciente; síntomas digestivos o gastrointestinales presentes en las últimas dos semanas, como anorexia, náusea, vómito o diarrea; la capacidad funcional, el gasto energético del paciente o requerimientos metabólicos y, el segundo, el examen físico, que considera la evaluación de la pérdida de grasa subcutánea (tríceps y tórax); la musculatura (cuádriceps, deltoides) y la presencia de edema (tobillo y sacro) y ascitis. Cada uno de estos parámetros calificados o valorados como leve, moderado o severo.

El VGS-GP podría ser considerado como una adecuación y/o actualización de VG tradicional, que tiene la particularidad de involucrar al propio paciente en el proceso de evaluación, complementando la primera parte del cuestionario referida a la historia clínica y dejado el resto del llenado para el especialista sanitario, sea el médico, el nutriólogo o el personal designado, parte del equipo interdisciplinario de atención. El VGS-GP incluye preguntas adicionales sobre síntomas nutricionales y, algo muy importante, preguntas sobre la pérdida de peso en el corto plazo, permitiendo la evaluación de cambios nutricionales sutiles en periodos relativamente cortos (semanas), no perceptibles en otros instrumentos de cribaje. Cabe decir que, si bien no existe el "gold estándar" como herramienta de evaluación de validez clínica universal, la VGS-GP cuenta con la mayor capacidad predictiva, aprobación y consenso, como método o instrumento de evaluación nutricional de conveniente y necesaria aplicación en pacientes oncológicos. Algunas de sus posibles limitaciones quizá deriven de la aplicación general del VGS que, al clasificar a los sujetos o pacientes en tres grandes grupos, agregados o categorías (A, B y C, conforme al estado nutricional), no permite reflejar cambios sutiles en el estado o situación nutricional de los pacientes. Esta limitación parece ser reconocida por ESPEN, al destacar las posibles ventajas de la VGS-GP, frente a otras opciones de tamizaje, como una de las de mayor uso en la valoración de los pacientes oncológicos, pero, a la vez, llamar la atención sobre las limitaciones al no contar con una calificación específica de los déficits en los subdominios [*but lack specific grading of déficits in the subdomains*].

No obstante, la VGS-GP es, de hecho, mucho más específica y adecuada en la valoración de pacientes oncológicos, al incorporar ajustes a la VGS y considerar cambios mucho más agudos en el peso, un aspecto altamente de sensible alteración en dichos pacientes, e incorporar una amplia gama de síntomas del impacto del padecimiento en el estado nutricional de los pacientes oncológicos. Considero, además, que, en gran media, la limitación planteada es subsanada a partir de la aplicación de la valoración "Scored VGS-GP", que sin dejar de considerar la clasificación en las tres grandes categorías (A, B y C), centra el abordaje nutricional en la discriminación de "pequeñas diferencias entre los pacientes, que de otra forma estarían clasificados dentro de una misma categoría".

Terapia nutricional

La desnutrición es una característica casi inherente de los pacientes oncológicos; asociada al tipo de tumor o neoplasia, al estadio, etapa o evolución de la enfermedad, a la intolerancia al tratamiento oncológico —generalmente muy agresivo—, así como a las diversas complicaciones y recurrentemente altas tasas de infecciones; lo que conlleva un deterioro sistemático del estado general de salud del paciente con un debilitamiento crónico y, eventualmente, agudizado del sistema inmunológico. De ahí que la pérdida involuntaria de peso, dada la depleción relativamente rápida de la masa muscular, sea uno de los factores potencialmente más sensibles de la atención hospitalaria del paciente oncológico; lo que coloca a la intervención nutricional —adecuada y oportuna—como una de las herramientas terapéuticas centrales del tratamiento oncológico, a fin de disminuir los efectos de la enfermedad neoplásica y las complicaciones del tratamiento oncológico específico, y contribuir a la reducción de la duración de la estancia hospitalaria y a una mejor calidad de vida del paciente.

Los trastornos nutricionales, en algún grado, son comunes en todos los pacientes oncológicos, lo que depende del tipo de neoplasia y de su ubicación y grado de extensión. La malnutrición y/o los riesgos de desnutrición no sólo implican el déficit de proteínas y energías requeridas, sino, además, la disminución o pérdida de micronutrientes específicos de la función celular, con consecuencias en la producción de células sanguíneas por médula ósea constitutivas del sistema inmunológico. De ahí que la nutrición vinculada a la dieta juegue un papel fundamental tanto en el desarrollo como en el funcionamiento del sistema inmune y en las posibilidades de éxito del tratamiento oncológico; por ello resulta importante conocer los mecanismos de operación y la manera en que los distintos compuestos presentes en los alimentos influyen favorablemente o no en el fortalecimiento o debilitamiento del sistema inmunológico y de su capacidad de respuesta ante infecciones oportunistas provocadas por virus o bacterias, así como su reacción ante la presencia de alérgenos, toxinas y células malignas; además de comprenderse los mecanismos de acción específicos y las vías de señalización implicadas, considerando el tipo de tumor y órgano afectado y el tratamiento nutricional coadyuvante con la consiguiente dosis óptima del nutrimento indicado.

¿Se justifica el uso de dieta neutropénica o libre de microorganismos en el paciente oncológico?

La respuesta a la pregunta en primera instancia es un "sí", pero relativizado a la situación particular del paciente oncológico. De ahí que la valoración nutricional "precoz" del paciente adulto con terapia oncológica o no sea fundamental, y permita en primer lugar diferenciar entre el paciente "bien nutrido" y el paciente con malnutrición o riesgo de ella, adecuando el tipo de terapia nutricional a la situación o estado particular del paciente. La neutropenia es una condición del paciente oncológico en estado avanzado, una complicación del padecimiento de base, consistente en la disminución anormal y significativa de la cuenta de neutrófilos sérica. Sabemos que los neutrófilos son células polimorfonucleares implicadas en la inmunidad innata, y que son las más numerosas de dichos leucocitos, que cumplen una función marcadamente fagocítica y de defensa del organismo, responsables de la destrucción de microorganismos en las etapas iniciales de la infección; por lo que su disminución aguda o crónica hace vulnerable a dicho sistema e incrementa los riesgos de contraer cualquier tipo de infección, particularmente mediante la ingesta de alimentos no debidamente procesados y manipulados.

Congruente con lo anterior, la investigación nutricional tradicional ha justificado la importancia y sugerencia del uso de una dieta neutropénica, como la más adecuada en pacientes oncológicos con riesgos de neutropenia; es decir, una dieta libre de microorganismos con restringida, con muy baja o nula carga microbiana, que reduzca al mínimo el consumo de frutas y verduras crudas, así como de lácteos no pasteurizados, entre otras restricciones nutrimentales, a fin de evitar la contaminación con microorganismos patógenos, con las posibles consecuencias de translocación bacteriana y bacteriemia y la consecuente complicación de dichos pacientes, ante el debilitamiento del sistema inmunológico.

No obstante estas recomendaciones que, en principio, resultan consistentes con la condición inmunosuprimida del paciente oncológico, resultado inherente del padecimiento de base y agresividad del tratamiento oncológico; conforme a los estudios recientes, esta dieta no parece ofrecer beneficios en cuanto a dichos riesgos ni tener mayor impacto sobre la condición clínica y mortalidad en este padecimiento; por el contrario, aportan elementos para suponer que eventualmente esa dieta pudiera tener incluso un efecto contraproducente. Los beneficios clínicos de la dieta neutropénica en pacientes oncológicos, ha sido objeto de controversia, por lo que sus supuestas ventajas no están aún lo suficientemente determinadas. Algunos estudios recientes en metaanálisis y otras metodologías, no ofrecen evidencias contundentes sobre las supuestas ventajas de dicha dieta en los pacientes oncológicos, ya que podrían incluso tener un efecto adverso y perjudicial al restringirlo de ciertos alimentos que en su condición "natural" pudieran compensar los desajustes macro y micronutrimentales producidos por la enfermedad y las consecuencias del tratamiento administrado. De ahí que los enfoques nutricionales más recientes, más que enfocarse y enfatizar en las "restricciones" de determinados alimentos con carga bacteriológica o microbiana, enfatizan en el debido cuidado en el procesamiento y en la higiene durante la manipulación de estos. La recomendación preferible está enfocada sobre el cuidado de la higiene alimentaria, conforme a las normas básicas para la conservación y manipulación de los alimentos, en el entorno hospitalario como cotidiano o familiar del paciente.

De ahí que, por ejemplo, si bien según la ESPEN-EPAAC, "no hay suficientes datos para recomendar probióticos" a fin de reducir la diarrea provocada por la radioterapia, sí sugieran el uso de probióticos que contengan la sepa o especie Lactobacillus en pacientes con quimio y/o radioterapia (RT) en neoplasia pélvica para prevenir diarreas en estos pacientes.

¿Se justifica el uso de glutamina en el paciente en quimioterapia o radioterapia?

La respuesta es sí, pero igualmente con las reservas que implican las condiciones generales y particulares del paciente oncológico, teniendo en cuenta el tipo de neoplasia, el avance y/o complicaciones, así como el tratamiento oncológico administrado, entre otros factores. La administración de glutamina, de hecho, particularmente en pacientes en estado crítico está lo suficientemente documentada. La glutamina es esencial en muchos procesos fisiológicos. Algunos estudios han mostrado que en algunos pacientes en estado crítico o estrés metabólico resulta bloqueada la conversión de los aminoácidos de cadena ramificada a glutamina, por lo que su administración oportuna —no siempre conocida y considerada— podría tener efectos benéficos e, incluso, marcar diferencia entre la sobrevivencia o la muerte del paciente. Antes se desconocía su importancia y, dado que correspondía a un aminoácido no esencial, se asumía que el organismo lo producía en cualquier circunstancia en niveles suficientes.

La glutamina cumple una función importante en la modulación de la inflamación y en la respuesta del estrés oxidativo, con lo que mejora la respuesta inmune celular. La administración de este aminoácido en pacientes quirúrgicos graves disminuye el riesgo de infecciones postoperatorias. En particular, se ha demostrado que su administración reduce el ratio de linfocitos T CD4 y CD8. La glutamina, por ejemplo, juega un papel importante en la mejora de la barrera intestinal, actuando como precursor del glutatión, por lo que resulta ser un nutriente ideal de las células inmunológicas; pero además, está relacionada con el sistema inmunológico en muchos aspectos, pues se desempeña como una fuente energética para el funcionamiento de los enterocitos, por lo que resulta importante en los procesos de absorción de nutrientes, el transporte de agua y electrolitos al interior del organismo y, como indiqué, interviene en situaciones de estrés, en las que debido al estado crítico del paciente deba ser suplementada.

De ahí que, por ejemplo, la ESPEN recomiende añadirla en la fórmula enteral en pacientes quemados y/o con traumas severos.

No obstante, el conocimiento actual sobre su importancia e inclusión en las soluciones de aminoácidos en el tratamiento clínico nutricional parenteral de pacientes en estado crítico y/o de malnutrición, no siempre es indicada y recomendable; por ejemplo, la ESPEN-EPAAC no recomienda su uso durante radioterapia (RT) pélvica a fin de evitar complicaciones de enteritis y diarrea inducida por dicho tratamiento, además de no resultar siempre recomendable conforme a estudios recientes en pacientes oncológicos en quimioterapia y radioterapia, que aun con resultados contradictorios, resultan indicativos de "no haber un beneficio clínico aparente" que sugiera la necesaria e imprescindible inclusión de glutamina como parte de la terapia nutricional indicada a dichos pacientes oncológicos sujetos a dichos tratamientos.

Nutrición clínica en cirugía

Guías europeas de nutrición en pacientes quirúrgicos

Como ya se documentó, ciertas prácticas hospitalarias afectan la condición nutricional del paciente. En particular, en pacientes quirúrgicos la nutrición se relaciona con las infecciones, cicatrización y complicaciones asociadas a la cirugía; a las que se suman muchas veces la situación o estado nutricional previo del paciente, con consecuencias sobre la morbimortalidad, el aumento de la estancia de hospitalización y el reingreso y costos hospitalarios. Al respecto, la Guía ESPEN de nutrición clínica en cirugía, quizá sea la guía general de referencia o práctica clínica europea más completa, con amplio consenso, actualizada y oportuna para el diagnóstico y tratamiento nutricional en pacientes quirúrgicos. Otra referencia importante es la contenida en el Informe del estudio Delphi para determinar el grado de acuerdo con el manejo nutricional del paciente quirúrgico, promovido por la Asociación Española de Cirujanos (AEC), la Sociedad Europea de Nutrición Clínica y Metabolismo (ESPEN) y la Sociedad Española de Nutrición Parenteral y Enteral (SENPE), con miras a lograr un consenso entre sus cirujanos y nutriólogos asociados sobre pautas y lineamientos de la nutrición, particularmente enteral y parenteral, así como referencias a casos especiales del paciente quirúrgico.

La *Guía ESPEN* de nutrición clínica en cirugía instruye sobre la importancia de la alimentación oral en pacientes quirúrgicos preoperatorio y postoperatorio. Advierte sobre los riesgos de subalimentación o desnutrición que conlleva abstenerse de la aplicación de cualquier terapia nutricional, particularmente durante el curso postoperatorio; sobre todo, cuando se trata de una cirugía mayor. De ahí que indique la alimentación enteral temprana para cualquier paciente quirúrgico en riesgo de desnutrición, mucho más cuando se trate de cirugías gastrointestinales superiores que comprometan la nutrición adecuada del paciente. Considera que la desnutrición, a falta de una alimentación oportuna en tiempos y cantidades, es un factor de riesgo de complicaciones postoperatorias, por lo que sugiere el paso lo antes posible de la alimentación parenteral, a enteral a la oral, siempre que las condiciones de funcionalidad adecuada del tracto digestivo lo permitan y no existan otras complicaciones que la contraindiquen; sobre todo, en pacientes en riesgos de desnutrición. Considera que la "vuelta" temprana a la alimentación enteral y oral podría ser relevante, inclusive, en pacientes quirúrgicos sometidos a cirugía gastrointestinal, cuando sea posible, ya que podría favorecer la motilidad intestinal y el rápido restablecimiento del paciente.

El objetivo general de la Guía ESPEN es ofrecer recomendaciones sobre los aspectos nutricionales que promuevan la recuperación temprana del paciente quirúrgico; a partir del concepto de "recuperación mejorada" y las indicaciones al respecto del modelo de intervención ERAS (Enhanced Recovery After Surgery), consistente en un programa de rehabilitación de carácter multimodal o múltiples actuaciones, desarrollado en la década de 1990, con el que se intenta reducir el impacto del estrés quirúrgico y farmacológico en el paciente, y garantizar su rápida recuperación aminorando las complicaciones postoperatorias. Conforme a ESPEN, los programas ERAS "se han convertido en un estándar de la administración perioperatoria que han adoptado muchos países en diversas especialidades quirúrgicas".

La propuesta o Guía, tomando como referente el modelo de atención nutricional ERAS, replantea los conceptos tradicionales sobre las necesidades nutricionales especiales de los pacientes sometidos a cirugía y enfatiza, particularmente, en pacientes con cirugía asociada a padecimientos tumorales cancerosos u otros de condiciones críticas, a fin de aminorar los riesgos de complicaciones graves y de desnutrición, a partir de la oportuna atención nutricional perioperatoria del mismo, en las fases pre y postoperatoria.

Recomendaciones de la guía ESPEN

Desde un punto de vista metabólico y nutricional, los aspectos clave de la atención perioperatoria, considerados en la Guía, incluyen los siguientes:

- Sugiere la integración de la nutrición en el manejo general del paciente.
- Evitar los largos periodos de ayuno preoperatorios.
- Contrario a lo que se creía y seguía antes, indica el restablecimiento de la alimentación oral tan pronto como sea posible después de la cirugía.
- El inicio de la terapia nutricional temprana o lo antes posible, o más aún, tan pronto como se manifieste algún riesgo nutricional.
- Mantener el control metabólico de glucosa sérica cuando se trate de pacientes diabéticos o, inclusive, en pacientes sanos cuando el estado de estrés altere dicho indicador.
- La reducción de factores que pudieran exacerbar el catabolismo relacionado con el estrés o pudieran tener consecuencias sobre la función gastrointestinal.
- Asociado al padecimiento causante de la intervención, sugiere minimizar los tiempos de uso del ventilador y, ligado a ello,
- Considera también la necesidad de fomentar la movilización "física" temprana del paciente, a fin de facilitar la síntesis de proteínas y la función muscular.

La Guía presenta en total 37 recomendaciones para la práctica clínica. Los pacientes quirúrgicos experimentan cambios importantes en el metabolismo que compromete su estado nutricional, resultado de la lesión y los procesos inflamatorios y de las respuestas del organismo a dicho estrés. La cirugía desencadena una serie de reacciones que incluyen la liberación de hormonas del estrés y mediadore inflamatorios, como la citoquina. El llamado "síndrome de respuesta inflamatoria sistémica" suele tener un fuerte impacto en el metabolismo, causando catabolismo de glucógeno, grasas y proteínas con la consecuente liberación de glucosa, ácidos grasos libres y aminoácidos en la circulación sanguínea. Como sabemos, la consecuencia del catabolismo proteico es la pérdida de tejido muscular. De ahí que, particularmente en la fase postoperatoria, una terapia nutricional adecuada y oportuna podría atenuar (aunque no de forma absoluta) el catabolismo muscular y, algo muy importante, proporcionar energía necesaria para el logro de la curación y recuperación óptima del paciente.

La nutrición podría ser vista, inclusive, como parte del tratamiento "curativo" del paciente. De ahí que, en la concepción de la SENPE, en el paciente quirúrgico, el correcto tratamiento o soporte nutricional conlleva la reducción de infecciones, así como en una adecuada cicatrización y disminución de las complicaciones quirúrgicas. La intervención o terapia nutricional —la ingesta recomendada y el ejercicio físico— puede contribuir a la restauración de la masa proteica periférica en pacientes con riesgos de desnutrición en la fase preoperatoria o, en pacientes postoperatorios, ofrecer mejores condiciones para lidiar adecuadamente con el trauma quirúrgico y posibles infecciones. En ambos casos, la evasión de cualquier terapia nutricional conllevaría el riesgo de subalimentación y desnutrición durante el curso postoperatorio. El éxito de la cirugía no depende exclusivamente de habilidades técnicas del cirujano y del entorno hospitalario general, sino también de la terapia nutricional que se adopte, al momento en que se aplique y a su enfoque y contenido. En la fase postoperatoria, la terapia nutricional puede ofrecer la energía para la curación y recuperación óptima del paciente quirúrgico y, particularmente en la fase postoperatoria inmediata, contrarrestar el catabolismo muscular, aunque no siempre de manera absoluta. En ambos casos, la evasión de cualquier terapia nutricional conllevaría el riesgo de subalimentación y desnutrición durante el curso postoperatorio. La terapia debería comenzar una vez que se vuelva aparente un riesgo nutricional.

La terapia nutricional, de acuerdo con la ESPEN, corresponde a la provisión de nutrientes o nutrimentos ya sea por la vía oral —dieta regular, dieta terapéutica, trátese de alimentos fortificados o suplementos nutricionales orales—, nutrición enteral (NE) o nutrición parenteral (NP), estas dos últimas consideradas como "soportes nutricionales artificiales", a fin de prevenir o contrarrestar sus condiciones de malnutrición o riesgos de desnutrición. En términos generales, en pacientes quirúrgicos, las indicaciones sobre la terapia nutricional están enfocadas a la prevención y tratamiento del catabolismo y la malnutrición. Según ESPEN, "la terapia debe comenzar ya que se vuelve aparente un riesgo nutricional"; no obstante, según dicha Asociación, la terapia nutricional puede estar indicada, incluso, en pacientes sin malnutrición evidente relacionada con la enfermedad, por ejemplo, "si se prevé que el paciente no podrá comer o no podrá mantener una ingesta adecuada durante un periodo prolongado perioperatorio". En dichos casos, la indicación es "no esperar hasta que se haya desarrollado una desnutrición severa relacionada con la enfermedad", sino iniciarla "tan pronto como se manifieste el riesgo nutricional". De ahí que el Informe del Estudio Delphi, avalado por SENPE, enfatice en la importancia de identificar a los pacientes desnutridos o con riesgo de desnutrición a fin de instaurar lo antes posible un soporte nutricional adecuado.

Indicaciones de acuerdo con SENPE

La vía de administración ya sea la oral, NE o NP, queda sujeta a las condiciones particulares y clínicas del paciente quirúrgico. No obstante, las pautas ERAS indican la suplementación oral, antes y después de la cirugía, así como la ingesta oral temprana en los casos en los que haya sido indicada la NE, NP o mixta, a fin de asegurar el rápido retorno funcional intestinal. Al respecto, el Informe Delphi hace amplias indicaciones sobre las características de la ingesta y/o suplementación considerando diversas limitaciones, ventajas y beneficios científicamente demostrados en pacientes quirúrgicos, entre las que cabe destacar las siguientes:

- Añadir suplementos de nutrición oral —suplementación nutricional oral— ha demostrado ser provechosa para dichos pacientes.
- La suplementación nutricional oral durante la hospitalización está asociada a una menor estancia hospitalaria, menor coste por episodio y disminución de la probabilidad de ser reingresado a los 30 días.
- En el paciente quirúrgico sin complicaciones por otras patologías, es posible estandarizar el soporte nutricional acorde a su grado de estrés.
- La nutrición enteral, a diferencia de la oral, tiene la particularidad de administrar una fórmula que garantiza sus exactos componentes.
- La nutrición enteral está indicada incluso en pacientes sin evidente desnutrición, si se prevé que no podrán comer durante más de 7 días tras la intervención.
- Cuando esté indicado el soporte nutricional, ha de terminar siendo enteral preparando al paciente para la ingestión normal.
- En el caso de la nutrición enteral, la vía ideal es la oral, empleando los accesos gástricos o intestinales sólo cuando la anterior no sea posible.
- La nutrición enteral mantiene la integridad de la barrera mucosa intestinal y estimula su función.
- La inmovilización provoca una disminución de la síntesis proteica, tal como lo sustenta el protocolo ERA.
- Diversas enfermedades y lesiones provocan un aumento de la degradación o catabolismo proteico.
- Las contraindicaciones de la nutrición enteral incluyen la presencia de obstrucción intestinal, mala absorción, fístulas múltiples de alto débito, shock severo y sepsis fulminante.

- La suplementación con 3 g/día de HMB de calcio (CaHMB) ayuda al mantenimiento de la masa libre de grasa en pacientes encamados.
- El aumento de la ingesta de proteínas de la dieta desde 0.5 a 2 g de proteína/kg/día en pacientes hospitalizados desnutridos ha mostrado una mejora de la síntesis proteica y del balance nitrogenado.
- Contrario a lo que muchas veces se considera, menos de 20 por ciento de las diarreas están asociadas a la administración de la nutrición enteral.
- La fibra soluble/fermentable y especialmente los fructo oligo sacáridos (FOS) mejoran el tránsito intestinal, previniendo el estreñimiento y evitando la diarrea.
- En pacientes desnutridos, se recomienda mantener la nutrición enteral durante ocho semanas tras la cirugía para mejorar la recuperación nutricional, la síntesis de proteínas y la calidad de vida.
- La nutrición parenteral está indicada en aquellas situaciones en las que el aparato gastrointestinal funciona parcialmente, no puede ser utilizado o no puede obtenerse una vía de acceso enteral y en las situaciones en las que la nutrición enteral u oral no está indicada o resulta insuficiente.
- Si durante 48 horas no se cubren al menos 60 por ciento de los requerimientos nutricionales con nutrición oral o enteral, se debe administrar nutrición parenteral complementaria hasta alcanzar al menos 80 por ciento de dichos requerimientos, siendo recomendable llegar al 100 por ciento.
- Para aumentar los beneficios de la nutrición parenteral, en determinados tipos de paciente sería recomendable complementar la solución de AA con glutamina.

- A fin de aumentar los beneficios de la nutrición parenteral en determinados tipos de paciente sería recomendable complementar la solución de lípidos con Omega-3.
- Con miras a aumentar los beneficios de la nutrición parenteral, en determinados tipos de paciente sería recomendable usar insulina para el control de las glucemias.
- El efecto antiinflamatorio de los lípidos con Omega-3 en nutrición parenteral ha demostrado su capacidad de reducir la estancia hospitalaria del paciente postquirúrgico.
- La nutrición parenteral periférica hipocalórica es una alternativa eficaz para mantener el estado nutricional, sin riesgo de realimentación.
- El estrés grave —sepsis, politraumatismo, quemaduras extensas— determina un aumento de las necesidades nutricionales que puede derivar en desnutrición.
- El esquema nutricional de inicio, progresión y mantenimiento en pacientes en situaciones especiales debe hacerse tan personalizado y dinámico como sea posible.

Cabe enfatizar que mientras para la concepción y práctica médica tradicional el ayuno pre y postoperatorio se fundamentaba en la necesidad de adecuación y espera de la recuperación de las funciones fisiológicas alteradas por el estrés o agresión quirúrgica y farmacológica con base en las reservas orgánicas, aminorando la movilidad y actividad del paciente, la Guía ESPEN, siguiendo indicaciones del protocolo ERAS, plantea lo contrario; es decir, evitar el ayuno preoperatorio y reducir con ello el impacto del estrés quirúrgico y, con base en esto, acelerar la recuperación, disminuyendo las posibles complicaciones, el riesgo de infecciones, el tiempo de hospitalización y, consecuentemente, los costos de hospitalización tanto para el paciente como para la institución hospitalaria. La terapia debería comenzar una vez que se vuelva aparente un riesgo nutricional. Las pautas ERAS indican la suplementación oral, antes y después de la cirugía, así como la ingesta oral temprana para el retorno funcional intestinal. La Guía recomienda reducir al mínimo los tiempos de realimentación. El supuesto, corroborado por la investigación, es que el retraso en la alimentación atrasa la recuperación.

La alimentación enteral temprana en el paciente hospitalizado reduce los riesgos desencadenadores de los procesos de gluconeogénesis, dado que el ayuno preoperatorio —prolongado en la fase postoperatoria— induciría un estado de resistencia a la insulina, además de disfunción mitocondrial, estrés metabólico y catabolismo proteico, entre otras, con consecuencias sobre el desarrollo de desnutrición asociada con una mayor morbilidad, aumento de las complicaciones y retardo en la recuperación del paciente. La Guía propone reenfocar las prácticas y estrategias de atención hospitalaria, a partir del cribado y evaluación nutricional del paciente, la disminución del periodo de ayuno preoperatorio —con la ingesta de alimentos sólidos hasta seis horas antes y de líquidos hasta dos horas antes de la intervención quirúrgica—, y el establecimiento precoz de la nutrición oral postquirúrgica y la movilización activa del paciente. Con esta estrategia, la Guía, contraria al método tradicional de ayuno prolongado, se ha podido observar la reducción de episodios de vómitos o manifestaciones de broncoaspiración, además de reducirse la ansiedad, el hambre y la sed del paciente; con la particular ventaja de que se disminuye la resistencia a la insulina, y la pérdida de nitrógeno y masa muscular y, por consiguiente, los riesgos de desnutrición intrahospitalaria.

Con las indicaciones recogidas del Informe del Estudio Delphi, avaladas por SENPE, se complementan y precisan —y en cierto modo se operativizan— las consideraciones de la Guía ESPEN de nutrición clínica en cirugía sobre el manejo nutricional del paciente quirúrgico, aportando un conjunto de lineamientos particularmente en lo referente a la nutrición enteral y parenteral, y a casos y situaciones especiales de dichos pacientes.

Guías americanas de nutrición en pacientes quirúrgicos

Los pacientes quirúrgicos, aquellos que han sido o serán sometidos a una cirugía mayor y los que han sufrido una cirugía por trauma, experimentan cambios en los procesos inflamatorios y metabólicos propios de los mecanismos homeostáticos con que el organismo responde a determinadas agresiones físicas y/o bioquímicas que, con frecuencia, sumadas a las condiciones previas del paciente resultado de los efectos prolongados y crónicos de las patologías de base, por ejemplo el cáncer, el EPOC, etc., suelen con frecuencia desencadenar escenarios de riesgos de malnutrición y/o estados de desnutrición en dichos pacientes. La desnutrición, particularmente en el paciente quirúrgico por cirugía mayor, representa un factor de riesgo que incide en el desarrollo de complicaciones ligadas al padecimiento y a las condiciones endógenas y exógenas del paciente para enfrentar el estado de estrés normalmente generado. De ahí que la evaluación y el soporte nutricional adecuado y oportuno en el paciente quirúrgico, tenga como objetivo central obtener un diagnóstico y ofrecer un soporte nutricional que coadyuve a mantener o mejorar el estado nutricional previo —en los pacientes candidatos a cirugía electiva— y condicionarlo para afrontar los efectos de la cirugía y el estrés postoperatorio en las mejores condiciones nutricionales, evitando los riesgos de complicaciones, las infecciones recurrentes, así como la duración de la estancia hospitalaria y los riesgos de muerte.

La agresión quirúrgica genera cambios metabólicos importantes; entre los más básicos, al aumentar el gasto energético del paciente, directamente ligado a la gravedad de la agresión, se estima que en alrededor de 20 y 50 por ciento sobre el gasto energético basal; hipercatabolismo proteico o aumento del catabolismo de las proteínas, especialmente del músculo esquelético, pero también del músculo visceral, con un aumento en la liberación periférica de aminoácidos y efectos en el balance nitrogenado e incremento de la pérdida urinaria de nitrógeno, así como aumento de la neoglucogénesis, con efectos directos o indirectos en los procesos de cicatrización, en la función inmunitaria normal y en la pérdida de fuerza muscular del paciente; alteraciones en el metabolismo de los hidratos de carbono, ligadas también a la intensidad de la agresión, generalmente con cuadros agudizados de hiperglucemia e hiperinsulinemia, causadas por el incremento en la producción endógena de glucosa resultado del aumento de la neoglucogénesis y de la glucogenólisis hepática, y el aumento en la resistencia a la insulina —en pacientes no necesariamente hasta entonces diabéticos—, lo que determina una disminución de la glucosa por el músculo y el tejido adiposo, y el consiguiente mayor debilitamiento del paciente, así como las alteraciones en metabolismo de lípidos o aumento de la actividad lipolítica, lo que conlleva un incremento en la hidrólisis de triacilgliceroles o triglicéridos, al convertirlos en glicerol y ácidos grasos libres; el primero, empleado como sustrato en la neoglucogénesis hepática y, los segundos, oxidados en el hígado y en el músculo esquelético y convertidos en cuerpos cetónicos o productos de desecho expelidos a través de la orina; y, finalmente, la agresión quirúrgica también genera alteraciones en el metabolismo hidroelectrolítico, con consecuencias sobre determinadas hormonas neuroendócrinas responsables del mantenimiento del volumen de líquido circulante y en la reabsorción de agua y sodio y el manejo del potasio a nivel renal.

De lo anterior se deducen, de forma sintética, las implicaciones que ya de por sí conlleva la agresión quirúrgica, particularmente de pacientes sometidos a cirugía mayor, a los que se suman las implicaciones del paciente en estado de malnutrición o desnutrición, y la importancia del soporte nutricional adecuado y precoz, principalmente enfocado en evitar el ayuno prolongado, asegurar el requerimiento energético, evitar el catabolismo proteico y la pérdida de masa muscular, minimizar el balance nitrogenado negativo, asegurar los niveles adecuados de micronutrientes e hidratación, y mantener una adecuada función inmunitaria y, en lo posible, contribuir al logro de una recuperación "normal", con menores complicaciones, acortamiento de la estancia hospitalaria y una mayor calidad de vida del paciente. A fin de lograr dichos objetivos, la American Society for Parental and Enteral Nutrition (ASPEN), precisa algunas indicaciones, muy importantes a tener en cuenta en el diagnóstico, la intervención y el soporte nutricional indicable, en los entornos, preoperatorio, perioperatorio y postoperatorio en el paciente quirúrgico por trauma, y particularmente del paciente sometido a cirugía mayor.

La vía de administración nutricional en el paciente crítico

En pacientes quirúrgicos con cirugía mayor —y también en cirugías por traumas, como en todos los casos—, ante la imposibilidad de usar la ingesta oral, siempre que sea posible y no esté contraindicado se deberá utilizar el tracto gastrointestinal, ya se trate de paciente en estado de malnutrición o riesgo de desnutrición, a fin de evitar la depleción proteica y, en lo posible, mantener un balance nitrogenado positivo. La vía de elección nutricional inicial es o debe ser la enteral (NE), y sólo cuando ésta no resulte suficiente o adecuada para cubrir los requerimientos calóricos y proteicos necesarios, la nutrición parenteral (NP) podría pasar a ser la alternativa a seguir (Vaquerizo, 2017). La NE, entre muchas otras ventajas, contribuye a evitar el "trofismo" o desarrollo y conservación de las vellosidades intestinales y la adecuada función de la barrera intestinal, la conservación de la actividad enzimática y hormonal gastrointestinal, la regulación del vaciamiento gástrico, además de evitarse la translocación bacteriana generada por el desbalance "inducido" en la microbiota intestinal, así como el mantenimiento adecuado del sistema inmunológico, dada la vinculación estrecha entre la microbiota intestinal y el funcionamiento del sistema inmune (Solar, Niño y Crivelli, 2015).

De ahí que la Guía ASPEN, avalada por la Society of Critical Care Medicine (SCCM), señale que "el soporte nutricional en la forma de NE debe ser indicado en el paciente críticamente enfermo que es incapaz de sostener una ingesta voluntaria", o sea oral, y enfatice que en dichos casos "la NE es por sobre la NP", en pacientes que requieren soporte nutricional (McClave et al., 2009; Flordelís et al., 2015); e indica además, que "la NE debe ser iniciada tempranamente", en 24 o 48 horas, posterior al diagnóstico y/o intervención quirúrgica y "progresada hacia el objetivo nutricional en las siguientes 48 y 72 horas". Los pacientes con más altos riesgos nutricionales son los que más se beneficiarían de la NE precoz, incluso no otorgándole mayor importancia a los signos de ruido o contractilidad intestinal. ASPEN y SCCM señalan además que cuando la NE no es posible o esté contraindicada, "durante 7 días es admisible no suministrar ningún soporte", y que la "la NP debería iniciarse al 7º día en pacientes previamente sanos y normo nutridos". La indicación es en el sentido de que en pacientes con bajo riesgo nutricional "la NP exclusiva no se inicie dentro de los 7 días en la UCIsi el paciente no puede mantener una adecuada ingesta volitiva y si la NE precoz no es factible" (Martinuzzi, 2016). No obstante, ante evidencias de malnutrición o desnutrición calórico-proteica y siendo la NE imposible, en dicho caso, y sólo así "la NP debería iniciarse tan pronto sea posible luego de la admisión y de una adecuada reanimación" (McClave, 2009). En este mismo sentido, según ASPEN y SCCM, en los casos de cirugía mayor en los que es imposible recurrir a la NE, "la NP debería proveerse en condiciones muy específicas", entre las que señala que:

- Si el paciente presenta un estado de malnutrición, la NP debería considerarse en el preoperatorio, por lo menos durante 5-7 días y continuarse en el postoperatorio. La NP no debería instrumentarse en el postoperatorio inmediato, y no hacerlo antes de 5-7 días de la cirugía.
- La NP administrada antes de 5-7 días podría no ofrecer los resultados esperados o, inclusive, "hasta podría resultar riesgosa para el paciente", por lo que enfatizan que, de considerarse, ésta "debe iniciarse sólo si la duración de la terapia se anticipa que superará los 7 días", de lo contrario, como indica, o no aporta los resultados esperados o inclusive puede resultar contraproducente.

El soporte nutricional postoperatorio en cirugía por trauma y cirugía mayor (ASPEN)

El soporte nutricional es fundamental en los pacientes quirúrgicos, ya sea por cirugía mayor o trauma severo, a fin de disminuir los efectos de las respuestas inflamatorias sistémicas y el hipermetabolismo; pero en particular en el caso de cirugía mayor, entran sobre todo en juego las condiciones nutricionales previas del paciente, así como el mayor riesgo de complicación asociados con el estado nutricional del paciente.

En la Guía ASPEN (AE, 2016), el enfoque de la terapia nutricional en los casos de cirugía por trauma no difiere de otros pacientes críticamente enfermos; de ahí que, igualmente, se sugiera la "nutrición enteral temprana, con fórmula polimérica de alto valor proteico", y que ésta sea indicada en el periodo postrauma, dentro de las 24-48 horas de la lesión, una vez que el paciente esté hemodinámicamente estable. Tanto la evaluación nutricional como el cálculo de proteína y los requerimientos energéticos, la determinación de la vía de administración y el momento de iniciación de la terapia del paciente traumatizado son similares a los de cualquier otro paciente en estado crítico en la UCI. Al igual que en otros casos o estados críticos, según ASPEN la respuesta metabólica al trauma corresponde con cambios drásticos en el metabolismo, con la utilización del tejido o masa magra corporal en la gluconogénesis, con la pérdida progresiva del músculo esquelético y también visceral, la activación de la respuesta inmune y la reparación de funciones y tejidos, mediante la cicatrización. ASPEN considera que la simple descarga física del músculo en inactividad, en reposo en cama y la inmovilidad asociada a la disminución de la síntesis de proteína, contribuyen a la depleción muscular y a la pérdida sistemática de peso del paciente traumatizado. Lo cual puede ser agravado, dependiendo de la intensidad del trauma y, por consiguiente, en razón a la prolongación de la estancia en la UCI.

En cuanto a los requerimientos energéticos, ASPEN plantea que estos suelen variar dependiendo de diversos factores, ya que el gasto energético en reposo (GER) de dichos pacientes durante los 4-5 días suele tener comportamientos inestables con picos y que suele continuar alto durante 9-12 días, con elevaciones persistentes por más de 21 días; periodo en el que se pierden alrededor de 16 por ciento de las proteínas totales de cuerpo, con 67 por ciento de ellas correspondiente a músculo esquelético. De ahí que se asuma como objetivo calórico aproximado el rango de 20 a 35 kcal/kg/días, dependiendo de la intensidad y fase del trauma. Las necesidades proteicas las considera como similares a las de otros pacientes críticos en UCI, en alrededor de 1.2-2 g/kg/día. En cuanto a la fórmula nutricional administrable, ASPEN indica que las fórmulas inmunomoduladoras, que contengan arginina y ácidos grasos poliinsaturados, sean consideradas en pacientes quirúrgicos con trauma severo. No obstante, sobre las fórmulas inmunológicas inmunomoduladoras, que contienen ácidos grasos EPA y DHA, glutamina, arginina y ácidos nucleicos, ampliamente estudiadas y reconocidas por sus beneficios en pacientes quirúrgicos, indica que "en pacientes con trauma no hay respaldo científico que las soporte". Indica que dichas fórmulas, en investigaciones con base en metaanálisis, no mostraron diferencias en el resultado con respecto a infecciones, por ejemplo, así como a la duración de la estancia hospitalaria en comparación con la fórmula polimérica estándar.

En cuanto al soporte nutricional en cirugía mayor postoperatoria, ASPEN hace diversas consideraciones, algunas que concuerdan con los requerimientos y estrategias nutricionales de los pacientes en estado crítico en UCI en general, y muchas otras específicas de dichos pacientes. En cuanto a la vía de administración, sugiere que la NE debe suministrarse mientras sea posible en las primeras 24 horas posteriores a la cirugía, dado que ha demostrado mejores resultados que la NP o líquidos endovenosos; incluso, la considera apropiada en los casos de complicaciones, por ejemplo de íleo prolongado, anastomosis intestinal y abdomen abierto; y reserva el uso de la NP, sólo a pacientes que han sido sometidos a cirugía del tracto gastrointestinal superior mayor y a situaciones en las que la NE no es factible; pero como en los casos generales del paciente crítico, sólo si la duración de la terapia se estima aplicable a 7 o más días.

En consideración de ASPEN, a no ser que el paciente esté en un estado de alto riesgo nutricional, "la NP no debe ser indicada en el periodo postoperatorio inmediato, debe retrasarse durante 5-7días".

En cuanto a la indicación o contraindicación de determinadas fórmulas metabólicas, ASPEN sugiere la administración de fórmulas inmunomoduladoras que contengan arginina y ácidos grasos poliinsaturados en pacientes de cirugía con soporte nutricional enteral, del paciente en etapa postoperatoria, en tránsito progresivo hacia la ingesta oral. Finalmente, en dicho caso, no privilegia las dietas líquidas claras, como normalmente podría suponerse, como primera opción de ingesta de "volumen" en pacientes postoperatorios de la UCI; sino que, con base en el consenso de expertos, sugiere iniciar con alimentos sólidos de acuerdo con la capacidad de tolerancia del paciente; por un lado, dado que no hay bases científicas que permitan avalar las posibles ventajas de líquidos claros y, por otra, que los líquidos claros, a diferencia de los alimentos sólidos, podrían producir escapes del estómago más fácilmente y generar riesgos de bronco aspiración; además, teniendo en cuenta que las náuseas postoperatorias se suelen producir con la misma frecuencia si se inicia con dietas líquidas claras que con alimentos sólidos.

Nutrición clínica en infectología

Sistema inmunológico: componentes y clasificación

El sistema inmunológico inmunitario corresponde al sistema complejo de células, tejidos y órganos especializados responsables de la defensa y protección natural del organismo ante la presencia de sustancias extrañas u organismos y gérmenes patógenos como bacterias, virus, hongos, parásitos e infecciones causantes de enfermedades, y células cancerosas e incluso órganos y tejidos trasplantados. El organismo responde a través de diversos mecanismos o reacciones debidamente organizadas y controladas, atacando, conteniendo la entrada o destruyendo dichos cuerpos extraños u organismos infecciosos invasores. El organismo dispone de varios tipos o mecanismos de defensa, que incluyen las barreras físicas, en la primera línea, además de los anticuerpos y las sustancias químicas, y en la segunda, los glóbulos blancos o leucocitos, la cual presenta dos partes: la primera, conocida como "inmunidad innata" o natural, que no requiere para su acción eficaz de que existan las "huellas" de un contacto previo con el organismo invasor, en la que intervienen distintos tipos de glóbulos blancos como los fagocitos, que ingieren al organismo invasor; las células asesinas, que literalmente matan a ciertos tipos de virus y células cancerosas; células especializadas como los linfocitos T, que actúan en el reconocimiento de los cuerpos invasores y algunos glóbulos blancos que liberan sustancias como la histamina, que intervienen en la inflamación y en las reacciones alérgicas; y la segunda, "inmunidad adquirida", adaptativa o específica, conformada por linfocitos B y T, que una vez ubicado el cuerpo invasor, aprenden cómo atacarlo y lo retienen en la memoria como invasor específico, mediante un proceso de adaptación no inmediata, pero sí eficaz a fin de reconocerlo y atacarlo en invasiones posteriores. Los linfocitos B y T trabajan coordinadamente en la destrucción de los organismos invasores (Océano, 2013; Océano, 2014; Mataix y De Pablo, 2008a y b).

El organismo, en condiciones normales de salud o debida funcionalidad del sistema inmune, puede distinguir entre los tejidos u órganos propios del mismo y la presencia de cuerpos extraños invasores, y activar un conjunto de reacciones inmunitarias humorales —o sea propias del sistema inmune— que conllevan la generación de determinados anticuerpos capaces de reaccionar anteantígenos específicos; además de las respuestas mediadas por células, en las que, por ejemplo, los linfocitos T movilizan los macrófagos de los tejidos una vez identificados de dichos cuerpos extraños. La protección del organismo, en primera línea de defensa, se da mediante las barreras locales —o defensas químicas y mecánicas, ya sea a través de la piel, las membranas mucosas que revisten las diversas cavidades respiratorias, digestivas, urinarias y reproductivas, o la conjuntiva o membrana mucosa transparente que tapiza el globo ocular—, así como por secreciones de enzimas capaces de destruir determinadas bacterias y las lágrimas en la protección de los ojos. En la segunda línea de defensa las reacciones inflamatorias, resultado de la movilización de sustancias como las citocinas, fomentan el transporte a través del torrente sanguíneo de leucocitos polinucleares —neutrófilos, eosinófilos y basófilos— y neutrófilos, monocitos y linfocitos —células T y células B— al lugar de la lesión, infección o lugar de presencia del cuerpo extraño. La inflamación, promovida por la movilización de citocinas, generalmente caracterizada por el enrojecimiento e hinchazón del tejido afectado, atrae células del sistema inmune, a fin de contener y revertir dicha infección o lesión. De ahí que, aunque la inflamación resulte incluso dolorosa, es un indicador o señal directa de la capacidad de reacción del sistema inmunitario; aunque, ciertamente, cuando ésta se hace crónica, también resulta nociva y perjudicial para la salud.

Cabe precisar que, tanto la respuesta humoral como las respuestas mediadas por células, sólo tienen lugar si fallara la primera línea de defensa o contención, o cuando ésta resulte alterada y no apta para la debida protección del organismo. Así, por ejemplo, en casos de quemaduras extensas, aumenta el riesgo de infecciones. La respuesta inmunitaria humoral actúa especialmente ante la presencia de bacterias o virus, para los que suele ser eficaz. La producción de anticuerpos para el cumplimiento de dicha función depende de la intervención de los linfocitos B. Los órganos comprometidos y/o implicados en las respuestas inmunitarias son la médula ósea, el timo y el tejido linfoide, además de otros órganos periféricos, como los ganglios linfáticos, el bazo y los vasos linfáticos (Océano, 2013; Mataix y De Pablo, 2008a y b). La afectación de cualquiera de dichos órganos podría comprometer la debida funcionalidad del sistema inmunitario y, consecuentemente, la protección del organismo ante agentes patógenos invasores. Cuando dicho sistema inmunitario no funcione correctamente a causa de alguna enfermedad, puede incluso confundir sus propios tejidos u órganos, y atacarlos causando trastornos inmunitarios, como la artritis reumatoide, la tiroiditis o el lupuseritematoso sistémico, en los que el organismo genera una respuesta inmunitaria contra sí mismo.

SISTEMA INMUNOLÓGICO				
Concepto	Complejo bioquímico que protege al organismo ante microorganismos (bacterias, virus, parásitos, etc.) y cuerpos extraños (ej. órganos y tejidos transplantados), así como determinadas moléculas de alimentos o polen.			
Barreras o líneas de defensa	Primera línea de defensa, barrera local: física, química o mecánica	Piel, membranas, mucosas, conjuntivas, con producción de saliva, lágrimas, sudor, etc.	Segunda y tercera línea de defensa: glóbulos blancos. Reacción inflamatoria	A partir de leucocitos polinucleares (macrófagos), monocitos y linfocitos B y T.
Tipos de respuesta	Humoral	Mediadores son anticuerpos ante antígenos extraños (microorganismo de crecimiento extracelular; p. ej. bacterias: cocos y bacilos), depende de la producción de linfocitos B.	Celular	Mediadores son células, principalmente linfocitos T (movilizan macrófagos del tejido), actúan sobre microorganismos de crecimiento intracelular, p. ej. virus.
Componentes	Inmunidad innata, natural o sistema inmune no específico		Inmunidad adquirida, adaptativa o sistema inmune específico	
	Impide la entrada de microorganismos o agentes extraños (barreras epiteliales); si logran entrar, los destruyen de manera indiscriminada sin especificidad alguna. No necesita contacto previo. Intervienen células fagocíticas y células NK, o células asesinas.		Inmunidad de tipo humoral (por linfocitos B) o celular (por linfocitos T). La interacción de "células presentadoras de antígeno" y un linfocito colaborador (T_H) conduce a la liberación de citokinas, que activa otros linfocitos T citotóxicos (T_C) macrófagos, que conllevan a la destrucción de los antígenos por fagocitosis o lisis celular.	

Fuente: Océano, 2013; Mataix y De Pablo, 2008a y b.

CÉLULAS, ÓRGANOS U ORIGEN Y ACCIÓN O FUNCIONES PRINCIPALES			
Célula	Origen / Órgano	Localización / Transporte	Funciones principales
Inmunidad innata			
Granulocitos	Leucocitos polimorfo-nucleares, debido a su núcleo polinucleado		
· Neutrófilos	Médula ósea	Sangre y tejidos	Fagocitosis. Destrucción de microorganismos en la fase inicial de la infección.
· Eosinófilos	Médula ósea	Sangre	Fagocitos débiles, actúan especialmente sobre parásitos.
· Basófilos	Médula ósea	Sangre	Mediadores de la inflamación. Importante en algunas reacciones alérgicas.
Monocitos / macrófagos	Médula ósea	Sangre	Fagocitosis. Célula presentadora de antígeno a células T_H. Producción de citokinas.
Células NK	Médula ósea	Sangre y tejidos	Lisis de células infectadas por virus. Destrucción de células tumorales.
Célula	Origen / Órgano	Localización / Transporte	Funciones Principales
Inmunidad adaptativa, específica o adquirida			
Linfocitos	La inmunidad adquirida corre a cargo fundamentalmente de los linfocitos T y B.		
Linfocito B	Médula ósea	Sangre, tejidos y sistema linfoide central y periférico (ganglios linfáticos, bazo, tracto gastrointestinal e hígado).	Producción de anticuerpos.
Linfocito T	Timo	Sangre, tejidos y sistema linfoide central y periférico (bazo y ganglios linfáticos).	Dos tipos: citotóxicos (TC o CD8) o colaboradores, adyuvantes (TH oCD4).
· LinfocitoT_H	Timo		Activación y diferenciación de linfocitos B. Activación de macrófagos, linfocitos TC y NK.
· LinfocitoT_c	Timo		Lisis de células infectadas por virus; tumorales

Fuente: Océano, 2013; Mataix y De Pablo, 2008a y b.

La gastritis infecciosa y parasitaria

El papel del nutriólogo es multidisciplinar y de mucha importancia en la promoción de una cultura de prevención y cuidado de la salud en relación directa con el paciente, con el médico familiar, al que normalmente refiere el caso o de quién lo recibe, así como con la familia y las instituciones responsables de proteger la salud de las personas. Su función no necesariamente es la de diagnosticar, pero con el apoyo del médico puede incidir socialmente en la generación de un mejor conocimiento sobre la importancia de la higiene en la manipulación y el cuidado en la preparación y consumo de los alimentos. Específicamente, las infecciones causantes de gastroenteritis son tan comunes como las infecciones virales o bacterianas que causan un resfriado común.

En el caso de este padecimiento, el nutriólogo puede intervenir antes, al hacer conciencia en ese sentido, y al trabajar ya sea con adultos o niños supuestamente sanos, y también durante el proceso de convalecencia y recuperación del paciente, orientándolo a él y a su familia sobre las posibles causas y fuentes de propagación de las infecciones, así como de la importancia de asegurarse una alimentación libre de contagios. Se tiene la idea de que las enfermedades infecciosas y parasitarias se contraen fuera del hogar; pero no siempre es así, mucho depende del cuidado que se tenga en casa de la limpieza y manipulación de los alimentos, particularmente de las frutas, verduras, carnes y huevos crudos, entre otros. Evitar el consumo y contacto de aguas contaminadas es básico. Algo tan elemental como hervir el agua que se toma y lavarse las manos con agua y jabón cada vez que se vaya al baño o se inicie la preparación de algún alimento es de gran ayuda, de enorme impacto en la salud de las personas, entre los miembros de la familia y en los sistemas de salud pública.

El nutriólogo puede cumplir un importante papel en el proceso de la enfermedad, asegurando la hidratación del paciente, sobre todo cuando se trata de niños en periodo de lactancia o si son ancianos. La hidratación y la reposición de electrolitos es tan importante o más, incluso, que el tratamiento antibiótico para contrarrestar la infección. El objetivo principal de la terapia nutricional es evitar o si ya se dio, compensar la deshidratación. El nutriólogo tiene, además, una tarea fundamental en la superación de ciertos mitos en cuanto a la alimentación adecuada durante el proceso infeccioso y de recuperación. La población más vulnerable en contraer infecciones gastrointestinales corresponde, en muchos casos, a estratos sociales pobres, en entornos muy contaminados; por ello, varios de estos pacientes también enfrentan condiciones de desnutrición en algún grado.

De allí que puede y debe influir en la idea de que lo más indicado en estos casos sea cambiar la dieta normal por una ligera, generalmente líquida y pobre en nutrientes (se suele decir, por ejemplo, que lo recomendable es "tomar sólo agua de arroz", "sopas muy líquidas", etc.); cuando, por el contrario, en el caso de un niño en lactancia ésta debe mantenerse, y para un adulto o adulto mayor, lo recomendable es no modificar su dieta normal ni restringir la calidad de los alimentos, en todo caso, enriquecerlos; hacer lo contrario debilitará más al paciente y acentuará las condiciones de vulnerabilidad que facilitarán su contagio y será desfavorable para su rápida recuperación. Ciertamente, se deben evitar algunos alimentos de difícil digestión (por ejemplo, fritos o altos en grasas saturadas, y todos aquellos que puedan resultar irritantes), a fin de lo que no se presente el "síndrome del intestino irritable posinfeccioso", y eliminar las comidas en grandes proporciones, pero no restringir su calidad nutritiva. Una vez superada la infección, lo que sigue es la rehabilitación. El objetivo debe ser optimizar la nutrición de acuerdo con la tolerancia que muestre el paciente.

Probióticos

Los probióticos podrían ser definidos como microorganismos variables o bacterias definidas y en número suficiente, que tienen la capacidad de tránsito gástrico —a través de la acidez estomacal— y del intestino delgado —sales biliares—, la mayoría conformada por una mezcla bacteriana de lactobacilos, bifidobacterias y ciertas levaduras del género Saccharomyces; en el caso particular de las bifidobacterias formando parte de la microbiótica del intestino humano desde muy temprana edad, al colonizar gran parte del intestino del lactante a pocos días del nacimiento. Los productos lácteos, como el yogurt o diversas leches fermentadas, producidos con diversas bacterias pueden ser considerados como alimentos funcionales que, además de aportar los nutrientes recomendados, ejercen efectos beneficiosos sobre una o más funciones del organismo, al fomentar la salud y reducir el riesgo de enfermedades; por ejemplo, como fuentes de calcio necesario en la prevención de la osteoporosis y del cáncer de colon, o como alimentos vehiculizadores de microorganismos vivos que afectan benéficamente al huésped al mejorar el balance de su microbiótica intestinal.

Se estima que alrededor de unas 400 especies bacterianas pueden colonizar el tracto gastrointestinal humano, la mayoría conformada por dos grandes categorías de microorganismos: las beneficiosas —bifidobacterium y lactobacillus— y las perjudiciales —enterobacterias y clostridium—; u otras cepas probióticas como streptococcus, enterococcus y bacillus. Se sabe que una adecuada microbiótica intestinal asegura una mayor resistencia a infecciones y a una menor producción de agentes cancerígenos. Cabe indicar que una "adecuada microbiótica intestinal" no es, como podría pensarse, conformada sólo por las bacterias benéficas o provechosas, sino la que asegura el equilibrio entre ambas; no obstante, sobre muchos de los supuestos efectos favorables aún faltan evidencias concluyentes; así, por ejemplo, se cree que pudieran tener efectos positivos sobre la colesterolemia, pero aún no está lo suficientemente demostrado; pero sí hay mayores evidencias que apoyan sus efectos en la reducción del riesgo de cáncer particularmente de colon. Tampoco hay un total consenso sobre el uso de probióticos en pacientes inmunodeprimidos, cuestión que "ha sido objeto de un amplio debate desde hace muchos años" (Pérez, 2017).

En relación con la pregunta planteada de si es segura o no la suplementación con probióticos en pacientes inmunosuprimidos, según Robles (2017), "pese a ser considerados seguros" en general, como microorganismos vivos que son, las principales preocupaciones en relación con su uso están referidas a la translocación bacteriana —proceso mediante el cual se podría favorecer la aparición de una infección sistémica o diseminada por parte de microorganismos presentes en el tracto digestivo, afectando diversos órganos—, dando lugar a estados de bacteriemia —descarga de bacterias en la sangre a partir de un foco infeccioso— o "síndrome de sepsis" o septicemia —afección grave, causada por una respuesta inmunitaria drástica a una infección, en la que el organismo libera sustancias químicas inmunitarias en la sangre tratando de combatir la infección—, así como de transferencia de resistencia a antibióticos en determinadas poblaciones más vulnerables. Siguiendo este razonamiento, cabrían dos consideraciones: primero, que entre los efectos benéficos de los probióticos se encuentra la formación de anticuerpos, contribuyendo así a una mayor respuesta inmune a organismos patógenos y el de evitar su adhesión a la mucosa digestiva (Océano, 2014) y, segundo, que la experiencia positiva de su utilidad en situaciones generales, aún no está totalmente demostrada en situaciones particulares de determinados pacientes inmunosuprimidos, como por ejemplo, en aquellos que han recibido un trasplante de médula ósea (Pérez, 2017).

En el mismo sentido, de acuerdo con Prados (2018), se debe tener en cuenta que los efectos beneficiosos de los probióticos son específicos de su cepa, así como de la dosis y duración empleadas; lo que conlleva a asumir que "sus beneficios no se pueden extrapolar a la especie o a todo un grupo de probióticos" e igualmente a todos los pacientes. De ahí que los estudios recientes se hayan enfocado sobre las particularidades de cada caso o situación del paciente y el tipo de probiótico administrable, eludiendo las generalizaciones, al considerar que "lo más apropiado es definir con precisión a qué tipo de inmunosupresión y qué tipo de probiótico se está haciendo referencia en cada caso" (Pérez, 2017). Así, por ejemplo, no es el mismo tipo de paciente cuya inmunidad se ve afectada por una enfermedad neoplásica a causa de malnutrición o un proceso primario, que aquel que se encuentra bajo una inmunosupresión como parte de un tratamiento, o previo a un trasplante de un órgano. Se trata de pacientes en situaciones distintas, en la que los requerimientos nutricionales son diferentes, y administrar un probiótico aislado o una mezcla de cepas bacterianas novedosas podría ser contraproducente y estar contraindicada. En dichos casos, aunque en teoría y en términos nutricionales, ambos podrían beneficiarse notablemente de una flora intestinal sana, "es imprescindible establecer una diferencia". De ahí que, si bien los estudios han "demostrado una elevada seguridad durante el uso de probióticos seleccionados" y que los escasos eventos adversos se hayan "relacionado a la forma de administración de los organismos" (Pérez, 2017); la seguridad en la suplementación con probióticos en pacientes inmunosuprimidos no está de antemano garantizada: depende del padecimiento y de la selección adecuada del probiótico administrado.

De lo anterior, se deduce que en lo general "todos ellos son considerados seguros" (Estatus GRAS o Generally Recognized As Safe, según la Federal Food Drug and Cosmetic Act). El uso extendido de los probióticos en los últimos años corrobora "su demostrada eficacia", como tratamiento en la prevención de determinadas enfermedades. No obstante sus efectos favorables demostrados en la promoción de la salud, ello "no exime de estar alerta sobre su perfil de seguridad, sobre todo teniendo en cuenta que, en ocasiones, su uso, establecido con base en estudios en población general con patología leve, puede no ser extensible a población hospitalizada o expuesta al tratamiento con inmunosupresores" (Robles, 2017), con supresión o disminución de las reacciones inmunitarias, inducida mediante la administración deliberada de fármacos inmunosupresores, empleados en el tratamiento de enfermedades autoinmunes, o en casos de trasplante de órganos a fin de evitar el rechazo.

Siendo aún más preciso, el empleo de probióticos es seguro en la población general sana, ya sea en prematuros, embarazadas, lactantes y ancianos, pero no aplica el criterio general a los casos de personas con determinados padecimientos y, mucho menos, en pacientes inmunosuprimidos. De ahí que, en "las personas con patologías, el uso de probióticos debe quedar restringido a las cepas e infecciones con eficacia probada, evitándose en pacientes con enfermedades de base muy grave y con fuerte deficiencia inmunológica y/o con la barrera intestinal muy alterada" (Prados, 2018), y evitar con ello riesgos de translocación bacteriana y/o bacteriemia o sepsis en pacientes con dichas "limitaciones" funcionales inmunológicas.

Complementación oral de alguna dieta inmunomoduladora

La inmunonutrición, como fórmula nutricional especializada, tiene un origen relativamente reciente —iniciada hace alrededor de dos o casi tres décadas—; fue concebida como una vía terapéutica que además de administrar al paciente los requerimientos nutricionales necesarios, pudiera mejorar su estado inmunológico con aportes de sustratos nutricionales especiales que cumplieran dichas propiedades, a fin de minimizar la respuesta a agresiones quirúrgicas, sepsis, quemaduras de alto grado o estado de crisis metabólicas del paciente hospitalario. Se sabe que la nutrición y el sistema inmune están estrechamente relacionados; de ahí que para que éste realice debidamente sus funciones requiere de un aporte nutricional adecuado. Un déficit nutricional —por malnutrición o desnutrición en cualquier grado— conlleva una disminución en las funciones básicas y de la capacidad de respuesta del mencionado sistema; lo que generalmente conlleva que las infecciones de pacientes desnutridos sean más graves y prolongadas.

En sentido estricto, las fórmulas orales o enterales inmunomoduladoras no corresponden a tratamientos nutricionales estándares de aplicación y uso común a pacientes en estados de malnutrición o desnutrición, sino a fórmulas especializadas enriquecidas con mayores cantidades de nutrientes específicos —como arginina, glutamina, ácidos grasos omega-3, y antioxidantes y ácidos nucleicos como el ácido ascórbico y selenio— que además de administrar al paciente los requerimientos nutricionales mínimos, tienen como principal objetivo estimular el sistema inmune, y con ello, mejorar la función inmunocelular y modular la respuesta inflamatoria del organismo, particularmente de pacientes quirúrgicos graves o en estado crítico de enfermedades, en los que se produce un alto incremento del gasto energético y alta temperatura corporal.

El déficit o capacidad inmunitaria del paciente está en relación directa con su estado o déficit nutricional. De ahí que una intervención oral o parenteral temprana, en este sentido, atenúa, disminuye o evita complicaciones postoperatorias mayores y mejora las respuestas del organismo a las infecciones, así como a la reparación, regeneración o cicatrización de los tejidos y órganos afectados, con lo que se aminoran los riesgos de complicaciones y disminuye la estancia hospitalaria; con todo lo que ello implica en cuanto a atención, servicios y costos para el paciente y para la institución hospitalaria. Cabe considerar, además, que la propia respuesta inmunitaria —con la necesaria producción de citocinas— tiene efectos metabólicos que aumentan los requerimientos nutricionales y, consiguientemente, alteran su valoración en dichos estados o circunstancias hospitalarias.

Evidencias científicas para la recomendación de dietas inmunomoduladoras

Sobre las alteraciones en la función inmune y de los órganos de pacientes con diversos padecimientos, particularmente en estados postoperatorios, sepsis o enfermedades críticas, y en estado de desnutrición o riesgo de ella —dada la acelerada pérdida de peso—, existe un amplio, y bastante consensado, conocimiento, así como sobre los beneficios generales de las dietas inmunomoduladoras. De ahí que según Athié (2012), actualmente "existe suficiente evidencia científica que confirma que la adición de farmaconutrientes a la formulación entera es beneficiosa a la recuperación del paciente sobre el uso de las fórmulas estándar"; no obstante, subsisten discrepancias sobre los efectos de dichos nutrientes específicos y su aplicación a situaciones clínicas o patológicas particulares. Se sabe, por ejemplo, sobre la importancia de la suplementación de la glutamina en la disminución del catabolismo proteico y en la mejora del número y función de las células inmunes, así como su incidencia en las células de crecimiento rápido y en las células inmunes, con un papel decisivo en la proliferación de linfocitos y en la síntesis y actividad de macrófagos como los monocitos y, en ese sentido, su función restauradora de la depleción inmunológica del paciente crítico. Igualmente, existen evidencias científicas suficientes en relación con la importancia de los ácidos grasos omega 3, sobre sus efectos antiinflamatorios y la proliferación de linfocitos T, entre otras.

En cuanto a la arginina, existen evidencias científicas sobre su importancia en la proliferación y crecimiento celular, así como su participación en los procesos de cicatrización, síntesis de colágeno y mejora en la microcirculación, entre otras. No obstante, no existe suficiente consenso en la aplicación de dicho aminoácido, en los casos de sepsis y traumatismo quirúrgicos. Lo que han mostrado las investigaciones recientes es que: "los pacientes con sepsis y trauma quirúrgico regulan el metabolismo de la arginina en forma diferente" (Athié, 2012). Se ha constatado que "en los pacientes con trauma quirúrgico, los niveles de arginina son bajos y la actividad de la arginasa es alta cuando se compara con los enfermos con sepsis". De ahí que diversas guías de práctica clínicas contemplen indicaciones y reservas en cuanto a su aplicación nutricional dependiendo de los casos. Así, por ejemplo, las Guías de Práctica Clínica de Canadá, sugieran que "las dietas suplementadas con arginina y otros nutrientes seleccionados no deben ser usados para el paciente críticamente enfermo" (Athié, 2012) y, en el mismo sentido, las Guías Americanas indiquen que "el uso de las FIM [fórmulas inmunomoduladoras] que contengan arginina son [sólo] seguras en sepsis leve o moderada, pero deben ser utilizadas con precaución en sepsis severa" (Athié, 2012).

Así, si bien se ha probado la importancia de la arginina —en presencia de aceite de pescado— en la reducción de riesgos de infecciones, en el aminoramiento de complicaciones de heridas y acortamiento de la estancia hospitalaria en pacientes con alto riesgo en estado postoperatorio, no se ha podido "comprobar que la arginina mejore los resultados en pacientes con traumas y/o estado de sepsis.

Consideración de la dieta inmunomoduladora en el cálculo del rendimiento calórico diario (RCD) del paciente

Sí, habría que contemplarla, teniendo en cuenta los contenidos calóricos de los ácidos grasos (omega- 3) y aminoácidos contenidos en dichas fórmulas inmunomoduladoras.

Terapia nutricional en pacientes con Síndrome de Inmunodeficiencia Humana

El virus de la inmunodeficiencia humana (VIH) destruye el sistema inmunitario de las personas afectadas, con lo que limita y altera todas las posibilidades de defensa y regulación homeostática del paciente y lo enfrenta a un estado crítico de vulnerabilidad. La enfermedad tiene distintas fases: en la inicial, generalmente no se muestran signos visibles del padecimiento; pero en las siguientes, se presentan diversas sintomatologías, como la pérdida de peso, fiebres recurrentes, diarreas y diversas infecciones, algunas veces como dolores de garganta, contagio de tuberculosis, neumonía, entre otras, con el consiguiente debilitamiento y deterioro general y progresivo del organismo en estado crónico y/o de malnutrición. Quizá ninguna otra enfermedad tenga un efecto tan dramático y severo sobre el estado nutricional del paciente como el Síndrome de Inmunodeficiencia Adquirida (SIDA), dada la coincidencia de factores como la anorexia, las diarreas recurrentes, la mala absorción de nutrientes, así como la pérdida de nitrógeno, resultado de la ruptura de proteínas de los tejidos, con el desencadenamiento de aminoácidos y el agotamiento muscular. En particular, las complicaciones de diarreas crónicas presentan una incidencia relativamente alta en estos pacientes, con largas duraciones, y no necesariamente infecciosas, sino resultado de la sintomatología evolutiva propia de la enfermedad.

Las complicaciones, en cierto modo, imprevistas del desarrollo de la enfermedad convierten al paciente con VIH en un caso de difícil diagnóstico y pronóstico, debido a la etiopatogenia de sus complicaciones, la reacción al tratamiento en cada situación y la prospectiva clínica de evolución y control de la enfermedad. En lo que refiere al estado nutricional —o más precisamente a la desnutrición o malnutrición—, se suelen considerar dos causas principales: la anorexia persistente y la mala absorción intestinal, que conllevan la pérdida de peso y la consiguiente disminución de energía, ya sea por falta de ingesta calórica o por desajustes o cambios metabólicos intestinales que inducen el desarrollo de la enfermedad.

Terapia y recomendaciones nutricionales

Clínicamente, la desnutrición podría ser definida en términos de la ingesta y producción calórica y proteica, cuando dichas necesidades diarias no sean plenamente satisfechas. En este sentido, la desnutrición calórico-proteica se suele dividir en tres grandes síndromes clínicos: la desnutrición calórica, que puede observarse en personas con enfermedades crónicas y ser resultado tanto de la anorexia como de la mala absorción del paciente, cuyas consecuencias se manifiestan en la pérdida generalizada de masa muscular y grasa subcutánea; la desnutrición proteica, que corresponde a las respuestas del organismo a situaciones crónicas y severas, la que es mucho más rápida, al ser estimulada por el sistema endócrino e inmunológico, disminuyendo o consumiendo los depósitos orgánicos de proteína visceral ante situaciones traumáticas, con secuelas sobre el metabolismo en pacientes aparentemente sanos. La última modalidad o forma corresponde a la desnutrición mixta, en situación de desnutrición calórica y proteica agudas, en la que el deterioro, además de ser notorio, puede ser irreversible.

La complejidad del síndrome de inmunodeficiencia humana dificulta los procesos de intervención y terapia nutricional. De ahí que, según las recomendaciones publicadas por el Ministerio de Sanidad y Consumo de Madrid (2006), con la participación de la Secretaría del Plan Nacional sobre el Sida (SPNS), el Grupo de Estudios de Alternativas Metabólicas (GEAM), la Sociedad Española de Nutrición Básica y Aplicada (SENBA), entre otros organismos, en términos de recomendaciones macronutrimentales señala que "es difícil establecer unas recomendaciones generales para la población VIH" (Ministerio de Sanidad y Consumo, 2006: 26). A lo que agrega que, "la proporción de micronutrientes sigue [o debe seguir] las recomendaciones de la población en general"; es decir, consumos entre 45 y 65 por ciento de hidratos de carbono; entre 20 y 35 por ciento de grasas y entre 15 y 20 por ciento de proteínas. Los expertos recomiendan, además, la reducción de colesterol, grasas saturadas y ácidos grasos trans de la dieta y sugieren en los casos de concomitancia con otras enfermedades como diabetes, pancreatitis, insuficiencia renal, etc., considerarlas de manera particular.

En cuanto a los requerimientos nutrimentales, en particular a la ingesta calórica y consumo de proteínas, dado el estado de deterioro sistemático y debilitamiento corporal al que quedan expuestos los pacientes infectados de sida, las recomendaciones son singulares y, en cierto modo, sui generis. Sobre la primera, señalan que "en la población VIH no hay acuerdo en los informes emitidos sobre el gasto energético en reposo", y en cuanto a la segunda, sobre las necesidades proteicas, considerando la situación de desnutrición crónica que conlleva la enfermedad, que "existen pocos datos disponibles y no ha sido demostrada una mejoría de los parámetros clínicos de evolución por una mayor ingesta proteica en sujetos infectados" (Ministerio de Sanidad y Consumo, 2006: 26). El mismo informe reproduce las recomendaciones nutricionales emitidas por la Association of Nutrition Services Agencies (ANSA), la Organización Mundial de la Salud (OMS) y la Food and Nutrition Technical Assistance (FANTA) Proyect, sobre los pacientes VIH, destacándose algunas similitudes y coincidencias al respecto.

Macronutrientes

Association of Nutrition Services Agencies (ANSA)

La ANSA ofrece recomendaciones nutricionales para los pacientes con sida, moduladas por factores como la actividad física, la necesidad de mantener y ganar peso y reducir el estrés. De ahí que sobre los requerimientos calóricos sugiera que la ingesta de calorías diarias sea de 1.3 veces la energía necesaria para mantener el metabolismo basal; las que pudieran ser ajustadas ante la presencia o no de fiebre, así como de la actividad física y el estilo de vida del paciente, pudiéndose añadir entre 5 y 10 kcal/kg. Ofrece, además, recomendaciones nutricionales calóricas específicas según la fase de evolución de la enfermedad: en las fases de VIH asintomática y aguda: 30 a 35 kcal/kg; en VIH sintomático y con complicaciones: 35 a 40 kcal/kg; en sida y/o infecciones diversas: 40 a 50 kcal/kg y en la fase de malnutrición grave: iniciar a 20 calorías y luego incrementar según la tolerancia del paciente.

En cuanto a las necesidades nutricionales de proteínas, la ANSA recomienda de 1.0 a 1.4 g/kg para el mantenimiento del peso corporal; en los casos de anabolismo se puede incrementar de 1.5 a 2.0 g/kg. Asimismo, de acuerdo con las etapas de evolución de la enfermedad establece: en la fase de VIH asintomática y VIH agudo: 1.1 a 1.5 g/kg; en VIH sintomático y existencia de complicaciones: 1.5 a 2.0 g/kg; en sida y/o infecciones diversas: 2.0 a 2.5 g/kg, y en la fase de malnutrición, paradójicamente, no ofrece ninguna recomendación sobre la ingesta de proteína.

Organización Mundial de la Salud (OMS)

La OMS pone énfasis en la necesidad de mantener el peso corporal de los pacientes asintomáticos a partir del gasto energético en reposo del paciente; recomienda un aumento de 10 por ciento de la energía requerida cuando no se presente ninguna otra anomalía, a fin de mantener la masa muscular, realizar actividad física y mantener la calidad de vida. En presencia de infecciones asociadas al VIH, sugiere un aumento de la ingesta de 20 a 30 por ciento en la fase asintomática y hasta 30 por ciento de la ingesta normal, como límite en la fase aguda a fin de recuperar el peso perdido. En el caso de los niños indica un aumento en la ingesta de 10 por ciento, que permita garantizar su crecimiento, pero que en casos de pérdida de peso puede ser incrementable en 50 y 100 por ciento sobre la establecida para niños sanos.

En lo referente a la ingesta de grasas y proteínas, "no aconseja modificar las recomendaciones establecidas en condiciones normales", indicado anteriormente. Respecto al incremento de consumo de proteínas, señala que "no hay suficientes datos que apoyen un incremento proteico" (Ministerio de Sanidad y Consumo, 2006: 28 y 29). En general, recomienda una "correcta nutrición" con una dieta equilibrada y saludable.

Food and Nutrition Technical Assistance (FANTA) Proyect

Las recomendaciones de la FANTA, por lo menos hasta 2004, fueron similares y/o basadas en las de la OMS. No obstante, enfatiza en el caso de los niños y las mujeres, y en cuanto a la ingesta de proteínas, de manera similar que la OMS, "no establece diferencias para ningún grupo infectado, respecto de la población sana de la misma edad, sexo y actividad física" (Ministerio de Sanidad y Consumo, 2006: 29).

Micronutrientes

También en este nivel existen vacíos y coincidencias. Al respecto, los estudios han mostrado niveles micronutrimentales apreciablemente inferiores entre las personas con VIH en etapas asintomáticas y sintomáticas, entre ellos y en relación con las personas sanas. El más frecuente es el déficit de vitamina B12 y B6, así como de zinc, selenio y también, dependiendo de la evolución del paciente, de las vitaminas A y D, a causa de la mala absorción intestinal propia de la enfermedad. No obstante, en las recomendaciones emitidas por la OMS sobre las necesidades de micronutrientes en pacientes con VIH/sida se establece la existencia de "evidencia de que algunos suplementos (vitaminas A, zinc y hierro) pueden producir consecuencias adversas en poblaciones infectadas"

(Ministerio de Sanidad y Consumo, 2006: 31). De igual manera, ANSA señala que "el empleo de dosis elevadas de vitaminas y minerales debe desaconsejarse, ya que ello puede intensificar alteraciones gastrointestinales previas o anorexia", y que "algunas pueden ser tóxicas a dosis elevadas, caso de las vitaminas A, B6, D, cobre, hierro, niacina, selenio y zinc" (Ministerio de Sanidad y Consumo, 2006: 34).

Congruente con lo anterior, los tres organismos o agencias enfatizan en los requerimientos nutricionales que implican las dietas hipocalóricas en pacientes con VIH/sida, dependiendo de la etapa de evolución asintomática, sintomática y/o crónica de la enfermedad. No obstante, resulta un tanto sorprendente, pero clínicamente consistente y, en cierto modo, evidenciado por la investigación, que la ingesta de proteína y de algunos minerales y vitaminas no necesariamente favorece al paciente, por lo que, tanto en las recomendaciones de ANSA como de la OMS, debe quedar claro que las necesidades proteicas resulten ser "las mismas que en individuos no infectados por VIH de la misma edad, sexo, estado y actividad física" (Ministerio de Sanidad y Consumo, 2006: 26). Ambas recomendaciones, coincidentes en lo fundamental, resultan además consistentes clínicamente.

No obstante, la atención nutricional es o deberá ser siempre creativa y flexible (Organización Panamericana de la Salud, 2008), por lo que además de tener en cuenta dichas observaciones, particularmente en el caso de los pacientes con VIH/sida, en el que suele existir concomitancia con otras anomalías generadas por la propia enfermedad, el nutriólogo deberá ser creativo, operar con criterio y con conocimiento de causa en cada situación particular, y también contar con el apoyo del médico especialista.

Nutrición clínica materno infantil

El papel del nutriólogo en el desarrollo infantil

El papel del nutriólogo es central en el crecimiento y desarrollo del niño, especialmente a través de la educación nutricional que puede llevarse a cabo en la consulta y/o el ámbito hospitalario. Se trata de uno de los ejes principales de las estrategias de la Organización de las Naciones Unidas para la Agricultura y la Alimentación (FAO). Está demostrada su capacidad de mejorar por sí solo el comportamiento dietético y el estado nutricional. Las madres, para velar por el adecuado desarrollo mental y físico de sus hijos, deben conocer y poner en práctica algunas pautas esenciales, como comer bien ellas mismas, amamantar en exclusiva al bebé hasta los seis meses y, a continuación, darle alimentos complementarios ricos y nutritivos sin dejar de amamantarlo. Los niños en edad escolar, que es el momento decisivo para formar unos hábitos alimentarios adecuados, deben aprender a comer diversas frutas y hortalizas. La sociedad, en general, debe entender que el futuro de los niños depende de lo que coman.

Algunas estrategias satisfactorias dentro del ámbito de la educación nutricional son: la experiencia práctica, la elaboración de modelos, como relatos de ficción, ejemplos y casos; el aprendizaje basado en la experiencia, el ensayo y el error; la duración prolongada de las actividades; la participación, la colaboración entre múltiples sectores, crear un entorno propicio. Sin embargo, el modelo de educación nutricional orientada a la acción todavía se aplica relativamente poco debido, entre otras cosas, a la falta de capacidad, pues los propios profesionales de la nutrición no suelen reconocer la necesidad ni de impartir educación nutricional orientada a la acción ni de fomentarla. Replicando las acciones de la FAO, el profesional de la nutrición puede también promover la buena alimentación familiar y complementarla mediante el intercambio de conocimientos teóricos y prácticos sobre la manera de hacer uso óptimo de los alimentos a nivel local, promover la educación nutricional, especialmente entre niños y jóvenes, etcétera.

Plan de aplicación integral sobre nutrición materna del lactante y del niño pequeño

El "Plan de aplicación integral sobre nutrición materna, del lactante y del niño pequeño" es un manual de recomendaciones, metas y estrategias creado por la Organización Mundial de la Salud, en el cual se plantean seis metas a cumplir para 2025, con el propósito de mejorar la salud de las madres, los lactantes y niños pequeños en el mundo. El plan proporciona una lista de acciones prioritarias que deben ser realizadas —contextualizadas e implementadas— conjuntamente por los Estados miembros y asociados internacionales, las cuales deberían ser adaptadas a cada región y países por las instituciones regionales y nacionales competentes.

Las metas mundiales del plan son las siguientes:

Meta 1: Retraso en el crecimiento

Reducir desde el momento del acuerdo hasta 2025, en 40 por ciento el número de niños menores de cinco años en el mundo que sufre retraso de crecimiento, lo que, asumiendo la magnitud de la anomalía en 2012, implicaría una reducción a una tasa anual de 3.9 por ciento. En México, con base en datos de la Encuesta Nacional de Salud y Nutrición, 2014, en el país 2.8 por ciento de los menores de cinco años de edad presentan bajo peso, 13.6 por ciento muestran baja talla y 1.6 por ciento presentan desnutrición aguda (Senado, 2017). Las mayores prevalencias de baja talla se encuentran en el sur del país con 19.2 por ciento; a su vez, las localidades rurales de esta región presentan una prevalencia de 27.5 por ciento, 13.9 por ciento arriba del promedio nacional; lo que es indicativo de la relación que guarda con las condiciones de contexto y desarrollo social. Datos del Informe de Nutrición Mundial 2017 (Perezyera, 2017) indican que en el país 12 por ciento de los niños menores de cinco años del país presenta un retraso en el crecimiento.

Meta 2: Anemia

Reducir de aquí a 2025 a la mitad las tasas de anemia en mujeres en edad fecunda; lo que supone una disminución relativa de 50 por ciento de aquí a dicho año. En México, la prevalencia de anemia en 2012 en mujeres no embarazadas fue de 11.6 por ciento y en mujeres embarazadas de 17.9 por ciento. Entre 1999 y 2012, dichos indicadores disminuyeron a 10 y 13.5 por ciento, respectivamente (INSP, 2012); una anomalía causada por deficiencias de hierro en la ingesta alimentaria u otros factores asociados con la fijación de este mineral esencial en dichos pacientes. Datos del Informe de Nutrición Mundial 2017 (Perezyera, 2017) indican que en el país 15 por ciento de las mujeres en edad reproductiva padece anemia, ligada a condiciones de malnutrición. La anomalía, además, se presenta de manera importante en niños de 12 a 23 meses de edad, seguida por los niños en etapa preescolar, con las consecuencias en su desarrollo cognitivo, motriz, lenta capacidad en la solución de problemas, así como menor habilidad para leer y escribir, concentración, captación de atención y problemas de aprendizaje, en general.

Meta 3: Insuficiencia ponderal o bajo peso al nacer

Bajar de aquí a 2025 en 30 por ciento la insuficiencia ponderal o peso por debajo de lo normal al nacer, lo que a nivel mundial supone una reducción de 30 por ciento en dicho año y una disminución media anual de 3.9 por ciento a partir de 2012. En México, el porcentaje de nacidos vivos con bajo peso al nacer promedio nacional pasó de 4.5 a 9.3 por ciento entre 2002 y 2012 y, paradójicamente, son la Ciudad de México, el Estado de México, Yucatán y Puebla las entidades mayormente afectadas, con 13.5, 11.8, 11.5 y 11.0 por ciento, respectivamente, de nacidos vivos en dicha situación (INEGI, 2016); lo que pareciera no guardar una clara relación con las condiciones de bienestar socioeconómico de la población. Se trata de un fenómeno mundial que impacta sobre la morbimortalidad neonatal e infantil, con consecuencias en la vida adulta de las personas. Las causas son multifactoriales; entre ellas, atribuibles a las características antropométricas, nutricionales, socioculturales y demográficas de la madre, así como a antecedentes obstétricos y condiciones patológicas que afectan la funcionalidad y suficiencia placentaria y/o a alteraciones propiamente fetales (Velázquez et al.,2004).

Meta 4: Sobrepeso

Desde ahora hasta 2025, asegurar el no aumento de los niveles de sobrepeso en la niñez; lo que supone que éstos no deben rebasar a 10.8 por ciento consistente con las tendencias actuales. En México, la prevalencia de riesgo de sobrepeso y sobrepeso más obesidad en menores de 5 años de ambos sexos creció de 18.8 a 23.8 por ciento y de 26.6 a 33.6 por ciento, respectivamente, entre 1988 y 2012; los niños en edad escolar de ambos sexos, de 5 a 11 años, presentaron una prevalencia nacional combinada de sobrepeso y obesidad en 2012 de 34.4 por ciento, 19.8 con sobrepeso y 14.6 por ciento con obesidad. México ocupa actualmente el primer lugar en obesidad infantil a nivel mundial (Rodríguez, 2017; Perezyera, 2017). No obstante, estos niveles sensiblemente altos, las tendencias en las cifras de sobrepeso y obesidad en escolares no aumentó por lo menos entre 2006 y 2012 (INSP, 2014), pero la reducción es apenas apreciable. Según la Encuesta Nacional de Salud y Nutrición 2016 (INSP, 2016), tres de cada 10 menores padecen sobrepeso u obesidad, con una prevalencia combinada de 33.2 por ciento, ligeramente inferior a la de 2012 —con una disminución significativa del sobrepeso en niños varones—, pero observa un incremento progresivo en la prevalencia combinada de sobrepeso y obesidad en zonas rurales en ambos sexos.

Meta 5: Lactancia

Alcanzar en 2025 una tasa de "lactancia materna exclusiva" en los primeros seis meses de vida de por lo menos 50 por ciento de los infantes. Mientras que a nivel mundial las tasas de lactancia materna no disminuyen, sino que en muchos países incluso han aumentado en la última década; en México, el promedio de lactancia materna exclusiva durante los primeros seis meses de vida del infante es de 14.4 por ciento, "lo que coloca al país en el último lugar de Latinoamérica en este rubro, junto con República Dominicana" (Unicef, 2015). El desafío en este aspecto es enorme y de fundamental importancia, si se tiene en cuenta que la lactancia materna puede contribuir a salvar la vida de muchos niños y niñas y prevenir enfermedades graves, fortaleciendo y potenciando el desarrollo de las capacidades en etapas adolescente y adulta.

Meta 6: Emaciación

Reducir desde ahora hasta 2025 la emaciación —síndrome de emaciación o adelgazamiento patológico, consistente en la pérdida involuntaria de masa muscular o peso corporal de más del 10 por ciento— en la niñez y mantenerla a un nivel por debajo de 5 por ciento; lo que implica una intervención directa sobre el acceso a una nutrición de calidad suficiente y balanceada, introducir mejoras en cuanto a conocimientos y prácticas nutricionales y, particularmente, en la promoción de la "lactancia materna exclusiva" durante los primeros seis meses del infante, acompañada de prácticas mejoradas de alimentación complementaria de los 6 a los 24 meses de edad, así como disposición y saneamiento de los sistemas de agua potable e higiene en el tratamiento de alimentos. Datos del Informe de Nutrición Mundial 2017 (Perezyera, 2017), muestran que 1 por ciento de los niños menores de cinco años padece dicha anomalía nutricional en el país.

Estrategias

De acuerdo con el plan de acción que brinda la OMS en su documento diagnóstico y de recomendaciones, se puede derivar que para el logro de las metas mencionadas es necesario una intervención agresiva del sector político, en acciones colegiadas con diversos ámbitos de la sociedad, como la familia, la escuela, los medios de comunicación, la iglesia, el sector empresarial, entre otros; a fin de diseñar e implementar políticas públicas sobre la alimentación y nutrición de cobertura universales y, en algunos casos, focalizadas con enfoques inter y multidisciplinarios que enfrenten los principales problemas nutricionales en el país. Algunas acciones estratégicas podrían ser:

- Otorgar prioridad a los temas de nutrición y alimentación en los órganos gubernamentales y de gestiones competentes y afines.
- Hacer partícipes de estas políticas a todas las instancias sociales, civiles y gubernamentales, locales y comunitarias del país, garantizando la mayor cobertura y participación ciudadana.
- Incluir la nutrición en la política de desarrollo local, regional y nacional del país.
- Llevar a cabo iniciativas de promoción de la salud, asumiendo que la principal fuente de producción de salud es la comunidad y no los centros de atención médica ni el hospital.
- Fortalecer los sistemas de salud, sobre todo en las comunidades de bajos recursos.
- Garantizar el acceso a madres, niños y adolescentes a intervenciones y orientaciones nutricionales.
- Dar un espacio en carácter de prioritarias a las políticas y recomendaciones de la OMS en cuanto a la nutrición y cuidados de las madres en estados de embarazo y en cuanto a la alimentación del lactante y el niño pequeño.

- Realizar o supervisar las medidas legislativas para controlar la comercialización de los sucedáneos de la leche materna con el fin de hacer cumplir el Código Internacional de Comercialización de Sucedáneos de la Leche Materna.
- Promover en todo el país la lactancia materna en los primeros seis meses de vida, generando información amplia y accesible respecto de las ventajas y beneficios que conlleva para la salud inmediata y futura del infante, la prevención de enfermedades y un sano y óptimo desarrollo.
- Facilitar y promover en los trabajadores del sector salud el aprendizaje de estrategias de salud materno infantil integrales, que contemplen la salud de la madre, del recién nacido y del niño pequeño.
- Ofrecer información acerca de la problemática del sobrepeso y obesidad de los niños y niñas en el país, sus causas y consecuencias, así como orientar a padres y madres de familia sobre la importancia de garantizar una alimentación, en lo posible, balanceada para sus hijos.
- Conocer más sobre el sector agropecuario y promover la comercialización y consumo de alimentos de procedencia natural, en lo posible de elaboración artesanal o casera, y evitar la ingesta de alimentos procesados con bajos contenidos nutrimentales y calorías "vacías", así como promover el consumo de frutas, legumbres y verduras de variedades ricas en micronutrientes.
- Crear estrategias para que la población de niveles socioeconómicos medios y bajos tengan mayores accesos a alimentos de buena calidad nutricia.
- Hacer cumplir las leyes que protejan la salud de las mujeres embarazadas, les provean un ambiente laboral adecuado y aseguren su condición y la del lactante en la etapa de maternidad.

- Desalentar el consumo de tabaco —en las condiciones de fumadores tanto activos como pasivos— y la ingesta de bebidas alcohólicas en madres embarazadas o lactantes.
- Apoyar iniciativas formales e informales dirigidas a orientar y capacitar a las personas en la puesta en práctica de medidas nutricionales a niveles comunitarios.
- Establecer un presupuesto especial dirigido al sector de la nutrición de madres, recién nacidos y niños pequeños.
- Generar y recopilar información confiable y representativa de las distintas problemáticas, que permitan evaluar y valorar las diversas anomalías, así como implementar y dar seguimiento a las estrategias específicas que ofrezcan resultados concretos, oportunos y comparables.

Los desafíos son múltiples como las iniciativas y estrategias para asegurar el logro de las metas a alcanzar en 2025. México presenta rezagos importantes en varios de los rubros indicados por la OMS; sobre los que confluyen causas estructurales, económicas, sociales, familiares y personales, entre los que destacan el fenómeno pernicioso de desnutrición, el sobrepeso y la obesidad en la población infantil, asociado a condiciones de pobreza, en edades preescolar y primaria de las escuelas tanto públicas como privadas. En el país, la situación nutricional de los niños menores de cinco años es muy contrastante dependiendo del nivel de desarrollo económico de las entidades y zonas rurales y urbanas al interior de éstas y, sobre todo, de los grupos y clases sociales. Aunque los datos de las encuestas nacionales de nutrición muestran avances en el descenso promedio, particularmente de la prevalencia del retardo del crecimiento infantil, la insuficiencia ponderal, la anemia en mujeres en edades reproductiva y la emaciación, sus niveles aún siguen siendo sensiblemente altos.

En particular, en el país se presentan niveles inusitados de sobrepeso y obesidad con tendencias de rápido crecimiento, por lo que representan uno de los mayores retos de la "política" nutricional. Otro indicador a destacar, considerado en las metas del Plan de aplicación integral sobre nutrición materna, del lactante y del niño pequeño de la OMS, es el rezago relativo en las bajas tasas de lactancia exclusiva en los primeros meses de vida del infante, con consecuencias directas e indirectas sobre las condiciones de nutrición y malnutrición, que, de no modificarse, podría tener consecuencias adversad en el perfil de morbimortalidad de los niños en sus edades tempranas; lo que demanda acciones concretas y, particularmente, esquemas de orientación y concientización de las madres en edades lactantes.

La alimentación complementaria

La alimentación complementaria, según la OMS, corresponde al "proceso que comienza cuando la leche materna ya no es suficiente para satisfacer los requerimientos nutricionales de los bebés", por lo que "necesitan otros alimentos y líquidos, junto con la leche materna", necesarios para el sano y óptimo desarrollo en esta etapa importante de transición de la alimentación materna exclusiva a la ingesta de alimentos de consumo familiar.

Algunos errores frecuentes:

- La alimentación complementaria refiere a todo nutrimento sólido o líquido distinto de la leche materna, incluyendo las fórmulas lácteas infantiles que eventualmente se asumen como sustituto de la leche materna. Cualquier otra sustancia o nutriente distinto a la leche materna —excepto gotas o jarabes, por ejemplo, prescritas por requerimientos médicos, vitaminas, suplementos minerales y medicamentos—corresponde a la alimentación complementaria. Creer y asumir lo contrario es un error recurrente.
- El momento o decisión para introducir la alimentación complementaria no es circunstancial y está sujeta a criterios arbitrarios del médico, madre o familiar del infante; nunca debe in-

corporarse antes de los cuatro meses (17 semanas, o comienzo del quinto mes de vida), pero tampoco debe retrasarse más de los seis meses. La lactancia materna exclusiva, según la OMS, significa que el lactante sólo recibe leche materna y ningún otro nutrimento. La alimentación complementaria implica tiempos específicos, en relación con los requerimientos nutricionales del infante, la adecuación nutricional y los efectos en su salud, así como el método de alimentación y prácticas dietéticas específicas. La lactancia materna exclusiva debe mantenerse cercana a los seis meses (26 semanas o comienzo del séptimo mes de nacimiento. La alimentación complementaria implica momentos y contenidos determinados, tipo y calidad de la ingesta alimentaria. No siempre se asume y pone en práctica considerando estas condiciones.

- La alimentación complementaria debe ser lo más diversificada y completa, incluyendo variedad de nutrimentos de diversas texturas y sabores; incluyendo, por ejemplo, vegetales amargos, y no limitarse a alimentos "recompensas" que satisfagan el gusto y brinden consuelo al infante. Las madres, en particular, son muy propensas a "consentir" y "mal acostumbrar" a sus hijos sólo con los alimentos que más les satisface, en cantidades y horas que demande.
- La alimentación complementaria no necesariamente debe corresponder con excesos en la ingesta calórica de los padres ni, por el contrario, en caso de padres o familiares vegetarianos o en extremo, veganos, restringirse a lo que muchas veces consideran una alimentación falsamente sana, baja o desprovista de proteínas y grasas saturadas animales. En el caso de un infante es muy importante la ingesta de productos cárnicos y/o alimentos fortificados con hierro, a fin de evitar riesgos de anemia ferropénica y desnutrición prevaleciente en esas edades.

- No se debe asumir o considerar la leche entera de vaca en cualquiera que sea su presentación, formulación o procesamiento como la bebida principal del infante antes de los 12 meses de edad. La leche entera de vaca no es ni puede ser considerada como un sustituto "cabal" de la leche materna.

Métodos y prácticas en el proceso de alimentación complementaria:

El "Baby led weaning" (Baby Center, 2016) es un método de introducir al infante a la alimentación complementaria de aplicación relativamente reciente que ha cobrado enorme importancia; consiste en sustituir la administración de alimentos (mano-a-boca o mano-cuchara-boca) por los padres y suplirla por la puesta a disposición de alimentos enteros que el propio niño es capaz de tomar y llevarlos a la boca. El principio descansa en la idea de que el lactante consuma los mismos alimentos de la ingesta familiar, adaptados a tamaños y formas (en lo posible alargadas) que facilite su manipulación, en vez de alimentos triturados o líquidos como se acostumbra a hacer. Se trata de un esquema o modalidad de alimentación infantil "autorregulada" por el bebé; ya que, aunque son los padres quienes seleccionan y deciden dicha ingesta y su variedad, es el niño quien decidirá de forma autónoma qué alimentos tomar, la cantidad de los mismos y el ritmo de ingestión dependiendo de sus gustos y requerimientos.

Nutrición clínica en enfermedades neurológicas

Enfermedad Vascular Cerebral (EVC) y su manejo nutricional

La alimentación, como en casi todas las patologías, tiene una función patológica y preventiva importante en las enfermedades vasculares cerebrales o ICTUS; término que refiere a cualquier tipo de patología cerebrovascular aguda, ya sea por obstrucción de un vaso sanguíneo cerebral —trombosis o embolia—, ruptura —derrame— o ambas —apoplejía—, pudiéndose hablar de "ictus isquémico" o infarto cerebral o "ictus hemorrágico" o hemorragia cerebral, cuando se trata de la obstrucción de una arteria cerebral o su rotura. La ECV o ICTUS no representa una entidad clínica homogénea, sino un complejo de padecimientos constituidos por diferentes subtipos, con distintas manifestaciones, diagnósticos y, quizá lo más importante, con diferentes tratamientos y requerimientos tanto en la fase aguda como de prevención secundaria. La incidencia de desnutrición en pacientes ECV no es bien conocida.

No obstante, el estado nutricional del paciente afectado por algunos de estos padecimientos, aun en estado "normal" previo al incidente, suele deteriorarse durante su estancia hospitalaria. De ahí que sea necesaria la valoración nutricional del paciente durante las primeras horas del ingreso al hospital a fin de determinar el estado nutricional, así como la posible presencia de complicaciones asociadas a la enfermedad de base que pudieran repercutir en su estado nutricional; como por ejemplo, dificultad de movimientos en general que limitaran su autonomía para alimentarse o presencia de disfagia, una afectación común en pacientes con daños neurológico o neurovasculares, con consecuencias sobre el manejo de la deglución, lo que impacta su estado nutricional.

La disfagia, o alteración de capacidad de la deglución, es una de las complicaciones que más condiciona y repercute en la nutrición de los pacientes con ECV, y ha de tenerse muy en cuenta en la administración del soporte nutricional, a fin de evitar aspiración y posible neumonía, una de las principales causas de mortalidad en el paciente afectado por ECV. El soporte nutricional debe iniciarse en las primeras horas, posterior al diagnóstico y valoración nutricional. En pacientes sin disfagia o con disfagia leve, que puede ser controlada con la modificación de la textura de los alimentos, se iniciará dieta oral y se recurrirá a la suplementación nutricional oral si el paciente no cubriera sus requerimientos nutricionales; aunque no hay evidencias que apoyen el uso de suplementos nutricionales de manera rutinaria y prolongada en dichos casos. Los pacientes con disfagia severa, o con disminución del nivel de consciencia, precisarán de nutrición enteral. En tales casos, las evidencias actuales indican que la nutrición debe iniciarse precozmente, a través de sonda nasogástrica, sin que se hayan demostrado ventajas de optar por una gastrostomía de alimentación precoz, salvo consideración del caso particular y las complicaciones del paciente. La gastrostomía se plantearía cuando el soporte nutricional enteral ha de preverse a largo plazo, por más de cuatro semanas. En los pacientes que se encuentran ante la imposibilidad de mantener una ingesta oral y no cuentan con un tubo digestivo mínimamente funcional, se podría sugerir la nutrición parenteral.

Recomendaciones de prevención primaria y prevención secundaria y factores de riesgo modificables

El ICTUS no es en sí una patología —o conjunto de ellas— curables, pero sí se puede prevenir. La prevención primaria, esto es, la que todos podemos hacer para minimizar los riesgos de sufrirlas en el futuro, pasa por las siguientes recomendaciones básicas:

- Llevar una dieta rica y saludable, baja en sal y grasas.
- Realizar actividad física de forma regular.

- Controlar el peso, la presión arterial y los niveles de colesterol, triglicéridos y glucemia en sangre.
- Dejar de fumar y restringir el consumo de alcohol a niveles moderados.
- Revisar el pulso de forma regular y, en caso de apreciarlo rápido o con palpitaciones en una situación de reposo, consultar al médico.

La prevención primaria de ICTUS incluye factores de riesgo no modificables como la edad —incrementado con el aumento de la esperanza de vida—, sexo, raza o etnia y antecedentes familiares, y factores de riesgos modificables, asociados a los estilos de vida, como el alcoholismo, tabaquismo, consumo de drogas, sedentarismo y, particularmente, factores dietéticos y nutricionales, sobre los que es posible incidir enfocando estrategias para el control de la obesidad y reducción de peso, y directa o indirectamente sobre los riesgos de la hipertensión arterial, el síndrome metabólico y la prevención o control de la diabetes mellitus, entre otros factores incidentes sobre el riesgo vascular. No obstante, los pacientes con diagnóstico de ECV, por lo general se encuentran en estado de desnutrición o en riesgo de ella al ingreso hospitalario, por lo que la terapia nutricional oportuna y adecuada a sus requerimientos energéticos es fundamental, a fin de garantizar una evolución favorable, contrarrestar los riesgos de complicaciones y/o compensar el incremento del gasto energético derivado del padecimiento de base. Los pacientes con diagnóstico de ECV, por lo general se encuentran en peligro de desnutrición o desnutridos al ingreso hospitalario, por lo que la valoración e intervención nutricional oportuna es fundamental para una evolución favorable.

En cuanto a la prevención secundaria, y el riesgo de un nuevo episodio de ictus isquémico o ataque isquémico transitorio, el cuidado sobre la alimentación y los cambios en los estilos de vida son elementos centrales de la intervención nutricional. Las personas que han sufrido una ECV o ICTUS están obligadas a realizar una "prevención secundaria", encaminada a minimizar el riesgo de recurrencias y/o complicaciones.

Recomendaciones dietéticas

Siempre en primera instancia, ante un paciente con ACV, se debe valorar la posibilidad de la ingesta por vía oral. Si ésta no es posible a causa de disfagia, pero el paciente dispone de una adecuada función intestinal, se recurrirá a la vía enteral por sonda, en lo posible naso-yeyunal ante el riesgo de aspiración. Si la imposibilidad de ingesta oral se prolonga por más de cuatro a seis semanas o no existe posibilidad de recuperar la capacidad de ingesta oral en ese tiempo, se sugiere gastrostomía. Si existiera la posibilidad de iniciar la alimentación por vía oral, ante la ausencia de disfagia, el aporte nutricional deberá ser progresivo y dividido en fases, con progresión hasta una nutrición estándar o normal. En estos casos, es importante colocar al paciente en inclinación de 60-90 grados con la cabeza flexionada hacia adelante y posicionar el alimento a la altura o por debajo de la línea de los ojos para mantener la flexión de la cabeza y reducir el riesgo de aspiración, manteniendo al paciente sentado hasta una hora después de comer.

Soporte nutricional

Con independencia de los procedimientos comentados, en relación con la especificidad del padecimiento y las secuelas del mismo, en todos los pacientes con ICTUS, incluidos los hemorrágicos, es obligado el control del estado general y nutricional del paciente, vía oral, enteral o parenteral, según lo permita el estado clínico, así como el tratamiento de todas las circunstancias que repercuten en cada caso particular, como pudiera ser la presencia de edema cerebral, arritmias cardíacas, infecciones intercurrentes, descompensaciones hiperglucémicas, entre otras. Llevar una dieta saludable, baja en grasas saturadas y sal, realizar actividad física, controlar el peso, moderar el consumo de tabaco y alcohol contribuye a aminorar los riesgos de ECV. En caso de padecerla, la pérdida de la funcionalidad puede ser recuperable en algunos casos, aunque el daño neuronal producido no se pueda regenerar. Las dietas como la Mediterránea, caracterizada por un elevado consumo de aceite de oliva, frutas y vegetales, legumbres, cereales, fibras y pescado, y por una baja ingesta de carnes y grasas saturadas, azúcares simples y lácteos, así como una moderada ingesta de alcohol, o la dieta DASH, con alto contenido de frutas, verduras, cereales integrales, pescado y bajo contenido de carnes rojas, entre otros, son indicadas de modo preventivo y/o control en la ECV.

Importancia de la nutrición y alimentación en el paciente con enfermedad de Alzheimer

En primer lugar, es obligado acentuar el nivel de incidencia que tiene la Enfermedad de Alzheimer (EA), con consecuencias en la comunidad médica, en los costos de las instituciones de salud, así como en la población en general y, particularmente, en las familias. Comparto gran parte de los señalamientos e indicadores, así como la caracterización del padecimiento. No obstante, me parece importante enfatizar en la cuestión que guarda la conexión con los familiares, en torno a este padecimiento que va en incremento. En este sentido, es importante destacar que la EA no es una condición normal en las personas en edad geriátrica, aunque las estadísticas arrojan que es la forma más común de demencia, que representa entre 60 y 80 por ciento de todos los casos; y que incluye a 11 por ciento de las personas de 65 años o más y a un tercio de las personas de 85 años o más. La enfermedad también afecta a más de 15 millones de familiares, amigos y cuidadores.

De ahí que resulte pertinente establecer mecanismos de educación en la atención y cuidado nutricional en la esfera familiar, teniendo en cuenta las limitaciones funcionales de dichos pacientes. Vinculado a ello, cabe destacar la importancia de interdisciplinariedad en los enfoques de cuidado de la EA, así como la pertinencia de la participación del nutriólogo, como actor central en la indicación de tratamientos oportunos e integrales enfocado a contrarrestar los síntomas más comunes en dichos pacientes. Por otra parte, se resalta la conexión entre la EA con la presencia del síndrome metabólico y con el alto riesgo de desarrollar desnutrición energético-proteínica, promover cambios en la ingesta que contribuyan a superar dichas complicaciones. Asimismo, destacar el rol del nutriólogo en el monitoreo de los niveles de vitamina B12, que disminuyen en los pacientes con este padecimiento, fundamental en los procesos de absorción, de consecuencia directa e indirecta sobre el estado nutricional de dichos pacientes, además de garantizar la hidratación y realizar chequeos nutricionales frecuentemente de evaluación del paciente.

Epilepsia y dieta cetogénica

Las terapias alimentarias pueden ayudar a controlar las distintas crisis epilépticas cuando los medicamentos por sí mismos no funcionan. En pacientes con epilepsia se recomienda una dieta cetogénica, clásica o en algunas de sus modalidades, caracterizada por ser alta en grasa y baja en proteínas y carbohidratos, la cual obliga al organismo a utilizar principalmente las cetonas en lugar de la glucosa como fuente de energía. En particular, dicha dieta asegura el aumento de la producción de energía cerebral y la estabilización del paciente en estado de crisis convulsivas. El mecanismo opera de manera similar al de un estado de ayuno inducido; de ahí lo drástico de su asimilación, por lo que se recomienda su aplicación paulatina, teniendo en cuenta las características del paciente, en cuanto a peso, edad, actividad física y, particularmente, posibles complicaciones asociadas al padecimiento de base u otras, así como su estado nutricional. Esta dieta se emplea mayormente en infantes, como coadyuvante al tratamiento farmacéutico antiepilépticos (FAE), pero en los últimos años ha aumentado su aplicación en pacientes adultos y adultos mayores, con consecuencias igualmente favorables.

¿Es eficaz la dieta cetogénica en adultos?

Sí, es eficaz. A pesar de que prevalecen los estudios que demuestran la pertinencia de la dieta cetogénica como una alternativa para los infantes con epilepsia cuando los FAE no son del todo eficaces; las evidencias disponibles corroboran la eficacia de dichas dietas en los pacientes adultos, mostrándose que, en general, alrededor de 50-60 por ciento de los pacientes con esta dieta presentan una disminución de al menos 50 por ciento de la recurrencia de sus crisis convulsivas epilépticas, quedando libres de crisis alrededor de 15-20 por ciento. Además, en cuanto a los aspectos cognoscitivos conductuales se ha notado mejoría relevante en el nivel de alerta, atención, lenguaje, funciones sociales, entre otras.

Aplicación de una dieta cetogénica Atkins modificada a paciente hipotético con requerimiento calóricos de 2100 kcal/día

Lípidos: 60 por ciento = 1,260 kcal/día = 140 g

Proteína: 20 por ciento, 420 kcal/día = 105 g

Carbohidratos: 20 por ciento, 420 kcal/día = 105 g

Cuadro dietosintético/fraccionamiento

Ingesta	Fraccionamiento Porcentaje	Carbohidratos (g)	Lípidos (g)	Proteínas (g)
Desayuno	30	31.5	42	31.5
Colación (1)	10	10.5	14	10.5
Comida	25	26.2	35	26.2
Colación (2)	10	10.5	14	10.5
Cena	25	26.2	35	26.2
Total	100	105	140	105

Equivalencias /Dietas

Desayuno	Colación (1)	Comida	Colación (2)	Cena
1 croissant (30 g)	2 nueces (10 g)	1 rebanada de pan de caja (25g)	6 almendras (10 g)	2 palitos de pan (25 g)
Queso panela (45 g)	Ate (10 g)	¼ aguacate (30 g)	½ brownie (15 g)	1 waffle (35 g)
½ huevo (25 g)	1 ciruela pasa (14g)	Cerdo (30 g)	Chorizo (15 g)	Leche en polvo descremada (25 g)
Té	Agua	Agua	Gelatina	Té

Fuente: elaboración propia.

¿Qué recomendaciones de alimentos tendría el paciente y su familia y por qué?

- Alimentos altos en lípidos como lácteos, quesos, carnes rojas, pescados, huevos, mantequilla, pescados, salmón, sardina, granos integrales, aceite de oliva, nueces, aguacate, entre otros.
- Complementar la dieta con un suplemento vitamínico (vitamina D, calcio y vitamina B12).
- No consumir azúcares simples.
- Evitar alimentos detonantes como chocolate, dulces, bebidas alcohólicas, etcétera.
- Consumo moderado de fibras solubles.
- Suplementar ácido graso omega 3.
- Asegurarse de la ingesta de nutrientes que contengan ácido fólico (frutas y verduras crudas), magnesio y vitamina K (vegetales de hojas verdes y cereales).
- Considerar la indicación de algún suplemento vitamínico, sobre todo si el paciente manifiesta demasiado cansancio.

- Es importante pesar y medir cuidadosamente todos los alimentos y tener control sobre los líquidos a fin de evitar los riesgos de deshidratación.
- No olvidar la ingesta y dosis de los FAE.

Enfermedad de Huntington (EH). Ficha técnica de intervención nutricional

Objetivos

- Lograr la rehabilitación neurológica del paciente, a fin de recuperar el máximo nivel posible de funcionalidad e independencia y mejorar su calidad de vida, tanto en los aspectos físico como psicológico y social.
- Garantizar que el paciente mantenga un peso corporal igual o superior al nivel promedio en relación con su altura, adecuando sus requerimientos nutricionales y el tipo de alimentación a fin de evitar riesgos de malnutrición o desnutrición en cada etapa de la enfermedad.
- Cuidar las dificultades de deglución inherentes de la enfermedad y los riesgos de aspiración y sofocación.
- Alentar al paciente a comer haciendo uso de utensilios especiales —vajilla, asientos y mesa modificados, etc.— que le permitan sobrellevar la corea o movimientos involuntarios, y esto le ayude a continuar alimentándose por sí mismo el mayor tiempo posible.
- Mantener una hidratación adecuada, evitando la ingesta de café, té negro, refresco de cola y bebidas energéticas; teniendo en cuenta que la pérdida de autocontrol —uno de los síntomas de la enfermedad— podría incrementarse con el consumo exce-

sivo de cafeína, causándole temblores y el aumento de sus movimientos involuntarios.

- Cuidar la ingesta de alimentos en relación con posibles interacciones con los medicamentos y evitar efectos secundarios que puedan afectar el apetito y tener consecuencias sobre el peso del paciente.

Intervención nutricional

Tiene tres objetivos fundamentales:

- Mejorar el estado nutricional
- Facilitar la deglución
- Evitar la broncoaspiración

Requerimientos

Tipo de dieta: hipercalórica con consistencia blanda en cinco tiempos de volúmenes pequeños o, generalmente, en la última etapa de la enfermedad, alimentación enteral. Energía: se recomienda una alimentación alta en calorías debido a su constante actividad muscular. Los requerimientos energéticos y aportes de macronutrientes y micronutrientes deben ser en porcentajes adecuados al paciente con eh, tratando de obtener la mayor nutrición posible con el menor volumen de la ingesta.

Adultos: 30-40 kcal/kg/día o adaptar calorías, pudiendo añadirse calorías extras que contribuyan al paciente a mantener su peso.

Carbohidratos: 50-55 por ciento VCT. El paciente tendrá antojo de alimentos altos en carbohidratos. En nutrición enteral los hidratos de carbono deben ser polímeros de glucosa derivados del almidón.

Proteínas: 1-1.2g/kg/día. En nutrición enteral deben ser proteína caseína, lactoalbúmina y proteína desoja.

Lípidos: 30-35 por ciento VCT. En nutrición enteral 300-1200 mg por cada 100 kcal de ácido linoleico y 10 por ciento de linoleico; 25-45 por ciento de aceites vegetales.

Líquidos: mantener un consumo de líquidos moderados sobre todo en consistencia de batido no de licuado.

Suplemento: suplemento multivitamínico y mineral que cubra 100 por ciento de la RDA. NE: cuando la condición del paciente empeore y la alimentación oral se dificulte que generalmente es en etapas avanzadas de la enfermedad, la alimentación por sonda es una buena opción.

NPT: no recomendable.

Orientación/Educación

- Enseñar a los familiares que, dado que el paciente no puede darse cuenta de lo hambriento que está hasta que la comida se encuentra justo en frente de ellos, las comidas planificadas y consistentes pueden ayudar a evitar el agotamiento y arrebatos emocionales causados por hambre no reconocida.
- Usar una vajilla especial debido a que los movimientos involuntarios (corea) y la reducción en el control de los movimientos voluntarios puede hacer que comer sea un reto.
- Adaptar la dieta a los gustos y preferencias del paciente, usando una textura y consistencia adecuada permitiéndole inclusive que pueda ingerir antojos.
- Crear un ambiente sin ruido y calmado antes de los alimentos, ya que el enfermo debe comer despacio y relajado.
- Permitir tiempo adicional para que la persona pueda comer y evitar que hable mientras mastica.
- Apagar la televisión o el radio a fin de que pueda mantener el enfoque y atención en la comida.
- Tener suficiente iluminación y asientos de soporte.
- Mantener una conversación sencilla sin la toma de decisiones importantes.

- Considerar la alimentación enteral cuando el paciente sea incapaz de comer o tolerar suficientes alimentos y/o suplementos orales para completar sus necesidades nutricionales.
- Dar el mayor tiempo posible para administrar las comidas.
- Realizar cinco tiempos de comida en volúmenes o porciones pequeños: un alimento a la vez, incluyendo cereales, frutas, azúcar, frutos secos, mantequilla, cortes de carne pequeños.
- Hacer que el paciente permanezca despierto mientras recibe sus alimentos.
- Evitar las consistencias muy líquidas, incorporando espesantes como arroz y avena para evitar aspiración.
- En presencia de una ingesta de alimentos deficiente, establecer con el apoyo del nutriólogo el soporte nutricional indicado.
- Realizar actividades físicas, sin grandes esfuerzos, para evitar aún más atrofias musculares.

Síndrome de Guillain-Barré (SGB). Ficha técnica de intervención nutricional

Objetivos

- Lograr la recuperación óptima y completa del paciente evitando cualquier daño motor.
- Promover medidas de soporte —como la fisioterapia respiratoria y una nutrición adecuada—, esenciales en el paciente a fin de evitar complicaciones, como atelectasias o colapso pulmonar, y restablecer la función ventilatoria.

- Adecuar la nutrición a las necesidades de estos pacientes, cuyo estado hipercatabólico determina una particular atención en la ingesta de alimentos.
- El aporte nutricional debe garantizar o contribuir a restablecer la competencia inmunológica y coadyuvar al destete o retiro de la ventilación mecánica.
- Mantener una ingesta de alimentos consistente o, cuando se presenten dificultades para deglutir o ante posibles alteraciones de la movilidad gástrica, recurrir a la nutrición enteral con un adecuado aporte calórico.
- Controlar la disfunción intestinal inicial evitando la existencia o persistencia de estreñimiento.
- Cuidar las necesidades básicas energéticas de acuerdo con el peso, estatura y edad, tomando en cuenta la existencia de disfagia que suelen presentar los pacientes, lo que hace a la nutrición enteral la opción viable para complementar y completar la nutrición.
- Garantizar la hidratación y niveles de electrolitos requeridos.

Intervención nutricional

Requerimientos

Tipo de dieta: hiperprotéica e hipercalórica dado el estado hipercatabólico secundario, al estrés catabólico causado por la enfermedad de base. Se recomienda nutrición enteral debido a la presencia de disfagia.

Energía: a pesar de permanecer en cama y del estado de debilidad que suelen presentar, no es poco común que estos pacientes, sobre todo si están conectados a un ventilador mecánico, presenten necesidades calórica/energéticas incrementadas, lo que se suma al estado de adelgazamiento frecuente previo al ingreso a causas de la disminución del apetito, existencia de diarrea, la ingesta deficiente ligada a parálisis bul-

bular, reflejo faríngeo deficiente, mala absorción y la combinación de insuficiencia respiratoria, trastornos endócrinos, infecciones y cambios inflamatorios que conllevan un estado hipermetabólico. La necesidad de mayor energía/calorías y/o proteínas ha de ser satisfecha con base en una nutrición adecuada ya sea vía oral o enteral (nasogástrica, gastrostomía), parenteral o mixta.

Aporte energético recomendado: adultos: 25-30kcal/kg/día, considerando alimentos ricos en calorías, con aporte de 40-45 kcal/kg de peso corporal/día, provenientes de carbohidratos y/o lípidos y aportes de proteínas de 2.0 a 2.5 g proteínas/kg de peso corporal/día.

Carbohidratos: 50 por ciento VCT.

Proteínas: 1.8g/kg/día.

Lípidos: 20-25 porciento VCT.

Líquidos: hidratar con líquidos por vía oral o intravenosa y/o con agua.

Entre los indicios de una hidratación deficiente y agotamiento del volumen intravascular se halla una producción de orina insuficiente, hipotensión, taquicardia en reposo, elevación de la gravedad específica de la orina de > 1.020, membranas mucosas resecas y/o piel de la zona axilar, signo del pliegue cutáneo positivo, etcétera.

Suplemento: se recomienda utilizar —sobre todo en la fase de nutrición enteral— una fórmula llamada Fresubin PLS y alguna otra fórmula proteica para cubrir en menor volumen los requerimientos de macronutrientes del paciente.

NE: es recomendable de manera alternativa o complementaria la nutrición oral del paciente; particularmente indicada cuando existen limitaciones de ingesta asociada a la disfagia. En particular, para el tratamiento del ileo se recomienda la instalación de sonda nasogástrica y en los casos que se presente globo vesical y retención urinaria, colocar sonda vesical (tipo Foley o Nelaton).

NP: es una alternativa, pero, como en todos los casos, es la primera opción de nutrición.

Monitoreo

Se pueden considerar tres tipos de evolución precoz de la enfermedad:

- Empeoramiento en la situación funcional.
- Curso estable, tras el empeoramiento inicial. Ante la previsible evolución benigna, una vez que ya se ha estabilizado el cuadro, la actitud debe ser de vigilancia, salvo en casos de retroceso funcional.
- Mejora progresiva espontánea. Tras comenzar el tratamiento, de 1/4 a 1/3 de los casos pueden mostrar deterioro durante unos días. No es apropiado, por tanto, cambiar de uno a otro tratamiento. Mientras no haya otra información, conviene completar el tratamiento que se haya iniciado, sin cambiar a otro.

Orientación/Educación

- Enfocada a satisfacer las necesidades de mayor energía/calorías y/o proteínas del paciente, proporcionándole una nutrición adecuada a través indicaciones clínicas.
- Mantener un equilibrio proteico.
- Considerar el necesario suministro de agua libre o complementaria, por vía intravenosa o sonda alimentaria.
- Monitorear la frecuencia cardíaca, la presión arterial sistémica y el estado electrolítico.
- Vigilar la uresis, peristalsis, distención visical y perímetro abdominal a fin de detectar oportunamente posible presencia de ileo —afección en la cual el intestino no funciona de manera

correcta, sin que exista una alteración estructural que lo ocasione— o retención urinaria.

- Mantener una revisión constante ante posible obstrucción intestinal apoyada en técnicas de residuo gástrico y estudios radiográficos.

Atrofia muscular espinal. Ficha técnica de intervención nutricional

Objetivos

- Garantizar un manejo nutricional proactivo a fin de atenuar el desgaste muscular progresivo y el deterioro funcional.
- Detectar las dificultades de alimentación y deglución (atragantamiento, comidas demasiado largas, tensión, entre otras) o disfagia, disfunción bulbar, así como posibles trastornos digestivos (reflujo gástrico, estreñimiento y vómitos), dismotilidad gastrointestinal y problemas respiratorios, que pudieran provocar una mala oxigenación y generar cansancio, el cual a la vez hace que disminuya la ingesta de alimentos.
- Prevenir la desnutrición u obesidad, factor de riesgo en estos pacientes; la primera particularmente en niños, y la segunda, en adultos. El padecimiento en algunos casos puede conllevar aumento de peso.
- Reducir los riesgos de aspiración al tragar.
- Garantizar comidas adecuadas a los gustos del paciente, con textura y aspectos que lo estimulen, en ambientes e instalaciones que lo inciten a comer.
- Optimizar la alimentación eficiente y promover tiempos de comida agradable.

En niños:

- Realizar un manejo nutricional individualizado que contemple sus necesidades de crecimiento y requerimientos nutricionales conforme a su edad y sus limitaciones funcionales (como falta de control de la cabeza, hipotonía, incapacidad para sentarse, entre otras).

Intervención nutricional

Requerimientos

Energía: niños: tablas de crecimiento y desarrollo. Adultos: ecuación de Harris Benedict; varones: 66.5 + (13.75×peso) + (5.03×altura)–(6.75×edad); mujeres: 655.1+ (9.56×peso) + (1.85×altura)–(4.68×edad); adulto mayor: las necesidades calóricas se reducen a 5 por ciento cada década desde los 55-75 años y 7 por ciento a partir de los 75 años. Se recomienda un aporte calórico de 30 kcal/kg/día, en función de la actividad física y la estabilidad del peso. Las necesidades energéticas aumentan durante episodios de infecciosos (particularmente infecciones respiratorias) y/o los periodos de estrés, frecuentes en estos padecimientos. También la debilidad de los músculos respiratorios asociada a la enfermedad hace que aumente el trabajo respiratorio y la energía requerida. La desnutrición da lugar a carencia de energía y de nutrientes esenciales.

Carbohidratos: 45-55 por ciento del aporte calórico total, cuidando que los hidratos de carbono sean complejos y con alta fibra (ej. salvado, cereales integrales, vegetales de raíz, legumbres, etc.). Deben cuidarse los azúcares y no sobrepasar el 10 por ciento del aporte calórico. No obstante, en este padecimiento, como en gran parte de las enfermedades neuromusculares en las que la masa muscular es débil, existe un riesgo importante de hipoglucemias (caída de los niveles de glucosa en sangre) y también de deshidratación.

Proteínas: 12-15 por ciento del valor calórico total, de las cuales 60 por ciento deben ser de proteína de alto valor biológico (AA esenciales).

Lípidos: 30 a 35 por ciento del valor calórico total (aceites vegetales preferentemente). Líquidos: se debe proporcionar en relación con el total del valor calórico proporcionado al paciente, la relación es 1 litro de líquido por cada 1000 kcal.

Vitaminas y minerales: la dieta debe priorizar la vitamina D y el calcio, debido a la condición ósea y muscular del paciente.

Suplemento: se recomiendan suplementos orales cuando el paciente presenta malnutrición proteica o calórica, ingesta menor de 1000 kcal en pacientes con limitaciones para injerir, metabolizar o absorber ciertos nutrientes. Algunas opciones son carbonato cálcico (500mg), así como suplementos altos en vitamina D como Colecalciferon, Calcifediol o Calcitriol, a fin de absorber el calcio de mejor manera. Se recomienda también el uso de probióticos como Acidophilus o Lactobacillus, los cuales ayudan a mantener un ambiente gastrointestinal saludable. La glutamina está indicada en pacientes con alteraciones neuromusculares en estado crítico.

Dieta: alimentación básica adaptada. Debe adaptarse la consistencia de los alimentos líquidos y sólidos. Evitar largos ayunos. En particular en el caso de los niños, dadas sus bajas reservas energéticas y de agua, como medida preventiva se aconseja repartir la ingesta (porciones) de alimentos a lo largo del día y dar a tomar líquidos con frecuencia. Cuando la nutrición oral no es posible o es limitada, la opción de NE es recomendada, ya sea a través de sonda nasogástrica o gastrostomía, a fin de contrarrestar los riesgos de malnutrición o revertirla.

Monitoreo

Control nutricional

- Peso: si hay dificultad para estar de pie se utiliza una silla con balanza. Estatura: mayormente se toma con el paciente acostado boca abajo, y si no es posible, se mide la distancia de una mano a la otra con brazos abiertos. Calcular el Índice de Masa Corporal (IMC).

- Realizar una valoración de los hábitos alimenticios en su entorno familiar, tomando en cuenta los gustos y preferencias del paciente.
- Revisar la administración de suplementos y uso de espesantes de los alimentos.
- Controlar horarios y porciones de las comidas.

Orientación/Educación

Entrenamiento familiar

- En el caso de los niños, llevar una tabla de crecimiento y desarrollo que permita la valoración clara y precisa de la condición nutricional del paciente.
- Evitar caer en desesperación si el paciente come muy lento o no traga de manera correcta. En tal caso, deber racionar las comidas de manera que pueda finalizar la porción cuando aún está tibia y no dejar enfriar los alimentos.
- Procurar hacer de las comidas momentos gratos para el paciente, con el fin de que no busque saltarse alguna de éstas.

Cefalea migrañosa. Ficha técnica de intervención nutricional

Objetivos

- Reconocer la importancia de la dieta en la prevención y control de la cefalea migrañosa y sus consecuencias incapacitantes.

- Identificar los alimentos y factores endógenos en hombres y mujeres que pueden detonar episodios de cefalea. La enfermedad es más común en las mujeres.
- Disminuir el riesgo de cefalea o dolor de cabeza desencadenado por determinados alimentos y cambios ambientales.
- Contrarrestar la aparición de náuseas y vómitos que suelen acompañar al padecimiento.
- Mantener un peso saludable, teniendo en cuenta la incidencia del sobrepeso y la obesidad mórbida sobre el padecimiento.
- Garantizar una correcta alimentación y evitar ayunos prolongados.
- Sustituir alimentos detonantes de episodios de dolor de cabeza.
- Adecuar las necesidades nutricionales con la rutina diaria del paciente.

Intervención nutricional

Requerimientos

Energía: similares a pacientes normales: niños (as) de 6-10 años: 70kcal/kg/día. Adultos: 30-35kcal/kg/día. Adultos mayores: 20-25kcal/kg/día, dependiendo del IMC. Carbohidratos: entre 50-60 por ciento del total de la ingesta calórica.

Proteínas: entre 10-15 por ciento del total de la ingesta calórica. Consumir preferentemente carnes frescas.

Lípidos: entre 15-35 por ciento de la ingesta total de calorías, dependiendo de sus actividades diarias, así como del IMC.

Líquidos: entre 1.5 y 2.5 litros de agua, dependiendo de la actividad física diaria. Vitaminas y minerales: ingesta adecuada a las necesidades de su esfuerzo físico (leve, medio, alto). Incluir dosis altas de vitamina B1 y B2 y magnesio y vitamina D. Evitar altas ingestas de vitamina A.

Suplemento: naturales: infusiones de tila, manzanilla y valeriana para controlar el estrés y la tensión. Ingesta suplementada con ácido graso omega 3, importantes en la reducción de estrés oxidativo y en la mejora del flujo sanguíneo y la inflamación. Los suplementos con coenzima Q10 pueden contribuir a disminuir la frecuencia de la migraña. Asimismo, se recomienda tomar sesiones de aromaterapia, musicoterapia y mantener al paciente en un espacio tranquilo.

Monitoreo

Control nutricional

- Físico: peso, talla, índice de masa corporal (IMC). Se ha demostrado que una obesidad con IMC> 30 incrementa al menos cinco veces el riesgo de padecer migraña.
- Rutina y estilo de vida: horas de sueño al día, niveles de estrés previamente registrados, alimentación cotidiana.
- Médicos: enfermedades recientes, frecuencia en los episodios de cefalea migrañosa.

Orientación/Educación

- Se indica dieta baja en grasa.
- Evitar el consumo de alcohol, nicotina, cafeína, chocolate, queso añejo, carnes crudas, derivados lácteos, bebidas estimulantes como café, té, mate, edulcorantes, alimentos con glutamato monosódico, así como alimentos prefabricados. Esto debido a su implicación constante en los diferentes tipos de dolor de cabeza.
- Incluir en la ingesta: avena, frutas frescas, almendras, plátanos, aguacate, hortalizas y legumbres, frutos secos, brócoli, coliflor, espinacas, espárragos, huevos e hígado.

- El huevo, por su vitamina Q10, resulta benéfico para controlar la tensión y el estrés.
- Instruir sobre el manejo seguro de los alimentos, el lavado de mano y otras prácticas.
- Mantener patrones adecuados de sueño. Dormir de 6 a 8 horas diarias en un horario rutinario, sin alteraciones en fines de semana.
- Ejercicio aeróbico de al menos 30 minutos, tres veces a la semana.
- Evitar el estrés, considerado factor detonante de dolores de cabeza.
- Descansar de manera regular y adecuada.

Nutrición clínica geriátrica

Intervenciones nutricionales en sarcopenia y fragilidad en el adulto mayor

Uno de los mayores logros de la sociedad actual ha sido el aumento de la esperanza de vida al nacer, asociado con la caída de fecundidad y natalidad y el consiguiente desplazamiento en las cohortes de edades, dando lugar al aumento del envejecimiento demográfico. El individuo envejece en la media que incrementa el paso por las diversas etapas del ciclo de vida, con el consecuente incremento relativo de los subgrupos de mayor edad como parte del total de la población. Este fenómeno, propio de la transición demográfica, más acelerada en los países no desarrollados, ha conllevado a un proceso rápido de transición epidemiológica y el aumento de padecimientos y enfermedades crónicas y degenerativas ligadas al mayor envejecimiento de las personas. El envejecimiento es un proceso "natural" y universal, pero que ocurre de manera diferente en cada persona.

En México, la esperanza de vida aumentó considerablemente durante la segunda mitad del siglo pasado y lo que va del presente: en 1930 las personas vivían en promedio 34 años; 40 años después, en 1970, 61; en 2000 la esperanza de vida fue de 74 y en 2016, de 75.2 años; 77.8 años las mujeres y 72.6, los hombres. Muy cercana a Estados Unidos, con 78.7 años y Canadá, 82.3 años (INEGI, 2016). En cuanto al envejecimiento demográfico, propiamente dicho, en el país en el primer trimestre de 2016, las personas mayores de 60 años o "población de tercera edad" representaron más de 10 por ciento de la población total. Según las proyecciones del Consejo Nacional de Población, dicha población se mantendrá en continuo crecimiento, y se cuadruplicará entre 2000 y 2050, al pasar de millones 36.5 millones en 2050. No obstante, vivir más no necesariamente implica vivir mejor; el envejecimiento conlleva inherentemente procesos sistemáticos de pérdida de las reservas fisiológicas, el deterioro de las capacidades funcionales y de la homeostasis, que aumentan la vulnerabilidad, disminuyen la resistencia física, aumentan los riesgos de incapacidad y comprometen la calidad de vida general de los adultos mayores, aumentando la morbimortalidad, así como los costos de atención hospitalaria de dichos pacientes.

En particular, el envejecimiento se asocia con la pérdida de peso y la disminución de la masa muscular y ósea del paciente geriátrico. El síndrome de fragilidad —entendido en primera instancia como la condición o estado de vulnerabilidad del paciente adulto mayor que ve disminuidas sus reservas y capacidades funcionales—, así como la sarcopenia —referida a la pérdida de masa muscular esquelética— son dos de dichos padecimientos frecuentes; en cierto modo, "intrínsecos" al proceso de envejecimiento, que aumentan la condición de dependencia del paciente, incrementada en los pacientes con enfermedades crónicas y estancias de hospitalización prolongadas. En la población mexicoamericana de 74 años y más se estima una prevalencia de 54 por ciento de prefragilidad y 20 por ciento de fragilidad (Carrillo et al., 2011). En cuanto a la sarcopenia, alrededor de los 50 años la masa muscular disminuye en 1 a 2 por ciento al año; la fuerza muscular tiene una disminución anual de 1.5 por ciento entre los 50 y 60 años de edad y posteriormente de 3 por ciento al año, alcanzando entre 5 y 13 por ciento en las personas entre 60 y 70 años de edad y entre 11 y 50 por ciento en las personas con 80 y más años. La sarcopenia es alrededor del doble más prevaleciente que la fragilidad (Carrillo et al., 2011).

La fragilidad y la sarcopenia en adultos mayores

Aunque no existe un total consenso en los alcances e implicaciones del concepto, la fragilidad o síndrome de fragilidad, consistente en el deterioro multisistémico, referido a una entidad clínica progresiva, resultado de la acumulación de efectos relacionados con el proceso de envejecimiento, la nutrición inadecuada y la disminución de la actividad física, común en adultos mayores; un padecimiento crónico geriátrico particularmente caracterizado por el aumento de la vulnerabilidad, el desarrollo de la dependencia funcional, la pérdida de peso, disminución de la fuerza y resistencia, presencia de cansancio, debilitamiento, marcha lenta y la consiguiente disminución de la actividad física; generalmente más común en mujeres y en pacientes con obesidad y/o diabéticos.

En cuanto a la fisiopatología del síndrome de fragilidad, se atribuye a múltiples alteraciones, ya sea de orden genético, como la comorbilidad es frecuente en los pacientes adultos mayores que, entre otros factores, están particularmente relacionadas con alteraciones en los sistemas inmune, endócrino y músculo esquelético, que suelen conllevar a estados de desnutrición crónica y pérdida de masa muscular. La fragilidad, a menudo, coexiste en pacientes con desnutrición o riesgo de ella, así como con otras enfermedades crónicas y agudas; toda vez que el paciente geriátrico frágil suele enfrentar dificultades de ingestión oral de nutrimentos, debido a estados de anorexia, con la consiguiente disminución del apetito, depresión, mala dentadura y aislamiento social, incrementando la severidad y progresión del padecimiento. No obstante la existencia de diversos procesos fisiológicos involucrados en la patogénesis de la fragilidad, quizá la más relacionada sea la sarcopenia, caracterizada por la disminución de la fuerza y la pérdida de masa muscular, igualmente asociada al proceso de envejecimiento.

Algunos de los criterios o factores de diagnóstico más importantes del síndrome de fragilidad son los siguientes: pérdida no intencionada de peso (>10 librasen el año precedente); sentimiento de agotamiento general o "estar exhausto"; debilitamiento (medida por fuerza de prehensión o cierre del puño); marcha o velocidad al caminar lenta y bajo nivel de actividad física o resistencia (menor de 400 calorías a la semana) (Carrillo et al., 2011).

La sarcopenia —etimológicamente derivada del vocablo griego *sarx*: carne y *peina*: pobreza— corresponde al síndrome geriátrico caracterizado por la pérdida gradual e involuntaria de la masa muscular esquelética y la consiguiente disminución de la fuerza, con incremento en las limitaciones funcionales y riesgos de padecimiento de discapacidad física y deterioro progresivo de la calidad de vida en personas adultas mayores. En cierto modo, se trata de un proceso inherente a la condición humana, teniendo en cuenta que "la potencia muscular tiende a alcanzar su máximo entre la segunda y la tercera década de la vida; se mantiene estable hasta los 45 y 50 años, y disminuye gradualmente a partir de entonces en un 12-15 por ciento cada década" (Gil, 2017: 1019); por lo que, dada su progresión sistemática, es una anomalía crónico degenerativa que, podría decirse, termina afectando "al 100 por ciento de los ancianos" (Gil, 2017). La sarcopenia, por la pérdida de la masa y fuerza muscular relacionada con el envejecimiento, es "un componente clave de la fragilidad" (Carrillo et al., 2011).

La sarcopenia es causada por diversos factores relacionados con el sistema nervioso central —causada por la pérdida de las neuronas motoras α (alfa) de la médula espinal—, el sistema músculo esquelético, el sistema endócrino y la nutrición inadecuada —con limitados o bajos aportes de proteína— y el estilo de vida, particularmente la inactividad física, al ser ésta la causante de la mayor y más rápida pérdida del tejido muscular, eventualmente compensada con incrementos progresivos de la masa grasa, con consecuencias sobre la capacidad funcional del organismo e incidencia sobre otras alteraciones o enfermedades metabólicas. En particular, la sarcopenia puede contribuir al incremento del riesgo de enfermedades crónicas como la osteoporosis y la diabetes mellitus tipo 2.

El estado nutricional es central en el mantenimiento y mejora de la fuerza muscular. Se sabe que tanto la fragilidad física como la sarcopenia se incrementan de manera natural con la edad; de ahí que su evolución podría ser atenuada o contrarrestada si se diagnostica a tiempo y se interviene oportuna y adecuadamente, individualizando el manejo y teniendo en cuenta los valores y preferencias del paciente (Tello-Rodríguez y Varela-Pinedo, 2016).

La intervención nutricional

Aún subsisten discrepancias en cuanto a las características del tratamiento nutricional más adecuado administrado a pacientes con sarcopenia y/o síndrome de fragilidad; no obstante, se ha logrado un mayor consenso en cuanto a los términos de las estrategias terapéuticas cuya utilidad han sido probadas en dichos pacientes, en los términos siguientes:

Aunque no se cuenta con evidencias determinantes que definan los beneficios del aumento de los requerimientos energéticos ante el diagnóstico de fragilidad, se asume como importante vigilar la ingestión de nutrientes en razón de 30 kcal/kg por día a fin de evitar la continuación del ciclo anorexia, sarcopenia, fragilidad y desnutrición, avalado por la Guía de Práctica Clínica, seguida en evaluación y manejo nutricional en el anciano hospitalario en México (Secretaría de Salud, 2012). La misma Guía incorpora la recomendación del uso de complementos orales a fin de mejorar o "mantener el estado nutricional en el paciente geriátrico frágil, sarcopénico o caquéctico", ya que, como se sabe, en los adultos mayores, mucho más que en los adultos jóvenes, cualquier pérdida de peso se traduce en una pérdida de masa muscular.

En cuanto a las estrategias para la prevención y tratamiento del paciente frágil, o con sarcopenia o riesgo de ella, el énfasis se ha puesto en la intervención nutricional, particularmente en el aumento de la ingesta de proteínas, en el uso de farmacéuticos y en el incremento de la actividad física (Gil, 2017). De ahí que, teniendo en cuenta que la tasa de catabolismo proteico es mayor en los adultos en edades avanzadas que en el resto de la población, sus necesidades proteicas son superiores, debiendo ser complementadas y/o suplementadas conforme al estado nutricional del paciente. Las consideraciones respecto al manejo nutricional enfatizan en el hecho de que muchos adultos mayores, en especial los pacientes frágiles, no consumen la cantidad de proteína mínimamente recomendable de 0.8 g/kg/día hasta llegar a 1.2 g/kg/día e incluso aumentada a 1.5 g/kg/día, dependiendo del estado y complicaciones del paciente, suficientes o necesarias para contrarrestar la pérdida de masa muscular (Gil, 2017; Carrillo et al., 2011; Burgos, 2006).

Se ha demostrado, además, que la síntesis de proteína muscular requiere de unos 30 g de ésta para asegurar su eficacia de dicho proceso metabólico; por lo que se recomienda que la ingesta de proteína sea distribuida uniformemente en cada comida; es decir, en el desayuno, la comida y la cena; y de ser necesario para alcanzar dicho requerimiento, eventualmente recurrir al empleo de suplementos, sin que ello implique la sustitución de la ingesta normal o cotidiana (Palop et al., 2015; Gil, 2017). La suplementación proteica es una opción de tratamiento a la que se debe y puede recurrir, a fin de contrarrestar la pérdida de masa muscular, pero sólo "como complemento de la dieta habitual y no como sustituta de la proteína natural que contienen los alimentos" (Palopet al., 2015: 1485).

El incremento en los niveles de aminoácidos disponibles aumenta el anabolismo proteico muscular (Burgos, 2006). Se ha demostrado que la mejora en el equilibrio de aminoácidos específicos y/o esenciales, como la glutamina, la leucina y otros aminoácidos ramificados, estimula el anabolismo proteico muscular en los pacientes adultos mayores, ya que, en particular, los aminoácidos esenciales —no producidos por el organismo— facilitan la síntesis muscular, con lo que se podría revertir el proceso de sarcopenia y catabolismo asociado a dicho padecimiento (Gil, 2017). Este efecto se relaciona con la acción directa de la leucina al inicio de la síntesis proteica muscular, y al aumentarse "la proporción de leucina en una mezcla de aminoácidos esenciales puede mejorar la respuesta anabólica muscular" (Palop et al., 2015: 1485). La leucina ha tenido efectos benéficos en particular en adultos jóvenes, al incrementar la masa libre de grasa, sobre todo cuando se aplica en combinación con el ejercicio o entrenamiento de resistencia. De ahí que la suplementación con proteína de suero de leche, con alto contenido de leucina, tenga efectos altamente favorables en pacientes adultos mayores.

La suplementación proteica no es suficiente. Existen múltiples evidencias de que el consumo de suplementos proteicos, aunado a un programa de actividad y resistencia física, ofrece mejores resultados, favoreciendo el anabolismo muscular y la fuerza del paciente. De ahí que las estrategias encaminadas a revertir o mejorar la pérdida muscular y la fuerza física con una mayor ingesta proteica y entrenamientos de resistencia, "han demostrado disminuir la prevalencia de sarcopenia y fragilidad, así como mejorar la fuerza y desempeño físico" (Carrillo et al., 2011); e inclusive, se han demostrado mayores beneficios cuando la administración de proteínas se realiza de forma integral, dentro o como parte del programa de acondicionamiento físico; dado que el "efecto facto facilitador es máximo en las primeras tres horas después de realizar ejercicio, por lo que la ingesta proteica debería recomendarse en este periodo" (Gil, 2017: 1021).

El entrenamiento físico con pruebas de resistencia en adultos mayores mejora la masa y fuerza muscular, el equilibrio —generalmente afectado en dichas personas, causante de caídas frecuentes— y la resistencia física; pero por lo ya indicado, no es suficiente; "el ejercicio físico debe ir acompañado de una ingesta proteica suficiente" (Burgos, 2006: 56). Los estudios han demostrado que la utilización de suplementos proteicos sin ejercicio no tiene eficacia en el incremento de la masa muscular; pero sí muestran importantes resultados benéficos cuando la suplementación se realiza en combinación con un programa de ejercicios de resistencia, continuado y acorde con las posibilidades del paciente.

En el tratamiento nutricional a pacientes con sarcopenia o fragilidad, juega un papel importante no sólo la cantidad, sino también la calidad de las proteínas, en cuanto a su densidad y sobre todo a la velocidad, rápida o lenta, de absorción. De ahí que, por ejemplo, el catabolismo proteico se inhiba menos cuando la fuente de proteína es vegetal, "resultando en una menor síntesis de proteína neta" (Burgos, 2006), que cuando su origen es animal; igualmente, hay "diferencias en la eficiencia proteica cuando se utilizan proteínas 'rápidas' o proteínas 'lentas'", conforme a la velocidad a la que son digeridas y absorbidos los aminoácidos por el intestino. De ahí que se aconseje la utilización de suplementos energéticamente "densos", con administración fraccionada y, por ejemplo, se privilegie la proteína del suero, que es más soluble y de absorción rápida y provechosa que la caseína, una proteína cuya absorción es lenta, menor y más prolongada.

Finalmente, cabe considerar que en las personas adultas mayores la obesidad y la sarcopenia pueden coexistir, dando lugar a situaciones clínicas extrañas y de mayores riesgos de complicaciones, en las que el descenso o pérdida de la masa libre de grasa, propia del padecimiento, coincide con el aumento de la masa grasa, por lo que a los efectos de la sarcopenia se suman los de la obesidad y sus consecuencias, frecuentemente ligadas a otros padecimientos, en lo que se ha dado en llamar "obesidad sarcopénica".

De lo anterior se deriva la importancia de adecuar el aporte de proteína a las necesidades o requerimientos metabólicos de los pacientes adultos mayores, en general, y particularmente a los afectados por el síndrome de fragilidad y sarcopenia, debido a sus efectos sobre la degradación de la masa muscular esquelética y la pérdida de fuerza; pero más que la cantidad, necesariamente incrementada en relación con los pacientes adultos mayores jóvenes y los adultos mayores sanos, es importante tener en cuenta la calidad de las proteínas suplementadas, con alto valor biológico, preferentemente ricas en aminoácidos esenciales que puedan mejorar la respuesta anabólica muscular, afectada por el padecimiento. En el mismo sentido, es de la mayor importancia asumir la suplementación de proteínas como complementaria y no como sustituto de la alimentación habitual; y tener en cuenta que, lejos de lo normalmente considerado, la suplementación de proteínas por sí sola no produce beneficios adicionales, ya que ésta sólo es posible en la medida que se integre a un programa de acondicionamiento físico de resistencia progresiva, acorde con las posibilidades del paciente, teniendo en cuenta que el aumento, aunque sea lento, de la masa y fuerza muscular tendrá efectos progresivos sobre la movilidad y el mantenimiento de la autonomía o independencia del paciente.

Suplementación de proteína en el paciente adulto mayor

La suplementación es relativizada conforme a los requerimientos, teniendo en cuenta la edad del paciente, si se trata de un adulto mayor joven o en edad muy avanzada, su condición sana o el padecimiento de base, así como posibles comorbilidades y/o complicaciones asociadas al padecimiento crónico degenerativo. De los textos considerados (Phillips, Chevalier y Heather, 2016 y Deutz et al., 2014, el cual recoge las recomendaciones de ESPEN, al respecto), se deriva una serie de indicaciones basadas y avaladas en evidencias, que replantean y actualizan muchas consideraciones anteriores, pero que afirman la importancia de las proteínas, como parte del aporte nutricional indicado a los pacientes adultos mayores, en general, ya sean sanos o con algún padecimiento asociado al proceso natural de envejecimiento. Algunas consideraciones que justifican la suplementación de proteínas como parte de la intervención nutricional de los pacientes adultos mayores, con las reservas a tener en cuenta, son las siguientes:

Con base en evidencias recientes, la pérdida gradual y progresiva de depleción y degradación de la masa muscular esquelética, así como la pérdida de fuerza y resistencia muscular, generalmente consideradas como "inevitables" del proceso de envejecimiento, han sido cuestionadas a partir de estudios recientes que, por el contrario, sugieren que tanto la disfunción mitocondrial como la sensibilidad reducida a la insulina y la pérdida de la resistencia física, más que estar inherente y solamente ligadas al envejecimiento, están relacionadas, al menos en parte, con la inactividad física y el aumento de la adiposidad; lo que atribuye a la nutrición y, particularmente, a la ingesta adecuada de proteínas en combinación con la actividad física de resistencia, un lugar de primera importancia en el mejoramiento de la función pulmonar de los pacientes adultos mayores. La combinación de las proteínas incluidas en la dieta habitual o suplementada de manera complementaria y el entrenamiento de resistencia progresiva, refuerzan los efectos que la intervención nutricional puede tener en las personas adultas mayores.

Las consideraciones en cuanto a los requerimientos de proteína y los ajustes propuestos al respecto resultan igualmente importantes, teniendo en cuenta el aumento del catabolismo en dichos pacientes y el hecho de que algunos requieren mayores aportes que otros, según la edad avanzada y los padecimientos y complicaciones asociadas a la vejez. Es necesario que ESPEN replantee el umbral de requerimientos mínimos de la ingesta diaria requerida de proteínas o asignación dietética recomendada en adultos mayores; anteriormente establecida en 0.7 o 0.8 g/kg/día; amentada a 1.0 y 1.2 g/kg/día en personas adultas mayores sanas y a 1.2 y 1.5 g/kg/día en pacientes adultos mayores desnutridos o en riesgos de desnutrición e, incluso, mayores aportes en pacientes con alguna enfermedad o lesión grave, e incorpora además la actividad física diaria basada en entrenamiento de resistencia como parte de las recomendaciones nutricionales indicadas a dichos pacientes.

Los adultos mayores, sobre todo quienes presentan algún padecimiento crónico o enfermedad inflamatoria, no sólo tienen mayores necesidades de proteína, a fin de compensar el metabolismo elevado resultado de las afecciones inflamatorias; por ejemplo en los casos de enfermedades como la insuficiencia cardíaca, la enfermedad pulmonar obstructiva crónica (EPOC) o la insuficiencia renal crónica (IRC), sino también derivado de ciertas alteraciones que conllevan la condición denominada "resistencia anabólica", que compromete el proceso normal de síntesis de proteínas, un fenómeno que limita el mantenimiento y la acumulación de la masa muscular esquelética, ya de por sí afectada por el catabolismo proteico ligado al envejecimiento e incrementada por el padecimiento crónico y/o complicaciones metabólicas. La disminución de la síntesis de proteínas musculares es de hecho el principal mecanismo que afecta la pérdida de la masa muscular esquelética, más que el aumento de la degradación de las proteínas musculares. Sobre ello, es importante la consideración que refuta la existencia de evidencias que confirmen, en particular, la supuesta relación entre las dietas altas en proteínas y sus efectos adversos, por ejemplo, en la enfermedad renal o la salud ósea del paciente.

En cuanto al aporte de proteína indicado en las personas o pacientes adultos mayores, además de la cantidad recomendada, necesariamente incrementada en relación con los pacientes adultos mayores jóvenes y los adultos mayores sanos, es importante tener en cuenta la calidad de las proteínas suplementadas, preferentemente con alto valor biológico y ricas en aminoácidos esenciales, como la leucina y la ß-hidroxi-ß metilbutirato (HMB) que pueden mejorar o revertir la respuesta anabólica muscular, afectada por el padecimiento crónico de base, generalmente incrementada por la existencia de anorexia y la consiguiente pérdida de apetito, así como limitaciones funcionales como la mala dentadura, entre otras. No obstante, es importante asumir la suplementación de proteínas como complementaria y no como sustituto de la alimentación habitual. La calidad de la proteína, así como la dosis por comida e, incluso, el momento de la ingestión son consideraciones importantes. La calidad y no necesariamente la cantidad o aumento del consumo de proteínas puede asegurar resultados óptimos en la reversión del deterioro metabólico del paciente asociado a su envejecimiento. En este sentido, es también importante la sugerencia sobre la distribución de la ingesta de proteínas por igual en cada comida —desayuno, comida y cena—, a fin de favorecer el metabolismo proteico. De ahí que, la cantidad o dosis de proteínas por comida, la calidad y el tiempo o momento de consumo, así como su distribución son factores clave que contribuyen a obtener mejores resultados.

Finalmente, me parece interesante enfatizar que la suplementación de proteínas por sí sola no produce los beneficios adicionales normalmente esperados, ya que ésta sólo es posible en la medida que se integre a un programa de acondicionamiento físico de resistencia progresiva, acorde con las posibilidades del paciente, que además de contribuir al incremento de la masa y fuerza muscular, incide en la mejora de la movilidad y el mantenimiento de la autonomía o independencia del paciente. En particular, la fragilidad física y la sarcopenia, estrechamente relacionadas, se pueden prevenir o revertir con la intervención basada en una mayor ingesta de proteínas acompañada del acondicionamiento físico. En este sentido, el consumo de suplementos proteicos, asumidos como complementos, en conjunto con el programa de resistencia física, puede conllevar mejoras sustantivas y prolongar la calidad de vida del paciente adulto mayor.

Disfagia

La disfagia refiere al síndrome geriátrico, definido por la progresiva pérdida, dificultad o incapacidad para la deglución, tanto de alimentos sólidos como líquidos desde la cavidad oral hasta el estómago, con alta prevalencia en los subgrupos de poblaciones adultas mayores y ancianas; mucho más marcada en ancianos institucionalizados. No se trata de una enfermedad, sino de un síntoma o conjunto de ellos, generalmente asociados a diversos padecimientos o enfermedades ligadas al proceso de envejecimiento natural de las personas. La disfagia corresponde a la dificultad o deterioro de la deglución, relacionada con trastornos motores u obstructivos del esófago. En términos generales, podría definirse como cualquier disrupción del proceso de deglución, que puede presentarse por alteraciones fisiológicas o anatómicas en la boca, la faringe, la laringe o el esófago. El riesgo de disfagia aumenta con la edad de las personas.

En cuanto a sus causas y características, la disfagia puede clasificarse en dos tipos: la mecánica y la neuromuscular o motora; la primera, con afectación principalmente en la deglución de alimentos sólidos (causada, por ejemplo, por la presencia de cuerpo extraño, la compresión intrínseca de un tumor esofágico o de otro tipo, etc.) y la segunda que, dependiendo del tipo de músculo afectado, puede ser clasificada como disfagia orofaríngea—con afectación del músculo estriado—, siendo ésta la más prevaleciente, o la disfagia esofágica —con alteraciones del músculo liso—. Ésta es originada por alteraciones que comprometen la estructura y funcionalidad del esófago. La disfagia orofaríngea corresponde a un trastorno de la motilidad gastrointestinal que provoca dificultad o imposibilidad para desplazar el bolo alimenticio con seguridad de la boca al esófago que, por consiguiente, puede entre otras de sus consecuencias, conllevar a aspiraciones traqueobronquiales. En particular, la alta prevalencia de la disfagia orofaríngea está asociada al envejecimiento, así como a ciertas patologías o enfermedades neurológicas, neurodegenerativas y cerebrovasculares frecuentes en edades avanzadas; como, por ejemplo, la enfermedad de Parkinson, pacientes con esclerosis lateral amiotrófica, enfermedad de Alzheimer, entre otros padecimientos neurológicos y/o cerebrovasculares. El padecimiento en dichos pacientes, generalmente con múltiples patologías, puede además asociarse a los efectos de los tratamientos farmacológicos que podrían interferir en el proceso de deglución por sus efectos secundarios, colaterales e interacciones, y tener efectos, por ejemplo, sobre la disminución de los niveles de conciencia y/o interfiriendo en los procesos de masticación y deglución del paciente.

El deterioro de la deglución tiene consecuencias directas e indirectas sobre el estado físico y nutricional del paciente anciano. En la medida que, asociado a dicha dificultad, la alimentación del paciente no cubra sus necesidades nutricionales, incrementa los riesgos de síndrome geriátrico de desnutrición, así como los riesgos de contraer infecciones respiratorias, tras la aspiración de alimentos sólidos o líquidos y la obstrucción de las vías aéreas; además de las consecuencias psíquicas y emocionales que podrían conllevar las alteraciones del estado nutricional y el cambio en las formas de alimentación. La disfagia tiene dos desenlaces funcionales principales: la aspiración —cuando la comida o líquidos entran en la vía aérea— y la acumulación de residuos en la garganta al realizar la deglución, con lo que aumentan los riesgos de atoramiento y aspiración y, consecuencia de ello, los riesgos de colonización y afectaciones bacterianas. La relación disfagia-desnutrición genera, así, un círculo vicioso: desnutrición-disfagia, teniendo en cuenta que múltiples músculos de la cabeza y el cuello intervienen simultáneamente en la deglución, y que, por consiguiente, una reducción en la masa y/o fuerza de dichos músculos, tiene o puede tener un impacto depresor en la función deglutoria. De ahí que, la sarcopenia —un síndrome geriátrico, caracterizado por la pérdida de fuerza o disminución de la masa muscular generalizada— se convierta en una potencial causa o factor coadyuvante de la disfagia; y que, si bien puede haber pacientes con sarcopenia y sin disfagia, y viceversa; también es frecuente la coexistencia de disfagia y sarcopenia o la "disfagia sarcopénica" en el paciente adulto mayor, sobre todo en edades avanzadas, con el agravante de ser raras veces bien diagnosticada.

De lo anterior se desprende la importancia de la valoración, el diagnóstico y el tratamiento nutricional oportuno y adecuado en la población adulta mayor institucionalizada o no, con o sin disfagia, dados los riesgos de malnutrición o desnutrición de dichos pacientes, ante el hecho de llevar una ingesta alimentaria inadecuada a causade las dificultades y limitaciones propias del padecimiento, o riesgo de éste, incrementados en situaciones o estados de sarcopenia. En dichos pacientes, en buena medida, la desnutrición es secundaria o resultante de la ingesta limitada de líquidos y alimentos. Cabe reiterar que la pérdida de peso en estos pacientes no sólo incrementa los riesgos de desnutrición, sino también los de infecciones oportunistas, lo que eventualmente conlleva un incremento de las complicaciones de los padecimientos de base, que pueden precipitar la muerte.

De ahí que, en términos generales, algunas de las recomendaciones relacionadas con el tratamiento nutricional básico en pacientes con disfagia, debe o debería contemplar las siguientes indicaciones:

- Realizar cambios en los hábitos alimentarios, sobre todo en la consistencia y textura de los alimentos, a fin de mantener un adecuado estado nutricional y una correcta hidratación, que permita o garantice una deglución segura, sin riesgo de aspiración, para evitar las infecciones de las vías respiratorias altas y bronconeumonías por aspiración.
- Adaptar la dieta a porciones más pequeñas y con mayor frecuencia, masticar bien y comer de manera más lenta, además de evitar alimentos "pegajosos", difíciles de tragar.

- En los pacientes con disfagia orofaríngea grave, en los que se hayan experimentado episodios previos de aspiración, deberá suspenderse la alimentación oral y valorar el soporte nutricional enteral por sonda.
- Es necesario vigilar y/o monitorear los requerimientos y suficiencia nutricional del paciente a fin de evitar la desnutrición o déficit nutricionales; teniendo en cuenta que los requerimientos calóricos y nutrimentales de los pacientes con disfagia en general no difieren de los que precisan las personas sanas de la misma edad y sexo, salvo que coexista —como generalmente ocurre— otras patologías o situaciones clínicas.
- Es importante incluir alimentos con alta densidad de nutrientes para cubrir las necesidades nutricionales con volúmenes menores, lo cual puede mejorarse mediante la indicación y adición de suplementos nutricionales.
- Es igualmente importante vigilar la hidratación, ofreciendo suficientes aportes de líquidos, teniendo en cuenta los requerimientos y el balance hídrico diario, pero, en muchos casos, evitando líquidos ligeros y privilegiando la viscosidad de estos, en función de la eficacia y la seguridad de la deglución del paciente con disfagia.

Psicopatología de la nutrición

La personalidad y nutrición

El trabajo interdisciplinario del profesional de la nutrición no sólo debe contemplar ramas de ciencias de la salud, como pueden ser la medicina, sino también ciencias de la conducta, ciencias sociales, ciencias duras, etc. La riqueza de poder analizar una problemática desde los muy diversos elementos que la comprenden no tiene igual. La interdisciplinariedad debe, en este sentido, diferenciarse de la multidisciplina, ya que la primera implica la capacidad de pensar y analizar el problema desde el entrecruzamiento de múltiples disciplinas, es decir, se crea un paradigma complejo; la multidisciplina, por el contrario, simplemente representaría la suma de muchas disciplinas, pero no impacta directamente el modo de concebir el problema en sí. El ser humano es un todo complejo bio-psico-social. Normalmente, esfuerzos como éste suelen estar enfocados a los aspectos biológicos y a los sociales (aunque de manera mínima), no obstante, cobra importancia la profundización en los aspectos psicológicos de la condición humana. Ciertas investigaciones nos ofrecen herramientas básicas, pero elementales para tratar a nuestros pacientes y entender sus problemas nutricionales desde un paradigma interdisciplinario, lo cual tendrá un impacto positivo no sólo en la manera de concebir el problema, sino en el análisis de sus causas, procesos y consecuencias.

El humanismo y la Gestalt superan la visión patologizadora del enfoque psicoanalítico; y la visión cuasi mecanicista de los enfoques conductuales. Comparto con los postulados de Perls el interés por la filosofía existencial, la fenomenología, el budismo Zen y el análisis del contexto histórico-social de la segunda mitad del siglo XX. Me parece un modelo esperanzador que permite analizar de manera teórica que el ser humano experimente emociones, o pueda tener esperanza, ser libre y disfrutar de su propia vida; enfatiza las posibilidades de crecimiento que experimenta el ser humano en el instante presente, poniendo énfasis en el aquí y ahora, en consonancia con el budismo y la meditación. Desde su paradigma casi todo se podía realizar y casi todo podía ocurrir. Supera un causalismo por un paradigma más complejo y multicausal. La Gestalt propone que el ser humano concibe su mundo de forma integral. La personalidad deriva de la interacción del individuo en el entorno; así, la personalidad no está determinada por hechos pasados exclusivamente y tampoco es inmutable, sino que se desarrolla debido a un cúmulo de experiencias que el ser humano constantemente integra en su vida.

Generalmente, los medios de comunicación tienen un impacto altamente negativo en la percepción que los sujetos tienen de sí mismos, al generar estándares poco realistas de cómo lucen los cuerpos bellos y saludables, se enaltece un valor poco realista de la juventud, la fuerza, la figura, etc. Al haber una proliferación mediática, los sujetos conciben que lo que circula en los medios es la realidad, generando una no-identificación que los lleva a sentirse fuera de la norma, "feos", "gordos", poco agradables estéticamente, débiles, etc. Estos discursos mediáticos llevan a muchos sujetos a patologías y desórdenes alimenticios, al intentar hacer absolutamente todo para lucir como sus estrellas o figuras de referencia mediáticas (por ejemplo, las súper modelos, con tallas casi raquíticas).

Trastornos alimenticios[1]

Trastorno	DSM IV- TR (2000)	DSM V (2014)
Trastornos por atracón	A) Episodios recurrentes de atracones: se caracterizan por las dos condiciones siguientes: 1) Ingesta, en un corto periodo (2 h) de una cantidad de comida definitivamente superior a la que la mayoría de la gente podría consumir en el mismo tiempo y bajo circunstancias similares. 2) Sensación de pérdida del control sobre la ingesta durante el episodio (sensación de no poder parar de comer). B) Los episodios de atracón se asocian a tres (o más) de los siguientes síntomas: 1) Ingestión mucho más rápida de lo normal. 2) Comer hasta sentirse desagradablemente satisfecho. 3) Ingesta de grandes cantidades de comida a pesar de no tener hambre. 4) Comer a solas para esconder su voracidad. 5) Sentirse a disgusto con uno mismo, depresión o gran culpabilidad después del atracón. C) Profundo malestar al recordar los atracones. D) Los atracones tienen lugar como medida, al menos dos días a la semana durante seis meses. E) El atracón no se asocia a estrategias compensatorias inadecuadas y no aparece exclusivamente en el trascurso de una anorexia o bulimia nerviosa.	A) Episodios recurrentes de atracones. Un episodio de atracón se caracteriza por los dos hechos siguientes. 1) Ingestión en periodo determinado (2 h) de una cantidad de alimentos que es claramente superior a la que la mayoría de las personas ingerirían en un periodo similar y bajo circunstancias parecidas. 2) Sensación de pérdida de control sobre lo que se ingiere durante el episodio (sensación de no poder parar de comer). B) Los episodios de atracón se asocian a tres (o más) de los siguientes síntomas: 1) Comer mucho más rápidamente de lo normal. 2) Comer hasta sentirse desagradablemente satisfecho. 3) Comer grandes cantidades de alimentos cuando no se siente hambre físicamente. 4) Comer sólo debido a la vergüenza que se siente por la cantidad que se ingiere. 5) Sentirse a disgusto con uno mismo, deprimido o muy avergonzado. C) Malestar intenso respecto a los atracones. D) Los atracones se producen, al menos una vez a la semana durante tres meses. El atracón no se asocia a la presencia recurrente de un comportamiento compensatorio inapropiado, como en la bulimia nerviosa, y no se produce exclusivamente en el trascurso de la bulimia o anorexia nerviosa. Especificar si: En remisión parcial: después de haberse cumplido con anterioridad todos los criterios para el trastorno de atracones, que se produce con una frecuencia media inferior a un episodio semanal durante un periodo continuado. En remisión total: después de haberse cumplido con anterioridad todos los criterios para el trastorno de atracones, no se ha cumplido ninguno de los criterios durante un periodo continuado.

1. Contenido resumido del cambio de DSM IV a DSM V, consultado en Vázquez Arévalo, R., López Aguilar, X., Ocampo Tellez-Girón, M. T. y Mancilla-Díaz, J. M. (2015, pp. 108-120).

Trastorno	DSM IV- TR (2000)	DSM V (2014)
Pica	A) Ingestión persistente de sustancias no nutritivas durante un periodo aproximado de un mes. B) La ingestión de sustancias no nutritivas es inapropiada para el nivel de desarrollo. C) La conducta ingestiva no forma parte de prácticas sancionadas culturalmente. D) Si la conducta ingestiva aparece exclusivamente en el trascurso de otro trastorno mental es de suficiente gravedad como para merecer atención clínica independiente.	A) Ingestión persistente de sustancias no nutritivas y no alimentarias durante un periodo mínimo de un mes. Los alimentos regurgitados se pueden volver a masticar, a tragar o se escupen. B) La regurgitación repetida no se puede atribuir a una afección gastrointestinal asociada u otra afección médica. C) El trastorno de la conducta alimentaria no se produce exclusivamente en el curso de la anorexia nerviosa, el trastorno de atracones o el trastorno de evitación o restricción de la ingesta de alimentos. D) Si los síntomas se producen en el contexto de otro trastorno mental son suficientemente graves para justificar atención clínica adicional.
Anorexia nerviosa	A) Rechazo a mantener el peso corporal igual o por encima del valor mínimo normal considerando la edad y talla. B) Miedo intenso a ganar peso o a convertirse en obeso, incluso estando por debajo del peso normal. C) Alteración de la percepción del peso o la silueta corporal, exageración de su importancia en la autoevaluación o negación del peligro que comporta el bajo peso corporal. D) En las mujeres, presencia de amenorrea (ausencia de al menos tres ciclos menstruales consecutivos). Especificar el tipo: Tipo restrictivo: durante el episodio de anorexia nerviosa el individuo no recurre a atracones ni purgas. Tipo purgativo: durante el episodio de anorexia nerviosa el individuo recurre a atracones y/o purgas.	A) Restricción de la ingesta energética con las necesidades, que conducen a un peso corporal significativamente bajo en relación con la edad, el sexo, el curso de desarrollo y la salud física. B) Peso significativamente bajo, se define como un peso que es inferior al mínimo normal, o en niños y adolescentes, al mínimo esperado. C) Miedo intenso a ganar peso, comportamiento persistente que interfiere en el aumento de peso, incluso manteniendo un peso por debajo de lo normal. D) Alteración en la forma en la que uno mismo percibe su propio peso o constitución, influencia impropia del peso o la constitución corporal en la autoevaluación, o falta persistente de reconocimiento de la gravedad del bajo peso corporal actual. Especificar tipo: Tipo restrictivo: durante los últimos tres meses, el individuo no ha tenido episodios recurrentes de atracones o purgas. Este subtipo describe presentaciones en las que la pérdida de peso es debida, sobre todo, a la dieta y/o al ejercicio excesivo. Tipo con atracones/purgas: durante los últimos tres meses, el individuo ha tenido episodios recurrentes de atracones y/o purgas. Gravedad actual: se basa en el imc de adultos. Leve: imc 17 kg/m2 Moderado: imc16- 16.99 kg/m2 Grave: imc 15-15.99 kg/m2 Extremo: imc 15 kg/m2

Trastorno	DSM IV- TR (2000)	DSM V (2014)
Bulimia nerviosa	A) Presencia de atracones recurrentes. B) Conductas compensatorias inapropiadas, de manera repetida, con el fin de no ganar peso, como la provocación del vómito, uso excesivo de laxantes, diuréticos, enemas u otros fármacos, ayuno y ejercicio excesivo. C) Los atracones y las conductas compensatorias inapropiadas tienen lugar, como promedio, al menos dos veces a la semana durante un periodo de tres meses. D) La autoevaluación está exageradamente influida por el peso y la silueta corporal. E) La alteración no aparece exclusivamente en el transcurso de la anorexia nerviosa. Especificar tipo: Tipo purgativo: durante el episodio de la bulimia nerviosa, el individuo se provoca regularmente el vómito o usa laxantes, diuréticos o enemas en exceso. Tipo no purgativo: durante el episodio de bulimia nerviosa, el individuo emplea otras conductas compensatorias inapropiadas, como el ayuno o el ejercicio intenso, pero no recurre regularmente a provocarse el vómito ni usa laxantes, diuréticos o enemas en exceso.	A) Episodios recurrentes de atracones. B) Comportamientos compensatorios inapropiados recurrentes para evitar el aumento de peso, como el vómito autoprovocado, el uso incorrecto de laxantes, diuréticos u otros medicamentos, el ayuno o el ejercicio excesivo. C) Los atracones y los comportamientos compensatorios inapropiados se producen, de promedio, al menos una vez a la semana durante tres meses. D) La autoevaluación se ve indebidamente influida por la constitución y el peso corporal. E) La alteración no se produce exclusivamente durante los episodios de anorexia nerviosa. Especificar si: En remisión parcial: después de haberse cumplido con anterioridad todos los criterios para la bulimia nerviosa, algunos, pero no todos los criterios se han cumplido durante un periodo continuado. En remisión total: después de haberse cumplido con anterioridad todos los criterios para la bulimia nerviosa, no se ha cumplido alguno de los criterios durante un periodo continuado.

Trastorno	DSM IV- TR (2000)	DSM V (2014)
Trastorno de evitación/ restricción de la ingesta de alimentos	Trastorno de la ingestión alimentaria de la infancia o la niñez: A) Alteración de la alimentación manifestada por una dificultad persistente para comer de manera adecuada, con incapacidad significativa para aumentar de peso o con pérdidas significativas de peso durante por lo menos un mes. B) La alteración no se debe a una enfermedad gastrointestinal ni a otra enfermedad médica asociada (p.ej., reflujo esofágico). C) El trastorno no se explica mejor por la presencia de otro trastorno mental (p.ej., trastorno de rumiación) o por la no disponibilidad de alimentos. D) El inicio es anterior a los 6 años de edad.	A) Trastorno de la conducta alimentaria y de la ingesta de alimentos (p.ej., falta de interés aparente por comer o alimentarse; evitación a causa de las características organolépticas de los alimentos; preocupación acerca de las consecuencias repulsivas de la acción de comer) que se pone de manifiesto por el fracaso persistente para cumplir las adecuadas necesidades nutritivas y/o energéticas asociadas a uno (o más) de los hechos siguientes: 1. Pérdida de peso significativa (o fracaso para alcanzar el aumento de peso esperado crecimiento escaso en los niños). 2. Deficiencia nutritiva significativa. 3. Dependencia de la alimentación enteral o de suplementos nutritivos por vía oral. 4. Interferencia importante en el funcionamiento psicosocial. B) El trastorno no se explica mejor por la falta de alimentos disponibles o por una práctica asociada culturalmente aceptada. C) El trastorno de la conducta alimentaria no se produce exclusivamente en el curso de la anorexia nerviosa o la bulimia nerviosa, y no hay pruebas de un trastorno en la forma en que uno mismo experimenta el propio peso o constitución. El trastorno de la conducta alimentaria no se puede atribuir a una afección médica recurrente o no se explica mejor por otro trastorno mental. Cuando el trastorno de la conducta alimentaria se produce en el contexto de otra afección o trastorno, la gravedad de ese trastorno excede a la que suele asociarse a la afección o trastorno y justifica la atención clínica adicional. Especificar si: En remisión: después de haberse cumplido con anterioridad todos los criterios para los trastornos de la conducta alimentaria y de la ingesta de alimentos, los criterios no se han cumplido durante un periodo continuado.

Trastorno	DSM IV- TR (2000)	DSM V (2014)
Rumiación	A) Regurgitaciones y nuevas masticaciones repetidas de alimento durante un periodo de por lo menos un mes después de un periodo de funcionamiento normal. B) La conducta en cuestión no se debe a una enfermedad gastrointestinal ni a otra enfermedad médica asociada (p. ej., reflujo esofágico). C) La conducta no aparece exclusivamente en el transcurso de una anorexia nerviosa o de una bulimia nerviosa. Si los síntomas aparecen exclusivamente en el transcurso de un retraso mental o de un trastorno generalizado del desarrollo, son de suficiente gravedad como para merecer atención clínica independiente.	A) Regurgitación repetida de alimentos durante un periodo mínimo de un mes. Los alimentos regurgitados se pueden volver a masticar, a tragar o se escupen. B) La regurgitación repetida no se puede atribuir a una afección gastrointestinal asociada u otra afección médica (p.ej., reflujo esofágico, estenosis pilórica). C) El trastorno de la conducta alimentaria no se produce exclusivamente en el curso de la anorexia nerviosa, la bulimia nerviosa, el trastorno de atracones o el trastorno de evitación/restricción de la ingesta de alimentos. Si los síntomas se producen en el contexto de otro trastorno mental (p. ej., discapacidad intelectual [trastorno del desarrollo intelectual] u otro trastorno del neurodesarrollo), son suficientemente graves para justificar atención clínica adicional. Especificar si: En remisión: después de haberse cumplido con anterioridad todos los criterios para el trastorno de rumiación, los criterios no se han cumplido durante un periodo continuado.

Trastorno	DSM IV- TR (2000)	DSM V (2014)
Otro trastorno de la conducta alimentaria o de la ingesta de alimentos especificados	Trastornos de la conducta alimentaria no especificado. Refiere a los trastornos de la conducta alimentaria que no cumplen los criterios para ningún trastorno de la conducta alimentaria específica. Algunos ejemplos son: A) En mujeres se cumplen todos los criterios diagnósticos para la anorexia nerviosa, pero las menstruaciones son regulares. B) Se cumplen todos los criterios diagnósticos para la anorexia nerviosa excepto que, a pesar de existir una pérdida de peso significativa, el peso del individuo se encuentra dentro de los límites de la normalidad. C) Se cumplen todos los criterios diagnósticos para la bulimia nerviosa, con la excepción de que los atracones y las conductas compensatorias inapropiadas aparecen menos de dos veces por semana o durante menos de tres meses. D) Empleo regular de conductas compensatorias inapropiadas después de ingerir pequeñas cantidades de comida por parte de un individuo de peso normal (p. ej., provocación del vómito después de haber comido dos galletas). E) Masticar y expulsar, pero no tragar, cantidades importantes de comida.	Aplica a presentaciones en las que predominan los síntomas característicos de un trastorno de la conducta alimentaria o de la ingesta de alimentos que causan malestar clínicamente significativo o deterioro en lo social, laboral u otras áreas importantes del funcionamiento, pero que no cumplen todos los criterios de ninguno de los trastornos de la categoría diagnóstica de los trastornos de la conducta alimentaria o de la ingesta de alimentos. Algunos ejemplos de presentaciones que se pueden especificar utilizan la designación "otro especificado", y son los siguientes: A) Anorexia nerviosa atípica: se cumplen todos los criterios para la anorexia nerviosa, excepto que, a pesar de la pérdida de peso significativa, está dentro o por encima del intervalo normal. B) Bulimia nerviosa (frecuencia de baja y/o duración limitada): se cumplen todos los criterios para la bulimia nerviosa, excepto que los atracones y los comportamientos compensatorios inapropiados se producen, en promedio, menos de una vez a la semana y/o durante menos de tres meses. C) Trastorno de atracón (frecuencia baja y/o duración limitada): se cumplen todos los criterios para el trastorno de atracones, excepto que los atracones y los comportamientos compensatorios inapropiados se producen, en promedio, menos de una vez a la semana y/o durante menos de tres meses. D) Trastorno por purgas: comportamientos de purgativas recurrentes para influir en el peso o la constitución (p. ej., vómitos autoprovocados, uso incorrecto de laxantes, diuréticos u otros medicamentos) en ausencia de atracones. Síndrome de ingesta nocturna de alimentos: episodios recurrentes de ingesta de alimentos por la noche, que se manifiesta por la ingesta de alimentos al despertar del sueño o por un consumo excesivo de alimentos después de cenar. Existe consciencia y recuerdo de la ingesta. La ingesta nocturna de alimentos no se explica mejor por influencias externas, como cambios en el ciclo de sueño-vigilia del individuo o por normas sociales locales. La ingesta nocturna de alimentos causa malestar significativo y/o problemas del funcionamiento. El patrón de ingesta alterado no se explica mejor por el trastorno de atracones u otro trastorno mental, incluso el consumo de sustancias, y no se puede atribuir a otro trastorno clínico o a un efecto de la medicación.

Trastorno	DSM IV- TR (2000)	DSM V (2014)
Vigorexia	Este trastorno no aparece en ninguna de las dos semiologías. A) Se trata de una adicción al ejercicio. B) Trastorno obsesivo compulsivo con pensamientos constantes acerca de la necesidad de ejercitarse. C) Trastorno de la conducta alimentaria. D) Trastorno en el que el sujeto percibe incorrectamente su propia imagen. E) La cantidad de tiempo que el individuo invierte al ejercicio puede entorpecer sus actividades sociales, académicas o laborales.	
Ortorexia	Este trastorno no aparece en ninguna de las dos semiologías. A) Este trastorno fue descrito por primera vez en 1997 y afecta por igual a hombres y mujeres, precisó Gilda Gómez Peresmitré, de la Facultad de Psicología de la unam. B) Quienes la padecen, sólo buscan consumir alimentos orgánicos, de origen natural. C) Es la patología más reciente que existe. D) Son personas que están constantemente preocupadas por su peso y constitución corporal.	

Ética y bioética

Los Derechos Humanos, la salud y el bienestar

Los Derechos Humanos son un conjunto de principios, normas y preceptos generales, reconocidos social y jurídicamente, sobre el individuo como persona, orientados a garantizar su realización y desarrollo de manera digna, integral y armónica en relación con los demás, bajo principios de igualdad, libertad y respeto recíproco. Los derechos humanos están legalmente establecidos en la Declaración Universal de Derechos Humanos de las Naciones Unidas, proclamada en 1948, en el entorno inmediatamente posterior a la Segunda Guerra Mundial, conformada por 30 artículos; son integrantes todos los países del mundo que la suscriben mediante su adhesión directa o indirecta, a través de sus constituciones políticas y leyes particulares, así como a través de la suscripción de tratados y convenios internacionales cuya aplicación resulta obligatoria para cualquier autoridad en el ámbito particular de su competencia.

Los Derechos Humanos refieren a principios universales de reconocimiento sobre derechos y obligaciones bajo la máxima de que "todas las personas son iguales" en tanto que son seres humanos y, como tales, disponen de derechos humanos comunes aplicables a todas las personas sin distingo de sexo (u orientación sexual), edad, raza, nacionalidad, nivel socioeconómico, religión u orientación ideológica y política, o cualquier otra característica o cualidad de las personas. De ahí que dichos derechos sean indivisibles —inherentes a la persona, en cuanto derivan de su dignidad y condición humana—, sean socialmente interdependientes —es decir que su ejercicio está en relación con el otro o los otros y suponen el respeto y cumplimiento recíproco—, además de ser inalienables e indivisibles —en el sentido de que no pueden ser renunciables, transferibles, enajenados, vulnerados, violentados o desconocidos—; asimismo, deben ser reconocidos, respetados, salvaguardados, protegidos y promovidos por el Estado y las instituciones y consagrados en leyes en todos los países y circunstancias de convivencia humana.

Estos derechos, que suponen también obligaciones, se clasifican de acuerdo con la naturaleza, origen, contenido o materia a la que se refieren. De ahí que, en primera instancia, el primer derecho humano sea el derecho a la vida e integridad de la persona, lo que supone derechos a no ser excluido ni discriminado en la persona, grupo social o nacionalidad u otra condición individual o colectiva; derecho a ser libre, sin más restricciones que las que establece o impone la ley en las circunstancias particulares; a ejercer derechos personales como las decisiones sobre el cuerpo, que no comprometan la vida, así como a la orientación sexual; derecho a la seguridad, libre de violencia de cualquier tipo o género; derecho a ejercer libertades civiles, políticas y religiosas —como el derecho a la organización, a pertenecer a partidos políticos u otra asociación civil o política o de credo; derechos económicos, sociales y culturales, como el derecho a disponer de un trabajo, a la educación, a la conformación de una familia, a la opinión pública e información y, entre muchos otros, el derecho a discernir y no ser coaccionado, obligado o sancionado por sus creencias y valores.

El derecho de disponer de condiciones de vida digna, con empleo e ingresos justos y acceso a servicios de seguridad social y salud que garanticen condiciones de bienestar, es un derecho humano, que es amplia y sistemáticamente vulnerado en México, como en muchos países del mundo. La estigmatización que realizan los medios de comunicación sobre patrones de vida a seguir, así como del ideal estético de los cuerpos, descontextualizados de la cultura, valores e identidades, vulneran los derechos de las personas en sus creencias y modos de vida. El derecho a decidir libremente en los procesos electorales, libre de coacción y engaños. La discriminación de la que son objeto los viejos, por el hecho de ser viejos, en una sociedad cada vez más envejecida, pero con ideales estereotipados sobre la "belleza" y juventud de las personas. El derecho del que han sido despojados muchos jóvenes a acceder a trabajos dignos y contar con condiciones laborales mínimas que les garanticen mejores condiciones de bienestar y seguridad en sus proyectos personales y familiares futuros, entre muchas otras situaciones, violentan y vulneran más de uno de sus derechos humanos básicos como individuos y como colectivo social.

Implicaciones y dilemas éticos en la práctica e intervención de los profesionales de la salud

El alivio al dolor como un derecho humano

En este escenario se plantean dilemas éticos y/o bioéticos de suma importancia para los profesionales en la salud, frente a la posibilidad de que los mismos se rehúsen a proveer tratamientos sobre los cuales tienen objeciones morales y/o religiosas. De igual manera, entra en discusión lo que Brennan y Cousins (2005) han llamado "el alivio del dolor como un derecho humano". Algunos elementos de estas discusiones giran principalmente en torno a las creencias de que, por un lado, los profesionales de la salud no deberían participar de tratamientos ante los cuales tienen objeciones morales; pero, por el otro, que los pacientes deberían tener acceso a tratamientos legales incluso en situaciones en que sus médicos presenten objeciones morales. Ciertos autores sugieren que este tipo de conflictos "representan la última lucha en relación con la religión en América" (Charo en Curlin, Laurence, Chin y Lantos, 2007: 594) y critican a quienes defienden "un derecho sin restricciones a una autonomía personal mientras mantienen un control monopólico sobre un bien público". Otros autores, como Savulescu, toman posturas más fuertes, argumentando que "la conciencia de un médico tiene poco lugar en la práctica médica moderna" y que "si la gente no está preparada para ofrecer cuidado legalmente permitido, eficiente y benéfico a un paciente debido a conflictos con sus valores, entonces no deberían ser médicos" (Savulescu en Curlin et al., 2007: 594). Así, surgen preguntas como las siguientes: ¿es ético para los profesionales de la salud manifestar sus objeciones a los pacientes? ¿Los profesionales de la salud deberían tener derecho a rehusarse a discutir, proveer o referir a los pacientes para intervenciones médicas ante las que tienen objeciones morales?

En el alivio del dolor como un derecho humano, Brennan y Cousins plantean múltiples interrogantes en torno al alivio del dolor, partiendo de la siguiente pregunta: "¿Es la afirmación del derecho de los pacientes al alivio del dolor una recomendación médica, una convicción moral o una disposición legal?" (Brennan y Cousins, 2005:17). Una respuesta podría darse a través de la defensa de la salud como un derecho humano universal; así, por ejemplo, en la Declaración Universal de los Derechos Humanos, el Pacto Internacional de Derechos Civiles y Políticos; el Pacto Internacional de Derechos Económicos, Sociales y Culturales; la Convención Americana sobre Derechos Humanos, conocida como "Pacto de San José"; el Protocolo Adicional a la Convención Americana sobre Derechos Humanos, en Materia de Derechos Económicos, Sociales y Culturales, conocido como "Protocolo de San Salvador"; la Declaración Universal sobre Bioética y Derechos Humanos; la Convención única sobre Sustancias Controladas, etcétera, donde se defiende el derecho al disfrute del "más alto nivel de salud física y mental"; y de donde podría derivarse que el derecho al alivio del dolor está implícito en la defensa al derecho de la salud, misma que la Organización Mundial de la Salud definió en 1949 como "un estado de completo bienestar físico, mental y social, y no sólo la ausencia de enfermedad o dolencia" (Brennan y Cousins, 2005: 18). También destaca la Declaración de Lisboa sobre Derechos del Paciente, donde se proclamó el derecho a morir con dignidad; o la Declaración sobre la Atención Médica al Final de la Vida.

Si se supone que el derecho al alivio del dolor se deriva del derecho a la salud surgen dos cuestiones principales: ¿puede una persona o un grupo de ellas alegar que no se ha respetado su derecho al alivio del dolor?, y ¿por qué medios puede conseguir la Organización de las Naciones Unidas que los servicios nacionales de salud proporcionen un alivio adecuado del dolor? Si bien no se pueden interponer recursos legales en relación con la primera de las interrogantes, sí existen antecedentes sobre los cuales las personas pueden apoyarse para pedir que este derecho les sea respetado y que, a la vez, sirven como referentes para mecanismos mediante los cuales los servicios nacionales de salud proporcionen este tipo de asistencia. Por ejemplo, en 1997, en dos casos legales en Estados Unidos, el Tribunal Supremo declaró su apoyo a la existencia de un derecho constitucional a recibir cuidados paliativos adecuados y sugirió que los estados deberían velar por la protección de ese derecho. Así, el juez Souter "estimó que, si los estados se negasen a abordar estas cuestiones, podrían ser culpados de 'negligencia legislativa'"; mientras que el juez Breyer argumentó que dichos estados "infringirían directamente el derecho a morir con dignidad", lo que debe implicar "prestar asistencia médica y evitar todo sufrimiento físico intenso innecesario" (Brennan y Cousins, 2005: 19).

Otros ejemplos pueden encontrarse en la Ley de Tratamientos Médicos de 1994 del Territorio de la Capital Australiana, así como la Ley de Consentimiento del Tratamiento Médico y Cuidados Paliativos de 1995 de Australia del Sur, o en un protocolo elaborado por el Consejo Médico de California. Algunos de los aspectos fundamentales que se tratan en estos instrumentos son: la declaración explícita del derecho a una analgesia adecuada, la obligación de los médicos a escuchar y responder razonablemente a la descripción que el paciente haga de su dolor, la inmunidad en la prestación del alivio necesario del dolor frente a posibles responsabilidades legales, la obligación de los médicos que no sepan o no quieran garantizar una analgesia adecuada a remitir a sus pacientes a otros médicos con los conocimientos necesarios y la obligatoriedad de la formación médica continua en el manejo del dolor (Brennan y Cousins, 2005: 20). No obstante, estos investigadores contemplan otros riesgos en torno a su propuesta, entre los que destacan el que los pacientes puedan creer que tienen el derecho legal a exigir el tratamiento analgésico que ellos consideren ideal u oportuno, o que crean que existe la posibilidad de aliviar absolutamente todos los dolores, mientras que esto no es (o sea) posible. Como bien señalan Saruwatari y Siqueiros-García (2012), estas discusiones son importantes ante un escenario en que el abuso de drogas y la acción fraudulenta de ciertos médicos en relación con la prescripción de sustancias controladas intentan ser vigiladas por los gobiernos, pero que en el mismo movimiento afectan a médicos que adecuadamente han prescrito opioides o morfina.

En 2011, la Asociación Médica Mundial emitió la Resolución sobre el Acceso a un Tratamiento Adecuado del Dolor, en las que detallan las principales razones por las que el dolor no es tratado adecuadamente: 1) Limitación al acceso de medicamentos para el dolor; 2) Falta de unidades de tratamiento del dolor; 3) Falta de educación o conocimiento de los profesionales de salud en la evaluación y tratamiento; 4) Trivialización del impacto de los factores psicoemocionales en casos de dolor crónico, y 5) Discriminación en los servicios hospitalarios (Saruwatari y Siqueiros-García, 2012). Según el estudio de Curlin et al. (2007) con médicos de Estados Unidos, 14 por ciento no cree que estén obligados a proveer información a sus pacientes sobre tratamientos médicos disponibles que consideren objetables, mientras que 29 por ciento no consideran que tienen obligación de referir a los pacientes a otros profesionales de la salud que puedan practicar dichos tratamientos. Según el estudio, los prejuicios de los profesionales de la salud están asociados significativamente con sus inclinaciones religiosas, el sexo y las creencias acerca de prácticas clínicas moralmente controversiales; resultado: las mujeres son las más dispuestas a brindar apoyo en estas circunstancias.

El dilema ético y bioético

La asistencia clínica y hospitalaria en los casos en los que la situación de estrés del paciente se encuentra en umbrales próximos a la muerte complejiza la intervención médica, toda vez que normalmente activa un conjunto de valores y creencias más allá de las exigencias que pudieran normar su accionar en uno u otro sentido. Las decisiones pueden variar en relación con muchos factores no sólo personales, sino también del contexto social y sociocultural, así como del entorno institucional desde el cual se interviene. El dilema ético y bioético en dichas circunstancias, en cuanto a las posibilidades de actuación e intervención en uno u otro sentido, es altamente complejo, dado que compromete diversos factores más allá de la normatividad, de la voluntad del paciente y de las consideraciones éticas de los profesionales de la salud e, inclusive, de los protocolos clínicos de atención.

En muchas ocasiones se podría presentar una actitud "paternalista" por parte de los profesionales de la salud, basada en la suposición de que ellos saben mejor qué es lo más convenientes para sus pacientes y que pueden, en consecuencia, tomar decisiones sin la obligación de informarles sobre los hechos, alternativas o riesgos. Esta visión, no obstante, podría resultar duramente criticada por violar el derecho de los pacientes a la autodeterminación legítima, en cuanto refieran y pudieran apelar a un derecho humano, el de afrontar su situación y defender el derecho a una muerte digna. Una opción opuesta a dicho paternalismo clínico sería la defensa absoluta de la autonomía del paciente, lo que reduciría al profesional de la salud a un mero proveedor de servicios que debe ofrecer una gama de posibilidades ante las que el paciente decidirá libremente, con todas las implicaciones que ello conllevaría. No obstante, ambas posturas han sido criticadas porque reducen o nulifican la agencia moral y la responsabilidad de los médicos. De ahí que lo que parece corresponder sea apelar a un modelo intermedio, entre el paternalismo y la autonomía, que implique un diálogo abierto y consciente en relación con las múltiples opciones y tratamientos posibles.

SEGUNDA PARTE
CASOS CLÍNICOS Y PRÁCTICOS

Caso práctico[2]

Interpretación de las mediciones antropométricas. Evaluación clínica nutricional del paciente hospitalizado

Datos del paciente

Sexo: femenino; edad: 25 años; peso actual: 54.6 kg; peso habitual: 58 kg hace 6 meses; talla: 151 cm; CMB: 28cm, circunferencia muñeca: 15 cm, anchura de codo: 6.1 cm, PCT: 20 mm; PCB: 10 mm; PCSE: 23 MM; PCSI: 22 mm; cintura: 80 cm; cadera: 102 cm.

Cálculo e interpretación

Índice	Fórmula	Resultado	Interpretación
Índice de Masa Corporal	imc = Peso (kg) / Estatura (m2)	23.94	Peso dentro del rango normal, según la oms (Bernal, Gaytán y Torres, 2015).
Peso teórico	Método rápido: pt = (Talla en cm / 2)-25 pt = (Talla en m)2 *21.5	50.05 49.0	Peso aceptable. Está dentro del rango de su peso ideal.
% Peso teórico	% pt = (Peso actual / Peso teórico) * 100	108.12	Normal. Dentro del rango de normalidad. Aceptable (Suverza, 2010).
% Peso habitual	%ph = (Peso actual *100) / Peso habitual	94.14	Normal. Aceptable. (Luna, Cuello, Pascacio y Bezares, 2014).

2. Tomado y desarrollado en el marco del Curso de Evaluación Clínica y Nutricional del Paciente Hospitalizado, impartido por la profesora Daniela Rubio Mendoza, en la Maestría en Nutrición Clínica, Universidad Monter, enero 2018.

Índice	Fórmula	Resultado	Interpretación
% Pérdida de peso	pcp = [(Peso habitual - Peso actual) * 100 / Peso habitual]	5.86 en 6 meses	Pérdida no significativa. Aceptable. Pérdidas significativas son > 10 por ciento (Luna, Coello, Pascacio y Bezares, 2014).
Índice Cintura-Cadera	icc = Cintura (cm) / Cadera (cm)	0.78	Límite inferior teórico. Riesgo moderado (no inmediato) de diabetes, hipertensión y enfermedades cardiovasculares. Distribución ginecoide (Forma de pera).
Índice Cintura-Talla	ict= Cintura (cm) / Talla (m)	52.98	Cercano al promedio para población mexicana. (Punto de corte para las mujeres >= 53.5).
Complexión Radio	CoC = Talla (cm) /Circunferencia de muñeca (CMu) (cm)	10.06	Complexión mediana. En mujeres: > 10.4 = pequeña; entre 9.6 y 10.3 mediana y grande <9.6 (Suverza, 2010).
Complexión anchura de codo según edad y sexo	Rango teórico en tabla: 5.7–6.8	6.1 cm	Complexión mediana (Bernal, Gaytán y Torres, 2015).
Complexión Anchura de codo según talla, sexo y edad	ac = (Diámetro humeral (mm) / talla (cm)) * 100	40.39	Complexión grande (Bernal, Gaytán y Torres, 2015).
Pesoteórico según circunferencia de muñeca	ptcm = Talla (cm) / Contorno de la muñeca (cm)	10.07	Está dentro del rango normal o mediana (en mujeres entre 9.9 y 10.9). (Metropolitan Life Insurance Company, 1983).
Circunferencia media del brazo	Medida del contorno del brazo	280 mm	Valor normal de la circunferencia del brazo. Entre los percentiles 50 y 75. Masa muscular en rango medio (Suverza, 2010).
Área muscular braquial disponible	amb (cm2) = ((cb - (Pi * pct))2 / 4Pi)–6.5	37.53 cm2	Área muscular del brazo sin hueso. Valor superior a 32 cm2, superiores al del percentil 90. Indicador de malnutrición por exceso.

Índice	Fórmula	Resultado	Interpretación
Evaluación de un solo pliegue pct	Pliegue cutáneo del tríceps o tricipital (pct)	20 mm	Valor normal. Valor muy cercano a 21 mm, correspondiente al percentil 50. Masa grasa promedio.
Evaluación de un solo pliegue PCSE	Pliegue cutáneo subescapular (pcse)	23 mm	Masa percentil mayor a 75, entre éste y 90. Grasa subescapular excedida.
Sumatoria de dos pliegues pct + pcse	(pct + pcse)	43 mm*	

Fuente: elaboración propia.

Posibles problemas nutricionales del paciente

La paciente registra un peso normal, conforme al IMC. La pérdida de peso voluntario o involuntario (no indicadas las causas) hace pensar que le favoreció en algunas de las valoraciones antropométricas. Se trata de una persona de complexión mediana considerando radio o circunferencia de muñeca y anchura de codo en función de su edad y sexo, así como el peso teórico según el contorno de muñeca y circunferencia media del brazo; pero de complexión grande si se tiene en cuenta su talla, además de presentar un área muscular braquial superior al rango normal. Su condición hace suponer que algunos de los valores antropométricos desfavorables presentados, derivan de sus características morfológicas hereditarias muy particulares; por ejemplo, la distribución ginecoide la hace propensa a la acumulación de tejido adiposo sobre todo en los glúteos y piernas; pero también, su área muscular braquial extendida y sus niveles de grasa en los pliegues cutáneos subescapular, puede ser tomado como un indicador de malnutrición por exceso.

Algunos aspectos y factores nutricionales a considerar son los siguientes: paciente con riesgo a presentar Síndrome Metabólico. Propensión hereditaria y riesgo sistemático de acumulación de grasa. Régimen alimentario posiblemente desbalanceado, excedido en la ingesta de carbohidratos y lípidos saturados, y deficiente en proteínas. Factores que incidieron en su pérdida de peso en los seis meses anteriores (nutrimentales y/o actividad física). Riesgo de enfermedades asociadas al sobrepeso. Valoración clínica nutricional interdisciplinaria y complementaria bioquímica de laboratorio.

Diagnóstico antropométrico

Paciente femenino de 25 años con peso actual de 54.6 kgy talla de 1.51 metros; índice de masa corporal de 23.9, dentro del rango normal; peso teórico (ideal) de 50.5 kg, aceptable, y porcentaje del peso mismo de 108.1, en rango de normalidad; peso habitual de 58 kg seis meses atrás, con pérdida de peso no significativa, también dentro de los niveles normales, sin indicarse las causas. De complexión corporal mediana, según circunferencia de muñeca (radio) de 10.1 como índice cintura-talla de 53.0, dentro de rango promedio de la población mexicana (aunque en el límite del punto de corte); e índice cintura-cadera en el límite inferior teórico del valor normal de 078, con riesgo metabólico no inmediato, y distribución ginecoide (Síndrome ginecoide), lo que muestra su propensión a la acumulación de grasa en los muslos y glúteos. Su peso teórico según su circunferencia de muñeca es de 10.1, dentro de lo normal, correspondiente a una mujer mediana. Complexión según anchura de codo, edad y sexo también mediana, de 6.1 cm. Considerando la talla su complexión es grande. Con circunferencia media del brazo de 280 mm, valor normal entre los percentiles 50 y 75. Registra un área muscular braquial o área muscular del brazo sin hueso de 37.3 cm² (valor superior a 32 cm² superior al del percentil 90), un indicador frecuente de malnutrición por exceso alimentario.

Las valoraciones antropométricas en función de las reservas o depósitos de grasa medido a través del grosor de los pliegues corporales apuntan en el mismo sentido: se trata de una persona en estado de sobrepeso y latente obesidad y, consiguientemente, en riesgo de síndrome metabólico. Su pliegue cutáneo tricipital (PCT), indicador de la distribución de grasa periférica, es de 20 mm, dentro de los niveles normales o promedios; pero el pliegue cutáneo subescapular (PCSE), con valor de 23 mm, es un indicador de la concentración de las grasas a las áreas centrales y/o viscerales del paciente. La sumatoria de los cuatro pliegues, con valor de 75 mm, indica 32 por ciento de la grasa corporal en teoría (en tabla) y a 31.2 según los cálculos, un porcentaje considerado en el "rango aceptable alto", o ligeramente por encima de éste, en el umbral de un estado de obesidad.

Sugerencia al paciente:

- Establecer terapia alimentaria y nutricia, así como determinar metas de cambios nutrimentales y de actividad física con la paciente, además de darle seguimiento y valoraciones periódicas.
- Crear conciencia en la paciente acerca de los riesgos del sobrepeso, obesidad y eventual síndrome metabólico que enfrenta.
- Considerar la pertinencia de mantener o sustituir y mejorar las estrategias de cambio en el régimen alimentario que conllevaron a su pérdida de peso en los últimos seis meses.

Casos clínicos

Colecistitis alitiásica crónica agudizada

Introducción a la patología

Se trata de un paciente masculino de 46 años de edad internado a causa de un dolor abdominal tipo cólico intenso, que aumenta después de su comida, con sensación de náusea y haber vomitado en dos ocasiones, según expediente médico y relato del paciente. Luego de la exploración física del equipo médico y los exámenes correspondientes: biometría hemática, examen general de orina, velocidad de sedimentación globular, proteína C reactiva, reacciones febriles, además de un ultrasonido abdominal —y descartada la posibilidad de que se tratara de un caso de apendicitis aguda—, fue diagnosticado con un padecimiento de colecistitis alitiásica crónica agudizada; clínicamente considerada como una inflamación de la vesícula biliar en ausencia de cálculos renales o a calculosa.

La vesícula biliar tiene como función almacenar y concentrar la bilis, sustancia acuosa producida por el hígado, requerida en el proceso digestivo. La bilis intervine en la digestión de las grasas y facilitadora de la absorción intestinal, con lo que favorece el funcionamiento intestinal. La bilis, al actuar en la emulsión de las grasas, facilita el correcto accionar de las enzimas, particularmente pancreáticas, y la consiguiente absorción de nutrientes por parte del intestino delgado. La bilis desemboca, junto con otras secreciones del páncreas, en el duodeno, en la parte final del estómago y superior del intestino delgado. Su función principal es la de intervenir en el proceso digestivo como emulsionante o mezclador de los ácidos grasos provenientes de la alimentación y el estómago, una vez realizada la fase gástrica de la digestión.

La colecistitis es un padecimiento inflamatorio de la vesícula biliar, con alteraciones morfológicas —como tamaño, cicatrices y engrosamiento de las paredes— y, particularmente, de funcionalidad de la vesícula, en la que dicha inflamación y/o obstrucción del conducto vesicular o conducto cístico, altera el flujo biliar y su vaciamiento, con sus consecuentes alteraciones en el proceso digestivo; lo que generalmente conlleva al engrosamiento de las paredes de dicho órgano, ante el esfuerzo prolongado resultado de su mal funcionamiento. La colecistitis, dependiendo de su etiología, se clasifica en colecistitis litiásica o calculosa —la más frecuente—, causada por la presencia de cálculos biliares y la colecistitis alitiásica o a calculosa, reconocida como un padecimiento o enfermedad de mayor gravedad causada por otros traumatismos o padecimientos graves, infecciones y antecedentes nutricionales (por ejemplo, la nutrición parenteral durante mucho tiempo) o ayunos prolongados frecuentes.

La colecistitis puede, además, ser aguda o crónica, dependiendo de la etiología y duración de la anomalía, o, eventualmente, expresarse como una situación crónica agudizada. La colecistitis aguda refiere al padecimiento repentino, en cualquiera de los casos o tipos de colecistitis litiásica y alitiásica, caracterizada por manifestarse repentinamente con dolor intenso y continuo en la región superior abdominal o epigástrica; la cual, generalmente, empieza sin presencia de infección, pero que puede manifestarse posteriormente. La colecistitis crónica refiere al padecimiento prolongado o de larga duración; más frecuentemente generada por la presencia de cálculos biliares, caracterizada por crisis y episodios recurrentes de dolor cólico o cólico biliar, que, dada la magnitud de la inflamación e, incluso, la generación de lodo biliar, terminan por dañar la funcionalidad de órgano.

Etiología y epidemiología

La colecistitis litiásica es —como ya referí— causada por la presencia de cálculos biliares. Dentro de los factores de riesgo para la formación de cálculos de colesterol se consideran la edad, sexo (es prevaleciente en mujeres y, especialmente, en mujeres en estado de embarazo), antecedentes familiares, obesidad, padecimiento de diabetes mellitus, enfermos con cirrosis hepática, enfermedades inflamatorias del intestino, una rápida disminución de peso y ciertos medicamentos.

En el caso de colecistitis alitiásica, a calculosa, por el contrario, tiende a aparecer en las siguientes circunstancias clínicas y nutricionales (Océano, 2014):

Cirugías mayores

- Enfermedades críticas y/o traumatismos graves, sobre todo de tipo abdominal, como quemaduras extensas e infecciones extendidas y crónicas.
- Alimentación intravenosa o parenteral por periodos muy prolongados, quizá a causa de falta de motilidad vesicular, que implica el tipo de nutrición.
- Posibles deficiencias del sistema inmunitario.
- Cardiopatías.
- Ayunos prolongados por largos periodos.
- Deshidratación prolongada y frecuente.

En el caso de la colecistitis alitiásica aguda se ha establecido relación con antecedentes de infecciones de origen virales o bacterianas; entre ellas, por infección del virus de la hepatitis A y B, el virus de la inmunodeficiencia humana (VIH), entre otros, o infecciones bacterianas como la salmonella, E. Coli y estreptococos beta. En pacientes sanos y ausencia de antecedentes de este tipo, la colecistitis alitiásica aguda es rara o poco frecuente.

Proceso patológico

El proceso patológico del padecimiento empieza con dolor abdominal severo, generalmente localizado en el cuadrante superior derecho o hipocondrio derecho, con irradiación al epigastrio y escápula derecha, asociado con la ingesta de alimentos, acompañado de náuseas, vómito, eructos y flatulencia, intolerancia a ciertos alimentos, particularmente altos en grasa; eventualmente, fiebre, febrícula o escalofríos —la mayoría de los pacientes con colecistitis aguda presentan fiebre, excediendo incluso los 38 °C; no así los pacientes con colecistitis crónica, en las que es rara o poco frecuente—. En particular, en pacientes ancianos o adultos mayores se suele presentar la pérdida de apetito, además de cansancio y debilitamiento.

Síntomas del paciente

En este caso, el paciente refirió episodios de dolor tipo cólico agudo en epigastrio, posterior a la ingesta de comida, particularmente con alto contenido de grasa y alimentos condimentados.

Antecedentes heredo familiares y personales no patológicos y patológicos:

- Antecedentes heredo familiares (AHF): madre sana, padre fallecido a causa de infarto cardiaco, hermano con diabetes mellitus tipo 2 y hermana sana.
- Antecedentes personales no patológicos (APNP): fumó tabaco desde la adolescencia hasta alrededor de los 30 años; toma alcohol eventualmente los fines de semana; no realiza ejercicios físicos frecuentemente, más de lo que implica su trabajo.
- Antecedentes patológicos (AP): presentó dolores tipo cólico abdominal desde hace cuatro años y estreñimientos esporádicos: el médico que lo examinó la última vez que padeció dichos dolores, hace cuatro meses, le había ordenado realizar un ultrasonido de hígado y vías biliares, indicación que no atendió.

Órganos y sistemas relacionados

Los órganos comprometidos, en este caso, son la propia vesícula, dado el daño causado por las crisis repetidas de inflamación aguda, en cuanto a alteraciones de tamaño, cicatrices y engrosamiento de sus paredes, y el hígado, debido al estado crónico, pudiendo tener consecuencias sobre el estado de esteatosis hepática discreta reportada en el expediente del paciente. El padecimiento no compromete directamente a otros órganos, salvo la existencia de algunas enfermedades, posibles complicaciones u otras enfermedades degeneradas de ellas, como —en el caso de existencias de cálculos renales— la pancreatitis aguda y carcinomas o cáncer de vesícula —con eventual invasión o metástasis— asociado con la acumulación de cálculos vesiculares.

Manifestaciones bioquímicas, clínicas y metabólicas

Los análisis bioquímicos realizados reportaron los siguientes resultados y alteraciones clínicas y metabólicas:

Elementos	Nivel reportado	Rango de referencia	Observación
Hemoglobina	14.2 gr/dL	13.0–18.0	Normal, tendiendo a la baja
Leucocitos totales	15,000 mm3	4000 – 11000	Presencia de leucocitosis, marcado incremento de glóbulos blancos
Bilirrubina total	1.5 mg/dL	0.3–1.2	Levemente alta
Bilirrubina directa	0.4 mg/dL	0.0–0.4	Límite superior
Bilirrubina indirecta	1.5 mg/dL	0.1–0.5	Alta
Transaminasa G. Oxalacetica (TGO)	42 UL	10- 39	Levemente alta
Transaminasa G. Piruvica (TGP)	62 U/L	10 – 49	Alta
Amilasa en suero	121	30 – 120	Levemente alta
Proteína C reactiva (pcr)	3.2 mg/L	< 1.0 mg/L	Elevada. Indicador de inflamación en el cuerpo
Velocidad de sedimentación globular (vcg)	25 mm/h	Hombres < 50 0 -15 mm/h	Elevada
Examen general de orina	Leucocitos negativo y ausencia de bacterias		Ausencia de leuconuria
Reacciones febriles	Negativas		No salmonelosis y otra patología asociada

Fuente: elaboración propia.

Diagnóstico médico

El diagnóstico médico refiere que el paciente acude a área de urgencia con dolor abdominal agudo tipo cólico localizado en epigastrio e irradiación a hipocondrio derecho y elevación a la espalda en la misma altura; refiere vómito en dos ocasiones de contenido gástrico. A partir de la exploración física, antecedentes clínicos y exámenes bioquímicos de sangre y sistemático de orina y ecografía indicada, diagnosticado con colecistitis crónica agudizada, alitiásica. La exploración física reporta: con presión arterial de 130/ 86 mmHg; frecuencia cardíaca de 75 latidos por minuto, frecuencia respiratoria de 24 por minuto y temperatura de 36.8°C. No presenta palidez de tegumentos (ictericia). Abdomen blando o distendido, doloroso a la palpación media y profunda en el hipocondrio derecho. El estudio de ultrasonido reportó vesícula biliar distendida.

Tratamiento médico

El tratamiento médico del paciente considerado, conforme al diagnóstico y entrevista con el médico responsable, contempla dos momentos:

- Hospitalización para la observación del paciente y estudios, y determinación del tratamiento definitivo (o extirpación de la vesícula mediante la intervención quirúrgica o colecistectomía, en este caso, laparoscópica).
- Estabilización y atenuación de los síntomas del paciente con la aplicación de venoclisis para la administración de medicamentos e hidratación.
- Administración de antibióticos y analgésicos para el dolor por vía intravenosa.
- Ayuno por ocho horas.

Normalmente, el ataque se controla en dos o tres días, y puede desaparecer por completo en una semana. Tanto en la colecistitis crónica como aguda, el tratamiento de elección es el quirúrgico.

Proceso del cuidado nutricio

El proceso de cuidado nutricio del paciente diagnosticado con colecistitis alitiásica crónica agudizada deberá considerar, por una parte, las condiciones nutricionales del paciente a partir de la valoración nutricional correspondiente; y, por otra, tomar en cuenta las condiciones preoperatorias y postoperatorias asociadas al padecimiento. En los casos de colelitiasis —presencia de cálculo en la vesícula biliar— se sabe que su formación en individuos obesos es mayor que en personas con normopeso y que "la obesidad es un factor de riesgo, por lo que se debería controlar el peso corporal como una medida preventiva de evitación de colelitiasis" (Mataixy Martínez, 2008: 1368); en el caso de la colecistitis aguda o crónica agudizada o a calculosa, la contraindicación de ingesta de alimentos es necesaria en el comienzo del ataque vesicular, así como las restricciones nutricionales postoperatorias.

Evaluación del estado nutricio

La evaluación del estado nutricio del paciente incluyen el diagnóstico nutricional, que permita la valoración de las condiciones estructurales del paciente, así como la situación inmediatamente anterior al ataque vesicular a partir de tamizaje o valoración correspondiente; en este caso, a partir del recordatorio de 24 horas, y con base en cálculos aproximados de su ingesta normal, habitual, realizar los cálculos de requerimiento nutricional basal y total, y definir el tratamiento nutricional que se considere más adecuado.

Diagnóstico antropométrico

Medida	Valores	Interpretación
Peso corporal actual (PCA)	83.2 kg	Peso al momento de ingreso y evaluación.
Peso habitual (máximo, mínimo) (PH)	81.0 kg	Considerando el peso en meses, implica un aumento de 2.7 por ciento, no significativo (> de 5, significativo).
Peso ideal (PI)	67.3 kg	Peso teórico deseable conforme a la constitución corporal, edad y sexo del paciente.
Talla	1.71 m	Estatura del paciente (m).
Índice de masa corporal (IMC)	28.4 kg/m2	Paciente con sobrepeso, con base en imss (25.0–29.9 kg/m2).
Porcentaje del peso ideal (% PI)	123.7 kg/m2	Representa el porcentaje de exceso o déficit en el pci (asumiendo que 100 por ciento es el ideal).
Pliegues cutáneos (sumatoria)	62.2 mm	Grasa subcutánea en determinadas zonas del cuerpo.
Tricipital	15.2 mm	Espesor del pliegue cutáneo ubicado sobre el músculo tríceps.
Bicipital	8.1 mm	Ubicado en el punto más protuberante del músculo bíceps.
Subescapular	23.2 mm	Capa de piel formada en la cara posterior del tórax, inferior y lateral a la zona escapular.
Suprailiaco	16.0 mm	Pliegue graso localizado inmediatamente por encima de la cresta ilíaca.
Circunferencia de muñeca (CM)	18.1	Paciente de complexión mediana (hombres de más de1.67 m de estatura; entre 16.5 y 19 cm).
Circunferencia media de brazo (CMB)	346.2 mm = 34.62 cm	Valor ligeramente superior al percentil 75; relativamente lejos de la media y mediana (Frisancho, 1981).
Área muscular braquial (AMB)	308mm2 = 30.8 cm2	Área muscular del brazo sin hueso. Valor ligeramente superior al percentil 75.
Porcentaje de grasa	27.1 %	En hombre de más de 40 a 59 años de edad, el porcentaje de masa corporal entre 22 y 28 por ciento, equivale a sobrepeso.

Fuente: elaboración propia.

Se trata de un paciente masculino, de 46 años de edad, con peso actual de 83.2 kg, con peso habitual (durante mes previo) de 81.0 kg; peso teórico o ideal de 67.3 kg —aumento de peso 2.7por ciento, no significativo, durante el mes anterior de referencia—, con un índice de masa corporal (IMC) de 28.4 kg, en rango de sobrepeso (25.0 a 29.9 kg). Conforme a la circunferencia de muñeca, de 18.1, se trata de una persona de complexión mediana; con área muscular braquial —área muscular del brazo sin hueso— de 30.8 cm^2, valor ligeramente superior al percentil 75, indicador presumible de sobrepeso (Berdasco y Romero, 1998), superior a la media de las personas de su edad y sexo (Frisancho, 1981); la sumatoria de los cuatro pliegues cutáneos —tricipital, bicipital, subescapular y suprailiaco— de 62.2 mm, correspondiente a un nivel de grasa corporal de 27.1 por ciento —superior al límite normal, deseable—, en rango de sobrepeso.

Recordatorio de 24 horas

En hospital, una vez definido el diagnóstico, se le indicó ayuno de ocho horas y, posteriormente, una dieta hipocalórica alta en líquidos.

- Frecuencia de consumo de alimentos: frutas 3/7; verduras 2/7; carnes rojas (res y cerdo) 5/7; lácteos 4/7; alimentos procesados (altos en grasas saturadas) 4/7; refrescos 5/7.
- Dieta habitual: desayuno: pan de harina blanca, huevos fritos o revueltos, chilaquiles, y, eventualmente, jugos de frutas o frutas. Comida: arroz, carnes rojas, pollo, frijoles, ensaladas (suele repetir raciones) y refrescos; además de tacos, tortas, etc., en puestos de la calle o en casa. Cena: muchas veces repite alimentos de la comida (carne, pollo, pescado, tacos, quesadillas, etc.).
- Preferencias alimentarias: por razones de tiempo y trabajo, frecuenta consumir alimentos en la calle, al menos tres o cuatro veces por semana.
- Alergias o intolerancias alimentarias: no reportada.

- Consumo de complementos o suplementos: no.
- Consumo de remedios o suplementos naturistas: no.

Diagnóstico nutricional

Se trata de un paciente masculino, con 46 años de edad, con dieta desbalanceada, hipercalórica, con alto contenido de grasas saturadas y alimentos altos en condimentos causantes de dispepsia, alta ingesta de carbohidratos —azúcares de fuentes no naturales y calorías vacías—, así como una baja ingesta de alimentos líquidos y, presumiblemente, bajo consumo de agua.

Intervención nutricional

Si la función principal de la vesícula biliar es la de conducir la bilis que ha de digerir las grasas, un funcionamiento atípico o patológico de ésta (vesícula "doblada", por ejemplo, o cálculos biliares), que obstruya la libre salida de la bilis, comprometería su funcionamiento principal, con consecuencias directas sobre el proceso de digestión y absorción en la fase intestina y, peor aún, en los casos en los que las personas no mantengan los cuidados y controles adecuados en la ingesta de grasas, sobre todo de grasas saturadas de origen animal. La existencia de éstas, como otras patologías inflamatorias o de lodo biliar (antesala de cálculos biliares), tendría consecuencias metabólicas a no ser que el paciente se someta a un tratamiento nutricional y dietético bajo en grasa.

En particular, en los casos de colecistitis crónica (agudizada o no), una vez alcanzado el diagnóstico confirmativo, el tratamiento definitivo de extirpación de la vesícula podría ser programado y, eventualmente, postergado en función de la gravedad del padecimiento y/o requerimientos personales y familiares del paciente, así como en los casos de existir riesgos de complicaciones por padecimientos de otras enfermedades. Se estima que cuando la complejidad del padecimiento lo permita, "la intervención podría ser retrasada por seis semanas o más, mientras la crisis remite" (Océano, 2014: 306).

En el caso de la colecistitis aguda o crónica agudizada o a calculosa, ante el ataque agudo debe contraindicarse la ingesta oral de alimentos durante la fase inicial del ataque vesicular. En pacientes en estado de desnutrición o riesgo de ella, podría indicarse la nutrición parenteral. La recomendación aplica sólo en la primera fase, considerando que una prolongación de la motilidad vesicular inducida podría tener un efecto contraproducente, al fomentar la acumulación y concentración de colesterol biliar y la formación de lodo biliar.

En la fase preoperatoria y/o en la postoperatoria —en la que se espera el tratamiento definitivo—, a medida que el paciente mejora se debe reanudar la terapia nutricional, en los siguientes términos:

- Inicialmente recomendar una dieta con abundantes líquidos, distribuidos en porciones pequeñas e intervalos frecuentes de una a dos horas y, posteriormente, se prescribirá una dieta con bajo contenido de grasa o, sin ella, a fin de disminuir la estimulación de la vesícula biliar.
- En la medida que se recupera el paciente, se estima la conveniencia de otorgar una dieta con fórmula hidrolizada u oral baja en grasa, dependiendo de la evolución o estado nutricional.
- Una vez remitidos los síntomas postoperatorios, reiniciar una dieta normal, considerando los objetivos y metas de mediano y largo plazo a fin de lograr un estado de peso normal, ideal o cercano a éste, que además contemple las limitaciones que conlleva la remisión vesicular.

Objetivos nutricionales

El objetivo, conforme a lo indicado, dadas las alteraciones del padecimiento y las metas a alcanzar, considerando que se trata de un paciente en estado de sobrepeso, deben tener alcances inmediatos, y de mediano y largo plazo. De ahí que los objetivos y metas en la fase pre y postoperatoria deban contemplar momentos o niveles.

En primera instancia, en la fase preoperatoria, se trata de normalizar al paciente, otorgándole un tratamiento nutricional que contribuya a su rápida recuperación. En segundo momento, en la fase postoperatoria, contribuir a su adaptación paulatina, considerando las alteraciones metabólicas propias de la remisión vesicular. En tercera fase, ofrecer un tratamiento nutricional que subsane el estado de sobrepeso del paciente, teniendo como meta el logro del peso ideal o cercano a éste.

Plan e intervención nutricional

El plan nutricional, acorde con el estado y evolución del paciente, y congruente con los objetivos y metas, debería contemplar los siguientes requerimientos y restricciones.

Etapa preoperatoria

En esta etapa, tanto en los casos de colecistitis agudas como crónicas, litiásicas o alitiásicas, se recomienda una dieta baja en grasa, por lo menos una semana de pre-cirugía.

En los casos de ataque agudo

En la primera fase o fase de convalecencia, ofrecer una dieta con abundantes líquidos, distribuida en pequeñas porciones en intervalos continuos de una a dos horas. En la fase de adaptación postoperatoria se debería otorgar fórmula hidrolizada u oral baja en grasa o una dieta oral consistente con el nivel o grado del padecimiento. Se estima que, en dichos casos, la ingesta diaria sea de alrededor de 30 a 45 g/día de grasa, dependiendo del estado nutricional (con base en la evaluación nutricional correspondiente). En la siguiente fase o momento de recuperación, remitidos los síntomas, iniciar de nuevo "una normal" (Mataix y Martínez, 2008), que en este caso tendría que ser ajustada conforme a los requerimientos nutricionales del paciente, teniendo en cuenta su sobrepeso y las metas de reducción de éste.

En los casos de colecistitis crónica

Se deben eliminar de la dieta habitual los alimentos que precipiten episodios agudos, dependiendo del estado particular del paciente (por ejemplo, alimentos que desencadenen situaciones de dispepsia —o trastorno de la digestión que aparece después de las comidas y cuyos síntomas más frecuentes son: náuseas, pesadez y dolor estomacal, ardor y flatulencia—, como las carnes guisadas y alimentos altos en grasa y condimentados. La administración de vitaminas, en particular de vitamina B12, está indicada en estos pacientes, sobre todo cuando hay indicios de mala absorción de grasa. La restricción de la ingesta de grasa es mayor que el caso de ataques agudos, considerándose como máximo de 25-30 por ciento del total del aporte calórico. Se recomienda, en estos casos, que gran parte de ella corresponda a grasas crudas y no cocidas, ricas en ácidos grasos monoinsaturados, como, por ejemplo, el aceite de oliva.

Etapa postoperatoria

En esta etapa iniciada en las primeras 24 horas postcirugía, debe contemplar la ingesta de líquidos claros, y considerar lo siguiente:

- Dado el cambio en el funcionamiento intestinal ante la ausencia del reservorio vesicular, debe contemplar las alteraciones inmediatas en el metabolismo de los ácidos biliares.
- El reinicio de la nutrición oral debe considerar la ingesta de líquidos claros, durante las primeras 24 horas postcirugía. En esta fase, alimento y líquidos permitidos son, por ejemplo: agua, té de manzanilla, jugos o néctares, preferentemente sin azúcares, agua de arroz, licuado de avena, maicena, gelatinas y bebidas que no sean de color rojo, entre otros.
- Administrar dietas blandas a partir de las 24 horas, dependiendo de la evolución del paciente. Mantener la dieta blanda, por lo menos, por dos semanas con progresión a la dieta normal; en este caso, ajustada al plan nutricional considerando que se trata de un paciente con sobrepeso.

- Recomendar la ingesta de fibra junto a la dieta blanda después de dos semanas.
- Evitar el consumo de alcohol, cafeína, bebidas carbonatadas, café, chocolate, jugos cítricos y demás nutrientes irritantes, sobre todo cuando exista o persista reflujo gástrico.

Cálculo de requerimientos

En este caso, se optó por realizar el cálculo del gasto energético basal y de requerimiento energético total teniendo en cuenta la condición de sobrepeso del paciente; por lo que se aplicó la ecuación de Mifflin-St. Jeor para dicho cálculo, la cual ha mostrado mayor consistencia en dichos casos que otras fórmulas. Esta fórmula, además, se considera preferible para calcular los requerimientos calóricos en pacientes con sobrepeso u obesidad con padecimientos en los que no es apropiado administrar una dieta hipocalórica.

Mifflin-St. Jeor: Hombres: GEB (Kcal) = [9.99 x peso (kg)] + [6.25 x talla (cm)] – [4.92 x edad (años)] + 5

Las necesidades energéticas de pacientes con este padecimiento ameritan, primero, la estabilización y normalización dados los efectos postoperatorios. De ahí que, en este caso, considero que no convendría utilizar en el cálculo del gasto energético el peso real del paciente (relativamente alto), y no se contempla el peso ajustado —que se considera solamente cuando el peso corporal actual (PCA) es > 125 por ciento del peso ideal (PI), lo que no sucede en este caso, por lo que se opta por tomar el peso ideal y sin actividad física (sedentario) mientras permanezca internado. El cálculo del GET, asumiendo: R24h: 2600 kcal/día; la suma de 10 por ciento, correspondiente al efecto térmico de los alimentos y la multiplicación por factor de actividad, dependiendo de que se dé o no y su intensidad, el cual toma valores de 1.2 (sedentario) y 1.3 (actividad física ligera), etc., da como resultado, para el caso considerado de:

Resultados:

GEB (requerimiento basal): 1510 kcal/día.

GET (requerimiento calórico total): 1812 kcal/día.

Considerando que se trata de un paciente diagnosticado con colecistitis crónica agudizada, alitiásica, y que en dichos casos se sugieren las dietas hipocalóricas con un máximo de entre 25 y 30 por ciento del total del aporte calórico (sumada la condición de sobrepeso), se recomienda la siguiente distribución y equivalencia general de macronutrientes:

Macronutrientes	Distribución calórica (%)	Calorías (kcal/día)
Proteínas	25.0	453.0
Carbohidratos	50.0	906.0
Lípidos	(25 por ciento) 25.0*	453.0
Requerimiento calórico total	100.0	1812 kcal/día

Nota: se consideró el valor inferior de acuerdo con el estado de sobrepeso del paciente.
Fuente: elaboración propia.

Recomendaciones nutricionales para pacientes, monitoreo y orientación alimentaria

Esta patología, aún en su fase postoperatoria, aunque no con las mismas consecuencias, alteraría la digestión de grasas. De ahí que, si lo planteamos desde la lógica de los alcances de los procesos de "prevención primaria", la persona con dichos padecimientos debería adoptar, preferiblemente con el apoyo de un nutriólogo o en última instancia de manera personal, un régimen nutricional y dietético adecuado que permita subsanar o compensar dicha anomalía sin comprometer el proceso digestivo básico para el mantenimiento de la salud y la calidad de vida personal; además, debe privilegiar ciertos alimentos bajos en grasas saturadas y altos contenidos nutrimentales, y eliminar los que repercuten sobre la función biliar.

Como ya se comentó, la bilis desemboca, junto con otras secreciones del páncreas, en el duodeno, en la parte final del estómago y superior del intestino delgado. Su función principal es la de intervenir en el proceso digestivo como emulsionante o mezclador de los ácidos grasos provenientes de la alimentación y el estómago una vez realizada la fase gástrica de la digestión. Bioquímicamente la bilis se compone de sustancias orgánicas, como sodio, potasio, cloro y ácido clorhídrico, y otras inorgánicas, como sales biliares, fosfolípidos y colesterol. Las sales biliares impactan y rompen los glóbulos de grasa. Pero no sólo favorece la absorción de las grasas, sino que también son importantes en la absorción de las vitaminas D, E, K y A, indispensables en los procesos liposolubles.

En ambos casos, de ataques de colecistitis agudos o colecistitis crónica, se debe:

- Evitar las comidas abundantes, así como los alimentos que causen dispepsia.
- Recomendar la ingesta abundante y frecuente de líquidos y/o dietas blandas.
- En pacientes con sobrepeso u obesidad, como en este caso, recomendar una dieta hipocalórica, la cual tendría doble beneficio, en relación con el padecimiento vesicular y con las metas de alcanzar un peso ideal o cercano a éste.

A modo de recomendación general, se podría sugerir una dieta alta en omega 3, semillas (almendras, nueces, aceite de oliva, etc.), verduras (betabel, zanahoria, brócolis, ajos, etc.), carnes blancas (pollo o pescado), jugos naturales, frutas (limón, toronja, etc.), entre otras, y evitar las carnes rojas o frutas altas en grasa como el aguacate, el mamey, entre otros.

Cirrosis alcohólica[3]

Un paciente de 27 años consume tabaco y alcohol desde los 14 años. Declara el consumo inicial diario de 500 ml de licor Tonayan desde hace cinco años, además de tres cigarrillos al día desde hace un año. Tiene

3. Datos de referencia tomados y desarrollados en el marco del curso de Evaluación Clínica y Nutricional del Paciente Hospitalizado, impartido por la profesora Daniela Rubio Mendoza, en la Maestría en Nutrición Clínica, Universidad Monter, febrero 2018.

un diagnóstico médico de cirrosis alcohólica en estadio Child C y ha estado hospitalizado durante cuatro días por encefalopatía hepática grado II. De acuerdo con los datos bioquímicos, tiene sodio sérico de 138meq/L, albúmina de 2.1 mg/dL, colesterol total de 95 mg/dL, AST de 92 UI/L y ALT de 48 UI/L. En cuanto a los hallazgos físicos, muestra palidez de tegumentos, ictericia, ascitis y disnea leve. Su presión arterial es de 115/60 mmHg, frecuencia cardíaca de 90/min, frecuencia respiratoria de 30/min y temperatura corporal de 36.6°C. Las medidas antropométricas muestran talla de 1.65m (tomada por media brazada, pues el paciente no se puede parar), peso seco de 63.5 kg, circunferencia de brazo de 25.5 cm, y pliegue cutáneo tricipital de 7 mm. En el hospital se le indicó dieta hiposódica, pero el paciente no la consume, ya que no disfruta del sabor de la comida porque ésta carece de sal. Antes de ser hospitalizado había disminuido su ingesta (unas 230 kcal/día, en promedio). Al menos cuatro veces a la semana, compraba alimentos preparados en la calle (sobre todo botanas, tacos y lonches). El mayor aporte calórico provenía del alcohol.

Conceptos

Cirrosis alcohólica

La cirrosis es una enfermedad inflamatoria crónica del hígado que conlleva un daño irreversible de dicho órgano, caracterizada por alteraciones hepatocitarias —de los hepatocitos o células que conforman el parénquima o su tejido esencial—, necrosis difusa o degeneración del tejido hepático por la muerte de sus células, así como regeneración o cicatrización nodular fibrosa, con alteraciones de la estructura tisular —cambios en la organización del tejido— y en las funciones hepáticas. La cirrosis puede ser desarrollada por diversas causas, pero la más común está asociada a desajustes metabólicos como el consumo excesivo de alcohol, conocida como cirrosis alcohólica. Este trastorno genera obstrucciones del flujo biliar a través de los conductos biliares hepáticos. Además de lo indicado, se caracteriza por la presencia de dolor abdominal, ictericia —piel amarilla y/o de los ojos causada por un exceso de bilirrubina en el cuerpo—, esteatorrea —presencia de un exceso de grasa en las heces, consecuencia de una disminución de la actividad de la enzima lipasa pancreática a nivel intestinal— y aumento del tamaño del hígado y el bazo.

La clasificación pronóstica de la hepatopatía en grado o nivel Child-C, con base en escala Child Pugh, corresponde a la severidad de la enfermedad hepática crónica de acuerdo con el grado de ascitis, la concentración plasmática de bilirrubina y albúmina, el tiempo de protrombina y el grado de encefalopatía; en este caso, diagnosticada como "enfermedad descompensada", dado su estado crónico.

Encefalopatía hepática grado II

La encefalopatía hepática es el síndrome de alteración neuropsiquiátrica o afectaciones del cerebro y el sistema nervioso central causado en pacientes con insuficiencia hepática aguda o crónica. El grado II de dicho trastorno inflamatorio y degenerativo corresponde al estado en que el paciente presenta síntomas de confusión mental y asterixis o aparición de alteraciones rítmicas neuromusculares involuntarias.

Ictericia

Coloración amarillenta de la piel y las mucosas que se produce por un aumento de bilirrubina en la sangre como resultado de un trastorno hepático; en este caso, típica de la cirrosis alcohólica.

Ascitis

Consiste en la acumulación anormal de líquido seroso dentro de la cavidad peritoneal abdominal o vientre del paciente. Es común en los casos con cirrosis o cicatrización del hígado. La mayoría de los pacientes con ascitis desarrollan una distensión abdominal y una rápida pérdida de peso. Algunas personas también desarrollan hinchazón de las piernas y los tobillos.

Disnea

Refiere a la dificultad respiratoria que se suele traducir comúnmente como de "falta de aire", o sensación subjetiva de ahogamiento por parte del paciente, originada por su estado de insuficiencia respiratoria de intensidad variable.

Indicadores dietéticos

La dieta habitual del paciente —reportada conforme a la valoración o tamizaje en el hospital— consiste en la ingesta rutinaria de alimentos preparados en la calle con alto contenido de grasas saturadas (botanas, tacos y lonches) y presumiblemente limitada en proteínas. Su mayor aporte calórico proviene del alto consumo de alcohol. Su estado nutricional previo a la hospitalización no sufrió cambios importantes, dado que, según los datos disponibles, antes de su ingreso sólo se había reducido en 230kcal en promedio al día, sin indicación del periodo.

Indicadores antropométricos

Sexo: masculino; edad: 27 años; peso actual: 63.5; PCT: 7 mm; talla: 1.65 m; circunferencia del brazo: 25.5 cm.

Cálculo e interpretación

Índice	Fórmula	Resultado	Interpretación
Índice de masa corporal	IMC = peso (kg) / estatura (m^2)	23.32	Normal (OMS, Bernal, Gaytán y Torres, 2015).
Peso teórico	Método rápido: PT = (Talla en cm / 2)–25	57.5	Aceptable, en el rango 53.8-60 para un hombre pequeño (Metropolitan Life Insurnace, 1983).
% Peso teórico	% PT = (Peso actual / peso teórico) *100	110.4	Leve sobrepeso (Metropolitan Life Insurnace, 1983).
Circunferencia media del brazo	Medida del contorno del brazo	25.5cm = 255mm	Localizado en el percentil <5, muy por debajo del rango normal. Indicador de un estado de desnutrición severa (Suverza, 2010).
Área muscular braquial disponible	AMB (cm^2) = $(CB-(Pi * PCT))^2$ / 4 Pi) -6.5	36.7 cm^2	Área muscular del brazo sin hueso. Valor superior al del percentil 90. Indicador de malnutrición por exceso (Frisancho, 1981; Berdasco y Romero, 1998).
Pliegue cutáneo tricipital	Sin fórmula	7 mm	Entre el percentil 10 yel 25, está por debajo de lo normal. Masa muscular por debajo de la media (Frisancho, 1981).
Complexión	Sin fórmula	Pequeña	Pequeña (Suverza, 2010).

Fuente: elaboración propia.

Indicadores bioquímicos

Sodio sérico: 138meq/L, el nivel de sodio es normal, dentro de un rango de 135-145 meq/L N. Albúmina: 2.1 mg/dL. Hipoalbuminemia severa. Colesterol total: 95mg/dL. Factor de riesgo cardiovascular. Desnutrición grave (Adult Treatment Panel III). AST: 92 UI/L, superior a 40 indica daño hepático, muscular o al miocardio (Guerra, 2010; Elizondo, 2011). ALT: 48UI/L, superior a 45 significa un daño hepático grave (hepatitis viral, absceso hepático, alcoholismo o mononucleosis).

Indicadores clínicos

APNP: paciente masculino con 27 años, consume tabaco (tres cigarrillos al día) y alcohol (Tonayan diariamente, 500ml) desde los 14 años. No se dispone de información de antecedentes familiares. Según los datos que el paciente proporciona su nivel socioeconómico es bajo.

APP: tiene un diagnóstico médico de cirrosis alcohólica en estado Child C, hospitalizado por cuatro días por encefalopatía hepática grado II. Su dieta regular consiste en alimentos preparados en la calle y 500 ml de alcohol. Su peso actual es de 63.5kg. Sus niveles de sodio sérico, o sodio en sangre, es de 138 meq/L, normal, indicativo de presentar un adecuado manejo de los líquidos; presenta niveles de albúmina de 2.1 mg/dL, sensiblemente baja, indicativa de una hipoalbuminemia severa, un indicador de su "falla" hepática y de su desnutrición; con niveles de colesterol total bajos, 95 mg/dL, indicativos —y en este caso confirmativos— de su estado de desnutrición, con daños inherentes al estado clínico que presenta el paciente. Sus niveles de AST de 92 UI/L y ALT de 48UI/L son indicativos del daño hepático grave y muscular catabólico, a causa de su estado de cirrosis alcohólica crónica.

El paciente presenta ascitis, acumulación de líquido seroso en la cavidad abdominal, o sea en el vientre (sin síntomas en piernas ni tobillos); muestra palidez de tegumentos, es decir, palidez en su piel, además de ictericia —o amarillentamiento de la piel y las mucosas— y disnea leve o sensación de falta de aire e insuficiencia respiratoria aguda propias del padecimiento. Su temperatura corporal es de 36.5 °C, normal. Su presión arterial de 115/60 es normal, levemente baja en el nivel diastólico; su frecuencia cardíaca de 90/min, es normal, y la frecuencia respiratoria de 30/min es baja debido a su estado de disnea.

Problemas nutricionales

El paciente presenta un leve sobrepeso conforme al índice de masa corporal (IMC), al presentar niveles de 23.3, sobre el límite aceptable; un peso teórico de 57.5 y un porcentaje de este de 10.43, este último levemente en el rango de sobrepeso. Se trata de una persona de complexión pequeña, considerando peso y talla; circunferencia de brazo en el percentil 5, lo que indica una condición muy por debajo de lo normal, indicativa de desnutrición severa, quizá resultado del catabolismo proteico derivado de su estado clínico cirrótico crónico. El paciente presenta un ligero sobrepeso, pero está desnutrido. El "aparente" sobrepeso es causa de su ascitis, o acumulación de líquido seroso, dada las complicaciones de su padecimiento.

Diagnóstico nutricional

El paciente presenta un estado metabólico de desnutrición crónica derivado de su malnutrición (alimentación alta en grasas saturadas) y resultado del alcoholismo y de las alteraciones de la función hepática propias de la anomalía en grado o nivel Child-C, y sus efectos mal absorbido dada la disminución de la actividad de la enzima lipasa pancreática a nivel intestinal, así como sus consecuencias sobre la glucogénesis, agravadas por el estado de encefalopatía hepática grado II, y los daños neurológicos, mentales y cerebrales, propio de dicho padecimiento.

Sugerencia para la intervención nutriológica

El estado del paciente exige una atención cuidadosa e interdisciplinaria. La dieta hiposódica (oral o enteral) indicada en el hospital podría tener consecuencias adversas sobre su estado de desnutrición, si el paciente no la consume dado que, según él "no disfruta del sabor de la comida porque ésta carece de sal". La cirrosis en el estado clínico del paciente presenta alta morbimortalidad, por lo que, quizá, lo más indicado sea una ingesta parenteral o mixta, igualmente hiposódica, pero con suministro suficiente de carbohidratos y aminoácidos que contrarreste su estado de desnutrición y, en lo posible, atenué los efectos de la anomalía. En su caso, podría ser muy oportuna una dieta rica en triglicéridos de cadena media —dado que estos pueden ingresar directamente en la membrana mitocondrial al ser oxidados en mayor cantidad y con mayor rapidez—, y aminoácidos de cadenas ramificadas, debido a que estos no son sintetizados en el hígado, sino directamente en los músculos contrarrestando el déficit energético y la desnutrición proteica.

Insuficiencia Cardíaca Congestiva

Introducción

La Insuficiencia Cardíaca Congestiva (ICC) se produce cuando el miocardio no bombea eficazmente la sangre produciéndose una congestión en la circulación del cuerpo. Constituye una importante complicación en la población anciana y su prevalencia aumenta con la edad. Puede deberse a situaciones que aumenten el volumen hídrico y conduzcan a una sobrecarga circulatoria y estados que aumenten la resistencia del movimiento de la sangre desde el corazón. La prevalencia de caquexia cardíaca, definida como una pérdida de peso de 6 por ciento o más en al menos seis meses, se ha estimado en 12 a 15 por ciento en pacientes en las clases II aI V. La ICC se acompaña de cambios complejos en el estado neuro-hormonal e inmunológico del paciente, que induce un estado catabólico continuo (ESPEN, Guidelines on Enteral Nutrition: Cardiology and Pulmonology, 2006).

Ficha de identificación

Paciente femenino con 61 años de edad, ocupación: hogar. Ingreso: 23 de septiembre de 2018. Evaluación: 29 de septiembre de 2018. Escolaridad: media superior. Origen y residencia: Ciudad de México.

Diagnóstico de ingreso: ICC, disnea —con dificultad respiratoria ante pequeños desplazamientos—, hipertensión arterial controlada, fatiga, indicios de anorexia, eventuales náuseas, sensación de plenitud, presencia de edema generalizado. Riesgo de complicación y caquexia cardíaca por pérdida de peso.

Evaluación antropométrica

Peso actual: 45 kg; peso ideal: 54.0 kg; peso habitual: máximo 50 kg (a su ingreso); talla: 1.58m; IMC: 18.03 kg/m^2; muñeca: 13.9 cm; complexión: M. CMB: 24.32 cm^2 = 243.2 mm; porcentaje de PI: 83; porcentaje de DN: leve; porcentaje de PH: 90; porcentaje de CP: 10 <1 semana.

Tamizaje nutricional

NRS-2002 = 4 puntos. Interpretación: riesgo nutricional. Acciones: plan nutricional (IMSS, 2013a. Guía de Práctica Clínica: desnutrición intrahospitalaria: tamizaje, diagnóstico y tratamiento).

Evaluación química

Hemoglobina: 10 gr/dL, niveles bajos, lo que podría ser un indicador de su estado de malnutrición o desnutrición asociada a la ICC. Hematocritos: 32 por ciento, niveles bajos, debido a su estado nutricional y, posiblemente, a sus niveles bajos de oxígeno en la sangre. Plaquetas: 120 mil, nivel relativamente bajo, o trombocitopenia, asociado a padecimiento de anemia o falta de vitamina B12. Sodio sérico: 142 meq/L, nivel normal. Potasio: 3.1meq/L. Niveles levemente bajos, posiblemente por efecto de los diuréticos (Anaya, Arenas y Arenas, 2012).

Evaluación clínica

AHH: madre con fallecimiento por insuficiencia respiratoria. Padre con fallecimiento por cáncer de colon.

APP: alergia a los sulfatos.

Qx: colecistectomía.

APNP: malos hábitos alimenticios y físicos. Padecimiento actual: ICC con dificultad respiratoria, edema generalizado e HTA controlada. Exploración física: palidez en tegumentos con acrocianosis, cabello quebradizo, dentadura en mal estado, abdomen globoso, piel normal, uñas cianóticas, extremidades superiores normales, rostro y extremidades inferiores con edema.

Evaluación dietética

R24H: en hospital recibe dieta hiposódica y reducida en líquidos. Ingesta de 50-70 por ciento la semana previa.

Frecuencia de consumo de alimentos: frutas 4/7; verduras 2/7; carnes rojas 5/7; lácteos 7/7; alimentos procesados (altos en grasas saturadas) 5/7; refrescos 7/7.

Dieta habitual: desayuno: pan dulce con leche, huevos fritos y jugo de frutas. Comida: arroz, carnes rojas, frijoles, ensaladas (repite raciones) y refrescos; antes, cuando alguien la acompaña, come en la calle (tacos, tortas, etc.). Cena: repite alimentos de la comida (carne, tacos, quesadillas, etc.).

Diagnóstico nutricional

NI-4.1 Ingestión subóptima de sustancias bioactivas. NI-5.2 Desnutrición. NB-1.2 Creencias /actitudes influidas sobre temas relacionados con alimentos y nutrición. NB-3.1 Incapacidad para el autocuidado.

Interacción fármaco-nutriente

- Lasix (Furosemida). En exceso puede causar pérdida importante de agua ysales minerales.
- Nifedipina (Nifedipina). Sin afectaciones nutricionales.
- Amiodarona (Amiodarona). Prescripción sobre el consumo de jugo de toronja.

Objetivos

Plazo	Objetivo	Acciones
Corto	· Disminución del edema. · Disminución de riesgo de caquexia.	· Medir y pesar diariamente al paciente en las mismas condiciones. · Restricción de líquidos (1-1.5L/día), realizar balances hídricos. · Mantener dieta hiposódica. · Restringir ingesta de Na (1-2g/día máx.) · Utilizar nutrientes concentrados huyendo de volúmenes elevados con poca densidad energética de los alimentos. · Restringir la dieta lo menos posible, evitar menús monótonos. · Iniciar alimentación con baja relación kcal/kg y aumentar con precaución, lentamente.
Mediano	· Incrementar capacidad de realizar los cuidados pautados tras el alta. · Incrementar capacidad de realizar los cuidados pautados tras el alta.	· Una vez estabilizado el paciente, instituirán plan de alimentación y cuidado sanitario. · Explicar las razones de las restricciones dietéticas y de actividad física. · Explicar signos y síntomas de la enfermedad. · Explicar el objetivo de los medicamentos y suplementos requeridos para el tratamiento. · Revisar con la familia y paciente los cuidados de seguimiento, fecha y horario de citas subsecuentes.

Largo	· Estabilizar el peso del paciente. · Mantener hábitos y estilo de vida que favorezcan la calidad de vida.	· Monitorear el peso del paciente, talla y composición corporal mes con mes, así como valores bioquímicos, dietéticos y clínicos. · Intervenir con educación alimentaria y nutricional, proporcionar menús que faciliten y generen un apego al cambio de realimentación de acuerdo con sus necesidades y recursos. · Integración y mantenimiento de actividad física.

Fuente: elaboración propia.

Cálculo de requerimientos

VCT = (25 kcal) x (45 kg) = 1125 kcal/día

*Se aumentará con precaución la relación kcal/kg progresiva y lentamente.

Distribución

Nutrimento	%	Kcal	Gramos
pt	18	202	(1.12 g/kg) 50.6g
lip	27	304	33.7 g
hc	55	619	154.7 g

Fuente: elaboración propia.

Líquidos: restricción de líquidos de 1-1.5 l/día. Tipo de dieta: DASH

Vía de administración: Oral

Dietary Dietary Approaches to Stop Hypertension (DASH)

Es un plan alimenticio balanceado y flexible que disminuye la hipertensión. Consiste en baja grasa saturada, colesterol y grasa total; consumo de frutas, verduras y lácteos descremados; rica en granos enteros, pescado, pollo y semillas; baja en dulces, bebidas azucaradas y endulzadas. 1-500 a 2.300 mg de sodio.

Características

Grasa total: 27 por ciento VET. Grasa saturada: 6 por ciento VET.

Proteína: 18 por ciento VET. Carbohidratos: 55 por ciento.

Colesterol: 150mg/día. Calcio: 1.250mg/día. Sodio: 1.5-2 g/día. Magnesio: 500mg. Potasio: 4.7 g/día. Fibra: 30 g/día.

Intervención de LATMN

Macronutrientes

Evitar carbohidratos simples y de alta carga glucémica. Se sabe que la hiperglucemia induce alteraciones de los sistemas REDOX, estrés oxidativo y disminución de la disponibilidad del óxido nítrico con la consiguiente disfunción endotelial; estos efectos son aún mayores en personas con falla cardíaca; por lo tanto, es crucial evitar la hiperglucemia en estos pacientes.

Colesterol menor a 150 mg diarios. Integración de AGPI, omega 6 (linoleico y raquidónico) y omega 3 (alfalinoleico, eicosapentaenoico y docosahexaenoico).

Micronutrientes

Restricción de Na de 1-2mg/día máximo. Cubrir los requerimientos de: Se y Vit B1, el déficit se reporta como causa rara de falla cardíaca, lo cual predispone a un estado de estrés oxidativo que aumentaría el avance de la enfermedad. Vit D, su deficiencia predispone a osteoporosis y osteopenia. Ca, Cu, Vit A, E, B2, B6, B9, B12 y co-Q10, su suplementación ha probado disminución en los volúmenes ventriculares y mejoría en el score de calidad de vida. Cubrir los requerimientos de magnesio, ya que puede estar disminuido en los pacientes con insuficiencia cardíaca hasta en 30 por ciento de los casos. Zinc, forma parte del complejo superóxido dismutasa cobre-zinc, capaz de depurar a la célula de radicales libres producidos por el estrés oxidativo. Vit C, disminuye el daño por hipoxia y la apoptosis endotelial en pacientes con insuficiencia cardíaca.

Suplementación

Nutriente	Problema	Presentación	Vía de administración
Hierro	Palidez en tegumentos	300 mg	Oral
Calcio	Dentadura en mal estado	625mg +Vit D 200 UI	Oral
Vitamina B12	Hemoglobina 10mg/dL	1 ml	Inyectable
Vitamina B9	Hematocrito 32 por ciento	5 mg	Oral
Vitamina C	Daño por hipoxia y apoptosis endotelial	500mg-1000 mg	Oral
Zinc	Alta tasa de recambio óseo	20-30-50 mg	Oral
Magnesio	Uso de diuréticos y disminución del apetito	250 mg	Oral
Omegas-3	Hipertensión	1000-1200 mg	Oral

*Lo ideal para la paciente sería integrar a su plan alimenticio un multivitamínico, complejo B inyectable y Omegas 3 de manera que facilite la suplementación.
Fuente: elaboración propia.

Recomendaciones y educación nutricional

- Identificar conjuntamente con la paciente y la familia las conductas inadecuadas, porque resultan perjudiciales y las consecuencias previsibles en caso de mantenerlas.
- La educación de enfermos, familiares y cuidadores es pieza fundamental en el tratamiento de la ICC.
- Los pacientes cumplen mejor con el tratamiento si entienden su insuficiencia cardíaca y la lógica de éste.
- Se debe ofrecer información sobre el nombre, dosis, hora y ruta de toma de los fármacos pautados, exponer los posibles efectos

secundarios, la importancia del cumplimiento terapéutico y la posibilidad de que la mejoría en síntomas, si aparece, pueda ser lenta y parcial.

- Explicar las razones de las restricciones dietéticas y de actividad física.
- Explicar signos y síntomas de la enfermedad.
- Explicar el objetivo de los medicamentos y suplementos requeridos para el tratamiento.
- Revisar con la familia y paciente los cuidados de seguimiento, fecha y horario de citas subsecuentes.

Control del peso: debe evitarse la pérdida de peso, el sobrepeso y la obesidad con el fin de reducir complicaciones, el trabajo cardíaco, disminuir la tensión arterial y mejorar el control lipémico. La paciente ha de pesarse diariamente y el tratamiento diurético se ha de revisar cuando aparezcan cambios inesperados en el peso (aumento o pérdida de 2 kg en tres días).

Alimentación: la caquexia es una complicación común en la ICC que se acompaña de pérdida de masa muscular y tejido adiposo. Se recomienda hacer varias comidas a lo largo del día para evitar náuseas y dispepsia.

Consumo de sal y líquidos: reducir la cantidad de sal usada al cocinar, evitar platos preparados y los sustitutos de la sal.

Recomendar una ingesta inferior a 2.000ml/día (incluyendo sopas, salsas, alcohol y helados).

Plan de activación física

Ejercicio físico: la inactividad lleva al descondicionamiento físico y, como consecuencia, a un empeoramiento de los síntomas y de la capacidad física. La realización de programas de ejercicio físico en clases funcionales II y III produce una mejoría de síntomas como la disnea y fatiga, y una reducción en las tasas de mortalidad y reingreso. En clase IV debe guardarse reposo.

- El paciente deberá mostrar un aumento progresivo de tolerancia a la actividad durante la estancia hospitalaria.
- Elevar la cabeza de la cama a una posición de semifowler.
- Determinar la estabilidad cardíaca evaluando la TA, ritmo y FC e indicadores de la oxigenación como nivel de conciencia y color de la piel.
- Alternar actividades con periodo de reposo.
- Estimular al paciente a que haga ejercicios mientras realice actividades rutinarias como bañarse y vestirse.

Monitoreo LATMN

Monitoreo de peso y composición corporal: cada mes, y una vez estabilizado el peso cada tres meses para valoración (1 año).

Educación nutricional y alimentaria: cada mes, enseñar técnicas de preparación y cocción de alimentos, integración de nuevos alimentos (seis meses).

Valoración bioquímica: cada cuatro semanas y una vez que haya mejoras, evaluarse cada tres meses (por un año).

Insuficiencia cardíaca, disnea e indicios de anorexia

Ficha de identificación

Edad: 61 años; sexo: femenino; fecha de ingreso: 11 de febrero de 2018; fecha de evaluación: 17 de febrero de 2018; escolaridad: nivel medio superior; ocupación: ama de casa; origen y residencia: Ciudad de México.

Evaluación antropomédica

Peso actual: 45kg. Peso ideal: 54.0 kg. Peso habitual: máximo 50 kg (a su ingreso). Talla: 1.58 m. IMC: 18.03 kg/m^2. Circunferencia de muñeca: 13.9 cm. Complexión: mediana. Circunferencia media de brazo (CMB): 24.32 cm^2 = 243.2 mm. Pliegues cutáneos: 25 mm, porcentaje de grasa: 24.0 por ciento.

Diagnóstico antropomédico

Paciente mujer con 61 años, con peso actual de 45 kg, con peso habitual de 50 kg (y peso teórico o ideal de 54 kg, Aspen, 1998), con pérdida acelerada de peso. Registra un IMC de 18.03 kg, por debajo de lo normal (Bernal, Gaytán y Torres, 2015). Conforme a la circunferencia de muñeca se trata de una persona de complexión mediana (Suverza, 2010), con área muscular braquial —área muscular del brazo sin hueso— de 24.3 cm2, < 25 cm2, límite normal para mujeres, correspondiente al percentil 5, muy por debajo de la media de las personas de su edad y sexo, indicador de presumible desnutrición (Suverza, 2010; Frisancho, 1981). Presenta un índice de cintura/cadera de 0.71 cm, circunferencia de pantorrilla de 29.2 cm y, con base en la sumatoria de los cuatro pliegues, 24.0 por ciento de grasa corporal —límite del nivel bajo—, todos los indicadores de "malnutrición por defecto" o riesgo nutricional.

Evaluación dietética

Recordatorio de 24 horas: en hospital recibe una dieta hiposódica y reducida en líquidos. Frecuencia de consumo de alimentos: frutas 4/7; verduras 2/7; carnes rojas 5/7; lácteos 7/7; alimentos procesados (altos en grasas saturadas) 5/7; refrescos7/7. Dieta habitual: desayuno: pan dulce con leche, huevos fritos y jugo de frutas. Comida: arroz, carnes rojas, frijoles, ensaladas (repite raciones) y refrescos; antes, cuando alguien la acompaña, come en la calle (tacos, tortas, etc.). Cena: repite alimentos de la comida (carne, tacos, quesadillas, etc.). Preferencias alimentarias: frecuenta consumir alimentos en la calle —generalmente altos en grasas saturadas y colesterol—, al menos tres o cuatro veces por semana. Alergias o intolerancias alimentarias: ninguna. Consumo de complementos o suplementos: no. Consumo de remedios naturistas (interacción con nutrientes): no.

Diagnostico dietético

Paciente con dieta desbalanceada, con alto contenido de grasas saturadas y alimentos procesados, con bajo consumo de carbohidratos y alto consumo de azúcares de fuentes no naturales y calorías "vacías".

Evaluación clínica

Antecedentes heredo familiares de importancia (AHF): madre con fallecimiento por insuficiencia respiratoria. Padre con fallecimiento por cáncer de colon. Dos hermanos sanos. Antecedentes personales no patológicos (APNP): malos hábitos alimenticios y físicos. Diagnóstico (efectos o riesgos sobre el estado nutricio): ICC, disnea —con dificultad respiratoria ante pequeños desplazamientos—, hipertensión arterial controlada, fatiga, indicios de anorexia, eventuales náuseas, sensación de plenitud, así como la presencia de edema generalizados e hipertensión arterial controlada. La pérdida repentina de peso hace suponer el riesgo de complicación y posible evolución hacia un estado de caquexia cardíaca.

Tratamiento e interacción fármaco-nutriente

Tratamiento (interacción droga nutriente): Lasix (Furosemida). En exceso puede causar pérdida importante de agua y sales minerales. Nifedipina (Nifedipina). Sin afectaciones nutricionales. Amiodarona

(Amiodarona). Prescripción sobre el consumo de jugo de toronja. El tratamiento contempla un reposo prolongado, la administración de oxígeno y diuréticos.

Pronóstico: alto riesgo de mortalidad por infarto del miocardio, insuficiencia respiratoria y anomalías asociadas a la ICC.

Síntomas gastrointestinales: deglución: buena. Masticación: regular. Reflujo: no. Vómito: eventuales. Colitis: sí. Diarrea: ocasional.

Exploración física (signos de posibles deficiencias nutricionales)

Palidez en tegumentos con acrocianosis (coloración azulada en manos y pies). Cabello quebradizo, ojos normales, boca y lengua normales, dentadura en mal estado. Abdomen globoso, piel normal, uñas cianóticas (con lúnulas azules). Extremidades superiores normales, rostro y extremidades inferiores con edema (++).

Diagnóstico clínico

Paciente femenina de 61 años, con insuficiencia cardíaca congestiva (ICC), disnea —dificultad respiratoria ante desplazamientos pequeños—, hipertensión arterial controlada, fatiga, indicios de anorexia, eventuales náuseas y sensación de plenitud, así como presencia de edema generalizado (piernas y cara). La pérdida acelerada de peso hace suponer el riesgo de complicaciones y evolución del padecimiento hacia un estado de caquexia cardíaca. Reacción favorable al tratamiento.

Evaluación química (BH, QS, PFH)

Elemento	Niveles de referencia	Resultados	Interpretación
Hemoglobina	12.0 a 16.0 g/dl	10 g/dl	La paciente presenta niveles bajos, lo que podría ser un indicador de su estado de malnutrición o desnutrición asociada a la icc.
Hematocritos	37.0 a 47.0 por ciento	32 por ciento	Presenta niveles bajos debido a su estado nutricional y, posiblemente, a sus niveles bajos de oxígeno en la sangre.
Plaquetas	150 a 500mil/uL	120mil	Presenta nivel relativamente bajo, o trombocitopenia, asociado al padecimiento de anemia o falta de vitamina B12.
Sodio sérico	136 a 145 meq/L	142 meq/L	Resultados de la paciente dentro de lo normal.
Potasio	3.5 a 5.1meq/L	3.1 meq/L	Niveles levemente bajos, posiblemente por efecto de los diuréticos.
Cloro	98 a 107 meq/L	96 meq/L	Niveles levemente bajos, igualmente a causa del suministro de diuréticos y pérdida de líquido gástrico por vómito.
Glucosa glucemia basal	70 a 110 mg/dL	100 mg/dL	Nivel normal.
Glucosa posprandial	< 160 mg/Dl	160 mg/Dl	Nivel normal.
Creatinina	0.5 a 1.2 mg/dL	1.2 mg/dL	Normal, en límite superior.
Urea en sangre	16.6 a 48.5 mg/dL	60 mg /dL	Alta. Indicador de una falla renal en el metabolismo de las proteínas.
Colesterol total	< 200 mg/dL	301 mg/dL	Alto.
Colesterol hdl	> 60 mg/dL	36 mg/dL	Bajo, colesterol "bueno".
Colesterol ldl	< 100 mg/dL	225 mg/dL	Muy "malo", alto.
Triglicéridos	< 150 mg/dL	236 mg/dL	Alto.
Albúmina	3.4 a 5.4 g/dL	2.8 g/dL	La paciente presenta niveles bajos, padece hipoalbuminemia, indicador de síndrome nefrótico, edema, sobrehidratación, mala absorción y desnutrición asociado con su estado clínico y nutricional.

Fuente: elaboración propia.

Diagnóstico bioquímico

La paciente presenta niveles bajos de hemoglobina, indicador de su estado de malnutrición o desnutrición asociada a la ICC; hematocritos bajos, indicador de su estado nutricional y, posiblemente, de los niveles bajos de oxígeno en la sangre provocados por la disnea. Niveles bajos de plaquetas o trombocitopenia, asociado a una condición anémica y/o falta de vitamina B12. Niveles de sodio dentro de lo normal, pero de potasio y cloro levemente bajos, por efectos de los diuréticos, y en el caso del cloro posiblemente también debido a la pérdida de líquido gástrico por vómito circunstancial. Sus niveles de glucosa o glucemia basal están dentro de lo normal; pero la glucemia posprandial, en el límite normal, sin que represente riesgo de diabetes. Niveles de creatinina normales, pero en el límite superior, y niveles de urea, por encima del nivel normal, lo que indica posible daño renal asociado a la evolución de la ICC, con consecuencias sobre el metabolismo de las proteínas. Colesterol total alto, colesterol HDL, "bueno", bajo; colesterol LDL, "malo", muy alto y triglicéridos altos, todo correlacionado con los antecedentes nutricionales del paciente. La paciente presenta niveles bajos de albúmina, hipoalbuminemia, indicador de síndrome nefrótico —presumible, considerando los niveles de urea—, edema periférico —presente en extremidades inferiores y cara—, sobrehidratación —presenta ascitis—, mala absorción —no corroborada, pero presumible— y desnutrición asociada con su estado patológico.

Diagnóstico nutricional SOAP (Subjetivo, Objetivo, Análisis y Plan)

La intervención nutricional deberá estar orientada principalmente a disminuir la recarga o trabajo cardíaco, mantener el peso "levemente" por debajo del peso ideal (Rujinsky, 2007), atenuar los riesgos de infarto cardíaco, revertir su estado de disnea, fatiga y debilitamiento; la frecuente presencia de anorexia, náuseas, ascitis, edemas periféricos, así como los riesgos de caquexia —una complicación frecuente en pacientes con ICC, que conlleva la rápida pérdida de la masa muscular y tejido adiposo— con el consecuente marcado descenso del peso y deterioro del estado desnutricional del paciente.

De ahí que, como parte del plan de intervención nutricional, deberá recomendarse:

- Una dieta hiposódica —con menos de dos gramos de sodio al día— y evitar la sobrecarga hídrica. El exceso de sodio favorece la retención de líquidos y el aumento de la hipertensión. La "constricción articular" incrementa la resistencia periférica, lo cual implica un aumento del gasto cardíaco.
- Aportes proteicos mayores al de un paciente normal o población en general (Hernández y Patiño, 2012), a fin de evitar o atenuar la disminución de la masa grasa y muscular total, o masa magra corporal —en este caso, no podría ser excedida, dada la presumible falla renal detectada en los niveles de urea—, distribuidas en pequeñas porciones a lo largo del día a fin de evitar náuseas y vómitos.
- Dieta hipocalórica, alivia la recarga o trabajo cardíaco, disminuye la frecuencia cardíaca y la tensión arterial (Rujinsky, 2007).
- Disminución de ingesta de grasas saturadas y colesterol, así como reducir el consumo de harinas refinadas, aumento de fibras solubles.
- Incrementar la ingesta de ácidos grasos insaturados y con ello favorecer la disminución del colesterol total y el LDL y los triglicéridos.
- Muy recomendable mantener la nutrición oral, enteral o parenteral, en caso de agravamiento, para evitar riesgo de caquexia cardíaca y evitar una mayor pérdida de peso y los riesgos de desnutrición crónica.
- En cuanto a micronutrientes, suministrar nutrientes con altos contenidos de potasio y zinc, a efectos de compensar su pér-

dida a causa de la ingestión de diuréticos. El potasio, además, favorece la función cardíaca normal y el funcionamiento del sistema nervioso.

- El tratamiento y plan de atención nutricional, dado el estado crítico de la paciente, deberá contemplar un reposo prolongado y el mantenimiento de la dieta indicada.

Enfermedad renal crónica agudizada

Ficha de identificación

Paciente masculino con 65 años de edad; ocupación: mecánico; ingreso: 6 de junio de 2018; evaluación: 9 junio de 2018; escolaridad: preparatoria; origen y residencia: Ciudad de México.

Historia clínico-nutricional

- Antecedentes heredofamiliares (AHF): madre fallecida a causa de complicaciones de diabetes mellitus tipo 2. Padre fallecido por infarto cardíaco. Dos hermanos: hombre, sano; mujer, diabetes mellitus tipo 2 controlada.
- Antecedentes personales patológicos (APP): diagnosticado con diabetes mellitus tipo2, hace 15años. Hipertensión arterial, hacen siete años. Alergia a penicilina.
- Antecedentes personales no patológicos (APNP): malos hábitos dietéticos en calidad, cantidad y horarios, y escasa actividad física.
- Padecimiento actual: mal estado general; edema facial y en extremidades inferiores acentuado; diabetes mellitus tipo 2 descontrolado e insuficiencia renal crónica (IRC) agudizada.
- Medicamentos: metformina 500 mg, antes del desayuno y antes de merienda, Hyzaar, Tab. 50 / 12.5 mg, una tableta c/24 horas.

- Signos vitales: T/a 139/90 mmHg; FC: 85; FR: 25x'; saturación de oxígeno en sangre, SO2: 89 por ciento; Nextrosfix (glucómetro) en ayuno: 200 mg/dl.

Datos antropomédicos

Peso corporal actual (PCA): 84.5 kg; peso habitual (máximo, mínimo) (PH): 79.0 kg; peso ideal (PI): 67.3 kg; talla: 1.71m. Índice de masa corporal (IMC): 28.9 kg/m²; porcentaje del peso ideal (PI): 125.6 kg/m²; peso ajustado: 71.6 kg; pliegues cutáneos (sumatoria): 65.1 mm; tricipital: 16.3 mm; bicipital: 8.0 mm; subescapular: 23.0 mm; suprailiaco: 17.8 mm; circunferencia de muñeca (CM): 18.5; circunferencia media de brazo (CMB): 344.2 mm = 34.42cm; área muscular braquial (AMB): 296 mm² = 29.6 cm²; circunferencia de cintura: 108.0 cm; circunferencia de cadera: 114.2 cm; índice de cintura / cadera: 0.95 cm; porcentaje de grasa: 30.4 por ciento.

Diagnóstico antropométrico

Paciente masculino de 65 años de edad, con peso actual de 84.5 kg, peso habitual (durante el mes previo) de 79.0 kg; peso teórico o ideal de 67.3 kg (ASPEN, 1998) y peso ajustado de 71.6 kg —aumento rápido de peso 7.0 por ciento durante el mes anterior de referencia—. Registra un IMC de 28.9 kg, en rango de sobrepeso (25.0 a 29.9 kg) (Bernal, Gaytán y Torres, 2015). Conforme a la circunferencia de muñeca se trata de una persona de complexión mediana (Suverza, 2010), con área muscular braquial —área muscular del brazo sin hueso— 29.6 cm², valor muy cercano al percentil 90, indicador presumible de malnutrición por exceso (Berdasco y Romero, 1998), muy por encima de la media de las personas de su edad y sexo (Suverza, 2010; Frisancho, 1981). Presenta un índice de cintura/cadera de 0.95 cm, un nivel de grasa intraabdominal o abdominovisceral, en rango de sobrepeso. Igualmente, con base en la sumatoria de los cuatro pliegues cutáneos —tricipital, bicipital, subescapular y suprailiaco—, presenta un nivel de grasa corporal de 30.4 —superior al límite normal, deseable—, todos son indicadores de "malnutrición por exceso" y riesgo de desnutrición, asociado a los efectos de la insuficiencia renal crónica. Investigaciones recientes han observado "que la obesidad se asocia a una mayor velocidad de pérdida de función renal", e inclusive, independiente del desarrollo de diabetes e hipertensión, la obesidad puede provocar un síndrome de hiperfiltración glomerular (Navarro y Ardiles,2015).

Evaluación química (BH, QS)

Elementos	Rango de referencia	Niveles del paciente
Hemoglobina	13.0–18.0 gr/dL	9.0 g/dL
Hematocritos	40.0–50.0%	30%
Plaquetas	150–450 mil/uL	120 mil/uL
Sodio sérico	136–145 mEq/L	148 mEq/L
Potasio en suero	3.5–5.5mEq/L.	6.2 mEq/L
Cloro en suero	94 -115 mEq/L	120 mEq/L
Glucosa o glucemia basal	70–110 mg/dL	190 mg/dL
Glucosa posprandial	< 160 mg/dL	230 mg/dL
Creatinina en suero	0.5 -1.3 mg/dL	3.4 mg/dL
Urea en suero	19.0–50.0 mg/dL	65 mg/dL
Ácido úrico	4.0–7.0 mg/dL	9.1 mg/dL
Colesterol total	< 200 mg/dL	230 mg/L
Triglicéridos	< 170 mg/dL	236 mg/dL
Albúmina en suero	3.3–5.0 g/gL	1.8 g/dL

Fuente: elaboración propia.

Diagnóstico bioquímico

El paciente presenta niveles bajos de hemoglobina, indicador de su estado de malnutrición o riesgos de desnutrición asociada a la ERC; hematocritos bajos, resultado de su estado nutricional y, posiblemente, de los niveles bajos de oxígeno en la sangre (causado por la baja producción de eritropoyetina, citocina glucoproteica producida en el riñón que estimula las células madre de la médula ósea para la producción de eritrocitos o glóbulos rojos). Niveles bajos de plaquetas o trombocitopenia, indicador de la condición anémica y, presumiblemente, falta de vitamina B12. Niveles de sodio y potasio altos, resultado del avance de la IRC. Niveles altos de glucosa o glucemia basal y glucemia posprandial, a causas de la diabetes no controlada. Niveles de creatinina y urea, muy por encima de los niveles normales, indicativos del daño renal, con consecuencias sobre el metabolismo de las proteínas. Colesterol total levemente alto y triglicéridos altos, correlacionado con los antecedentes nutricionales del paciente. También presenta niveles relativos muy bajos de albúmina, hipoalbuminemia, indicador del síndrome nefrótico —considerando los niveles de creatinina y urea—, con edemas periféricos —presente en extremidades inferiores y cara—, sobre hidratación —presencia de ascitis—, malabsorción —no corroborada, pero presumible— y malnutrición y riesgos manifiestos de desnutrición asociada con su estado patológico renal crónico. Se sabe que "cuando se detectan descensos en la albúmina plasmática ya existe una malnutrición grave" (Guerrero,1999).

Diagnóstico clínico

Paciente masculino de 65 años, con diabetes mellitus tipo 2, insuficiencia renal crónica (IRC), hipertensión arterial no controlada, así como presencia de edemas generalizados (en cara y miembros inferiores).

Falta de un control adecuado de sus padecimientos. Reacción favorable al tratamiento hospitalario.

Diagnóstico nutricional PES

Problema

La disminución lenta y progresiva —durante muchos años— de la capacidad de los riñones para filtrar adecuadamente los desechos metabólicos circulantes en la sangre. La patología conlleva que la sangre se haga más ácida —a causa de que los riñones pierden la capacidad de excretar los ácidos producidos por el cuerpo—, y se desarrolle anemia —causada por alteraciones en la producción de eritropoyetina y la baja producción de eritrocitos o glóbulos rojos— y, en estado avanzado, se produzca neuropatía urémica o daños de los nervios y neuronas del cerebro, entre otras de sus consecuencias.

Etiología

En este caso, las causas principales —más comunes de la insuficiencia renal crónica— fueron la diabetes mellitus 2 y la hipertensión arterial no controlada. En términos generales, cualquier trastorno que cause insuficiencia renal aguda puede desencadenar en insuficiencia renal crónica, si ésta no es debida y oportunamente controlada.

Signos y síntomas

Los signos y síntomas suelen manifestarse lentamente; entre ellos, pueden darse: micción nocturna recurrente —dada la pérdida de capacidad absortiva de los riñones—, cansancio, fatiga y debilidad generalizada —causada por la anemia—, náuseas y vómitos —debido a la concentración de deshechos metabólicos en el organismo—, espasmos musculares y calambres, coloración amarillenta de la piel, mal sabor de la boca y aliento fétido o halitosis, entre otros; el cuadro suele evolucionar hacia la pérdida de peso y desnutrición del paciente. En este caso, el paciente mostró: boca seca, abdomen globoso, colitis, edemas en cara (+) y extremidades superiores (+) e inferiores (+++), vómito y diarrea ocasionales; además de cansancio y debilitamiento.

Intervención nutricional

Objetivo

La intervención nutricional deberá estar orientada principalmente a: 1) atenuar el malestar general, la fatiga y debilitamiento causado por el padecimiento; 2) revertir la sobrehidratación y la presencia de edemas en rostro y miembros periféricos, 3) controlar, estabilizar y revertir paulatinamente el sobrepeso, sin comprometer la pérdida de masa muscular y exponer al paciente a mayores riesgos de desnutrición que los que conlleva el padecimiento.

El objetivo siguiente o posterior es lograr el peso normal del paciente. Como indican Navarro y Ardiles (2015), si la "asociación entre obesidad y enfermedad renal es válida, es esperable que una reducción del IMC se acompañe de efectos benéficos también en este aspecto". Agregan que "desde un punto de vista hemodinámico, los sujetos que pierden peso presentan una disminución de la tasa de filtración glomerular absoluta con regresión de la hiperfiltración y disminución de los niveles de proteinuria".

Cálculo de energía

La decisión sobre la fórmula más adecuada para el cálculo del gasto energético basal debe tomar en cuenta el estado de normopeso, sobrepeso u obesidad del paciente. En este caso, se trata de un paciente con sobrepeso, por lo que convendría aplicar la ecuación de Mifflin-St. Jeor, la cual ha mostrado mayor consistencia en dichos casos. Esta fórmula, además, se considera preferible para calcular los requerimientos calóricos en pacientes con sobrepeso u obesidad con padecimientos en los que no es apropiado administrar una dieta hipocalórica o hiperprotéica.

Mifflin-St. Jeor: Hombres: GEB (kcal) = [9.99 x peso (kg)] + [6.25 x talla (cm)] – [4.92 x edad (años)] + 5

Las necesidades energéticas de pacientes con este padecimiento ameritan, primero, la estabilización y normalización dado el estado anémico y, consecuentemente, de riesgos de desnutrición manifiesta y, segundo, la recomendación de una dieta hipocalórica que no comprometa la pérdida de masa muscular ya afectada por la patología. De ahí que, en este caso, considero que no convendría utilizar en el cálculo del gasto energético el peso real del paciente (alto) ni el peso ideal (quizá demasiado bajo), sino el peso ajustado, intermedio y sin actividad física (sedentario) mientras permanezca internado.

El cálculo del GET, asumiendo: R24h: 2200 kcal/día; la suma de 10 por ciento, correspondiente al efecto térmico de los alimentos y la multiplicación por factor de actividad, dependiendo de que se dé o no y su intensidad, el cual toma valores de 1.2 (sedentario) y 1.3 (actividad física ligera), etc., da como resultado, para el caso considerado de:

GEB (requerimiento basal): 1464 kcal/día.

GET (requerimiento calórico total): 1757 kcal/día.

Fórmula dieto sintética de los nutrientes (%, kcal, gr).

En pacientes con insuficiencia renal aguda (IRA) o crónica (IRC) deben contemplarse dos entornos: la del paciente con tratamiento conservador en prediálisis y el soporte nutricional del paciente en tratamiento dializador (diálisis peritoneal o hemodiálisis). En ambos, el primer objetivo es lograr la estabilización del paciente y luego alcanzar su peso normal, a fin de atenuar o evitar los efectos de la malnutrición o desnutrición, asociados a los malos hábitos alimenticios y a los efectos propios del padecimiento.

Aporte energético medio

En el caso de los pacientes con IRC (no dializados o en prediálisis), se estima que el aporte energético medio deba ser de 30-40 kcal/kg del peso corporal (pacientes con más de 60 años) (Guerrero, 1999), ajustable según la evolución de su estado nutricional. El aporte de macronutrientes considerado es el siguiente (Román y Bustamante, 2008):

Proteínas: se sugiere un aporte proteico de 0.8-1 g/kg de peso ideal, el cual podría aumentar conforme se normalice el filtrado glomerular.

Hidratos de carbono: el aporte de hidratos de carbono —la principal fuente de energía— debe estar en torno a 60 por ciento —preferentemente de hidratos de carbono complejos—, dada la restricción de proteínas.

Grasas: se sugiere que las grasas representen 30 por ciento del aporte calórico (es recomendable que menos de 10 porciento corresponda a grasas saturadas y el resto a monoinsaturadas).

La necesidad de agua depende de la diuresis residual, por lo que se sugiere añadir de entre 500 y 800 mL al día.

Equivalentes de grupos de alimentos de plan de alimentación

A pesar de las recomendaciones dietéticas estándares, algunos pacientes con IRC precisan de soportes nutricionales avanzados y complementarios. En estos casos, la recomendación general considera necesario recurrir a soportes nutricionales que otorgue por la vía oral (o enteral) los requerimientos nutricionales del paciente. El tipo de soporte nutricional y los requerimientos depende de su estado clínico, del tratamiento que recibe y de su condición nutricional. En general, en estos casos, con IRC, el aporte de minerales y vitaminas es fundamental. Los pacientes con dicho padecimiento suelen presentar un déficit en la absorción de calcio intestinal por déficit de vitamina D3, por lo que debe suplementarse aportes de calcio; asimismo, deben restringir el consumo de fósforo, lácteos, huevos, carne y algunas verduras, puesto que el aumento de fósforo contribuye al deterioro de la función renal. El hierro debe ser aportado en aquellos que reciben tratamiento con eritropoyetina. En particular, en estos pacientes se recomienda suplementar las siguientes vitaminas: vitamina B6, D, C (Román y Bustamante, 2008). De ahí que resulte habitualmente de utilidad los complejos multivitamínicos y/o las dietas polímeros, dietas farmacéuticas o complementarias, en distintas formulaciones y presentaciones, según las necesidades del paciente.

En pacientes con IRC se suelen presentar estados hipercatabólicos que incrementan el consumo de glucosa. De no ofrecerse dicho aporte, una vez agotadas las reservas de glucógeno hepático, comienza la fase de neoglucogénesis, con consecuencias catabólicas aceleradas. No obstante, este paciente es diabético e hipertenso. Se ha demostrado que "la ingesta de proteínas es inversamente proporcional a la TA" (Valero, 2013), sobre todo, cuando se trata de proteínas de origen vegetal. En este caso, estaría contraindicada. Es importante tener en cuenta que si no hay glucosa disponible para la producción de energía el metabolismo se orienta hacia la neoglucogénesis, tras la degradación de aminoácidos para la obtención de energía. En estos pacientes con IRA e IRC, en proceso de prediálisis peritoneal (o hemodiálisis) es importante mantener un aporte energético adecuado, con hidratos de carbono suficiente, a fin de mantener el balance nitrogenado. Aquí, es importante estar consciente de que el exceso de productos nitrogenados y las alteraciones iónicas, consecuentes, podrían conllevar otros trastornos gastrointestinales.

De lo anterior se deriva que el plan de intervención nutricional sea de corto, mediano y largo plazo, deberá recomendar o sugerir:

- Una dieta hiposódica —con menos de dos gramos de sodio al día—y evitar la sobrecarga hídrica. El exceso de sodio favorece la retención de líquidos y el aumento de la hipertensión.
- Dieta hipoproteica, con aportes proteicos limitados, menores a los de un paciente normal o población en general, pero suficiente para compensar el estado anémico y atenuar la disminución de la masa grasa y muscular total, evitando la recarga sobre la función renal afectada. En este caso, ésta no podría ser excedida, dada la falla renal crónica; por lo que dicho aporte, además, debería ser distribuido y administrado en pequeñas porciones a lo largo del día.
- Una dieta normocalórica, con suficientes carbohidratos, que permita compensar el estado de debilitamiento del paciente resultado de su condición de desnutrición manifiesta. En el corto plazo, estabilizar su peso e iniciar un proceso paulatino de reducción de este. En una primera etapa, "es importante mantener

un aporte energético adecuado, con un buen aporte de hidratos de carbono para mantener el balance nitrogenado" (Román y Bustamante, 2008).

- Disminuir ingesta de grasas saturadas y colesterol, así como reducir el consumo de harinas refinadas, aumento de fibras solubles e incrementar la ingesta de ácidos grasos insaturados y con ello favorecer la disminución del colesterol total y los triglicéridos.
- En cuanto a micronutrientes, en particular, restringir la ingesta de sodio, potasio y fósforo de la dieta. Aun cuando se sabe que existe una "asociación inversa entre la ingesta de potasio en la dieta y las cifras de TA" (Valero, 2013), este último, padecimiento del paciente; cuando existe enfermedad renal necesario limitar la ingesta de alimentos que pudieran incrementar los niveles de potasio en sangre y exponerlo a mayores riesgos.
- El tratamiento y plan de atención nutricional, debido al estado crítico del paciente, deberá contemplar un reposo prolongado y el mantenimiento de la dieta indicada.

Insuficiencia Renal Crónica (IRC)

Introducción

La insuficiencia renal crónica (IRC) o enfermedad renal crónica (ERC) refiere a la pérdida de funcionalidad de los riñones, caracterizada por la disminución lenta, progresiva e irreversible de su capacidad para filtrar y excretar los desechos metabólicos circundantes en la sangre a través de la orina. Aunque no existe total consenso sobre el mejor método para su identificación, prevalecen las estimaciones con base en el filtrado glomerular. La sangre se hace más ácida, se desarrolla anemia, los nervios se dañan, el tejido óseo se deteriora y los riesgos de arteriosclerosis se incrementan. En términos clínicos, la IRC se define por una tasa de filtración glomerular reducida a menos de 60 ml/min por m^2 y/o la alteración de los valores de los marcadores de daño renal (por ejemplo, proteinuria) de la causa subyacente.

Fisiopatología

La función principal del riñón es la homeostática o regulación del medio interno mediante la excreción o eliminación de agua, electrolitos y metabolitos (urea, creatinina e hidrogeniones) a través de la orina, y la retención de las sustancias que el organismo necesita; además de éstas, cumple también funciones endócrinas, secretando renina, calicreina, eritropoyetina y prostaglandinas. En condiciones fisiológicas normales, la excreción urinaria de los iones más importantes del líquido extracelular (Na+, Cl-, K+) y del agua que los diluye, es similar a la ingesta (menos la pérdida por otras vías, como la transpiración y ventilación pulmonar). Su cantidad total en el organismo no varía. En condiciones normales el balance entre ingesta y eliminación de agua y electrolitos es cero; e inclusive, los riñones consiguen compensar las pérdidas que se produzcan en otros órganos (piel, intestino y pulmón).

La función principal del riñón es la homeostática o regulación del medio interno mediante la excreción o eliminación de agua, electrolitos y metabolitos (urea, creatinina e hidrogeniones) a través de la orina, y la retención de las sustancias que el organismo necesita; además de éstas, cumple también funciones endócrinas, secretando renina, calicreina, eritropoyetina y prostaglandinas. En condiciones fisiológicas normales, la excreción urinaria de los iones más importantes del líquido extracelular (Na+, Cl-, K+) y del agua que los diluye, es similar a la ingesta (menos la pérdida por otras vías, como la transpiración y ventilación pulmonar). Su cantidad total en el organismo no varía. En condiciones normales el balance entre ingesta y eliminación de agua y electrolitos es cero; e inclusive, los riñones consiguen compensar las pérdidas que se produzcan en otros órganos (piel, intestino y pulmón).

Epidemiología

En México, en 2017 la IRC representaba la décima causa de muerte (13.2 mil); 98 por ciento de pacientes con ERC por diabetes se encuentra en las etapas 1 a 3. En el país 6.2 millones de personas diabéticas padecen ERC; 2 por ciento se encuentran en las etapas 4 y 5 (INEGI, 2018; Tamayo y Orozco,2016).

Etiología y diagnóstico

Las causas principales de la IRC son la diabetes y la hipertensión arterial. Otros factores causales pueden ser: anomalías congénitas, lupus eritematoso sistémico, fármacos, factores hereditarios o ambientales. El diagnóstico se basa en las manifestaciones clínicas que presenta el paciente, así como en las alteraciones que se pueden apreciar en los análisis de sangre, a partir de una muestra de sangre de los niveles de creatinina y urea o BUN, que son las principales toxinas que eliminan nuestros riñones. Además, se realizan análisis de la orina para conocer exactamente la cantidad y la calidad de orina que se elimina. Con estos resultados, se calcula el porcentaje global de funcionamiento de los riñones o filtrado glomerular (FG), que determina el grado de su insuficiencia renal.

Manifestaciones, síntomas y complicaciones

Síntomas: astenia o fatiga general, cansancio, micción nocturna o nicturia, náuseas, vómitos, mal sabor de la boca, halitosis, prurito, picor u hormigueo de la piel, espasmos musculares y calambres, pérdida de sensibilidad, disminución de la agilidad mental, confusión, sensación de ahogo y amarillentamiento de la piel.

Complicaciones: disminución de glóbulos rojos de la sangre deriva en anemia. Los altos niveles de desechos metabólicos en la sangre pueden dañar las neuronas en el cerebro, el tronco y extremidades. Los riñones enfermos producen hormonas que aumentan la presión arterial. La insuficiencia cardíaca congestiva y la hipertensión son complicaciones frecuentes. Los niveles de triglicéridos en sangre tienden a aumentar. Este cuadro puede evolucionar con pérdida de peso y desnutrición.

Parámetros	Referencia	Comentarios
Glucosa	55–99 mg/dL	> 126 mg/dL significa diabetes.
Urea	16.6- 48.5 mg/dL	< Filtración > presencia en sangre, significa daño renal.
Nitrógeno de urea en sangre (BUM)	6–20 mg/dL	Nivel aumentado de N ureico en sangre, significa daño renal.
Creatinina	0.5–1.2 mg/dL	Desecho del metabolismo muscular, > nivel, significa daño renal.
Relación BUN/Creatinina	11.8–21.0	> 21, sospechar ir.
Tasa de filtración glomerular	90–120 mL/min/1.73 m2	Indicador de ir. Disminuye con la edad.
Colesterol	< 200 mg/dL	Factor de riesgo de enfermedades cardiovasculares.
Triglicéridos	< 150 mg/dL	> Triglicéridos > resistencia a la insulina en paciente diabético.
Proteínas totales	6.4–8.3 g/dL	Cantidad total de albúmina y globulina.
Hierro	33–193 ug/dL	Anemia por deficiencia de hierro.
Albúmina	3.5–5.2 g/dL	Indicador de malnutrición.
Calcio	8.6–10 mg/dL	Pacientes con IRC presentan niveles bajos en la absorción intestinal a causa de la disminución de vitamina D.
Fósforo	2.5–4.5 mg/dL	Importante para el desarrollo de los huesos; pero los pacientes con IRC no pueden excretar los excedentes de fósforo.
Sodio	136–145 meq/L	Exceso de Na puede llevar a que se acumule líquido extra y se genere hinchazón en tobillos, pies, etc., con aumento de peso y presión sanguínea elevada.
Potasio	3.5–5.1 meq/L	Hipercalemia.
Magnesio en sangre	1.6–2.6 mg/dL	Importante como captores del fósforo en el control de la hiperfosfatemia.
Eritrocitos	4.50–5.20 mill/uL	La anemia en pacientes con irc se debe a causas multifactoriales; una muy importante es por la inadecuada producción de eritropoyetina.
Hemoglobina	12.0–16.0 g/dL	La anemia es una complicación frecuente en la IRC.
Hematocritos	37.0–47.0%	El hematocrito mide la cantidad de sangre compuesta por glóbulos rojos.

Fuente: elaboración propia.

Tratamiento

En pacientes con IRC y diabetes de enfermedad de base, el tratamiento debe contemplar:

- Control de la diabetes, presión arterial, niveles de colesterol y triglicéridos.
- Restringir dieta alta en proteínas, sal, potasio, fósforo ylíquidos.
- Uso de medicamentos para el control del potasio y fósforo.
- Normalizar los niveles de triglicéridos, colesterol y hormona paratiroidea, eventualmente afectada.
- Contrarrestar los riesgos de insuficiencia cardiaca.
- Tratar la anemia o riesgo de ella.
- Diálisis.

Controlar los niveles de glucosa en sangre y la presión arterial alta en pacientes con IRC aminora sustancialmente el deterioro de la función renal.

Nutrición en la enfermedad renal (ER)

La nutrición juega un papel central en la atención de la enfermedad renal (ER) en todas las etapas de su desarrollo, como factor de prevención y control en pacientes sin ER, pero con enfermedades asociadas como la diabetes y/o hipertensión arterial, así como en pacientes con ER aguda o crónica en determinados estados de cronicidad y tipo de tratamiento, con o sin diálisis peritoneal o hemodiálisis. En los pacientes con insuficiencia renal aguda (IRA), la intervención nutricional debe concebirse de acuerdo con el estado o grado de evolución de la lesión renal. En dichos pacientes deben contemplarse los distintos entornos: el del paciente con tratamiento conservador en prediálisis y el del paciente en tratamiento dializador, generalmente en diálisis peritoneal y, el tercero, mucho más crítico, del paciente con insuficiencia renal crónica (IRC) en sus distintos grados de cronicidad, generalmente tratado con hemodiálisis; además de tenerse en cuenta las posibles complicaciones ligadas a las comorbilidades o padecimientos incurrentes frecuentes en dichos padecimientos. Los riesgos y prevalencia de desnutrición son altos tanto en pacientes en diálisis peritoneal como en hemodiálisis. De ahí que la nutrición en dichos padecimientos representa la "piedra angular" en cualquiera de sus etapas, pero mucho más importante en los pacientes con IRC.

En general, en los pacientes con IRA se suele presentar un estado hipercatabólico. En el primer caso considerado, en prediálisis, el objetivo de la intervención nutricional es garantizar el peso normal del paciente; en pacientes en diálisis peritoneal la situación es muy particular: la pérdida de proteínas por el líquido peritoneal de la hemodiálisis precisa un aporte de proteína relativamente mayor. El estado hipercatabólico suele incrementar el consumo de glucosa; de ahí que cuando no se dispone de ella para la producción de energía el metabolismo se orienta hacia la neoglucogénesis tras la degradación de aminoácidos, lo que incrementa el catabolismo proteico, generando mayores complicaciones particularmente en pacientes diabéticos. En pacientes con IRC la nutrición es mucho más importante. En pacientes con IRC moderada, sin hipercatabolismo ni programa de diálisis inmediato, el objetivo de la intervención nutricional es mantener el estado nutricional, así como reducir la toxicidad urémica y retardar la progresión de la ER. En pacientes en diálisis de mantenimiento con hipercatabolismo añadido, el objetivo nutricional es cubrir los requerimientos nutricionales aumentados, así como prevenir la pérdida de masa magra. En el tercer caso, o pacientes con enfermedad renal terminal con diálisis peritoneal o hemodiálisis, generalmente en estado de malnutrición asociada a la inflamación, el objetivo de la intervención nutricional debe enfocarse al aumento de la síntesis de proteína visceral, a estimular la inmunocompetencia y el estado inflamatorio, y garantizar una mejor calidad de vida del paciente. Como se observa, los objetivos de la intervención o tratamiento nutricional y consiguiente papel del nutriólogo son distintos en cada situación.

Papel del nutriólogo en el abordaje de la ER

El papel del nutriólogo en todos los padecimientos con consecuencias metabólicas es fundamental; pero es notoriamente relevante en la ER. Las causas de la desnutrición en pacientes con ER son multifactoriales. No obstante, quizá uno de los principales desencadenantes sea la anorexia y las limitaciones en ingesta —asociada a las toxinas urémicas, náuseas, vómitos, distensión abdominal, medicamentos, diálisis inadecuada, depresión, entre otros factores—, a enfermedades y manifestaciones metabólicas incurrentes —como el hipercatabolismo, acidosis metabólica, alteraciones hormonales, hiperparatiroidismo, etc.—, así como la pérdida de nutrientes en diálisis —aminoácidos, vitaminas hidrosolubles, proteínas en diálisis peritoneal y hierro en hemodiálisis—. Ligado a lo anterior, caben destacar las restricciones dietéticas propias de la enfermedad —aunque en pacientes en proceso de diálisis se suele permitir una relativamente mayor liberación de la dieta—, a fin de mantener un balance nitrogenado adecuado; además, con dietas bajas en sal y potasio que hacen a la comida menos atractiva, con consecuencias sobre la ingesta y el estado de malnutrición.

El papel del nutriólogo, en primera instancia, es conocer la fisiopatología y características de cada situación, a fin de realizar una evaluación e intervención adecuada y oportuna en cada situación particular. En términos generales, en pacientes en prediálisis: enfocada a mantener o mejorar el estado nutricional, reducir la toxicidad urémica y, en la medida de las posibilidades, retardar la progresión de la ER; en pacientes en diálisis sin hipercatabolismo: mejorar la síntesis de proteínas, estimular la inmunocompetencia y la inflamación asociada a ella, y en pacientes en diálisis con hipercatabolismo: cubrir los requerimientos nutricionales incrementados, así como prevenir y en lo posible revertir la pérdida de masa magra, mejorar la inmunocompetencia y garantizar una mejor calidad de vida. De ahí que el papel del nutriólogo no pueda reducirse a una participación marginal, sino como parte integral y básica en el manejo del paciente con ER. En la atención de la ER no es suficiente el tratamiento médico.

¿Qué necesitaríamos hacer para conseguir resultados satisfactorios y divulgar la información entre la comunidad médica y la población en general?

El nutriólogo cumple así un papel central en el proceso de prevención y atención de la ER. Su papel, considerado desde un enfoque interdisciplinar, debe fomentar el intercambio de conocimientos con base en evidencias científicamente demostradas, así como la toma de conciencia a partir de la promoción de una cultura de la prevención y cuidados en relación directa con el paciente —corresponsable de su cuidado y el debido seguimiento y control de su enfermedad—, con los familiares y la institución hospitalarias responsables de la protección de la salud de las personas. En primera instancia, para ello se requiere del reconocimiento del papel del nutriólogo como parte constitutiva fundamental en el equipo interdisciplinario, sobre todo en el caso de la ER. El logro de resultados satisfactorios implica la divulgación y el fomento de los intercambios informales en el personal hospitalario, a través de pláticas, intercambios de lecturas o artículos científicos, invitación a eventos, congresos externos, etc., y formales, mediante la realización de seminarios de actualización interna, coloquios, etc. En cuanto a lo segundo, cobra importancia su participación activa en tareas o actividades que contribuyan a fomentar una cultura de prevención y autocuidado que destaque la corresponsabilidad del paciente y la familia en el manejo nutricional del padecimiento. Ofrecer videos, películas y/o documentales básicos a los pacientes hospitalarios podría ser útil en ese sentido. Las reuniones, seminarios o talleres con familiares de pacientes internados y/o población abierta podrían contribuir en dicho proceso, a fin de tomar conciencia de la importancia del cuidado de la función renal deteriorada, contribuir a la prevención y asegurar una mejor calidad de vida.

Cáncer colorrectal

Introducción

El cáncer es una neoplasia caracterizada por el crecimiento incontrolado de células anaplásicas, que se multiplican rápidamente y se diferencian de las células normales; además, tienden a invadir el tejido circundante y metastatizar partes distantes del organismo. Los más comunes son los cánceres de pulmón, mama, colon, útero, cavidad oral y médula ósea. El cáncer colorrectal (CCR) corresponde a un tumor maligno del intestino grueso, que suele aparecer después de los 50 años. Se suele iniciar como una inflamación en forma de botón en la superficie intestinal o rectal o sobre un pólipo. Algunos de sus síntomas son: dolores abdominales, hemorragia durante la deposición, estreñimiento y diarreas de modo alterno, fatiga y debilidad.

El cáncer colorrectal es el cuarto cáncer más común en la región de las Américas. Cada año se producen en la región más de 240 000 nuevos casos y aproximadamente 112 000 muertes debidas a esta enfermedad. Canadá, Uruguay y Barbados presentan las tasas de incidencia más altas, mientras que los países de América Central presentan las más bajas. En México, el número de muertes relacionadas con el CCR al año es de 4.6904, representando una variación anual de 1.33 por ciento. Si no se toman acciones al respecto, se prevé que para 2030 la incidencia de cáncer colorrectal aumente en 60 por ciento.

Etiología

No se conoce la etiología básica, se admiten múltiples causas potenciales: se atribuyen al hábito de fumar, a exposición de agentes carcinogénicos y radiaciones. La incidencia de los distintos tipos varía en relación con el sexo, edad, grupo étnico y localización geográfica.

Fisiopatología

El CCR suele empezar con una inflamación en forma de botón en la superficie intestinal o rectal o sobre un pólipo. Los tumores de colon sigmoide y ascendente presentan una configuración en anillo, estrangulando la luz intestinal y causando obstrucción intestinal y producción de escíbalos. A medida que el cáncer crece puede invadir los ganglios linfáticos cercanos. Dado que la sangre de la pared intestinal y gran parte del recto circula hacia el hígado, el CCR normalmente se extiende (metastatiza) hacia el hígado rápidamente después de haber alcanzado los ganglios linfáticos.

Factores de riesgo

Un factor de riesgo es todo aquello que afecta la probabilidad de padecer una enfermedad. Los distintos tipos de cáncer tienen diferentes factores de riesgo. Los investigadores han encontrado varios de ellos, los cuales pueden aumentar las probabilidades de que una persona presente pólipos o cáncer colorrectal.

Factores de riesgo que se pueden cambiar

- Dieta alta en grasas, proteínas animales y azúcares refinados
- Inactividad física
- Tabaquismo
- Consumo de alcohol
- Inhalación de asbesto

Factores de riesgo que no se pueden cambiar

- Colitis granulomatosa
- Colitis ulcero sacrónica
- Edad (se incrementa el riesgo luego de los 50 años)

- Antecedentes familiares o personales de cáncer o pólipos colorrectales o adenomatosos
- Antecedente personal de enfermedad inflamatoria del intestino
- Síndrome de Lynch
- Poliposis adenomatosa familiar
- Diabetes tipo 2

Sintomatología clínica

El CCR crece lentamente y no causa síntomas durante mucho tiempo. Los únicos síntomas del enfermo pueden ser cansancio y debilidad resultantes de una hemorragia oculta. La persona puede acudir al médico por sufrir retortijones o intensos dolores abdominales y estreñimiento. El primer síntoma más frecuente de CCR es la hemorragia durante la deposición. Hay evacuaciones dolorosas y la sensación de vaciamiento incompleto del recto después de evacuar.

Estadiaje del cáncer de colon

Pruebas diagnósticas

El diagnóstico se basa en el tacto rectal, investigación de sangre oculta en heces a través de la realización de una colonoscopia o sigmoidoscopia y un enema opaco.

Tratamiento

La cirugía es el principal tratamiento de CCR, con una efectividad de 90 por ciento si el cáncer afecta únicamente el revestimiento de la pared del colon, alrededor de 70 por ciento de los casos cuando el cáncer se extiende a través de la pared del colon y sólo de 30 a 50 por ciento de los casos cuando el cáncer se ha extendido a los ganglios linfáticos. Para las personas que no pueden tolerar la intervención quirúrgica debido a su mal estado de salud, el tratamiento consiste en el desecado y retracción del tumor mediante un procedimiento llamada coagulación.

La relación del cáncer colorrectal y el estado nutricional del paciente

Un factor de riesgo es la dieta alta en grasa, baja en fibras, así como las proteínas animales y los azúcares refinados. La pérdida de peso involuntaria y la desnutrición son frecuentes en el paciente oncológico; llevándolo al estado nutricional más crítico, llamado caquexia cancerosa o caquexia tumoral.

Las causas de la desnutrición de la patología neoplásica son diversas:

- Anorexia (inespecífica).
- Activación del sistema de respuesta inflamatorio sistémico, con excesiva síntesis de citoquinas proinflamatorias.
- Alteración en el metabolismo de nutrientes.
- Aumento del gasto energético en reposo.

La caquexia es un síndrome metabólico asociado a la enfermedad subyacente, que conlleva pérdida de masa muscular, acompañado o no de pérdida de masa grasa. La reducción de peso se asocia con varios factores: la inflamación, resistencia a la insulina, aumento del catabolismo muscular y disminución de la síntesis proteica o de ambos.

El proceso de cuidado nutricional

La pérdida involuntaria de peso podría ser el indicador más evidente del deterioro del estado nutricional del paciente con neoplasia colorrectal, pero es sólo uno de los varios aspectos a ser evaluados para el diagnóstico nutricional. El estado nutricional está vinculado con la dieta y con los mecanismos del sistema inmune.

La evaluación nutricional cubre dos aspectos y/o dimensiones del estado nutricional del paciente:

- Evaluación nutricional subjetiva: historia clínica, antecedentes heredofamiliares (AHF), antecedentes personales no patológicos (APNP); por ejemplo, estilo de vida, gustos, creencias, etc., y antecedentes personales patológicos (APP), como parte del historial clínico del paciente; padecimiento, signos vitales, así como consumo de alimentos, alteraciones, tratamiento de fármacos, etc. El método de EGS es una herramienta de tamizajes o evaluación nutricional usada en la evaluación nutricional de pacientes oncológicos, el cual es de fácil manejo y no invasivo.
- Evaluación nutricional objetiva: incluye datos objetivos de distintos parámetros del estado nutricional del paciente, como la evaluación antropométrica, evaluación bioquímica o biomarcadores, evaluación dietética, que dan lugar a los respectivos diagnósticos: antropométrico, bioquímico y clínico del paciente.

Evaluación antropométrica

Medidas	Interpretación
Sexo	La afección cólica de la neoplasia es más frecuente en mujeres; la rectal, en hombres.
Edad (años)	La aparición de la neoplasia colorrectal suele contraerse después de los 50 años; el carcinoma colorrectal hereditario no propólico se desarrolla a cualquier edad.
Talla	Estatura del paciente (m).
Peso corporal actual (PA)	Peso al momento de ingreso y/o evaluación.
Peso habitual (PH)	El peso durante seis meses anteriores.
Peso ideal (PI)	Peso "teórico" deseable conforme a la constitución corporal, edad y sexo del paciente.
Índice de masa corporal (imc)	Parámetro de malnutrición o desnutrición. Como indicador aislado no es el mejor parámetro para la medición del déficit nutricional.
Porcentaje de peso ideal (% PI)	Indicador de malnutrición.
Porcentaje de pérdida de peso (seis meses)	Porcentaje de pérdida en seis meses, clasificándose en: 5 por ciento (leve); 5–10 por ciento (moderada) y> 10 (severa). Indicador preferente del déficit nutricional.
Circunferencia de muñeca	Medida de complexión corporal: cm.

Circunferencia media de brazo (CMB)	Indicador en percentiles de malnutrición.
Área muscular braquial (AMB)	Área muscular del brazo sin hueso; indicador en percentiles de malnutrición.

Fuente: elaboración propia.

Evaluación bioquímica

Indicador	Rango de referencia	Interpretación
Hemoglobina	13.0–18.0 gr/dL	Importante en la evaluación de la neoplasia colorrectal, dadas las hemorragias sintomáticas del padecimiento.
Prealbúmina	17–34 mg/dL	La prealbúmina, proteína producida por el hígado y liberada en la sangre, detecta malnutrición proteico-calórica.
Albúmina en suero	3.5–4.5 g/gL	La albúmina sérica, proteína producida por el hígado, normalmente tomado como indicador de las reservas proteicas y del estado nutricional del paciente, según los autores citados, presenta la misma limitación que la prealbúmina.
Colesterol total	<125–ml/dl	Indicador de malnutrición o riesgo de desnutrición.
Linfocitos totales	1500-5000/ml	Los linfocitos totales se utilizan como parámetros de la depleción proteica e indicadores de la pérdida de defensas inmunitarias a consecuencia de la desnutrición.
Neutrófilos	2000-7500/ml	Función inmunológica fagocítica.
Proteína C Reactiva	< 1.0 mg/L	La pcr sérica es uno de los marcadores de inflamación ultrasensible más comúnmente medido, capaz de reflejar la carga inflamatoria sistémica total en estos pacientes.
Bilirrubina total	0.3-1.2mg/dL	Producto resultante de la ruptura de la hemoglobina. Un alto nivel en sangre puede ser indicador de enfermedad del hígado.
AST	10–45 UI/L	Superior a 45 UI/L indica daño hepático, muscular o al miocardio.
ALT	10–43 UI/L	Superior a 43 significa un daño hepático importante.
Electrolitos	——	Niveles de Ca, Cl, Mg, P, K y Na.
Micronutrimentos	——	Niveles de Zn y Co.

Fuente: elaboración propia.

Parámetros de evaluación clínicos

Medidas: historia clínica, antecedentes patológicos, diagnóstico inicial y duración del mismo, sintomatología gastrointestinal (náuseas, diarreas, estreñimiento), presencia de úlceras, hemorragias, fiebre, antecedentes dietéticos, cambio de apetito, tratamiento farmacéutico, quimioterapia y/o radioterapia, alergias a medicamentos o alimentos, suplementación, tratamientos alternativos, función GI alterada (mucositis), dificultad para masticar o tragar, balance nutricional y utilización de macronutrientes, interacción medicamento-nutrimento, valores bioquímicos alterados (ej. albúmina, prealbúmina), pérdida de peso, bajo peso.

Parámetros de evaluación dietéticos

Medidas

Recordatorio de 24 horas: consumo de carbohidratos, proteína y lípidos; patrón de frecuencia de consumo; dieta habitual, dieta hospitalaria, dieta normal; saciedad; cambio en el consumo; aversión e intolerancia a alimentos; cambio en la textura; temperatura y tipo de alimentos; consumo de líquidos; consumo de complementos y/o suplementos; alergias e intolerancia a alimentos.

Diagnóstico nutricional PES

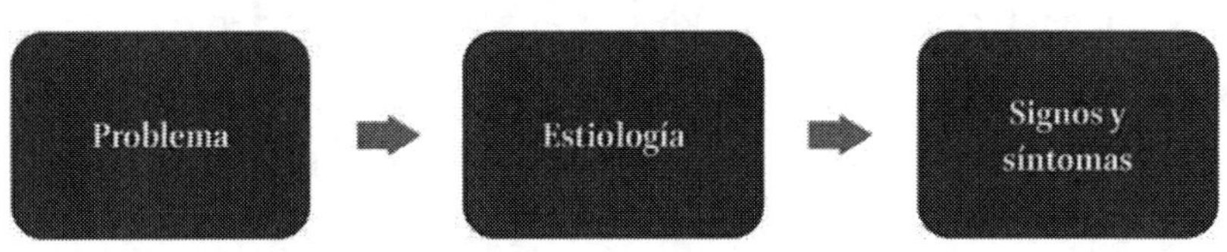

Intervención nutricional

Objetivos y metas de la intervención nutricional

La prioridad del soporte nutricional es la preservación (mantenimiento o recuperación) de la masa magra de pletada del paciente oncológico, teniendo prioridad sobre el aporte calórico.

Cálculo de requerimientos nutricionales

El cálculo está en función de los requerimientos nutricionales particulares del paciente y ecuación predictiva o valor establecido conforme al padecimiento. Algunas consideraciones:

- La calidad del soporte nutricional del paciente portador de cáncer no varía sustancialmente respecto al de cualquier otro enfermo sin neoplasia, aunque al momento de instaurarlo habría que tener en cuenta que el paciente neoplásico presenta diversas alteraciones metabólicas que obligan a variar tanto su calidad como su cantidad.
- En cuanto al cálculo de los requerimientos, el método ideal para su estimación es la calorimetría indirecta, ya que ninguna de las fórmulas habitualmente empleadas, incluida la de Harris-Benedict, es correcta para estos pacientes, debido a la alteración de la composición corporal.
- Se propone administrar un aporte calórico de 130 por ciento del gasto energético en reposo (GER) cuando el porcentaje del peso ideal está entre 90 y 120 por ciento, aumentando las calorías a 150 por ciento si el peso ideal es inferior a 90 por ciento.
- Conforme a consenso, se suele aplicar un criterio amplio, de 25-30 kcal/kg/día, según el estado nutricional del paciente.

Macronutrientes y suplementación

En cuanto al cálculo de la administración de macro y micronutrientes, se establece lo siguiente:

Macronutrientes:

- En los casos en los que la masa magra corporal del paciente oncológico esté bien conservada, el aporte de proteína debería ser de 1 a 1.5 g/kg/día.
- Cuando haya depleción proteica manifiesta se recomienda aumentar a 1.5-2g/kg/día.
- Está demostrado que por encima de 1.6-1.7 g/kg/día no se mejora la síntesis proteica e, inclusive, pueden aparecer complicaciones.

Suplementación:

- Omega 3: la investigación reciente ha demostrado que el consumo en ciertas dosis de ácido graso omega-3 tiene efectos benéficos sobre diversas enfermedades, como el lupus eritematoso, cáncer, arterioesclerosis, entre otras, dada su intervención en los procesos inflamatorios.
- Glutamina: no resulta siempre recomendable en pacientes oncológicos en quimioterapia y radioterapia, con resultados contradictorios, indicativos de no aportar un beneficio clínico aparente y claro que sugiera la necesaria e imprescindible inclusión como parte de la terapia nutricional. Su administración no es segura.
- Antioxidantes: el conocimiento al respecto es contradictorio. No obstante, se sabe que, por ejemplo, se ha demostrado su importancia de ciertos zumos de vegetales en los niveles endógenos de ruptura de las hebras de adn en los linfocitos aislados.

Ficha de identificación

Paciente hombre de 61 años de edad. Fecha de ingreso: 22 de enero de 2019. Fecha de evaluación: 29 de enero de 2019. Escolaridad: licenciatura. Ocupación: abogado. Origen y residencia: Ciudad de México.

Evaluación clínica

AHF: madre vive, padece diabetes mellitus tipo 2; padre fallecido por cáncer de colon. Tres hermanos; mujer sana; hombres, uno sano y otro con insuficiencia respiratoria.

APP: niega alergias; hernioplastía inglinal derecha; no transfuciones, no accidentes.

APNP: tabaco (++), 15 al día por 20 años; alcohol (++) por más de 35 años, 2 a 3 copas al día por lo menos; malos hábitos alimenticios: carnes rojas casi diario (cinco veces por semana).

Padecimiento actual: dolor abdominal, constipación crónica agudizada con sangrado en dos ocasiones en 24 horas.

Tratamiento médico: hospitalario con ayuda de hidratación parenteral y exámenes de laboratorio para evaluar transfusión sanguínea, se prepara para realizar estudio de colonoscopía con biopsia, confirmatoria de cáncer colorrectal.

Signos vitales: TA: 100/60 mmHg; FC: 90 lpm; FR: 20 x'; T: 36.7; O2: 88 por ciento, sin oxígeno.

Evaluación antropométrica

Peso corporal actual (PA): 53.2 kg; peso habitual (PH): 59.5 kg; peso ideal (PI): 62.9 kg; talla (m): 1.71 m; índice de masa corporal (IMC): 18.2 kg/m^2; porcentaje de peso ideal (PI): 84.4 por ciento; porcentaje de pérdida de peso (seis meses): 10.8 por ciento; circunferencia de muñeca:

17.2 cm; circunferencia media de brazo (CMB): 273.7 mm / 27.4 cm; área muscular braquial (AMB): 24.5 cm^2; media de brazo (CMB) 273.7 mm/27.4 cm; pliegue tricipital (PT): 6.3 mm; subescapular (PE): 8.2 mm.

Diagnóstico antropométrico

Paciente masculino de 61 años, con peso actual de 53.2 kg y peso habitual de 59.5 kg; peso teórico o ideal de 62.9 kg y pérdida involuntaria de peso significativa de 10.8 por ciento durante los seis meses previos (OMS, 2018). Registra un IMC de 18.2 kg/m^2, en rango de muy bajo, con riesgo de desnutrición (conforme al IMSS, igual o menor a 18.4 kg/m^2). Con porcentaje de PI de 84.4 por ciento; el cual, igualmente, corresponde al rango de malnutrición moderada (60-90 por ciento de PI) (Cobo, 2018). Con circunferencia de muñeca de 17.2 cm, correspondiente a una persona de complexión mediana, con circunferencia media del brazo y área muscular braquial —área muscular del brazo sin hueso— de 27.4 cm y 24.5 cm^2, respectivamente; ambos valores alrededor del 10 percentil (Frisancho, 1981) muy por debajo de la media de las personas de su edad y sexo, indicadores de déficit nutricional o malnutrición.

Aunque se suele asignar central importancia al IMC, según diversos autores éste no es un parámetro ideal en patologías en las que el paciente experimenta una acelerada pérdida de peso; otorgándosele mayor relevancia al porcentaje de pérdida de peso (en seis meses de referencia) y/o el cálculo de masa grasa a partir de la valoración de los pliegues cutáneos (Valenzuela-Landaeta y Basfi-Fer, Rojas y Valenzuela, 2012).

Evaluación bioquímica

Hemoglobina: 9.5 gr/dL; prealbúmina: 13.0 mg/dL; albúmina en suero: 1.8 g/dL; colesterol total: 98 ml/dL. Linfocitos totales: 1400/ml; proteína C reactiva: 4.1 mg/L. Bilirrubina total: 1.5 mg/dL. AST: 68 UI/L, ALT: 56 UI/L.

Diagnóstico bioquímico

Paciente masculino, con 61 años, con niveles de hemoglobina de 9.5 gr/dL, indicador de anemia; prealbúmina y albúmina—indicadores de malnutrición proteico-calórica, desnutrición o riesgo de ella—, con niveles de 13.0 mg/dL y 1.8 g/dL, respectivamente, inferiores a los rangos normales de referencia, lo que muestran la condición nutricional deficitaria del paciente; con niveles de colesterol total de 98 ml/dL, relativamente bajo, indicador indirecto de desnutrición; linfocitos totales, con niveles de 1400 c/ml —parámetros de la acelerada depleción proteica e indica la pérdida de defensas inmunitarias a consecuencia de la desnutrición—, y niveles de Proteína C Reactiva (PCR) de 4.1 mg/L, marcador de la carga inflamatoria sistémica generada en el paciente; con niveles de AST y ALT de 68 y 56 UI/L, indicativos de posible daño hepático y muscular catabólico, presumiblemente a causa de la patología neoplásica.

No existe total robustez de la albúmina y la prealbúmina como parámetros fiables del estado nutricional del paciente. Según Valenzuela-Landaeta y Basfi-Fer et al. (2012), a pesar de que normalmente se utilizan para estimar la desnutrición proteico visceral, presentan inconvenientes de que sus concentraciones plasmáticas se ven afectadas por otras condiciones subyacentes; de ahí que, dado que "en estados inflamatorios sistemáticos, la respuesta inflamatoria de fase aguda produce una baja en la concentración sérica de diversas proteínas plasmáticas, entre ellas la albúmina, no reflejando el estado nutricional per se" (Valenzuela-Landaeta y Basfi-Fer et al., 2012).

Diagnóstico clínico

El diagnóstico médico refiere a paciente masculino de 61 años que acudió al área de urgencia con manifiesto dolor abdominal intenso, especie de retortijones, reportando además sangrado durante la deposición, así como momentos de estreñimiento y diarreas de modo alternos; signos de cansancio, fatiga y debilitamiento, por lo que fue evaluado, y luego de realizarse la exploración física correspondiente, conocido sus antecedentes patológicos, se le ordenaron exámenes de laboratorio y un estudio de colonoscopía con biopsia, a fin de corroborar el diagnóstico de posible patología colorrectal, dada su condición endémica general.

Signos vitales: TA: 100/60 mmHg; FC: 90 lpm; FR: 20x'; T: 36.7 °C; saturación de oxígeno en sangre: O2: 88, sin oxígeno.

Tratamiento médico

Hospitalario con ayuda de hidratación parenteral y exámenes de laboratorio para evaluar transfusión sanguínea, se prepara para realizar estudio de colonoscopía con biopsia, confirmatoria de cáncer colorrectal.

Evaluación dietética

Dieta hospitalaria: recibe dieta normal, con alimentos preferentemente blandos y en pequeñas raciones, con control de ingreso y egreso de líquidos; e hidratación parenteral.

Frecuencia de consumo de alimentos: frutas 3/7; verduras 2/7; carnes rojas (res y cerdo) 5/7; carne de pollo 3/7; pescado 1/7; alimentos procesados 1/7; lácteos 6/7; arroz, 4/7; refrescos enlatados o embotellados 4/7.

Dieta habitual

Desayuno: pan de harina blanca, queso, mermelada o mantequilla, huevos revueltos, yogurt, leche, cereales azucarados y jugo de frutas.

Comida: arroz, carnes rojas, ensaladas de papa o verduras, frijoles; cuando está en la calle, a veces algún taco o torta, y pocas veces, coca cola.

Cena: quesadillas, pan, leche; algunas veces repite los alimentos de la comida.

Preferencia alimentaria

Le gustaban mucho las pastas y el arroz y las carnes rojas, lo que hace suponer que era de "buen comer", por lo que con el tiempo ha perdido apetito; tampoco le agrada mucha la comida del hospital.

Alergias o intolerancias alimentarias: no reportada.

Consumo de complementos o suplementos: consumo de remedios naturistas, no habitualmente.

Diagnóstico nutricional

Paciente masculino con 61 años de edad, clínicamente con diagnóstico reservado de cáncer colorrectal, con condición nutricional deficitaria, conforme a indicadores antropométricos y bioquímicos —como pérdida acelerada de peso, IMC por debajo del nivel normal; albúmina sérica y colesterol total, bajos, y PCR, alta, entre otros—, marcadores de su estado de desnutrición asociados con la patología —que inciden en la pérdida de peso y la desnutrición del paciente neoplásico, como el aumento del gasto energético en reposo y el descenso de la ingesta, a causas de posible anorexia— se suma a una dieta habitual inadecuada, claramente desbalanceada, con alto contenido de carbohidratos; particularmente de azúcares de fuentes no naturales, no ajustada a los requerimientos calóricos del paciente con su posible enfermedad neoplásica.

Requerimientos nutricionales

Se tomó como base: 30 kcal/kg/día = 30 * 53.2 (peso actual) = 1596 kcal

Macronutrimentos	Aportes (%)	Calorías (kcal)	Gramos
Carbohidratos	40	638.4	159.6
Lípidos	40	638.4	159.6
Proteínas	20	319.2	79.8
Totales	100	1596 kcal	—

Fuente: elaboración propia.

Objetivos y metas de la intervención nutricional

El principal objetivo y prioridad del soporte nutricional será la preservación o repleción de la masa magra, o sea el control y en lo posible la reversión del catabolismo proteico del paciente con diagnóstico reservado de neoplasia colorrectal, teniendo prioridad sobre el aporte calórico de lípidos y carbohidratos a administrar.

- Contener y revertir la pérdida sistemática de peso, no intencional, a partir de una dieta que priorice el aporte de proteínas, frente a los demás macronutrientes, a fin de mejorar su estado nutricional y general del paciente. Ofrecerle una dieta con suplementación selectiva de sustratos nutricionales específicos, con arginina, nucleótidos y ácidos grasos omega 3, que contribuyan a atenuar o modularla respuesta inflamatoria propia del organismo, especialmente en situaciones de la enfermedad neoplásica colorrectal.
- Garantizar una adecuada, puntual y particularizada dieta con los nutrimentos debidamente formulada, cuidar que el paciente la consuma, ante un eventual riesgo de anorexia, dar seguimiento a su proceso de recuperación, con monitoreo tanto de su evolución médica como nutricional.
- Ofrecer una dieta administrada de manera fraccionada en cinco o incluso hasta seis tomas al día, a fin de evitar rechazo ante un eventual riesgo de anorexia.
- Asegurar aportes de micronutrientes, como P, Mg y Se.
- Cuidar los líquidos totales, con hidratación parenteral (actual) o consumo suficiente de agua.

Aportes sobre nuevas suplementaciones

Se sabe que el estado nutricional está vinculado a la dieta y a los mecanismos de funcionamiento del sistema inmune. La nutrición complica y entorpece los mecanismos del sistema inmune.

Las deficiencias nutricionales alteran la respuesta del sistema inmune, por lo siguiente:

- Reducen la calidad de respuestas de los linfocitos T y B y mecanismos como la fagocitosis.
- Aminoran la producción de citocinas y componentes del sistema del complemento. Afectan la recuperación del paciente ante infecciones y problemas de cicatrización.

En un estudio prospectivo y randomizado sobre los efectos de la inmunonutrición oral preoperatoria en pacientes intervenidos por cáncer colorrectal, mostró que "los pacientes no inmunonutridos sufrieron complicaciones infecciosas con mayor frecuencia que los inmunonutridos, con resultados significativos en el subgrupo de las pacientes con cáncer rectal" (Manzanares y Fernández, 2016). Respecto a la eficacia de los probióticos en el tratamiento y prevención del cáncer colorrectal, Kich y Vicenzi (2016) documentan que los probióticos son eficaces en la prevención y tratamiento de muchas enfermedades intestinales como la enfermedad inflamatoria del intestino, diarrea, síndrome del intestino irritable, intolerancia al gluten, gastroenteritis, infección por *Helicobacter* pylori y cáncer de colon. Ejemplos clásicos son cepas de los géneros Lactobacillus y Bifidobacterium que tienen propiedades probióticas con un uso potencial en la profilaxis, así como en el tratamiento de una variedad de trastornos del tracto gastrointestinal. Señala que, a partir de ello, la investigación reciente se ha centrado en estudios muy importantes relacionados con "la posibilidad de que el uso de probióticos pueda promover una composición de la microbiota equilibrado, y un sistema de vigilancia inmunológica suficiente como una forma de prevenir el cáncer. Agrega que, teniendo en cuenta el hecho de que en los intestinos humanos viven 100 billones de bacterias, incluyendo más de 1000 especies; hay todavía necesidad de realizar más investigaciones en profundidad con el fin de encontrar probióticos con potencial para prevenir y tratar enfermedades cancerosas, añadiendo un efecto muy prometedor a este ya exitoso panorama (Rubio-Anguiano et al., 2016; Manzanares y Fernández, 2016).

Enfisema pulmonar

Introducción

El enfisema pulmonar es una patología respiratoria crónica caracterizada por la destrucción extensa, progresiva e irreversible de las paredes de los alveolos, que conlleva una disminución de la función respiratoria, dada la pérdida de elasticidad de los pulmones y la disminución del intercambio gaseoso. La patología provoca que el aire inspirado se quede atrapado en los pulmones y disminuya la oxigenación.

Etiología: las causas pueden ser de dos tipos:

- Enfisema panacinar: que puede aparecer precozmente, asociada a deficiencias genéticas que determinan bajos niveles de la enzima alfa-1-antitripsina —la cual inactiva las enzimas leucocitarias colagenasa y elastasa—, sustancia presente en los pulmones que protege los alveolos. Se localiza principalmente en la parte inferior de los pulmones.
- Enfisema centro acinar: que generalmente se produce en edades adultas, ligada al consumo prolongado de tabaco, ubicada generalmente en la parte superior del pulmón.

Tipo de afección:

- Aguda: debido a ruptura de los alveolos resultado de esfuerzos respiratorios intensos en casos de bronconeumonías, sofocación, tos ferina, entre otras causas.
- Crónica: asociada con bronquitis crónica, causado por el hábito prolongado de fumar. La patología también puede generarse como secuela del asma o la tuberculosis.
- Fisiopatología: se trata de una patología crónica inflamatoria que puede conllevar daños sistémicos y trascender a EPOC y a cáncer de pulmón.

Síntomas

El paciente enfisematoso pude presentar:

- Disnea —ahogo, falta de aire o dificultad para respirar—, respiración rápida, tos crónica, cianosis —coloración azul o lívida de la piel y de las mucosas a causa de una oxigenación deficiente de la sangre—, ortopnea —dificultad respiratoria cuando se está acostado—, expectoración —sobre todo en las mañanas, con presencia de moco amarillento—, expansión torácica asimétrica, dolor torácico, sibilancias, taquicardia y fiebre. En estado avanzado puede producir: narcosis —por dióxido de carbono con disminución del pH y aumento de la PCO_2—, anorexia, debilidad, insuficiencia cardíaca, edema pulmonar, insuficiencia respiratoria, además de ansiedad, inquietud y confusión.

Diagnóstico

El paciente acude a consulta cuando detecta dificultades para respirar. El diagnóstico contempla la auscultación o exploración física por parte del médico, a fin de detectar sibilancias o disminución de los sonidos respiratorios. Algunas de las pruebas confirmatorias del diagnóstico son: espirometría, radiografía del tórax, gasometría o TC.

Intervención y tratamiento

Tiene como objetivo inmediato mantener permeables las vías aéreas y, si fuera necesario, suministrar oxígeno al paciente durante varios minutos por hora. El tratamiento incluye ayuda para dejar de fumar, fármacos broncodilatadores, antibióticos y ejercicios de rehabilitación pulmonar. Evitar sedación, que depende del nivel de obstrucción respiratoria, leve, moderada o grave que presente el paciente. En pacientes graves, la cirugía —reducción de parte del pulmón— podría estar indicada. La alimentación saludable —frutas, vegetales, lácteos, cereales y fibras— es recomendada a dichos pacientes, y tomar de dos a tres litros de líquidos diariamente.

Epidemiología

El enfisema pulmonar, cuarta causa de muerte en México, según información reportada por especialistas del Instituto Nacional de Enfermedades Respiratorias (*La Jornada*, 13 de noviembre de 2014).

El síndrome enfisematoso

El enfisema es considerado como una enfermedad sistémica, que afecta no sólo a los pulmones. Una de las características del paciente enfisematoso es la pérdida sistemática de peso; de ahí que sea considerada el "paradigma de la desnutrición" en la EPOC; frente a otros padecimientos pulmonares como la bronquitis crónica, en la que, por el contrario, el paciente suele presentar sobrepeso u obesidad.

Algunas de las características del padecimiento son: aumento de las necesidades energéticas, el descenso de la ingesta, los desequilibrios entre la síntesis y la degradación de proteínas.

La causa de la pérdida de peso y de la desnutrición en pacientes enfisematosos es multifactorial deriva de:

- Aumento del gasto energético en reposo: la desnutrición afecta tanto a los músculos respiratorios —particularmente el diafragma— como al parénquima pulmonar, lo que repercute en la enfermedad de base. El aumento de las necesidades de energía podría responder al incremento del trabajo respiratorio, de las respuestas inflamatorias sistémicas del organismo y al efecto de determinados fármacos.
- Descenso de la ingesta: debido en parte al "ahogo" generado en el paciente, el cual le dificulta comer de manera normal; al aumento en sangre de algunas citocinas —factor de necrosis tumoral— causante de la movilización de aminoácidos y promotoras del catabolismo proteico y, entre otros, al hecho de que la ingesta relativa en dichos pacientes es inferior a sus requeri-

mientos, dada, por un lado, la caída de la saturación de oxígeno con la deglución y al efecto de aplanamiento diafragmático que comprime el estómago y genera una saciedad precoz.

- Posible descenso de la absorción de nutrientes: la absorción podría ser afectada por el déficit de la proteína alfa-1-antitripsina y el incremento de diversas citocinas inflamatorias contenidas en los macrófagos alveolares, con los efectos indicados.

Ficha de identificación

Paciente: hombre con 61 años de edad. Ingreso: 21 de noviembre de 2018, evaluación: 29 noviembre de 2018. Escolaridad: carrera técnica. Ocupación: mecánico automotriz. Lugar de residencia: Ciudad de México.

Evaluación clínica

Antecedentes heredo familiares (AHF): madre falleció por insuficiencia respiratoria; padre, igualmente fallecido, por cáncer de colon. Dos hermanos sanos; una hermana diabética.

Antecedentes personales patológicos (APP): refriados frecuentes, sobre todo en época de invierno; diagnosticado con enfisema pulmonar hace dos años, al acudir al médico con cuadros de tos productiva en las mañanas y dificultad para respirar, sensación de ahogo y eventuales dolores de cabeza.

Antecedentes personales no patológicos (APNP): le gusta ir de fiestas. Católico. Cuando joven le gustaba jugar futbol. Fumador compulsivo por más de 40 años; consumió alcohol desde 17 años, estando en la preparatoria. Le gusta convivir con su familia y amigos. Dejó de fumar hace dos años.

Padecimiento actual

Motivo de la hospitalización: episodio de enfisema pulmonar obstructivo difuso, con dificultad respiratoria —disnea— progresiva de pequeños esfuerzos, expectoración constante, tos productiva crónica, sibilancias persistentes, cansancio y fatiga, y eventuales dolores de cabeza matutinos. Tratamiento con medicamento / Alteraciones: recibió oxigenoterapia por puntos nasales a 3 litros por minutos por periodo de una hora c/4 horas, administración de Salbutamol + corticoide, con inhalación con mascarilla c/12 horas, antibióticos e hidratación parenteral.

Signos vitales

TA: 135/86 mmHg; FC: 93 lpm; FR: 20x'; T: 37.2 °C; saturación de oxígeno en sangre: O2: 79-82 por ciento, sin oxígeno.

Evaluación antropométrica

Peso corporal actual (PA): 53.2 kg. Peso habitual (PH): 59.5 kg., peso ideal (PI): 62.9 kg. Talla1.71 m. Índice de masa corporal (IMC) 18.2 kg/m^2. Porcentaje de peso ideal (porcentaje PI): 84.4. Porcentaje de pérdida de peso (seis meses): 10.8 por ciento. Circunferencia de muñeca:17.2cm. Circunferencia media de brazo (CMB) 273.7 mm / 27.4 cm. Área muscular braquial (AMB): 24.5 cm^2. Pliegue tricipital (PT): 6.3 mm. Subescapular (PE): 8.2 mm.

Diagnóstico antropométrico

Paciente masculino de 61 años, con peso actual de 53.2 kg y peso habitual de 59.5 kg; peso teórico o ideal de 62.9 kg y pérdida involuntaria de peso significativa de 10.8 por ciento durante los seis meses previos (OMS, 2018). Registra un IMC de 18.2 kg/m^2, en rango de muy bajo, con riesgo de desnutrición (conforme al IMSS, igual o menor a 18.4 kg/m^2). Con porcentaje de PI de 84.4 por ciento; el cual, igualmente, corresponde al rango de malnutrición moderada (60-90 por ciento de PI) (Cobo, 2018). Con circunferencia de muñeca de 17.2 cm, correspondiente a una persona de complexión mediana, con circunferencia media del brazo y área muscular braquial —área muscular del brazo sin hueso— de 27.4

cm y 24.5 cm², respectivamente; ambos valores alrededor del 10 percentil (Frisancho, 1981) muy por debajo de la media de las personas de su edad y sexo; con pliegue tricipital de 6.3 mm y pliegue subescapular de 8.2 mm, correspondiente a los 10 percentiles, demostradores de los límites relativamente bajos de masa grasa; todos indicadores presumibles de "malnutrición por defecto" (Berdasco y Romero, 1998), desnutrición o riesgo de ella.

Evaluación bioquímica

Indicador	Valor	Rango de referencia	Interpretación
Hemoglobina	14.4 gr/dL	13.0–18.0 gr/dL	La hemoglobina podría ser considerada un indicador del estado nutricional del paciente asociado a dichos padecimientos inflamatorios crónicos. No obstante, el análisis de sangre podría revelar niveles anormalmente aumentados de glóbulos rojos —conocida como policitemia secundaria—, como respuesta homeostática del organismo ante los requerimientos de O2 (Océano, 2014). La disminución de O2 en la sangre estimula a la médula ósea a producir glóbulos rojos.
Prealbúmina	15.8 mg/dL	17–34 mg/dL	La prealbúmina, proteína producida por el hígado y liberada en la sangre, detecta malnutrición proteico-calórica.
Albúmina en suero	2.5 g/dl	3.5–4.5 g /gL	Hipoalbuminemia. La albúmina sérica, proteína producida por el hígado, es un indicador de las reservas proteicas y del estado nutricional del paciente. En límite entre desnutrición moderada y severa (Laca, 2018).
Colesterol total	98 ml/dL	125–ml/dl	Indicador de malnutrición o riesgo de desnutrición. Niveles bajo. Desnutrición grave.
Linfocitos totales	1400 /ml	1500–5000/ml	Los linfocitos totales se utilizan como parámetros de la depleción proteica, indicadores de la pérdida de defensas inmunitarias a consecuencia de la desnutrición.
Proteína C Reactiva	4.1 mg/L	< 1.0 mg/L	La pcr sérica es uno de los marcadores de inflamación ultrasensible más comúnmente medidos, capaz de reflejar la carga inflamatoria sistémica total en estos pacientes. Alta.

Indicador	Valor	Rango de referencia	Interpretación
Bilirrubina total	1.5 mg/dL	0.3–1.2 mg/dL	Producto resultante de la ruptura de la hemoglobina. Un alto nivel en sangre puede ser indicador de enfermedad del hígado. Levemente alta.
AST	68 UI/L	10–45 UI/L	Superior a 45 UI/L indica daño hepático, muscular o al miocardio. Levemente alta.
ALT	56 UI/L	10–43 UI/L	Superior a 43 significa un daño hepático importante. Alto.

Fuente: elaboración propia.

La hemoglobina podría no ser buen indicador de la condición nutricional del paciente en estos casos; e inclusive, la anemia habría que considerarla como una de las manifestaciones extra pulmonares de la enfermedad pulmonar obstructiva crónica; aunque podría guardar alguna relación con determinados marcadores inflamatorios (Comeche et al.,2013). En cuanto al alcance que tienen parámetros bioquímicos como la albúmina y la prealbúmina, existen posiciones encontradas sobre su robustez como marcador en la enfermedad pulmonar crónica, ya que, por ejemplo, según algunos estudios "no han demostrado utilidad en la estimación del estado nutricional en pacientes con epoc" (Alcolea, Villamor y Álvarez-Salas, 2007).

Diagnóstico bioquímico

Paciente masculino, con 61 años, con niveles de hemoglobina de 14.4 gr/dL, en rango normal con tendencia a la baja; prealbúmina y albúmina —indicadores de malnutrición proteico-calórica, desnutrición o riesgo de ella—, con niveles de 15.8 mg/dL y 2.5 g/dL, respectivamente, inferiores a los rangos normales de referencia, lo que muestran la condición nutricional deficitaria del paciente; con niveles de colesterol total de 98 ml/dL, relativamente bajo, indicador indirecto de desnutrición; linfocitos totales, con niveles de 1400 c/ml —parámetros de la acelerada depleción proteica e indicativo de la pérdida de defensas inmunitarias a consecuencia de la desnutrición—, y niveles de Proteína C Reactiva (PCR) de 4.1 mg/L, marcador de la carga inflamatoria sistémica generada en el paciente; con niveles de AST y ALT de 68 y 56 UI/L, indicativos del daño hepático grave y muscular catabólico, presumiblemente a causas de deficiencias y/o defectos de la proteína alfa-1- antitripsina desencadenante del enfisema pulmonar. Conforme al expediente médico, la espirometría mostró valores de VEF1 postbroncodilatador de 87 por ciento y valor en combinación del índice VEF1/CVF de 75 por ciento, lo que confirma la limitación al flujo aéreo, en el estado crónico agudizado de la patología y su evolución hacia el EPOC (Chacón-Chaves, Sibaja-Campo, Dávila-Haas et al., 2003).

Al paciente no se le realizó análisis diagnóstico confirmatorio con la gasometría; el cual, en los casos que se aplica, permite medir los niveles del pH, indicador del estado de acidosis respiratoria, con rango de referencia de 7.35-7.45; el PO2, marcador del nivel de O2 en sangre, con nivel de normalidad entre 75-100 mmHg —factor causante de la disnea e insuficiencia respiratoria agudizada—; el nivel de PCO2, o presión parcial de dióxido de carbono, indicador de la cantidad de dióxido de carbono disuelto en sangre, con rango de referencia de 35-45 mmHg y los niveles de HCO3, cantidad de bicarbonato en sangre aportada por los riñones, encargada de neutralizarla acidez de la sangre.

Diagnóstico clínico

El diagnóstico médico refiere a paciente masculino de 61 años que acude a área de urgencia con manifiesta dificultad respiratoria —disnea— progresiva, con expectoración purulenta, tos productiva crónica, sibilancias persistentes y presentando signos cansancio y agotamiento, por lo que luego de realizarse la exploración física correspondiente, radiografía del tórax y exámenes preliminares de funcionamiento pulmonar, e investigar sus antecedentes patológicos, fue diagnosticado con enfisema obstructivo difuso agudizado; por lo que fue internado para tratamiento con ventilación mecánica no invasiva —mascarilla—y administración de tratamiento farmacéutico y antibiótico parental requerido.

Signos vitales

TA: 135/86 mmHg; FC: 93 lpm; FR: 20x'; T: 37.2 °C; saturación de oxígeno en sangre: O2: 79- 82 por ciento, sin oxígeno. El paciente recibió oxigenoterapia por puntos nasales a 3 litros por minuto, por periodo de una hora c/4 horas, administración de Salbutamol + corticoide, con inhalación con mascarilla c/12 horas, antibióticos e hidratación parenteral.

Evaluación dietética

Recordatorio de 24 horas

Dieta hospitalaria	Recibe dieta normal, con alimentos preferentemente blandos y en pequeñas raciones, con control de ingreso y egreso de líquidos; e hidratación parenteral.
Frecuencia de consumo de alimentos	Frutas 3/7; verduras 2/7; carnes rojas (res y cerdo) 2/7; carne de pollo 3/7, pescado 1/7; alimentos procesados 1/7; lácteos 6/7; arroz, 4/7; refrescos enlatados o embotellados 4/7.
Dieta habitual	Desayuno: pan de harina blanca, queso, mermelada o mantequilla, huevos revueltos, yogurt, leche, cereales azucarados y jugo de frutas.
	Comida: arroz, carnes rojas, ensaladas de papa o verduras, frijoles; cuando está en la calle, a veces algún taco o torta, y pocas veces, coca cola.
	Cena: quesadillas, pan, leche; algunas veces repite los alimentos de la comida.
Preferencia alimentaria	Le gustan mucho las pastas y el arroz, pero se "agota" al comerlos; esta sensación se incrementó recientemente, por lo que come en porciones pequeñas y además se llena rápido; consume muchos lácteos.
Alergias o intolerancias alimentarias	No reportada.
Consumo de complementos o suplementos	No habitualmente; pero sí en el hospital, fórmulas poliméricas restringidas en hidratos de carbono.
Consumo de remedios naturistas	No.

Fuente: elaboración propia.

Diagnóstico nutricional: Formato PES

Problema

Paciente masculino con 61 años de edad, diagnosticado con la enfermedad pulmonar crónica conocida como enfisema pulmonar en estado complicado, dados los efectos crónico agudizados del padecimiento y de su condición nutricional, conforme a indicadores antropométricos y bioquímicos—como la pérdida acelerada de peso, IMC por debajo del nivel normal; albúmina sérica y colesterol total, bajos y PCR alta, entre otros— marcadores de su estado de desnutrición asociado a la patología —en la que entre otros de los factores que determinan la pérdida de peso y la desnutrición del paciente enfisematoso, están el aumento del gasto energético en reposo, quizá a consecuencia del incremento del esfuerzo respiratorio; el descenso de la ingesta, a causa del ahogo generado en el paciente ante la dificultad de respirar, y, posiblemente, a causas de problemas absorbidos propios del padecimiento—; a los que se suma una dieta habitual inadecuada, claramente desbalanceada, con alto contenido de carbohidratos; particularmente de azúcares de fuentes no naturales; y no ajustada a los requerimientos calóricos del paciente enfisematoso.

Etiología

Se trata de un fumador compulsivo desde la adolescencia, que dejó de fumar hace sólo dos años. Estos antecedentes hacen suponer su condición de fumador como la principal causa de su padecimiento; no obstante, alteraciones en marcadores de la función hepática hacen sospechar la coexistencia de factores hereditarios asociados a deficiencias de la proteína alfa-1-antitripsina.

Signos y síntomas

El paciente presenta un cuadro agudo de "ahogo", disnea —o dificultad para respirar— progresiva, expectoración recurrente, tos productiva crónica, sibilancias persistentes, con manifiestos signos de cansancio, debilitamiento y fatiga. Además de presentar cianosis, coloración azulada de la piel.

Objetivos y metas de la intervención nutricional

La intervención nutricional en pacientes con enfisema pulmonar, como en este caso, en estado crónico agudizado, debería estar enfocada u orientada en por lo menos dos momentos; uno de corto plazo —que contempla la fase aguda, en la que posiblemente se incrementan los requerimientos calóricos y en la que el "ahogo" limita la ingesta vía oral; teniendo en cuenta, además, que "algunas veces, el ahogo se produce al principio sólo cuando hay infección pulmonar" (Océano, 2014) —y otro de largo plazo, que atienda el estado de desnutrición evidenciada del paciente, ligado a su condición crónica del padecimiento. En este sentido, si bien el objetivo de última instancia o general del tratamiento nutricional es revertir, en lo posible, las deficiencias nutricionales detectadas del paciente, caben dos objetivos en relación con los dos momentos:

- Fase crónica agudizada hospitalaria: ofrecer al paciente por la vía oral —salvo que estuviera contraindicada—, los requerimientos nutricionales que pudieran cubrir sus necesidades calóricas incrementadas por "shock" o crisis metabólica, "sin que produzcan un mínimo efecto perjudicial sobre la función respiratoria"; teniendo en cuenta, además, que en la medida que se supere la infección pulmonar, el "ahogo" y sus consecuencias sobre la ingesta y el debilitamiento del paciente podrían irse superando.
- Fase post hospitalaria, ambulatoria: ofrecer una intervención nutricional adecuada que, en lo posible, en el largo plazo pudieran contrarrestar las deficiencias nutricionales, el catabolismo proteico y el estado de desnutrición propio del padecimiento, ofreciendo los aportes calóricos adecuados, (re) evaluándolo periódicamente.

Plan de intervención nutricional

El plan nutricional, acorde con el estado y evolución del paciente, y congruente con los objetivos y metas, debería contemplar lo siguiente:

Fase crónica agudizada hospitalaria:

- Se debe evitar el exceso de calorías no proteicas en esta fase crónica agudizada del paciente internado, con los síntomas ya conocidos; lo que en este momento es "aún más importante que la composición y/o la distribución de los macronutrientes".
- A fin de evitar la recarga respiratoria y hacer al paciente menos dependiente de la ventilación mecánica, el soporte nutricional debe ser normo calórico —o discretamente hipocalórico—, bajo en carbohidratos, en valores alrededor de 3 a 3.5 g/kg, con un incremento de la proporción de grasa a 50 por ciento o más del aporte calórico.
- Las fórmulas utilizadas deben contener una proporción baja de hidratos de carbono y proporciones altas en proteínas y grasas.
- El soporte nutricional debe iniciarse de manera continua complementado con fórmulas especializadas hipocalóricas y aumentarse gradualmente hasta cubrir los requerimientos energéticos necesarios.
- Contemplar la indicación de fórmulas inmunomoduladoras —con glutamina, arginina, omega 3 y otros—, dado que han demostrado efectos antiinflamatorios, en particular el omega 3.
- Sugerir una dieta adecuada a sus necesidades energéticas administrada de manera fraccionada en cinco o hasta seis tomas a fin de aminorar la carga respiratoria al comer y evitar el "ahogamiento".
- El aporte de micronutrientes, como el fósforo (P), magnesio (Mg) y selenio (Se), debe estar indicado.

- Deben cuidarse los líquidos totales; en este caso, al paciente se le mantuvo con hidratación parenteral.

Fase pos hospitalaria, ambulatoria:

- Controlar y limitar la ingesta de alimentos altos en hidratos de carbono complejos, con aportes inferiores a las dietas normales equilibradas, reduciéndola a alrededor de 25 y 30 por ciento del valor energético diario.
- Incrementar, de forma personalizada, el aporte de proteínas, en alrededor de 20 por ciento, en función del estado físico y nutricional del paciente, y de su evolución, con un aporte inicial de alrededor de 1 a 2 g/kg del peso corporal al día.
- Aumentar el consumo de grasas, a fin de compensar el bajo consumo de hidratos de carbono y aminorar la recarga respiratoria; con aportes entre 50 y 55 (o incluso, 55 a 60) por ciento de las calorías diarias consumidas.
- Mantener el consumo y control sobre el aporte de micronutrientes, especialmente de potasio, fosfato y magnesio, ya que se sabe que su déficit tiene consecuencias desfavorables sobre la capacidad de los músculos respiratorios.
- Indicar, igualmente, la ingesta de vitaminas C y E —antioxidantes, la primera, presentes en frutas y verduras; la segunda, en aceites de oliva, girasol, frutos secos, así como betacarotenos y selenio (Se), con demostrados efectos positivos sobre la función pulmonar. En particular, el Se induce mejoras en la función respiratoria, sobre todo de fumadores.
- Mantener en lo posible, una alimentación saludable, con aportes importantes de frutas, vegetales, lácteos, cereales y fibras.
- Ingerir abundantes líquidos; se recomienda que, de dos a tres litros, preferentemente agua pura, diariamente.

Cálculo de requerimiento nutricional

En casos de enfisema pulmonar —y mucho más con EPOC— el paciente suele experimentar estados de hipermetabolismo; es decir, presentar un gasto energético en reposo aumentado, en parte resultado del aumento del trabajo respiratorio. De ahí que, en dichos casos, el cálculo del soporte energético indicado debe tener en cuenta dicha situación; y "el aporte energético, en calorías, no excederá el gasto energético en reposo", pero considerando dicha situación "aumentada", se sugiere que sea "multiplicado por un factor de 1.2" (Alcolea, Villamor y Álvarez- Salas, 2007).

En éste, como en casi todos los casos, la calorimetría suele ser la herramienta ideal para el cálculo de los requerimientos nutricionales; aunque en pacientes con dificultades respiratorias, particularmente con episodios de ahogo, pudiera ser la más indicada. En este caso, dadas las condiciones enfisematosas del paciente, con desnutrición moderada, en grado limítrofe de desnutrición severa, se optó por la fórmula de Harris-Benedict; una de las más utilizadas para el cálculo del metabolismo basal, que contempla el peso, altura, edad y sexo del paciente, además de un factor de actividad y uno de lesión.

La fórmula tiene ventaja sobre otras, al sobreestimar ligeramente los requerimientos energéticos y, en consecuencia, ser más adecuada para pacientes con bajo peso.

Hombres: GEB (kcal) = 66.5 + [13.75 * peso (kg)] + [5.003 * Talla (cm)] – [6.775 * Edad (años)].

Aquí también, dada la condición clínica del paciente, debería tratarse en dos momentos, "la fase crónica agudizada hospitalaria" y la "fase pos hospitalaria, ambulatoria", de manera diferente; dado que implican necesidades y requerimientos diferenciados.

En la fase 1, hospitalaria, el paciente amerita, ante todo, estabilización y normalización de su estado crítico, consecuencia de su estado patológico y de su condición metabólica, en estado de desnutrición. De ahí que el cálculo sobre el aporte energético requerido, en calorías, convenga realizarlo "sin exceder el gasto energético en reposo" (Alcole, Villamor y Álvarez, 2017); — considerando sólo el factor de 1.2 recomendado— y, por tanto, realizar el cálculo del gasto energético a partir del "peso real" —aún sabiendo de su condición nutricional—, ya que se trata de asegurar su estabilización, como el primer objetivo o meta de corto plazo del tratamiento nutricional.

Cálculos

GEB (Gasto energético o requerimiento basal): 1235 cal/día.

GET (Gasto energético o requerimiento calórico total): 1482 cal/día.

Fase 1, hospitalaria

Macronutrimentos	Aportes (Porcentaje)	Calorías (kcal)	Gramos
Carbohidratos	25	370.5	92.6
Lípidos	55	815.1	90.6
Proteínas	20	296.4	74.1
Totales	100	1482 kcal	—

Fuente: elaboración propia.

Distribución o fraccionamiento				
Ingestas	**Fraccionamiento (%)**	**Carbohidratos (g)**	**Lípidos (g)**	**Proteínas (g)**
Desayuno	30	27.8	27.2	22.2
Colación (1)	10	9.3	9.1	7.4
Comida	25	23.2	22.6	18.5
Colación (2)	10	9.3	9.1	7.4
Cena	25	23.5	22.6	18.5

Fuente: elaboración propia.

En la fase 2, pos hospitalaria, debido a su estado de desnutrición constatado, el objetivo y la meta es revertir, en lo posible, dicha situación de malnutrición; de ahí que el cálculo sobre el gasto energético convendría realizarlo —no ya sobre el peso real—, sino sobre el "peso ideal", como meta también "ideal" a alcanzar.

Cálculos

GEB (Gasto energético o requerimiento basal): 1368 cal/día.

GET (Gasto energético o requerimiento calórico total): 2120 cal/día, considerando un "factor de actividad moderada" (Alcole, Villamor y Álvarez, 2017).

Fase 2, pos hospitalaria

Macronutrimentos	Aportes (%)	Calorías (kcal)	Gramos
Carbohidratos	25	530	132.5
Lípidos	55	1166	129.6
Proteínas	20	424	106.0
Totales	100	2120 kcal	—

Fuente: elaboración propia.

Distribución o fraccionamiento				
Ingestas	**Fraccionamiento (%)**	**Carbohidratos (g)**	**Lípidos (g)**	**Proteínas (g)**
Desayuno	30	39.8	38.9	31.8
Colación (1)	10	13.2	12.9	10.6
Comida	25	33.1	32.4	26.5
Colación (2)	10	13.2	12.9	10.6
Cena	25	33.1	32.4	26.5

Fuente: elaboración propia.

Equivalencia en dieta

Fase 1, hospitalaria				
Desayuno	**Colación (1)**	**Comida**	**Colación (2)**	**Cena**
Carbohidratos: 7.8	Carbohidratos: 9.3	Carbohidratos: 23.2	Carbohidratos: 9.3	Carbohidratos: 23.5
Lípidos: 27.2	Lípidos: 9.1	Lípidos: 22.6	Lípidos: 9.1	Lípidos: 22.6
Proteínas: 22.2	Proteínas: 7.4	Proteínas: 18.5	Proteínas: 7.4	Proteínas: 18.5
1 rebanada de pan integral (25 g)	1 ciruela pasa (14 g)	Pollo (30 g)	Consomé sin grasa	Pan tostado (20g)
Queso parmesano (30 g)	Gelatina natural	Pepino	Ate (15 g)	Jamón de pavo (30)
1/2 huevo (25 g)	Café	Lechuga	2 nueces (8 g)	5 galletas marías
Gelatina natural	Sustituto de crema	Germen de trigo (20 g)	Té	6 piezas de cacahuates
Té	Agua	Tortilla (30 g)	Agua	Gelatina natural
Agua		Agua mineral		Agua

Fuente: elaboración propia.

Fase 2, poshospitalaria				
Desayuno	**Colación (1)**	**Comida**	**Colación (2)**	**Cena**
Carbohidratos: 39.8	Carbohidratos: 13.2	Carbohidratos: 33.1	Carbohidratos: 13.2	Carbohidratos: 33.1
Lípidos: 38.9	Lípidos: 12.9	Lípidos: 32.4	Lípidos: 12.9	Lípidos: 32.4
Proteínas: 31.8	Proteínas: 10.6	Proteínas: 26.5	Proteínas: 10.6	Proteínas: 26.5
Sope mediano (30 g)	1 palillo de pan (12.5 g)	Consomé deshuesado	1/2 palanqueta de cacahuates (20g)	1 salchicha Viena (30 g)
Atún en agua (30 g)	2 c mantequilla de cacahuate (10 g)	Costilla de res (30 g)	2 medias nueces 3 (10 g)	Cereal con fibra (30 g)
Nopales	Té	1/2 taza de frijoles (35 gr)	Té	Leche en polvo (25 g)
1/4 de toronja (40 g)	Agua	Verdolaga	Agua	1 pieza de galleta y pasas
Té		Té		Gelatina natural
Agua		Agua mineral		Agua

Fuente: elaboración propia.

A modo de recomendaciones, cabría señalar las siguientes advertencias y reiterar algunas de las indicaciones formuladas:

En particular, en esta fase 1, hospitalaria, se debería evitar aportes nutrimentales con altos contenidos de ácidos linoleico —ácido graso esencial que pertenece al grupo Omega 6— presente en las semillas de lino y linaza, o aceite derivado se ellas; también contenido en el aceite de oliva, algunas verduras y pescados, cuya recarga pudiera inducir la síntesis de enzimas proinflamatorias; por lo que, en estos casos, convendría indicar mezclas de aceites. Teniendo en cuenta que el aporte de proteínas pudiera tener efectos sobre el incremento de la respuesta respiratoria, lo cual no siempre favorece al paciente, es posible recomendar la incorporación de nutrimentos ricos en aminoácidos de cadena ramificada y/o, en el mismo sentido, la indicación de triglicéridos de cadena media; la administración de ambos podría justificarse, además, en el hecho de que el paciente, posiblemente a consecuencia de deficiencias de la proteína alfa-1-antitripsina, presenta daños hepáticos, corroborados con el análisis bioquímico presentado.

Reiterar

- Dadas las características inflamatorias de la enfermedad, indicar la administración suplementada de ácidos grasos omega 3 o el consumo de pescado azul, salmón u otros, dos o tres veces por semana.
- Mantener en lo posible, una alimentación saludable, con aportes importantes de frutas, vegetales, lácteos, cereales y fibras.
- Recomendar al paciente, la ingesta de alimentos preferentemente blandos y comer despacio, alternando su deglución con la "toma de aire", y evitar el ahogo y/o broncoaspiraciones.
- Ingerir abundantes líquidos; se recomienda de dos a tres litros, preferentemente agua pura, diariamente.
- En lo posible, realizar caminata y ejercicios físicos de rehabilitación.

Crisis epiléptica postraumática

Introducción

La epilepsia es un trastorno neurológico del sistema nervioso central caracterizado por comportamientos variables como episodios recidivantes de crisis convulsivas, trastornos sensoriales, periodos de comportamiento inusuales y pérdida de conciencia. Se trata de una afección cerebral crónica generada por la producción de una descarga incontrolada o exceso de actividad eléctrica de un grupo de neuronas en la corteza cerebral, que se presenta de manera súbita y transitoria.

Se requieren de dos convulsiones para ofrecerse un diagnóstico de epilepsia. Esta afecta tanto a hombres como a mujeres de todas las razas, grupos étnicos y edades.

Etiología y epidemiología

La epilepsia se produce a causa de una actividad anormal del cerebro. El cerebro requiere de descargas ordenadas y coordinadas de impulsos eléctricos. Cuando se altera se producen los ataques convulsivos. Si bien la mayoría de las enfermedades epilépticas son de causas desconocidas, muchas veces se asocian con traumatismos cerebrales (accidentes o lesiones), enfermedades cerebrales (tumores cerebrales y accidentes cerebrovasculares), infecciones intracraneales (meningitis, sida, encefalitis viral), lesiones prenatales y trastornos de desarrollo (infecciones de la madre, mala nutrición, deficiencia de oxígeno) e intoxicaciones o desequilibrios químicos.

La aparición de crisis en una persona no siempre resulta de una evidente relación causa-efecto. Factores de riesgo: edad (más frecuente en niños y adultos mayores, aunque puede ocurrir en cualquier edad) y antecedentes familiares (influencia genética). En todo el mundo, 50 millones de personas padecen epilepsia, lo que la convierte en uno de los trastornos neurológicos más comunes. Alrededor de 4 millones sufren epilepsia en México. Es una de las 20 principales causas de consulta (Océano, 2013, 2014).

Procesos patológicos

La epilepsia provoca aumento de la actividad eléctrica de las neuronas en alguna zona o parte del cerebro. Hay muchos tipos diferentes de crisis epilépticas. Las convulsiones o ataques epilépticos pueden ser focales o localizados o generalizados. Convulsiones focales o parciales: se producen por actividad anormal en una sola parte del cerebro. Pueden ser de dos tipos: convulsiones focales sin pérdida del conocimiento (ver, oír, sentir, etc., movimientos espasmódicos involuntarios de alguna parte del cuero) y convulsiones focales con alteraciones de la conciencia. Convulsiones generalizadas: se producen en todas las áreas del cerebro.

Manifestaciones bioquímicas, clínicas y metabólicas

Bioquímicas: existe mucho desconocimiento en relación con los neurotransmisores involucrados en el desencadenamiento de la epilepsia. No obstante, hay evidencias de que los canales de Na, K y Ca dependientes de voltajes pueden favorecer las descargas paroxísticas de grupos neuronales determinados, lo que conlleva una reestructuración de las arborizaciones sinápticas y con ello al desarrollo de zonas epileptómanas.

Clínicas: algunos de los signos y síntomas de convulsiones son:

- Confusión temporal.
- Episodios de ausencias.
- Movimientos espasmódicos incontrolables de brazos y piernas.
- Pérdida del conocimiento o conciencia.
- Síntomas psíquicos, como miedo, ansiedad, entre otras.

Una persona con epilepsia tiende a presentar el mismo tipo de convulsión en cada episodio.

Metabólicas: existe un fuerte vínculo entre el metabolismo cetónico y la excitabilidad neuronal. El aumento del metabolismo de la glucosa y la reducción del metabolismo de los cuerpos cetónicos en el cerebro está asociado a un aumento de la susceptibilidad a las crisis epilépticas. A la inversa, en ayuno, se contribuye a su disminución.

Diagnóstico y tratamiento médico

Diagnóstico: se diagnostica un trastorno convulsivo cuando se tienen al menos dos ataques no provocados.

Algunos síntomas que sugieren un ataque epiléptico:

- Pérdida de consciencia.
- Confusión repentina.
- Morderse la lengua, pérdida de control de la vejiga, babeo, etcétera.
- Incapacidad para prestar atención.
- Rapidez con que inició el episodio y el tiempo de duración.

Precisar con más pruebas:

- Análisis de sangre (niveles de glucosa, Ca, Na y Mg, y evaluar función hepática y renal) y de orina.
- Electrocardiograma (descartar ritmo cardíaco anormal).
- Electroencefalografía (procedimiento seguro que registra la actividad eléctrica del cerebro).

Tratamiento: el tipo de epilepsia determina la selección del tratamiento farmacológico a indicar (incluyendo, por ejemplo, cirugía, a causa de tumores). Siempre que sea posible, eliminar las lesiones y causas metabólicas corregibles.

Ficha de identificación

Paciente mujer de 26 años de edad. Fecha de ingreso: 2 de junio de 2019. Fecha de evaluación: 3 de junio de 2019. Escolaridad: preparatoria. Ocupación: secretaria. Origen y residencia: Ciudad de México.

Evaluación clínica

Antecedentes heredo familiares (AHF): sin antecedentes diabéticos ni hipertensos. Sin familiares con epilepsia. Otros, sin importancia para el padecimiento actual.

Antecedentes personales patológicos (APP): contusión cerebral a causa de caída de bicicleta ocho meses atrás. Alergia a la penicilina. Cirugía ninguna. No transfusiones.

Antecedentes personales no patológicos (APN): escolaridad: preparatoria; religión: católica; baño diario, aseo dental 3/día, vive en habitación urbana con todos los servicios, esquema de vacunación incompleto. Antes realizaba ejercicio físico. Ausencia de dieta balanceada. Tabaco (-); alcohol (-); estupefacientes, psicotrópicos o alguna otra droga (-).

Padecimiento actual (PA): crisis convulsivas descontroladas, posiblemente detonadas por estrés y omisión del tratamiento médico de carbamazepina.

Diagnóstico: convulsiones epilépticas de paciente con obesidad tratada con carbamazepina de 200 mg.

Signos vitales: TA: normales; FC: normales; FR: normales; T: 36.4 °C; saturación de oxígeno en sangre: O2:90 por ciento.

Tamizaje

De acuerdo con la Guía de referencia rápida del IMSS (2013d): desnutrición intrahospitalaria: tamizaje, diagnóstico y tratamiento; en la NRS evaluación inicial, sólo si una de las respuestas a las preguntas es afirmativa se debe aplicar la NRS evaluación final. En este caso clínico, la paciente refirió haber ganado peso, por lo que no resulta aplicable el NRS final.

Evaluación antropométrica

Sexo: femenino; edad: 26 años; talla: 1.70 m; peso corporal actual (PA): 88.0kg; peso habitual (PH): 82.0 kg; peso corporal ideal (PCI): 62.1. Índice de masa corporal (IMC): 30.4 (obesidad grado I); porcentaje de peso corporal ideal (PCI): 141.6; porcentaje de pérdida o aumento de peso (seis meses): 8 kg (aumento).

Evaluación bioquímica

Hemoglobina: 14.9g/dL. Glucosa: 109mg/dL.Creatinina: 0.59 mg/dL. Urea: 11.8mg/dL.Colesterol: 365mg/dL. Triglicéridos: 205mg/dL. Bilirrubinatotal: 0.26mg/dL. ALT: 16U/L.AST: 18 U/L. Ca: 9.7 mg/Ld. Na: 140 meq/L. Magnesio: 2.29 mg/Ld.

Evaluación clínica

Dolor de cabeza: controlado; dolor muscular (mialgia): leve; sensaciones inusuales (aurea); olor y sabor modificado; confusión aparente; cansancio extremo: moderado; alucinaciones visuales: no manifiestas; dificultad para hablar: leve; entumecimiento u hormigueo en extremidades superiores e inferiores: presencia; pérdida de control de los músculos: leve; pérdida de control de la vejiga: leve.

Evaluación dietética

Frutas: 0/7; cereales: 1/7; lácteos: 4/7; huevos: 3/7; leguminosas: 4/7; verduras: 2/7; carnes rojas: 4/7; pollo: 5/7; pescado: 1/7; refrescos: 7/7.

Diagnóstico nutricional

Paciente femenino de 26 años de edad, con peso actual de 88 kg, índice de masa corporal (IMC) de 30.4, peso ideal de 62.1 kg, peso ajustado de 68.6 kg, e incremento de peso de 8 kg durante los últimos seis meses

—con diagnóstico clínico previo de epilepsia postraumática a causa de una contusión por accidente ocho meses atrás, internada con diagnóstico actual de convulsión descontrolada, posiblemente a causa de no seguir tratamiento indicado, con niveles altos de colesterol y triglicéridos—, en manifiesto estado de malnutrición por exceso —con una dieta desbalanceada, alta en carbohidratos y proteínas de mala calidad—, y nivel de obesidad tipo I.

Objetivos del soporte nutricional

Proporcionar de manera segura un aporte nutricional de energía (macro y micronutrientes) que permita revertir el estado de malnutrición por exceso y de obesidad manifiesta de la paciente, adaptadas a sus circunstancias clínicas particulares, orientado a aminorar los riesgos de complicaciones asociadas a la epilepsia —padecimiento de base— con hipercolesterolemia y obesidad tipo I, a fin de garantizarle una mejor calidad de vida.

Plan de intervención nutricional

- Ofrecer una dieta adecuada y clínicamente validada a fin de contrarrestar los riesgos de convulsión recurrentes, asociados a la epilepsia o padecimiento de base.
- Indicar una dieta hipocalórica que contribuya a la pérdida de peso y revierta el estado de obesidad e hipercolesterolemia de la paciente.
- Ofrecer una dieta de baja ingesta de carbohidratos y proteínas, incrementada en lípidos con aportes de ácidos grasos mono y poliinsaturados como omega 3 y 6 (limitando la ingesta de grasas saturadas).
- Establecer un plan de atención nutricional que permita el seguimiento y la evolución periódica conforme a metas precisas y alcanzables.

Cálculo de requerimientos

Requerimiento calórico total: 30-35 kcal/kg/día GET = 68.6 kg * 30 = 2058 kcal/kg/día

Cálculos de GEB y GET, recomendada con base en la ecuación de Mifflin-St Jeor, por tratarse de paciente en estado de sobrepeso u obesidad.

Requerimientos macronutricionales para paciente con obesidad:

Hidratos de carbono: 45-55 por ciento del VCT, 45 por ciento. Proteínas: 1–1.5g/kg/día; 20-25 por ciento del VCT, 20 por ciento.

Lípidos: 25-35kcal/kg/día o 25-35 por ciento del VCT, 35 por ciento.

Adecuación o ajuste al caso particular de una paciente epiléptica con obesidad en nivel I, con base en una dieta cetogénica clásica: hidratos de carbono: 35 por ciento. Proteínas: 20 por ciento. Lípidos:45 por ciento.

Se tomó como base: 30 kcal/kg/día = 30 * 68.6 (peso ajustado) = 2058 kcal

Cuadro dietosintético

Macronutrimentos	Aportes (%)	Calorías (kcal)	Gramos
Carbohidratos	35	720.3	180.1
Lípidos	45	926.1	102.9
Proteínas	20	411.6	102.9
Totales	100	2058.0 kcal	—

Fuente: elaboración propia.

Distribución y fraccionamiento

Ingestas	Fraccionamiento (Porcentaje)	Carbohidratos (g)	Lípidos (g)	Proteínas (g)
Desayuno	30	54.0	30.9	30.9
Colación (1)	10	18.0	10.3	10.3
Comida	25	45.0	25.7	25.7
Colación (2)	10	18.0	10.3	10.3
Cena	25	45.0	25.7	25.7

Fuente: elaboración propia.

Recomendaciones nutricionales, suplementación y monitoreo

Macronutrientes en dietas hipocalórica y cetogénica ajustadas:

- Hidratos de carbono: carbohidratos complejos. Menos de 10 por ciento de azúcares simples (azúcar, pasta y pan).
- Lípidos: 20 por ciento de grasas monoinsaturadas y 10 por ciento de grasas poliinsaturadas.
- Consumo de fibras:30g/día.

Micronutrientes: vitaminas, minerales y suplementación:

- Monitorear niveles de Ca y Mg (lácteos).
- Vitamina B12 (carnes rojas y lácteos).
- Vitamina K (vegetales de hojas verdes y cereales).
- Vitamina D (aceite de pescado, carnes y leche; exposición a la luz solar).
- Ingesta de ácido fólico (frutas y verduras crudas o ligeramente cocidas).
- Suplementar ácido graso omega 3.

Monitoreo:

Plan de monitoreo de corto plazo (semanal), mediano (mensual) y largo plazo (trimestral)

Orientación nutricia

- Cumplir estrictamente el plan nutricional de una dieta lo suficientemente nutritiva y equilibrada conforme a las metas y plazos indicados.
- Si bien la dieta cetogénica contempla alimentos con altos contenidos de grasa, incluso saturada (como tocino, huevos, mayonesa, mantequilla, etc.), se debe privilegiar alimentos con altos contenidos de grasas monoinsaturadas (por ejemplo, algunos

omega 9, como el oleico o aceite de oliva, aceite de cárcamo o de aguacate) y grasas poliinsaturadas, como el omega 3 y omega 6.

- Algunos alimentos recomendables a pacientes con epilepsia son: quesos, lácteos (leche, lácteos fermentados, yogur, etc.), carnes rojas (preferible evitar carnes procesadas), pescados (salmón, sardina, atún fresco), granos integrales, nueces, aguacate, entre otros.
- Mantener el tratamiento farmacéutico, las citas y consultas con el médico especialista, así como con el nutriólogo.
- Implementar un plan semanal de actividades físicas, basada fundamentalmente en ejercicios aeróbicos.

Colecistitis aguda en infante

Presentación

Se trata de un paciente (MCRM) de 6 años y cuatro meses de edad; nacido en la Ciudad de México; actualmente cursa el primer grado de primaria, ingresó al área de urgencias del hospital el 12 de abril afectado por un fuerte dolor abdominal en el cuadrante superior derecho, náuseas y vómitos; realizada la evaluación médica correspondiente, fue diagnosticado con colecistitis aguda, una patología inflamatoria adquirida que conlleva la obstrucción de las vías biliares; razón por la que fue intervenido quirúrgicamente, mediante el procedimiento de colecistectomía laparoscópica, operación quirúrgica que consiste en la extirpación de la vesícula biliar. Debido a su sobrepeso fue posteriormente canalizado y valorado por el personal interdisciplinario, el cual le diagnosticó obesidad nutricional exógena en nivel de alto riesgo. El niño no presenta otros antecedentes personales patológicos; pero sí antecedentes heredo familiares. Su madre es obesa, padece diabetes mellitus tipo 2 y su padre presenta sobrepeso e hipertensión arterial; es hijo único.

Subjetivo

El paciente refirió que el 12 de abril por la mañana, estando en su colegio, comenzó a sentir un fuerte dolor abdominal del lado superior derecho, el cual fue aumentando a lo largo de la mañana, además de experimentar náuseas y vómito, por lo que recurrió a la enfermería del colegio, donde fue atendido y le administraron algún medicamento, presumiblemente algún analgésico, y de inmediato se comunicaron con la madre del menor para que fuera llevado a un hospital. Su madre reporta que ella no había notado ninguna anomalía o padecimiento con anterioridad ni cambios en el comportamiento del menor, hasta el momento que recibió la llamada del colegio. Luego de la valoración correspondiente, fue diagnosticado como un caso de colecistitis aguda, por lo que fue inmediatamente intervenido quirúrgicamente, con resultado exitoso; y, dado su manifiesto estado de sobrepeso, su estado nutricional fue valorado por el equipo interdisciplinario del hospital (médico, endocrinólogo, nutriólogo, enfermera, psicólogo, etc.).

Objetivo

La evaluación postoperatoria realizada por el personal competente interdisciplinario reportó el siguiente diagnóstico:

El diagnóstico antropométrico registra tratarse del caso de un niño de 6 años y cuatro meses, con un peso actual de 28 kg y talla de 114 cm, con un IMC de 21.5 kg/m, en tabla (Z- scores) correspondiente a poco menos de +3σ o sea un percentil de peso cercano a 98.0 por ciento (extremo, muy lejos de la media y mediana del peso normal para su edad) (OMS, 2018), un percentil de talla para su edad muy cercano a 25 percentil y una relación peso (kg) para la edad entre 90 y 95 percentiles (CNES, 2000); todos ellos indicadores de un padecimiento de obesidad exógena de alto riesgo (IMC ≥ 95 PC), con riesgos de síndrome metabólico, resultado de una alimentación excesiva y/o malnutrición. Dada dicha valoración, se recomendó elaborar un plan de intervención nutricional a fin de normalizar el peso del menor conforme a su edad y talla, sin que éste interfiriera o afectara desfavorablemente en su crecimiento "longitudinal" normal.

Diagnóstico nutricional

El menor se desarrolla en un entorno de clase media baja, con ciertas limitaciones económicas, pero no determinantes en las posibilidades de llevar una alimentación adecuada para su edad. Sus hábitos alimenticios son malos en cantidad y calidad, seguramente como los de sus padres, atribuibles más que a las limitaciones de recursos económicos, a la falta de atención por parte de sus progenitores. La madre comenta que el niño consume pollo 2/7, huevo 7/7, verduras 2/7 ("las que generalmente no termina porque no le gustan"), frutas 2/7, lácteos 7/7 (leche y mucho yogurt), cereales 3/7, alimentos cárnicos 7/7 (al parecer, consume muchas proteínas, pero de mala calidad, derivada de alimentos procesados), frituras 5/7, golosinas 5/7, embutidos 7/7; asimismo, comenta que "a falta de tiempo el menor no suele desayunar completo en casa, pero que le dan dinero para comer en el colegio".

La actividad física del menor es casi nula, a excepción de la impuesta en la escuela; la madre refiere que, al llegar el niño de la escuela, come y hace sus tareas, y que el resto de la tarde ve televisión y juega videojuegos; cena tacos, quesadillas, etc. y/o repite los alimentos de la comida; y duerme a la hora que le dé sueño; comenta que "no le gusta imponerle nada".

Análisis

La causa de ingreso del menor al hospital se debe a episodios recurrentes de dolores abdominales, náuseas y vómitos durante la mañana del día de ingreso. Después de las exploraciones y análisis clínicos y radiológicos se le diagnosticó colecistitis aguda, razón por la que tuvo que ser intervenido quirúrgicamente, mediante el procedimiento de colecistectomía laparoscópica. El diagnóstico médico no reportó relación con el estado nutricional del niño, pero podría presumirse dado el estado observable de sobrepeso y su canalización postoperatoria al equipo multidisciplinario para su evaluación nutricional.

El diagnóstico nutricional posterior del menor reportó un padecimiento de obesidad nutricional exógena en nivel de alto riesgo, con riesgo de síndrome metabólico, resultado de su alimentación en extremo deficiente e inadecuada, a la falta de actividad física y a sus malos hábitos alimentarios, posiblemente asociada a deficiencias afectivas y de atención, por lo que se elaboró un plan nutricional con metas y estrategias integrales de corto y mediano plazo que garanticen el restablecimiento de la salud del menor.

Plan

El objetivo principal del tratamiento nutricional del niño debería, en primera instancia, orientarse a disminuir su peso corporal y la masa grasa, y lograr su peso ideal; pero asegurándose de no interferir o afectar su normal desarrollo y crecimiento, así como promover condiciones de convivencia familiar y actividades físicas y recreativas que le aseguren cambios nutricionales de larga duración, y eviten los efectos negativos de la obesidad sobre su estado general de salud.

El plan que considero adecuado y pertinente dado el estado de obesidad exógena y los niveles de riesgos de enfermedades del menor (síndrome metabólico, enfermedades cardiovasculares, diabetes, etc.), debería contemplar de manera integral tres aspectos de intervención, con metas a corto, mediano y largo plazo:

- Cambios en el régimen alimentario: cuando se trata de niños, no siempre resultan pertinentes las dietas hipocalóricas altamente restrictivas, particularmente cuando se trata de menores con obesidad moderada; en dichos casos, suele ser suficiente una restricción calórica de 30 a 40 por ciento de los requerimientos calóricos teóricos (una dieta de entre 1200 y 1300 kcal), administrada de forma equilibrada en cuanto a contenidos de grasa, hidratos de carbono, proteínas, repartidas en porciones de 5 a 6 comidas diarias, con abundante consumo de agua, a fin de perder aproximadamente unos 0.5 kg por semana (Moreno y Alonso, 2010); pero en este caso, dado que se trata de un niño con obesidad exógena en nivel de alto riesgo se recomienda una dieta hipocalórica restrictiva de entre 600 y 900 kcal diarias, administrada y debidamente controlada durante un corto periodo, que, dependiendo de sus resultados, pudiera ser modificada a la opción anterior.

- Se le recomendaría a la madre, en primera instancia, garantizar el desayuno diario del menor (por ejemplo, pan integral, fruta, huevo, leche), evitar los ayunos prolongados y las comidas en la escuela (no permitirle el consumo de frituras, grasas y alimentos "chatarras"), comer y cenar a la misma hora diariamente, evitar las "cenas pesadas"; estimular al menor a un cambio de hábitos en cuanto a horarios y consumo de alimentos.
- Modificaciones de hábitos y conductas, y realización de actividades físicas: a fin de alcanzar un peso ideal en el mediano y largo plazo, la modificación de la conducta y el aumento de la realización de actividad física es fundamental; por lo que se podría recomendar al menor inscribirse en algún programa de actividad física diaria en horarios de las tardes, al menos durante 30 minutos al día.
- Estrategias de terapia psicológica: los cambios conductuales no sólo corresponden al niño, sino también a sus padres y, en general, al entorno familiar. Sería altamente recomendable que tanto el menor como sus padres pudieran acceder a algún programa de terapias psicológicas, orientada al logro de cambios conductuales de toda la familia; más teniendo en cuenta sus antecedentes y condiciones nutricionales, y las ventajas que podría tener para el menor el logro de mejores y más rápidos resultados del tratamiento nutricional.

Referencias

Albert, Bruce *et al.* (2016). *Introducción a la Biología Celular.* México: Médica Panamericana.

Alcolea B. S., Villamor L., JM., Álvarez-Sala, R. (2007). EPOC y estado nutricional. Archivos de Bronconeumonía, 43 (5): 283-288. Recuperado de https://www.archbronconeumol.org/en-epoc-estado-nutricional-articulo-13101956

Anaya P. R., Arenas M. H., y Arenas, M. D. (2012). *Nutrición enteral y parenteral.* México: Mc Graw Hill.

Arias Núñez, M. C. (2014). La desnutrición en paciente hospitalizado. Principios básicos de aplicación de la nutrición artificial. *Guía Clínica de la Sociedad Gallega de Medicina Interna*, Galicia.

Armstrong, Sue (2014). *El gen anticáncer.* México: Paidós.

Arrieta, Ó. *et al.* (2013). Consenso nacional de diagnóstico y tratamiento del cáncer de pulmón de células no pequeñas. *Revista de Investigación Clínica*, 65(1), Ciudad de México.

Athié Athié, A. de J. (2012). Indicaciones para administrar inmunonutrición. *Cirujano General*, 34(1), México: Hospital Médica Sur, Ciudad de México.

Baby Center (2016). *Baby led weaning: Cómo empezar.* Recuperado de https://espanol.babycenter.com/v25015203/baby-led-weaning-c%C3%B3mo-empezar-video

Baldellou, Antonio *el al.* (2009). *Galactosemia. Protocolo de diagnóstico y tratamiento de los errores congénitos del metabolismo de la galactosa.* Zaragoza: Hospital Universitario Miguel Servet.

Basfi-Fer, K., Rojas, P., y Valenzuela-Landaeta, K. (2012). Evaluación nutricional del paciente con cáncer. *Nutrición Hospitalaria*, 27(2), 516-523. Recuperado de http://scielo.isciii.es/pdf/nh/v27n2/25_original_15.pdf

Berdasco Gómez, A., y Romero del Sol, J. M. (1998). Circunferencia del brazo como evaluadora del estado nutricional del adulto. *Revista Cubana de Alimentación Nutricional*, 1 (2), La Habana. Recuperado de http://bvs.sld.cu/revistas/ali/vol12_2_98/ali03298.htm

Bernal-Orozco, MF, Gaytán-González, S.A, Torres-Reyes, D.U. 2015. Interpretación de medidas antropométricas. En: Macedo-Ojeda G, Altamirano-Martínez M, Márquez-Sandoval F, Vizmanos-Lamotte B, editoras. Manual de prácticas de evaluación del estado nutricio. 2ª ed. Guadalajara, México: Mc Graw Hill: 174-87.

Besante A., I. (2019). Genómica nutricional: nutrigenómica y nutrigenética. *Genotipia*. Recuperado de https://genotipia.com/genomica-nutricional-nutrigenomica-y-nutrigenetica/

Brennan, F., y Cousins, M. J. (2005). El alivio del dolor como un derecho humano. *Rev. Soc. Esp. Dolor*, 12, 17-23.

Burgos, R. (2006). Enfoque terapéutico global de la sarcopenia. *Nutrición Hospitalaria*, 21(3), 50-60.

Cáceres Lavernia, H., Neninger Vinageras, E., Menéndez Alfonso, Y., y Barreto Penié, J. (2016). Intervención nutricional en pacientes con cáncer. *Revista Cubana de Medicina*, 55(1), Ciudad de La Habana. Recuperado de http://scielo.sld.cu/scielo.php?script=sci_arttext&pid=S0034-75232016000100006

Calleja Fernández, A. (2013). *Relación entre la desnutrición y la calidad de la alimentación en el ámbito hospitalario* (tesis doctoral). Departamento de Higiene y Tecnología de los Alimentos, León, España: Universidad de León.

Campbell, D., y Stanley, J. (1993). *Diseños experimentales y cuasiexperimentales en la investigación social.* Buenos Aires: Amorrortu Editores.

Carrillo Esper, R. *et al.* (2010). Hierbas, medicina herbolaria y su impacto en la práctica clínica. *Revista de Investigación Médica Sur*, 17(3), 124-130. México. Recuperado de https://www.medigraphic.com/pdfs/medsur/ms-2010/ms103a.pdf

Carrillo Esper, R. *et al.* (2011). Fragilidad y sarcopenia. *Revista de la Facultad de Medicina*, 54 (5), México.

Castellanos T., L., y Rodríguez D., M. (2015). El efecto de omega 3 en la salud humana y consideraciones en la ingesta. *Revista Chilena de Nutrición*, 42(1), Santiago. Recuperado de https://scielo.conicyt.cl/scielo.php?script=sci_arttext&pid=S0717-75182015000100012

Cobo, J. M. (2018). Método rápido de valoración antropométrica de la masa muscular. Sociedad Española de Dietética. Recuperado de http://www.nutricion.org/publicaciones/pdf/antropometria.pdf

Comeche Casanova, L., Echave-Sustaeta, J. M., García Luján, R., Albarrán Lozano, I., Alonso González, P., y Llorente Alonso, M. J. (2013). Prevalencia de anemia asociada a la enfermedad pulmonar obstructiva crónica. Estudio de las variables asociadas. *Bronconeumología*, 49(9), 369-412. Recuperado de https://www.archbronconeumol.org/es-prevalencia-anemia-asociada-enfermedad-pulmonar-articulo- S0300289613001439

CNES (Centro Nacional de Estadísticas de Salud) (2000). Percentiles de estatura por edad y peso por edad (2 a 20 años: Niños). Centro Nacional de Estadísticas de Salud y Centro Nacional para la Prevención de Enfermedades Crónicas y Promoción de Salud. En: Ansaldo, D., Cristóbal, J., Harris Diez, P., y Hodgson Bunster, M. I. (2015). *Práctica clínica en Gastroenterología, Hepatología y Nutrición Pediática*. Santiago: Pontificia Universidad Católica de Chile.

Curlin, F. A., Lawrence, R. E., Chin, M. H., y Lantos, J. D. (2007). Religion, Conscience and Controversial Clinical Practices. *N Engl J Med*, 356(6), 593-600, doi: 10.1056/NEJMsa065316.

Chacón-Chaves, R. A., Sibaja-Campos, M., Dávila-Haas, J. A., Gutiérrez-Pimentel, R., Gutiérrez-Sanabria, A., Rocha-Contreras, B., y Sánchez-Romero, G. (2003). Enfermedad Pulmonar Obstructiva Crónica (EPOC). *Acta Médica Costarrisence*, 45(1), San José. Recuperado de http://www.scielo.sa.cr/scielo.php?script=sci_arttext&pid=S0001-60022003000500003

Dariush, M., Rosenberg, I., y Uauy, R. (2018). History of modern nutrition science-implications for current research, dietary guidelines, and food policy. *Science and Politics of Nutrition*. BMJ, 13. Recuperado de https://www.bmj.com/content/361/bmj.k2392

Dehghan, M., Mente, A., Zhang, X., Swaminathan, S., Li, W., Mohan, V. *et al.* (2017). Associations of fats and carbohydrate intake with cardiovascular disease and mortality in 18 countries from five continents (PURE): a prospective cohort study. *The Lancet*, 390(04). Recuperado de https://www.thelancet.com/journals/lancet/article/PIIS0140-6736(17)32252-3/fulltext

De Jesús, S. R. *et al.* (2018). Association of anemia and malnutrition in hospitalized patients with exclusive enteral nutrition. *Nutrición Hospitalaria*, 35(4), 753-760, SENPE, Brasil.

De la Torre, A. M., y De Mateo, B. (2011). Investigación en nutrición: de la clínica a las mejores evidencias científicas. *Nutrición Hospitalaria*, 26(2), 249-250. Madrid, España.

Deutz Nicolaas, E. P. *et al.* (2014). Protein intake and exercise for optimal muscle function with aging: Recommendations from the ESPEN Expert Group. *Clinical Nutrition*, 33(6), 929-936.

Durán A., S. (2013). Edulcorantes no nutritivos, riesgos, apetito y ganancia de peso. *Revista Chilena de Nutrición*, 40(3), Santiago.

Edwards, C. H. et al. (2016). The role of sugars and sweeteners in food, diet and health: Alternatives for the future. *Trends in Food Science & Technology*, 56. Federación Europea de Ciencia y Tecnología de Alimentos.

Elizondo-Argueta, S. (2016). Nutrición en el perioperatorio, protocolo ERAS. *Revista Mexicana de Anestesiología*, Medicina Crítica, 39(1), Ciudad de México.

Epidemiólogos Asociados (AE) (2016). *Guía de soporte metabólico y nutricional*. European Society for Clinical Nutrition and Metabolism (ESPEN). Recuperado de https://docplayer.es/54441836-Guia-de-soporte-metabolico-y-nutricional-aspen.html

ESPEN (2017). *ESPEN guideline: Clinical nutrition in surgery*. European Society for Clinical Nutrition and Metabolism, Madrid. Recuperado de http://www.elsevier.com/locate/clnu

Excélsior (20 de octubre de 2017). Aumenta 50 por ciento las muertes por infarto en México. *Excélsior*. Recuperado de https://www.excelsior.com.mx/nacional/2017/05/29/1166332

FMD (Federación Mexicana de Diabetes) (2014). *Postura de la Federación Mexicana de Diabetes*, México. Recuperado de http://fmdiabetes.org/category/posturas-FMD/

Fernández de Aguilar, T. C. (2004). Pasado, presente y futuro de la nutrición clínica en España. *Nutrición Hospitalaria*, XIX (1), Madrid. Recuperado de http://scielo.isciii.es/scielo.php?script=sci_abstract&pid=S0212-16112004000100002

Flordelís Lasierra, J. L. *et al.* (2015). Nutrición enteral en el paciente crítico con inestabilidad hemodinámica. *Medicina Intensiva*, 39(1), 40-48.

Florean, C. (2014). Food that shapes you: how diet can change your epigenome. *Science in School*, 28. Recuperado de http://www.scienceinschool.org/es/2014/issue28/epigenetics

Frankel, E. (1989). *DNA, el proceso de la vida*. México: Siglo XXI Editores.

Franssen, F. (2013). Issues related to obesity in COPD. Module 38.2. Nutritional support in pulmonary Disease Topic 38. ESPEN LLL Programe 2013. Recuperado de chrome-extension://efaidnbmnnnibpcajpcglclefindmkaj/https://www.testlllnutrition.com/mod_lll/TOPIC38/m382.pdf

Frisancho R. (1981). New norms of upper limb fall and muscle areas for assessment of nutritional status. The American Journal of Clinical Nutrition, 34: 2540-44.

Frisancho A. R. (1990) Percentiles for triceps skinfolds (mm) by age for US persons aged one to seventy-four years. Data are from the NHANES I (1971-1974) and NHA-NES II (1976-1980) surveys. (Compilación 1990.) (23) (PDF) Evaluación del estado de nutrición del adulto. Available from: https://www.researchgate.net/publication/325454907_Evaluacion_del_estado_de_nutricion_del_adulto

García-Ríos, A., Eugenio, M., Pérez-Martínez, P., y Pérez-Jiménez, F. (2009). Omega-3 y enfermedades cardiovasculares: más allá de los factores de riesgo. *Nutrición Clínica y Dietética Hospitalaria*, 29(1). Recuperado de https://scielo.conicyt.cl/pdf/rchnut/v38n3/art11.pdf.

Gaviria C., M. M. et al. (2016). Alcohol, cirrosis y predisposición genética. *Revista Colombiana Gastroenterología*, 31(1). Bogotá: Asociaciones Colombianas de Gastroenterología, Endoscopia digestiva, Coloproctología y Hepatología.

Gil, Á. (2017). *Tratado de Nutrición. Nutrición y enfermedad.* Tomo V. Madrid: Médica Panamericana, SENPE. Fundación Iberoamericana de Nutrición. Recuperado de https://www.medicapanamericana.com/Libros/Libro/6018/Tratado-de-Nutricion.html

Gobierno Federal, México (2013). Tratamiento nutricional del paciente pediátrico y adolescente con galactosemia. *Guía de Referencia Rápida, Guía de Práctica Clínica*, Instituto Mexicano de Seguridad Social (IMSS), Instituto de Seguridad y Servicios Sociales de los Trabajadores del Estado (ISSSTE), México.

Gómez Peresmitré, G. (2011). Ortorexia, Conducta compulsiva asociada a la forma de comer sanamente. *BoletínUNAM-DGCS*-626, México: Universidad Nacional Autónoma de México. Recuperado de http://www.dgcs.unam.mx/boletin/bdboletin/2011_626.html.http://www.dgcs.unam.mx/boletin/bdboletin/2011_626.html

Gomis Miñoz, P., y Valero Zanuy, M. de los A. (2010). Nutrición parental. Capítulo 7. En: Gil, A. *Tratado de Nutrición*, Tomo IV, Nutrición clínica, segunda edición, Madrid: Médica Panamericana.

González Pardo, V, Bond, R., y Russo de Boland, A. (2012). Vitamina D y cáncer: acción antineoplásica de la 1ª, 25(OH)2-vitamina D3. *Medicina*, 72(2). Buenos Aires.

Gordillo M., A. A., Medina Moreno, U. F. y Pierdan Pérez, M. (2012). *Manual de Investigación Clínica*. Ciudad de México: El Manual Moderno.

Guerrero, A. (1999). Nutrición y diálisis adecuada en diálisis peritoneal. *Enfermería Neurológica*. 1, 5-7. Sevilla. Recuperado de https://www.revistaseden.org/files/art257_1.pdf

Gutt, S. (2007). Nutrición en insuficiencia cardiaca. *PROSAC*, Módulo 1, Fascículo 2, Buenos Aires: Sociedad Argentina de Cardiología.

Hackman, R., Aggarwal, B., Applebaum, R. *et al.* (2014). Forecasting Nutrition Research in 2020. *Journal of the American College of Nutrition*, 33. Recuperado de https://www.tandfonline.com/doi/full/10.1080/07315724.2014.943113

Hernández, M. A., y Patiño, A. F. (2012). Consideraciones nutricionales en el paciente con falla cardiaca crónica. *Revista Colombiana de Cardiología*, 19(6), Bogotá.

Hurtado-Torres, G. F. (2013). Incidencia, impacto clínico-económico y clasificación de la desnutrición hospitalaria. *Medicina Interna de México*, 29(3).

INEGI (2016). Nutrición. Porcentaje de nacidos vivos con bajo peso al nacer por entidad federativa, 2002 a 2012. Instituto Nacional de Estadística, Geografía e Informática, México. Recuperado de http://www3.inegi.org.mx/sistemas/sisept/default.aspx?t=msal08&s=est&c=27035

INEGI (2018). Comunicado de prensa núm. 525/18 31. Recuperado de https://www.inegi.org.mx/contenidos/saladeprensa/boletines/2018/EstSociodemo/DEFUNCIONES2017.pdf

IMSS (2013a). *Guía de Práctica Clínica: desnutrición intrahospitalaria: tamizaje, diagnóstico y tratamiento*. Ciudad de México: Instituto Mexicano del Seguro Social.

IMSS (2013b). *Desnutrición intrahospitalaria: Tamizaje, diagnóstico y tratamiento. Evidencias y recomendaciones*. México: Instituto Mexicano del Seguro Social. Recuperado de http://www.cenetec.salud.gob.mx/descargas/gpc/CatalogoMaestro/imss_641_13_desnutricionintrahospitalaria/imss_641_13_desnutricionintrahospitalariager.pdf

IMSS (2013c). *Intervención dietética. Paciente con obesidad. Evidencias y recomendaciones*. México: Dirección de Prestaciones Médicas. Recuperado de http://www.imss.gob.mx/sites/all/statics/guiasclinicas/684GER.pdf

IMSS (2013d). *Guía de referencia rápida. Desnutrición intrahospitalaria: tamizaje, diagnóstico y tratamiento*. México: Dirección de Prestaciones Médicas. Recuperado de http://www.imss.gob.mx/sites/all/statics/guiasclinicas/641GRR.pdf

IMSS (2015). Dietoterapia y alimentos. Pacientes con diabetes mellitus. Guía de Práctica Clínica (GPC). Evidencias y recomendaciones, México: Dirección de Prestaciones Médicas, Coordinación de Unidades Médicas de Alta Especialidad, Coordinación Técnica de Excelencia Clínica. Recuperado de http://www.imss.gob.mx/sites/all/statics/guiasclinicas/751GER.pdf

INSP (2014). *Encuesta Nacional de Salud y Nutrición 2012*. México: Instituto Nacional de Salud Pública. Recuperado de https://ensanut.insp.mx/doctos/ENSANUT2012_Nutricion.pdf.

INSP (2016). *Encuesta Nacional de Salud y Nutrición 2016*. México: Instituto Nacional de Salud Pública. Recuperado de http://oment.uanl.mx/cifras-de-sobrepeso-y-obesidad-en-mexico-ensanut-mc-2016/

Jamshidi, S., Hejazi, N., y Zimorovat, A. R. (2018). Nutritional Status in Patients with Gastrointestinal Cancer in Comparison To Other Cancers In Shiraz, Southern Iran: a Case-Control Study. *World J Plast Surg*, 7(2), 186-192. Recuperado de https://www.ncbi.nlm.nih.gov/pmc/articles/PMC6066704/

Jiménez-Salas, Z., y Cantú Martínez, P. C. (2002). Genética y nutrición clínica. *Revista Salud Pública y Nutrición*, 3(2). México: Universidad Autónoma de Nuevo León.

Kich, D. M., y Vincenzi, A. (2016). Probióticos: eficacia de la nutrición en el tratamiento y la prevención del cáncer. *Nutrición Hospitalaria*, 33(6), 1430-1437. Recuperado de https://dx.doi.org/10.20960/nh.806

Laca Barrera, M. (2018). *Nutrición del paciente en ventilación mecánica*. Lima, Perú: Hospital Naval. Recuperado de https://www.google.com.mx/search?q=Manuel+Laca+%2F+Nutrici%C3%B3n+del+paciente+en+-ventilaci%C3%B3n+mec%C3%A1nica&oq=Manuel+Laca+%2F+Nutrici%C3%B3n+del+paciente+en+ventilaci%C3%B3n+mec%C3%A1nica&aqs=chrome.69i57.19111j0j8&sourceid=chrome&ie=UTF-8).

La Jornada (2014). Enfisema pulmonar, cuarta causa de muerte en México: INER. *La Jornada*, México: Instituto Nacional de Enfermedades Respiratorias, 13 de noviembre. Recuperado de http://semanal.iornada.com.mx/ultimas/2014/11/13/enfisema-pulmonar-cuarta-causa-de-muerte-en-mexico- iner-8571.html).

Lazcano-Ponce, E. *et al.* (2004). Ensayos clínicos aleatorizados: variantes, métodos de aleatorización, análisis, consideraciones éticas y regulación. *Salud Pública de México.* México, 46(26), 559-584.

Lavilla Royo, F. J. (2019). *Diagnóstico y tratamiento de la insuficiencia renal crónica en la clínica.* Clínica Universidad de Navarra. Recuperado de https://www.cun.es/enfermedades-tratamientos/enfermedades/insuficiencia-renal-cronica

Luna, M. L., Coello, V. G., León, J. M., Pascacio, M. d., & Bezares, V. (2014). Evaluación del estado de nutrición del adulto. Chiapas: Universidad de Ciencias y Artes de Chiapas. Recuperado de https://www.researchgate.net/publication/325454907_Evaluacion_del_estado_de_nutricion_del_adulto

Magni, P., Bier, D., Pecorelli, S. *et al.* (2017). Perspective: Improving Nutritional Guidelines for Sustainable Health Policies: Current Status and Perspectives. Advances in Nutrition. Recuperado de https://academic.oup.com/advances/article/8/4/532/4558118

Manterola, C. y Zavando, D. (2009). Cómo interpretar los "Niveles de Evidencia" en los diferentes escenarios clínicos. *Revista Chilena de Cirugía*, 61(6), 582-595. Santiago, Chile.

Manzanares-Capillo, M. C., y Fernández, J. M. (2016). Estudio prospectivo y randomizado sobre inmunonutrición oral preoperatoria en pacientes intervenidos por cáncer colorrectal: estancia hospitalaria y costos sanitarios. *Cirugía y Cirujanos*, 85(5), 393-400. Recuperado de https://reader.elsevier.com/reader/sd/pii/S0009741116301104?token=65E9A5A10AD3AFAE9B8E4AC6BC0A1704A987B230BE392654099D5DE70741080B5489C76F18F511588666A074D6B55697

Martínez, A. (2015). Epigenética y nutrición: relaciones con la obesidad. *ALAN. Archivos Latinoamericanos de Nutrición*, 65(1), Caracas. Recuperado de https://www.alanrevista.org/ediciones/2015/suplemento-1/art-15/

Martinuzzi, A. (2016). Estudio comparativo entre las guías AANEP-SATI (2016) y las guías ASPEN-SCC (2016). *Revista Cubana de Alimentación y Nutrición*, 26 (1).

Mataix Verdú, J. (2008). *Tratado de nutrición y alimentación*. Nueva edición ampliada, Tomo 1, Nutrientes y alimentos. Barcelona.

Mataix V. y De Pablo, M. (2008a). Sistema de defensa y nutrición. I. Sistema inmune. En: MataixVerdú, J. *Tratado de Nutrición y Alimentación*, Nueva edición ampliada, Barcelona: Océano-Ergon.

Mataix Verdú, J., y De Pablo, M. (2008b). Sistema de defensa y nutrición. II. Inflamación. En: Mataix Verdú, J. *Tratado de Nutrición y Alimentación*. Nueva edición ampliada, Barcelona: Océano-Ergon.

Mataix, J. y Martínez H., J. A. (2008). Genética nutricional y nutrición personalizada. En Mataix Verdú, J. *Tratado de nutrición y alimentación*. Nueva edición ampliada, Tomo 1, Nutrientes y alimentos. Barcelona: Océano-Ergon.

Mataix Verdú, J., y Pérez de la Cruz, A. (2008). *Nutrición enteral. Tratado de nutrición y alimentación. Tomo 2, Situaciones fisiológicas y patológicas*. Granada: Océano Ergon, Universidad de Granada.

McClave, S. A. *et al.* (2009). Guías para la provisión y evaluación del soporte nutricional en los pacientes adultos críticamente enfermos. *Journal of Parenteral and Enteral Nutrition*, 33(3), 277-316. Society of Critical Care Medicine (SCCM) and American Society for Parental and Enteral Nutrition (ASPEN). Recuperado de https://xdoc.mx/preview/traduccion-guias-aspen-2009-sociedad-argentina-de-terapia- 5c1feba45dda9

Méndez-Sánchez, N. *et al.* (2015). The Role of Epigenetics in the Progression of Non-Alcoholic Fatty Liver Disease. *Mini-Reviews in Medicinal Chemistry*, 15(14). Emiratos Árabes Unidos: Benthan Science.

Medina-Pérez, E. A. et al. (2017). Diabetes gestacional. Diagnóstico y tratamiento en el primer nivel de atención, *Medicina Interna de México*, 33(1): 91-98. Recuperado de https://www.scielo.org.mx/scielo.php?script=sci_arttext&pid=S0186-48662017000100091

Metropolitan Life Insurance Company (1983). 1983 Metropolitan Height-Weight Tables. Recuperado de http://www.csun.edu/~cjh78264/diabetes/pages/page25a1.html

Milagro, Y., Fermín, I., y Martínez, J. A. (2013). Epigenética en obesidad y diabetes tipo 2: papel de la nutrición, limitaciones y futuras aplicaciones. *Revista chilena de endocrinología y diabetes*, 6 (3), 108-114.

Ministerio de Sanidad y Consumo (2006). *Recomendaciones de SPNS/GEAM/SENPE/AEDN/SED CA/GESIDA sobre nutrición en el paciente con infección con VIH*. Madrid: Secretaría General Técnica.

Montefiore (2015). *Vivir con insuficiencia cardiaca. Programa de Insuficiencia Cardiaca.* NewYork: Montefiore The University Hospital, Albert Einstein College of Medicine of Yeshiva University.

Moreno Aznar, L. A., y Alonso Franch, M. (2010). *Obesidad.* Protocolos diagnóstico-terapéuticos de Gastroenterología, Hepatología y Nutrición Pediátrica SEGHNP-AEP. Madrid: Asociación Española de Pediatría y Sociedad Española de Gastroenterología, Hepatología y Nutrición Pediátrica.

National Geographic (2017). *El microbioma humano. El otro genoma del ser humano*. México: RBA Editores México.

Navarro, G., y Ardiles, L. (2015). Obesidad y enfermedad renal crónica: Una peligrosa asociación. *Revista Médica de Chile*, 143(1), Santiago.

Nutritional Risk Screening (2003). Adaptado de Kondrup. *ClinNutr*, 22(4), 415-421.

Océano (2013). *Diccionario de Medicina Océano Mosby*. Barcelona: Océano.

Océano (2014). *Manual Merck de información médica general.* Barcelona: Océano.

OMS (Organización Mundial de la Salud) (2018). *Pérdida de peso. Guía de diagnóstico y manejo*. Recuperado de http://www.sld.cu/galerias/pdf/sitios/gericuba/guia24.pdf

OPS (Organización Panamericana de la Salud) (2007). *Guía para la atención nutricional a personas con VIH.* Panamá: Instituto de Nutrición de Centroamérica y Panamá, Programa Nacional de ITS/VIH/Sida, Ministerio de Salud de Panamá.

OPS (Organización Panamericana de la Salud) (2008). *Informe sobre la epilepsia en Latinoamericana* (1). Recuperado de http://new.paho.org/hq/dmdocuments/2008/Informe_sobre_epilepsia.pdf

Ortiz Leyba, C. et al. (1999). Aporte de macro y micronutrientes en nutrición parenteral. En: Jiménez Torres, N. V. (Ed.). Mezclas intravenosas y Nutrición artificial, 4ª ed. Valencia, España.

Ottery, F.D. Nutritional Oncology: a proactive integrates approach to the cancer patient. In: Shikora SA Blackburn GL (eds). Nutrition Support. New York. Chapman-Hall, 1997.

Palop Montoro, M. V. *et al.* (2015). Intervención en la sarcopenia con entrenamiento de resistencia progresiva y suplementos nutricionales proteicos. *Nutrición Hospitalaria*, 31 (4), 1481-1490.

Pepino, M. Y. (2015). Metabolic effects of non-nutritive sweeteners. *Physiology & Behavior*, 152, Part B, 1.

Pérez Marc, G. (2017). Probióticos e inmunosupresión: ¿en qué situación estamos? *El Probiótico, Evidencia y práctica clínica de los probióticos para el profesional de la salud.* Recuperado de https://www.elprobiotico.com/probioticos-e-inmunosupresion-en-que-situacion-estamos/

Perezyera, A. (2017). En México el 65 por ciento padece sobrepeso y 15 por ciento anemia. México: *SPDNoticias.com.* Recuperado dehttps://www.sdpnoticias.com/estilo-de-vida/2017/12/06/en-mexico-el-65-padece-sobrepeso-y-15-anemia

Phillips, S. M., Chevalier, S., y Heather, J. L. (2016). Protein "requirements" beyond the RDA: implications for optimizing health. *Applied Physiology, Nutrition, and Metabolism*, 41(5), 565-572. Recuperado de https://www.nrcresearchpress.com/doi/full/10.1139/apnm-2015-0550#.XIR-LslKiUk

Piñeiro-Corrales, G., Lago Rivero, N. y Culebras-Fernández, JM (2013), Papel de los ácidos grasos omega-3 en la prevención de enfermedades cardiovasculares, *Nutrición Hospitalaria*, 28 (1). (Recuperado de https://scielo.isciii.es/scielo.php?script=sci_arttext&pid=S0212-16112013000100001).

Podrini, C. et al. (2013). Redox Homeostasis and Epigenetics in Non-alcoholic Fatty Liver Disease (NAFLD). *Current Pharmaceutical Design*, 19(13), Columbian.

Prados, A. (2018), ¿Son seguros los probióticos? Recuperado de https://andreuprados.com/2016/01/27/seguros-los-probioticos/

Prats, J. (2014). Un estudio vincula los edulcorantes artificiales con diabetes y obesidad. Sociedad, Valencia. Recuperado de https://elpais.com/sociedad/2014/09/17/actualidad/1410970603_680080.html

Reignier, Jean et al. (2015). Impact of early nutrition and feeding route on autcomes of mechannically ventilated patients with shock: a post hac marginal structural model study. *Intensive Care Medicine*, Official Journal of the European Society of Intensive Care Medicine and the European Society of

Paediatric and Neonatal Intensive Care. Recuperado de https://www.ncbi.nlm.nih.gov/pubmed/25792207

Robles, V. (2017). ¿Podemos usar con seguidad los probióticos en todos nuestros pacientes? *El Probiótico*. Recuperado de https://www.elprobiotico.com/seguridad-probioticos-pacientes

Rodríguez, E. (2017). ¿Por qué ocupa México el primer lugar en obesidad infantil? *Agencia Informativa Conacyt*, Zacatecas, México. Recuperado de http://www.conacytprensa.mx/index.php/ciencia/salud/15713-mexico-primer-lugar-obesidad-infantil

Rodríguez Dorantes, M. *et al.* (2004). Metilación del ADN: un fenómeno epigenético de importancia médica. *Revista de Investigación Clínica*, 56(1). México: Instituto Nacional de Ciencias Médicas y Nutrición Salvador Zubirán.

Román, D. de L., y Bustamante, J. (2008). Aspectos nutricionales en la insuficiencia renal. *Nefrología*, 28(3), Madrid.

Roson M., I.*et al.* (2017). Consumo de bebidas endulzadas artificialmente con edulcorantes no nutritivos y su relación con el desarrollo de Síndrome Metabólico y Diabetes Tipo 2. *Dieta*, 35(159), Buenos Aires: Grupo de Estudio de Diabetes de AADYND.

Rubio-Anguiano, B. L. *et al.* (2016). Inmunonutrición y cáncer. *El Residente*, 11(1), 36-41. México: Centro Médico Nacional de Occidente, Instituto Mexicano del Seguro Social. Recuperado de http://www.medigraphic.com/pdfs/residente/rr-2016/rr161e.pdf

Rutten, E. (2013). Issues related to obesity in COPD. Topic 38. Nutritional Support in Pulmonary Disease. Module 38.2. Recuperado de https://lllnutrition.com/mod_lll/TOPIC38/anstest382.htm

Rujinsky, M. N. (2007). Nutrición en la insuficiencia cardiaca. Un gran eslabón. *Insuficiencia Cardiaca*, 2 (3), Buenos Aires.

Savino, P., y Félix Patiño, J. (2016). Metabolismo y nutrición del paciente en estado crítico. *Revista Colombiana de Cirugía*, 31, Bogotá.

San Mauro M., I., Fernández, M.G. y Collado Y., L. (2014). Aplicaciones móviles en nutrición, dietética y hábitos saludables; análisis y consecuencia de una tendencia a alza. Nutrición Hospitalaria, 30 (1) Madrid. Recuperado de https://scielo.isciii.es/scielo.php?script=sci_arttext&pid=S0212-16112014000800002&lng=es&nrm=iso&tlng=es

Santana Porbén, S. (2011). La investigación científica en nutrición clínica y hospitalaria. *Revista Cubana de Alimentación y Nutrición*, 21(2), 335-348. La Habana, Cuba.

Stewart Coats, A. (2011). Insuficiencia cardiaca crónica, estado nutricional y supervivencia. *Revista Española de Cardiología*, 64(9). Madrid.

Sánchez Muñoz, G., y De Miguel, J. (2009). Cáncer de pulmón y estado nutricional. *Revista de Patología Respiratoria*, 12(4). Madrid: Hospital General Universitario "Gregorio Marañón". Recuperado de https://www.revistadepatologiarespiratoria.org/descargas/pr_12-4_145.pdf

Savino, P., y Patiño, J. F. (2016). Metabolismo y nutrición del paciente en estado crítico, *Revista Colombiana de Cirugía*, 31(2). Bogotá: Asociación Colombiana de Cirugía

Saruwatari, G., y Siqueiros, J. (2012). El alivio del dolor ¿Es un derecho humano? *Rev. Soc. Esp. Dolor*. España, 19(3), 147-156.

Sastre Gallego, A. (1999). Planteamientos nutricionales en pacientes con hepatopatía crónica. En: Hernández Rodríguez, H., y Sastre Gallego, A. (comps.). *Tratado de nutrición*. Madrid: Diaz de Santos.

Sáyago-Ayerdi, S. G. *et al.* (2008). Utilidad y controversias del consumo de ácidos grasos de cadena media sobre el metabolismo lipoproteico y obesidad. *Nutrición Hospitalaria*, 23(3). Madrid.

Secretaría de Salud (2009). Guía de práctica clínica para la detención y tratamiento del cáncer pulmonar de células no pequeñas. México: Secretaría de Salud, IMSS. Recuperado de http://www.cenetec.salud.gob.mx/descargas/gpc/CatalogoMaestro/030_GPC_Ca_PulmCP/IMSS_0 30_08_EyR.pdf

Secretaría de Salud (2010). *Guía de referencia rápida: detección, diagnóstico y tratamiento del cáncer pulmonar de células no pequeñas*. México: Secretaría de Salud, IMSS. Recuperado de http://www.imss.gob.mx/sites/all/statics/guiasclinicas/030GRR.pdf

Secretaría de Salud (2012). Evaluación y manejo nutricional en el anciano hospitalario. *GPC: Guía de Práctica Clínica. Guía de Referencia Rápida*. Instituto Mexicano del Seguro Social (IMSS), México.

Senado (2017). Punto de acuerdo por el que se exhorta a la Secretaría de Desarrollo Social y a la Secretaría de Salud, a efecto de implementar medidas y campañas mediáticas que favorezcan la disminución, prevención y detección oportuna de la desnutrición infantil, Palacio Legislativo de San Lázaro, México.

SENPE (Sociedad Española de Nutrición Parenteral y Enteral) (2016). *Manual para la práctica de la dieta cetogénica*. Madrid: Sociedad Española de Epilepsia. Sociedad Española de Gastroenterología, Hepatología y Nutrición Pediátrica. Sociedad Española de Neurología Pediátrica. Recuperado de https://www.senpe.com/documentacion/grupos/estandarizacion/manual_dieta_cetogenica.pdf

Solar, H., Niño, C., y Crivelli, A. (2015). Apoyo nutricional en cirugía. En F. Galindo *et al.* (2015). *Enciclopedia Cirugía Digestiva*, Buenos Aires, pp. 1-15.

Stewart Coats, A. (2011). Insuficiencia cardiaca crónica, estado nutricional y supervivencia. *Revista Española de Cardiología*, 64(9), Madrid.

Suverza K. H, A. 2010. El ABCD de la evaluación del estado de nutrición. Mc Graw Hill.

Tamayo y Orozco, J. A. et al. (2016). *La enfermedad renal crónica en México. Hacia una política nacional para enfrentarla*. México: Academia Nacional de Medicina, Conacyt, pp. 81. Recuperado de https://www.anmm.org.mx/publicaciones/ultimas_publicaciones/ENF-RENAL.pdf

Tejero, M. E. (2008). Genética de la obesidad. *Boletín Médico del Hospital Infantil de México*, 65(6), México: Hospital Infantil de México.

Tello-Rodríguez, T., y Varela-Pinedo, L. (2016). Fragilidad en el adulto mayor: detección, intervención en la comunidad y toma de decisiones en el manejo de enfermedades crónicas. *Revista Peruana de Medicina Experimental y Salud Pública*, 33(2), Lima.

Unicef (Fondo de las Naciones Unidas para la Infancia) (2015). *La lactancia materna puede salvar la vida a millones de niños y niñas y prevenir enfermedades graves*. México: UNICEF.

Valero Zanuy, M. A. (2013). Nutrición e hipertensión arterial. Hipertensión y riesgo vascular. *Elsevir Doyma*, 30 (1), Madrid.

Valenzuela B., R., Tapia O., G, González E., M. y Valenzuela B., A. (2011). Ácidos grasos Omega-3 (EPA y DHA) y su aplicación en diversas situaciones clínicas, Revista Chilena de Nutrición, (38) 3: 356-367. (Recuperado de https://www.scielo.cl/scielo.php?pid=S0717-75182011000300011&script=sci_abstract).

Valenzuela-Landaeta, K., Rojas, P., Basfi-fer, K. (2012). Evaluación nutricional del paciente con cáncer. *Nutrición Hospitalaria*, 27 (2), 516-523. Recuperado de http://scielo.isciii.es/pdf/nh/v27n2/25_original_15.pdf

Vaquerizo Alonso, C. (2017). Nutrición parenteral en el paciente crítico: indicaciones y controversias. *Nutrición Clínica en Medicina*, 11(3). Madrid.

Vázquez Arévalo, R., López Aguilar, X., Ocampo Téllez-Girón, M. T., y Mancilla-Díaz, J. M. (2015). El diagnóstico de los trastornos alimentarios del DSM-IV-TR al DSM-5. *Revista Mexicana de Trastornos Alimenticios*, 6(2), 108-120. ISSN 2007-1523. Recuperado de http://www.scielo.org.mx/scielo.php?script=sci_arttext&pid=S2007-15232015000200108

Velázquez Quintana, N. I., *et al.* (2004). Recién nacidos con bajo peso; causas, problemas y perspectivas a futuro. *Boletín médico del Hospital Infantil de México*, 61(1), 73-86.

Waitzberg, D. L., Ravacci, G. R., Raslan, M. (2011). Desnutrición hospitalaria. *Nutrición Hospitalaria*, 26(2), Madrid.

Weaver, C. M., y Miller, J. W. (2017). Challenges in conducting clinical nutrition research. *Nutrition Reviews*, 75(7). Recuperado de https://www.ncbi.nlm.nih.gov/pmc/articles/PMC5654371/

Yuguero, A., et al. (2018). *Diagnóstico de la Insuficiencia Renal Crónica*. Clinic Barcelona. Recuperado de https://www.clinicbarcelona.org/asistencia/enfermedades/insuficiencia-renal-cronica/diagnostico

Anexo 1

Aplicación de un método de tamizaje nutricional valoración global subjetiva generada por el paciente (VGS-GP)

Los pacientes oncológicos presentan altos riesgos de malnutrición y desnutrición no sólo a causa de los efectos físicos y metabólicos propios del padecimiento de base y sus complicaciones, que pueden comprometer la funcionalidad de diversos órganos; sino también por los efectos del tratamiento, generalmente agresivo al que son sometidos. De ahí que la evaluación nutricional completa de dichos pacientes sea necesaria desde el momento del diagnóstico de la enfermedad tumoral y deba mantenerse a lo largo de su evolución, durante el tratamiento, a fin de detectar posibles deficiencias nutricionales o riesgos de ellas. ESPEN (2017) recomienda evaluar periódicamente la ingesta de nutrientes, los cambios en el peso y el índice de masa corporal, "desde el diagnóstico del cáncer y repetir la evaluación en función de la estabilidad de la situación clínica". La detección temprana de malnutrición o riesgos de contraerla y la intervención nutricional adecuada y oportuna juegan un papel importante en la calidad de vida del paciente, así como en las posibilidades de sobrevivencia y pronóstico asociado al tipo de padecimiento, sus complicaciones y evolución, y la respuesta al tratamiento.

Como sabemos, no existe una única prueba de tamizaje, que sea "universalmente" reconocida como la más completa y adecuada para todos los casos y situaciones patológicas: No obstante, la decisión de optar por una u otra, además de tener en cuenta la sencillez en el manejo y aplicación, el tiempo que implica, así como el costo, es fundamental su capacidad en la identificación y/o discriminación de los pacientes con déficit nutricional o riesgos de malnutrición. De ahí que si bien algunas herramientas tengan aplicación relativamente generalizadas, por ejemplo, el cribado NRS-2002 (Nutritional Risk Screening 2002), recomendado por ESPEN para pacientes hospitalizados o la MNA-SF (Mini

Evaluación Nutricional-Formulario Corto), se privilegie para la detección de presencia o riesgos de malnutrición en pacientes ancianos; la VGS-GP (Valoración Global Subjetiva Generada por el Paciente) —una herramienta que combina información subjetiva o cualitativa y semicuantitativa, en la que interviene directamente el paciente en el aporte de información—, sea considerada como la herramienta con mayor validez y confiabilidad en la valoración integral e identificación de la situación nutricional o riesgo de malnutrición en pacientes oncológicos, tanto en entornos ambulatorios como en atención aguda. La VGS-GP es la herramienta más ampliamente aplicada a pacientes oncológicos, dada su alta sensibilidad y especificidad en la valoración nutricional en dichos padecimientos, debido también a su capacidad en la evaluación de los requisitos o requerimientos nutricionales.

La VGS ha demostrado ser la herramienta de tamizaje más adecuada en pacientes con cáncer, la cual estima el estado nutricional a partir de dos niveles o dimensiones de obtención de datos y análisis: la *historia clínica* y la *exploración física* del paciente oncológico. La historia clínica contempla: la evolución o cambio del peso, la ingesta dietética actual en relación con la ingesta habitual del paciente, síntomas digestivos presentes durante las dos últimas semanas, así como la capacidad funcional y requerimientos metabólicos. La evaluación física considera la pérdida de grasa subcutánea, musculatura, así como presencia de edemas y ascitis. La valoración en cada uno de los parámetros evaluados se califica como leves, moderados o severos y, con base en ellos, se califica al paciente en tres categorías: categoría A: paciente con adecuado estado nutricional; categoría B: paciente con sospecha de malnutrición o malnutrición moderada y categoría C: paciente con malnutrición severa.

El VGS-GP es una derivación o más precisamente una adaptación del EGS original o tradicional, el cual incorpora tres ítems o preguntas adicionales sobre los síntomas nutricionales y la pérdida de peso en el corto plazo, en la que los componentes de la historia clínica son completados por el propio paciente. A esta prueba, técnica o herramienta de cribaje, se le reconoce por presentar mayor sensibilidad y especificidad que las demás pruebas objetivas como las antropométricas, pruebas de sensibilidad cutánea, valoración a través de la medición de los niveles de albúmina y transferrina, entre otras. La VGS-GP es una superior a la VGS, dada su capacidad para evaluar cambios nutricionales sutiles o agudos de peso, así como considerar una gama más amplia de síntomas del impacto nutricional experimentados por los pacientes oncológicos.

Valoración global subjetiva generada por el paciente

Por favor, conteste al siguiente formulario escribiendo los datos que se le piden o señalando la opción correcta, cuando se ofrecen varias.

Valoración Global Subjetiva Generada por el Paciente

Por favor, conteste al siguiente formulario escribiendo los datos que se le piden o señalando la opción correcta, cuando se le ofrecen varias

Nombre y Apellidos KC Romero García

Edad 52 años
Fecha 20/ 05 /19

ALIMENTACIÓN respecto hace 1 mes:
Peso actual 80
Peso hace 3 meses 82

como más
como igual
como menos

Tipo de alimentos:
dieta normal
pocos sólidos
sólo líquidos
sólo preparados
muy poco nutricionales

ACTIVIDAD COTIDIANA en el último mes:
normal
menor de lo habitual
sin ganas de nada
paso más de la mitad del día en cama o sentado

DIFICULTADES PARA ALIMENTARSE:
SÍ
NO

Si la respuesta era SÍ, señale cuál / cuáles de los siguientes problemas presenta:
falta de apetito
ganas de vomitar
vómitos
estreñimiento
diarrea
olores desagradables
los alimentos no tienen sabor
sabores desagradables
me siento lleno enseguida
dificultad para tragar
problemas dentales
depresión
dolor. ¿dónde? ____________
problemas económicos

A partir de aquí, lo completará su Médico

ENFERMEDADES: ***Cáncer de mama***

TRATAMIENTO ONCOLÓGICO: ***QT***

OTROS TRATAMIENTOS: ____________

ALBÚMINA antes de tratamiento oncológico:
_____ g/dl ***(No disponibles)***

PREALBÚMINA tras el tratamiento oncológico:
_____ mg/dl ***(No disponibles)***

EXPLORACIÓN FÍSICA:
Pérdida de tejido adiposo:
SÍ. Grado ____________
NO
Pérdida de masa muscular:
SÍ. Grado ____________
NO
Edemas y/o ascitis:
SÍ. Grado ____________
NO
Úlceras por presión:
NO
SÍ
Fiebre:
NO
SÍ

VALORACIÓN GLOBAL, teniendo en cuenta el formulario, señale lo que corresponda a cada dato clínico para realizar la evaluación final:

DATO CLÍNICO	A	B	C
Pérdida de peso	<5%	5-10%	**>10%**
Alimentación	Normal	**deterioro leve-moderado**	deterioro grave
Impedimentos para ingesta	**NO**	leves-moderados	graves
Deterioro de actividad	NO	**leve-moderado**	grave
Edad	**65**	>65	>65
Úlceras por presión	**NO**	NO	SÍ
Fiebre / corticoides	NO	**leve / moderada**	elevada
Tto. antineoplásico	bajo riesgo	**medio riesgo**	alto riesgo
Pérdida adiposa	**NO**	leve / moderada	elevada
Pérdida muscular	**NO**	leve / moderada	elevada
Edemas / ascitis	**NO**	leve / moderados	importantes
Albúmina (previa al tto)	>3,5	3' 0-3,5	**<3,0**
Prealbúmina (tras tto)	>18	15-18	**<15**

VALORACIÓN GLOBAL,

A: paciente con buen o adecuado estado nutricional

B: sospecha de malnutrición, malnutrición moderada o riesgo de malnutrición

C: malnutrición grave

VALORACIÓN GLOBAL SUBJETIVA
GENERADA POR EL PACIENTE (VGS-GP)

Identificación del paciente:

HISTORIAL *A RELLENAR EXCLUSIVAMENTE POR EL PACIENTE*

1. Peso:

Consideraciones sobre mi peso actual y sobre la evolución de mi peso en las últimas semanas:

En la actualidad peso alrededor de **80** kilos

Mido aproximadamente **172** cm

Hace un mes pesaba alrededor de **82.0** kilos

Hace seis meses pesaba alrededor de **83.0** kilos

Durante las dos últimas semanas mi peso:

ha disminuido

no ha cambiado

ha aumentado

(ver TABLA 1 en LA HOJA de instrucciones) 1 1

2. Ingesta: en comparación con mi estado habitual, calificaría a mi alimentación durante el último mes de:

sin cambios

mayor de lo habitual

menor de lo habitual

Ahora como:

alimentos normales pero en menor cantidad

pocos alimentos

solamente líquidos

solamente suplementos nutricionales

solamente alimentación por sonda o intravenosa

(consignAr como mArcAdor finAl lA condición de mÁS AltA puntuAción) 1 2

3. Síntomas: he tenido los siguientes problemas que me han impedido comer lo suficiente durante las últimas dos semanas (marcar según corresponda):

no tengo problemas con la alimentación

falta de apetito; no tenía ganas de comer

náusea

vómitos

llagas en la boca

estreñimiento

los alimentos me saben raros o no me saben a nada

diarrea

problemas al tragar

los olores me desagradan

sequedad de boca

me siento lleno/a

dolor; ¿dónde?____________________

otros factores** ____________________

*** como: depresión, PROBLEMAS DENTALES, económicos*

(SUMAR LAS PUNTUACIONES correspondientes A CADA uno de los SÍNTOMAS INDICADOS por el PACIENTE) 1 3

Capacidad Funcional: en el curso del último mes calificaría mi actividad, en general, como:

normal y sin limitaciones

no totalmente normal, pero capaz de mantenerme activo y llevar a cabo actividades

sin ganas de hacer la mayoría de las cosas, pero paso menos de la mitad del día en la cama

bastante normales

sentado/a

capaz de realizar pequeñas actividades y paso la mayor parte del día en la cama

encamado/a, raramente estoy fuera de la cama

(CONSIGNAR como MARCADOR FINAL LA condición de MÁS ALTA PUNTUACIÓN) 0 4

Suma de las Puntuaciones: 1+2+3+4 = A

= 1 + 1 + 1 + 0 = 3 (Impacto severo)

EL RESTO DE ESTE FORMULARIO DEBERÁ SER COMPLETADO POR EL MÉDICO

5. Enfermedad y su relación con los requerimientos nutricionales *(ver TABLA 2 en LA HOJA de instrucciones)*

Diagnóstico principal (especificar)________________ Estadio de la enfermedad (indicar el estadio si se conoce o el más próximo a él): I II III IV Otro: ______ Edad______ B

[ ] B

6. Demanda Metabólica

[ ] C

(ver TABLA 3 en LAS instrucciones)

sin estrés metabólico
estrés metabólico leve
estrés metabólico moderado
estrés metabólico elevado

7. Evaluación física

[ ] D

(ver TABLA 4 en LAS instrucciones)

Puntuación Numérica Tabla 2 = [ ] A

Puntuación Numérica Tabla 3 = [ ] B

Puntuación Numérica Tabla 4 = [ ] C

8. Evaluación Global (VGS A, B o C)

Bien nutrido
Moderadamente ó sospechosamente mal nutrido
Severamente mal nutrido

(ver TABLA 5 en LA HOJA de instrucciones)

Puntuación Numérica Total: A+B+C+D *(ver RECOMENDACIONES ABAJO)*

Firma: ------------------------------ Fecha: ------------------------------

Recomendaciones Nutricionales

La valoración cuantitativa del estado nutricional del paciente sirve para definir en que casos se recomienda intervención nutricional incluyendo: educación nutricional del paciente y familiares, manejo de síntomas, intervención farmacológica, e intervención nutricional apropiada. Una apropiada intervención nutricional requiere un apropiado manejo de los síntomas del paciente.

No requiere intervención nutricional en este momento. Volver a valorar durante el tratamiento.

2-3 Paciente y familiares requieren educación nutricional por parte de especialista en nutrición ú otro clínico, con intervención farmacológica según los síntomas (recuadro 3) y la analítica del paciente.

Requiere intervención de un especialista en nutrición junto con su médico/oncólogo según los síntomas indicados en el recuadro 3

9 Indica una necesidad crítica de mejorar el manejo de los síntomas del paciente y/o intervención nutricional / farmacológica".

FD Ottery, 2000.

INSTRUCCIONES: HOJA DE RECOGIDA DE DATOS Y TABLAS PARA LA CUANTIFICACIÓN DE LA ENCUESTA DE VALORACIÓN GLOBAL SUBJETIVA GENERADA POR EL PACIENTE (VGS-GP)

La valoración numérica final de la VGS-GP proviene de las puntuaciones totales obtenidas en los apartados A, B, C y D al dorso. Los recuadros 1-4 deben ser completados por el paciente. Las puntuaciones correspondientes a esos recuadros vienen indicadas entre paréntesis. La siguiente hoja sirve como ayuda para valorar cuantitativamente las diversas secciones de que consta la encuesta.

TABLA 1. – Cuantificación de la Pérdida de Peso

Sumando puntos se determinan la pérdida aguda y subaguda de peso. **Subaguda**: si se dispone de los datos de pérdida de peso durante el último mes, añadir los puntos obtenidos a los puntos correspondientes a la pérdida de peso aguda. Sólo incluir la pérdida de peso de 6 meses si no se dispone de la del último mes. **Aguda**: se refiere a los cambios de peso en las últimas dos semanas: añadir 1 punto al marcador de subaguda si el paciente ha perdido peso, no añadir puntos si el paciente ha ganado o mantenido su peso durante las 2 últimas semanas

Pérdida Peso en 1 mes	Puntos	Pérdida de Peso en 6 meses
10% o superior	4	20% o superior
5 - 9,9%	3	10 - 1 9,9%
3 - 4,9%	2	6 - 9,9%
2 -2,9%1	2- 5,9%	

Puntuación Total Recuadro 1 = Subaguda + Aguda = 1

1

TABLA 2. – Criterios de cuantificación de Enfermedad y/o Condiciones

La puntuación se obtiene adjudicando 1 punto a cada una de las condiciones indicadas abajo, que se correspondan con el diagnóstico del paciente:

Categoría	Puntuación
· Cáncer	1
· SIDA	1
· Caquexia Cardiaca o Pulmonar	1
· Úlcera por decúbito, herida abierta o fístula	1
· Existencia de Trauma	1
· Edad superior a 65 años	1

B

TABLA 3. – Cuantificación del Estrés

La valoración del estrés metabólico se determina mediante una serie de variables conocidas cuya presencia produce un incremento de las necesidades calóricas y proteicas del individuo. Esta puntuación **es aditiva**, de forma que un paciente con fiebre superior a 39 °C (suma 3 puntos) y si está siendo tratado con 10 mg de prednisona de forma crónica (suma 2 puntos más), lo que hace un total de 5 puntos para el paciente en esta sección.

Estrés	Ninguno (0)	Leve (1)	Moderado (2)	Elevado (3)
Fiebre	sin fiebre	37 y< 38 °C	38 y< 39 °C	39 °C
Duración de la Fiebre	sin fiebre	<72 horas	72 horas	>72 horas
Esteroides	sin esteroides	dosis bajas (<10 mg prednisona o equivalente/día)	dosis moderadas (>10 y <30 mg prednisona o equivalente/día)	altas dosis de esteroides (30 mg prednisona o equivalente/día)

Puntuación Total Tabla 3 B

TABLA 4.—Reconocimiento Físico

El reconocimiento físico del paciente incluye una evaluación subjetiva de tres aspectos de la composición corporal: tejido graso, masa muscular y estatus hídrico.
Ya que se trata de una valoración subjetiva, cada aspecto del examen es cuantificado por grado de deficiencia. Déficit musculares impactan más en la puntuación final que déficits de tejido graso. Definición de categorías:**0=sin déficit, 1+=déficit leve, 2+=déficit moderado, 3+=déficit severo**. Las puntuaciones en estas categorías ***no son ADITIVAS***, pero son utilizadas para establecer clínicamente el grado de la deficiencia (ej.: presencia o ausencia de fluidos)

Tejido Graso:

Grasa en orbitales parpebrales	0	1+	2+	3+
Pliegue tricipital	0	1+	2+	3+
Acúmulos grasos en la cintura	0	1+	2+	3+
Déficit Graso Global	**0**	**1+**	**2+**	**3+**

Estatus Muscular:

Músculos temporales	0	1+	2+	3+
Clavículas (pectorales y deltoides)	0	1+	2+	3+
Hombros (deltoides)	0	1+	2+	3+
Músculos interóseos	0	1+	2+	3+
Escápula (latisimus dorsi, trapecio, deltoides)	0	1+	2+	3+
Cuadriceps	0	1+	2+	3+
Gastronemios	0	1+	2+	3+
Estatus Muscular Global	**0**	**1+**	**2+**	**3+**

Estatus Hídrico:

Edema de tobillo	0	1+	2+	3+
Edema de sacro	0	1+	2+	3+
Ascitis	0	1+	2+	3+
Estatus Hídrico Global	**0**	**1+**	**2+**	**3+**

La evaluación cuantitativa global del estado físico del paciente se determina mediante una valoración global subjetiva de todos los déficits corporales que presente el paciente teniendo en cuenta que **las deficiencias musculares pesan más que los déficits del tejido graso y éstos más que el exceso de fluidos**.

Sin déficit	= 0 puntos
Déficit leve	= 1 punto
Déficit moderado	= 2 puntos
Déficit severo	= 3 puntos

Puntuación Total Tabla 4 = ______ D

TABLA 5.—Valoración Global Subjetiva del Estado Nutricional del Paciente. Categorías

Categoría	Estado A **Bien nutrido**	Estado B **Moderadamente malnutrido o sospechosamente malnutrido**	Estado C **Severamente malnutrido**
Peso	Sin pérdida de peso o sin retención hídrica reciente	a. 5% pérdida de peso en el último mes (o 10% en 6 meses) Peso no estabilizado	a. >5% pérdida de peso en 1 mes (o >10% en 6 meses) peso sin estabilizar
Ingesta	Sin déficit o Mejora significativa reciente	Disminución significativa en la ingesta	Déficit severo en la ingesta
Impacto de la Nutrición en los Síntomas	Ninguno o Mejora significativa reciente permitiendo una ingesta adecuada	Existe Impacto de la Nutrición en los Síntomas *(Sección 3 de LA VGS-GP)*	Existe Impacto de la Nutrición en los Síntomas *(Sección 3 de LA VGS-GP)*
Funcionalidad	Sin afectación o Mejora reciente significativa	Deterioro Moderado o Deterioro reciente de la misma	Deterioro severo o Deterioro reciente significativo
Examen Físico	Sin déficit o Deficiencia crónica pero con reciente mejoría clínica	Evidencia de pérdida de leve a moderada de masa grasa y/o masa muscular y/o tono muscular a la palpación	Signos evidentes de malnutrición (ej.: pérdida severa de tejidos graso, muscular, posible edema)

" FD Ottery, 2000 **Evaluación Global (A, B, o C) =**

Evaluación

La evaluación considerando los datos o parámetros de la *historia clínica*: evolución o cambio en el peso, la ingesta dietética actual en relación con la ingesta habitual del paciente, la existencia de síntomas digestivos durante las dos últimas semanas, así como posibles cambios o no en la capacidad funcional y en los requerimientos metabólicos; y el *examen físico*: la pérdida o no de grasa subcutánea, depleción de la masa muscular y la presencia de edema o ascitis; considerados por separados o en conjunto, permiten derivar de que la paciente KC Romero García, de 52 años, diagnosticada con cáncer de mama y bajo tratamiento de QT, con peso actual de 80 kg; y peso habitual (seis meses atrás) de 82 kg, con una pérdida de 2.5%, no significativa (sin cambio en las dos últimas semanas); pero con algunos cambios manifiestos en cuando a la cantidad de alimentación durante el último mes, sin dificultades para la ingesta o deglución, sin pérdida de apetito, náuseas, vómitos, diarreas; ni cambios importantes derivados de la exploración física o pérdida apreciable de tejido adiposo y muscular, sin existencia de edemas o ascitis; salvo la presencia de fiebre, quizá como reacción a la QT; **se trata de una paciente clasificable en la Categoría "A" de la VGS-GP, con un adecuado estado nutricional global.**

No obstante, la valoración "Scored VGS-GP", una adaptación de la VSG-GP que además de contemplar la obtención y análisis de datos en función de las categorías A, B y C consideradas, las cuales no reemplaza, pero basado en un esquema de puntuaciones y/o ponderaciones que permite centrar de mejor forma el abordaje nutricional del paciente oncológico; ofrece información más precisa sobre el impacto de la patología y el tratamiento sobre su condición nutricional. La otorgación de punto se establece conforme al impacto o repercusiones del padecimiento conforme a los siguientes valores:

0 Puntos: repercusión mínima sobre el estado nutricional o riesgo de déficit.

1 Punto: leve impacto sobre el estado nutricional.

2 Puntos: moderado impacto.

3 Puntos: impacto severo.

4 Puntos: severamente comprometida la vida.

De ahí que, en el caso de la paciente considerada, se obtengan los siguientes valores y estatus de su condición nutricional asociada al cáncer de mama diagnosticado y bajo tratamiento inicial de QT.

1. *Puntuación de pérdida de peso*: contempla como pérdida de peso durante un mes o seis meses de referencia. La pérdida de peso de 2.5% en relación con el mes anterior, corresponde a un valor de 1 o impacto leve, en el rango 2-2.9% conforme a la tabla 1 de referencia; e igualmente en relación con el peso reportado seis meses atas; con pérdida de 3.8%, con la misma puntuación.
2. *Puntuación de la ingesta alimentaria*: valora la ingesta actual en relación con la ingesta previa a la aparición de la enfermedad, tanto en cantidad como en calidad de los nutrientes. La puntuación, no aditiva, considera el mayor puntaje o valoración en dicho rubro; en este caso, correspondiente a 1, dada las respuestas de la paciente de tener una ingesta "menor de lo habitual" e ingerir "alimentos normales, pero en menor cantidad de lo habitual".
3. *Puntuación de síntomas de impacto nutricional*: considera ciertos síntomas que limitan o dificultan la ingesta normal. En el caso de esta paciente, la respuesta de "me siento llena enseguida", igualmente le otorga una puntuación de 1, conforme a las ponderaciones de instrumento, y el hecho de ser éste el único síntoma manifiesto.
4. *Puntuación de la capacidad funcional*: refiere a la capacidad física del paciente durante el último mes. La respuesta "normal y sin limitaciones", le confiere un valor de 0.

La sumatoria de los cuatro apartados corresponde al nivel de impacto o repercusiones del padecimiento y el tratamiento en la condición nutricional general de la paciente. Resultando:

= 1 + 1 + 1 + 0 = 3, indicativo de un "severo impacto".

Conclusiones

Cabe considerar a modo de conclusiones, que la clasificación derivada de VGS-GP original, que permitió la clasificación de la paciente según su estado nutricional, en las categorías A, B y C; no necesariamente capta el efecto o "impacto inmediato" de la patología y el tratamiento sobre las condiciones generales metabólicas y nutricionales del paciente o, por lo menos, no lo hace de igual forma y niveles en los distintos tipos de padecimientos oncológicos. En este caso, si bien la paciente presenta valores nutricionales que permitieron considerarlo en la categoría A, con "un adecuado estado nutricional"; la valoración del impacto del padecimiento sobre su estado nutricional a partir de la escala de puntuaciones, con 3 puntos, la califica en la condición de "severo impacto" causado por el padecimiento y quizá asociado al tratamiento (QT) o a la conjunción de factores, incluyendo el tipo de cáncer, que podrían repercutir en el mediano y largo plazo en su condición nutricional.

Anexo 2

Valoración global subjetiva generada por el paciente

Propuesta modificada

Por favor, conteste al siguiente formulario escribiendo los datos que se le piden o señalando la opción correcta, cuando se ofrecen varias.

Nombre y Apellidos: ______________	**Edad:** ____ **años** **Fecha:** ___________
Peso actual: ____ kg Peso hace 3 meses: ____ kg *Peso hace 1 mes: ____ kg* *Peso hace 1 semana ____ kg*	Dificultades para alimentarse: Sí *No* Si la respuesta era SÍ, señale cuál/cuáles de los siguientes problemas presenta:
Alimentación respecto hace un mes: Como igual Como más Como menos Tipo de alimentos: Dieta normal Pocos sólidos Sólo líquidos Sólo preparados nutricionales Muy poco	Falta de apetito *Alteración en el paladar* *Reflujo* Ganas de vomitar Vómitos *Regurgitación o ruminación* Estreñimiento *Constipación* Diarrea Olores desagradables Los alimentos no tienen sabor Sabores desagradables
Actividad cotidiana en el último mes: Normal Menor de lo habitual Sin ganas de nada Paso más de la mitad del día en cama o sentado	Me siento lleno enseguida Dificultad para tragar Problemas dentales Dolor. ¿Dónde? ______________________ Depresión Problemas económicos

A partir de aquí, lo completará su Médico

Enfermedades: __________________ Grado de avance: ________________ Tratamiento oncológico: ___________ Otros tratamientos:_______________	Exploración física Pérdida de tejido adiposo: Sí. Grado _____ No
Albúmina antes de tratamiento oncológico: ____ g/dl (No disponibles) Prealbúmina tras el tratamiento oncológico: ____ mg/dl Proteína c reactiva: _______________ Anemia: SÍ / NO	Pérdida de masa muscular: Sí. Grado _____ No Edemas y/o ascitis: Sí. Grado _____ No Úlceras por presión: SÍ NO Fiebre: SÍ NO Dolor abdominal: SÍ NO Dolor abdominal e hinchazón: SÍ NO Hipertensión: SÍ NO Alteración termogénica: SÍ NO

CAQUEXIA

Pre-caquexia

- Desgaste y agotamiento muscular: SÍ. Grado: __________ / No
- Intolerancia o resistencia a la insulina: SÍ. Grado: __________ / No

Caquexia

- Pérdida perceptible de peso y musculatura: SÍ. Grado: __________ / No
- Astenia fatiga y debilidad muscular: SÍ. Grado: __________ / No

Caquexia refractaria

- Respuesta al tratamiento: SÍ. Grado: __________ / No
- Estado crítico de sepsis: SÍ. Grado: __________ / No

Valoración global, teniendo en cuenta el formulario, señale lo que corresponda a cada dato clínico para realizar la evaluación final:

Dato clínico	**A**	**B**	**C**
Pérdida de peso	*<5%*	5-10%	>10%
Alimentación	Normal	*Deterioro leve-moderado*	Deterioro grave
Impedimentos para ingesta	*No*	Leve-moderado	Grave
Deterioro de actividad	No	*Leve-moderado*	Grave
Edad	65	*<65*	>65
Úlceras por presión	*No*	No	Sí
Fiebre/ corticoides	No	*Leve-moderado*	Elevada
Tratamiento antineoplásico	Bajo riesgo	*Medio riesgo*	Alto riesgo
Pérdida adiposa	*No*	Leve-moderado	Elevada
Pérdida muscular	*No*	Leve-moderado	Elevada
Edemas/ascitis	*No*	Leve-moderado	Importantes
Albúmina (previa al tratamiento)	*>3.5*	3´0-3.5	<3.0
Prealbúmina (tras tratamiento)	*<18*	15-18	<15

VALORACIÓN GLOBAL

A: paciente con buen o adecuado estado nutricional
B: sospecha de malnutrición, malnutrición moderada o riesgo de malnutrición
C: malnutrición grave

VALORACIÓN GLOBAL SUBJETIVA GENERADA POR EL PACIENTE (VGS-GP)

HISTORIAL A RELLENAR EXCLUSIVAMENTE POR EL PACIENTE

<table>
<tr>
<td>1. Peso:
Consideraciones sobre mi peso actual y sobre la evolución de mi peso las últimas semanas:
En la actualidad peso alrededor de _____kg
Mido aproximadamente ____cm
Hace un mes pesaba alrededor de _____kg
Hace seis meses pesaba alrededor de _____kg

Durante las dos últimas semanas mi peso:

Ha disminuido
No ha cambiado
Ha aumentado</td>
<td>2. Ingesta: en comparación con mi estado habitual, calificaría a mi alimentación durante el último mes de:
Sin cambios
Mayor de lo habitual
Menor de lo habitual

Ahora como:

Alimentos normales, pero en menor cantidad de lo habitual
Pocos alimentos sólidos
Solamente líquidos
Solamente suplementos nutricionales
Muy poco
Solamente alimentación por sonda o intravenosa

Cuando como hay presencia de:
Disfagia
Reflujo
Regurgitación o rumінación
Saciedad precoz</td>
</tr>
<tr>
<td rowspan="2">3. Síntomas: he tenido los siguientes problemas que me han impedido comer lo suficiente durante las últimas dos semanas (marcar según corresponda):
No tengo problemas con la alimentación
Falta de apetito; no tenía ganas de comer
Náusea, Vómitos, Estreñimiento, Diarrea, Llagas en la boca, Sequedad de boca, Los alimentos me saben raros o no me saben a nada, Problemas al tragar, Los olores me desagradan, Me siento lleno/a enseguida
Dolor. ¿Dónde? _________
Otros factores** ________
**como depresión, problemas dentales, económicos</td>
<td>4. Capacidad Funcional: en el curso del último mes calificaría mi actividad, en general, como:
Normal sin limitaciones
No totalmente normal, pero capaz de mantenerme activo y llevar a cabo mis actividades bastantes normales.
Sin ganas de hacer la mayoría de las cosas, pero paso menos de la mitad del día en cama o sentado/a.
Capaz de realizar pequeñas actividades y paso la mayor parte del día en cama o sentado/a
Encamado/a, raramente estoy fuera de la cama
Existe:
Obstrucción intestinal: SÍ NO
Cambio de constancia en heces: SÍ NO</td>
</tr>
<tr>
<td>Suma de las puntuaciones: 1+2+3+4= A</td>
</tr>
</table>

EL RESTO DE ESTE FORMULARIO DEBE SER COMPLETADO POR SU MÉDICO.

5. Enfermedad y su relación con los requerimientos nutricionales (Ver Tabla 2 en la Hoja de instrucciones)

Diagnóstico principal (especificar)

____

Estadio de la enfermedad (indicar el estadio si se conoce o el más próximo a él): I II III IV

Otro:___

Edad: _________________________________ B [ ] B

6. Demanda Metabólica [ ] C (Ver Tabla 3 en las instrucciones) Sin estrés metabólico Estrés metabólico leve Estrés metabólico moderado Estrés metabólico elevado	Puntuación Numérica Tabla 2= [ ] B Puntuación Numérica Tabla 3= [ ] C Puntuación Numérica Tabla = [ ] D
7. Evaluación física [ ] D (Ver Tabla 4 en las instrucciones)	8. Evaluación Global (VGS, A, B o C) Bien nutrido Moderadamente o sospechosamente malnutrido Severamente malnutrido (Ver Tabla 5 en las instrucciones)

Puntuación Numérica Total: A+ B+ C +D

(Ver Recomendaciones abajo)

Firma: _______________________ Fecha: _______________________

Recomendaciones nutricionales

La valoración cuantitativa del estado nutricional del paciente sirve para definir en qué casos se recomienda intervención nutricional incluyendo: educación nutricional del paciente y familiares, manejo de síntomas, intervención farmacológica, e intervención nutricional apropiada. Una apropiada intervención nutricional requiere un apropiado manejo de los síntomas del paciente.

No requiere intervención nutricional en este momento. Volver a valorar durante el tratamiento.

2-3 Paciente y familiares requieren educación nutricional por parte de especialista en nutrición u otro clínico, con intervención farmacológica según los síntomas (recuadro 3) y la analítica del paciente.

Requiere intervención de un especialista en nutrición junto con su médico/oncólogo según los síntomas indicados en el recuadro 3.

9 indica una necesidad crítica de mejorar el manejo de los síntomas del paciente y/o intervención nutricional/farmacológica".

Fuente: FD Ottery, 2000.

INSTRUCCIONES: hoja de recogida de datos y tablas para la cuantificación de la encuesta de valoración global generada por el paciente (vgs-gp)

La valoración numérica final de la VGS-GP proviene de las puntuaciones totales obtenidas en los apartados A, B, C y D al dorso. Los recuadros 1-4 deben ser completados por el paciente. Las puntuaciones correspondientes a esos recuadros vienen indicadas entre paréntesis. La siguiente hoja sirve como ayuda para valorar cuantitativamente las diversas secciones de que consta la encuesta.

Tabla 1. Cuantificación de la Pérdida de Peso

Sumando puntos se determinan la pérdida aguda y subaguda de peso. Subaguda: si se dispone de los datos de pérdida de peso durante el último mes, añadir los puntos obtenidos a los puntos correspondientes a la pérdida de peso aguda. Sólo incluir la pérdida de peso de 6 meses si no se dispone de la del último mes. Aguda: se refiere a los cambios de peso en las últimas dos semanas: añadir 1 punto al marcador de subaguda si el paciente ha perdido peso, no añadir puntos si el paciente ha ganado o mantenido su peso durante las 2 últimas semanas

Pérdida de peso en 1 mes	Puntos	Pérdida de peso en 6 meses
10% o más	4	20% o más
5 - 9.9%	3	10 -19.9%
3 - 4.9%	2	6 - 9.9%
2 - 2.9%	1	2 - 5.9%
0 - 1.9%	0	0 - 1.9%

Puntuación Total Recuadro1= Subaguda + Aguda = 1

Tabla 2. Criterios de cuantificación de Enfermedad y/o Condiciones

La puntuación se obtiene adjudicando 1 punto a cada una de las condiciones indicadas abajo, que se correspondan con el diagnóstico del paciente:

Categoría	Puntuación
Cáncer Grado	1
Tumor en el tracto gastrointestinal: SÍ/NO	1
SIDA	1
Caquexia cardíaca o pulmonar	1
Úlcera por decúbito, herida abierta o fístula	1
Existencia de trauma	1
Edad superior a 65 años	1

Puntuación Total
Tabla 2=

Tabla 3. Cuantificación del estrés metabólico

La valoración del estrés metabólico se determina mediante una serie de variables conocidas, cuya presencia produce un incremento de las necesidades calóricas y proteicas del individuo. Esta puntuación es aditiva, de forma que un paciente con fiebre superior a 39 ºC (suma 3 puntos) y si está siendo tratado con 10 mg de prednisona de forma crónica.

Estrés	Ninguno (0)	Leve (1)	Moderado (2)	Elevado (3)
Fiebre	Sin fiebre	37 y < 38 °C	38 y < 39 °C	39 °C
Duración de fiebre	Sin fiebre	< 72 horas dosis bajas	72 horas dosis moderadas	>72 horas altas dosis de esteroides
Esteroides	Sin esteroides	(<10 mg prednisona o equivalente/día)	(>10 y <30 mg prednisona o equivalente/día)	(30 mg prednisona o equivalente/día))

Puntuación Total Tabla 3= [ ] B

Tabla 4. Reconocimiento físico

El reconocimiento físico del paciente incluye una evaluación subjetiva de tres aspectos de la composición corporal: tejido graso, masa muscular y estatus hídrico, ya que se trata de una valoración subjetiva, cada aspecto del examen es cuantificado por grado de deficiencia. Déficit muscular impactan más en la puntuación final que déficits de tejido graso. Definición de categorías: 0 = sin déficit, 1 += déficit leve, 2+= déficit moderado, 3+= déficit severo. Las puntuaciones en estas categorías no son ADITIVAS, pero son utilizadas para establecer clínicamente el grado de la deficiencia (ej.: presencia o ausencia de fluidos)

Estatus hídrico:

Edema de tobillo	0	1+	2+	3+
Edema de sacro	0	1+	2+	3+
Ascitis	0	1+	2+	3+
Estatus Hídrico Global	0	1+	2+	3+

Tejido graso:

Grasa en orbitales palpebrales	0	1+	2+	3+
Pliegue tricipital	0	1+	2+	3+
Acúmulos grasas en la cintura	0	1+	2+	3+
Déficit graso global	0	1+	2+	3+

Estatus muscular:

Músculos temporales	0	1+	2+	3+
Clavículas (pectorales y deltoides)	0	1+	2+	3+
Hombros (deltoides)	0	1+	2+	3+
Músculos interóseos	0	1+	2+	3+
Escápula (latisimus dorsi, trapecio, deltoides)	0	1+	2+	3+
Cuádriceps	0	1+	2+	3+
Gastronemios	0	1+	2+	3+
Estatus muscular global	0	1+	2+	3+

La evaluación cuantitativa global del estado físico del paciente se determina mediante una valoración global subjetiva de todos los déficits corporales que presente el paciente teniendo en cuenta que las deficiencias musculares pesan más que los déficits del tejido graso y éstos más que el exceso de fluidos.

Sin déficit = 0 puntos
Déficit leve = 1 punto
Déficit moderado = 2 puntos
Déficit severo = 3 punto

Puntuación Total Tabla 4 = D [ ]

Tabla 5. Valoración global subjetiva del estado nutricional del paciente. Categorías

Categoría	Estado A Bien nutrido	Estado B Moderadamente malnutrido o sospechosamente malnutrido	Estado C Severamente malnutrido
Peso	Sin pérdida de peso sin retención hídrica reciente	a. 5% pérdida de peso en el último mes (o 10% en 6 meses) Peso no estabilizado	a. >5% pérdida de peso en un mes (o > 10% en 6 meses) Peso sin estabilizar
Ingesta	Sin déficit o Mejora significativamente reciente	Disminución significativa en la ingesta	Déficit severo en la ingesta
Impacto de la nutrición en los síntomas	Ninguno o Mejora significativa reciente permitiendo una ingesta adecuada	Existe impacto de la nutrición en los síntomas (Sección 3 de la VGD-GP)	Existe impacto de la nutrición en los síntomas (Sección 3 de la VGD-GP)
Funcionalidad	Sin afectación o Mejora reciente significativa	Deterioro moderado o Deterioro reciente de la misma	Deterioro severo o Deterioro reciente significativo
Examen físico	Sin déficit o Deficiencia crónica, pero con reciente mejoría clínica	Evidencia de pérdida de leve a moderada de masa grasa y/o masa muscular y/o tono muscular ala palpación	Signos evidentes de malnutrición (ej.: pérdida severa de tejidos graso, muscular, posible edema)

FD Ottery, 2000 Evaluación Global (A, B, o C) = [ ]